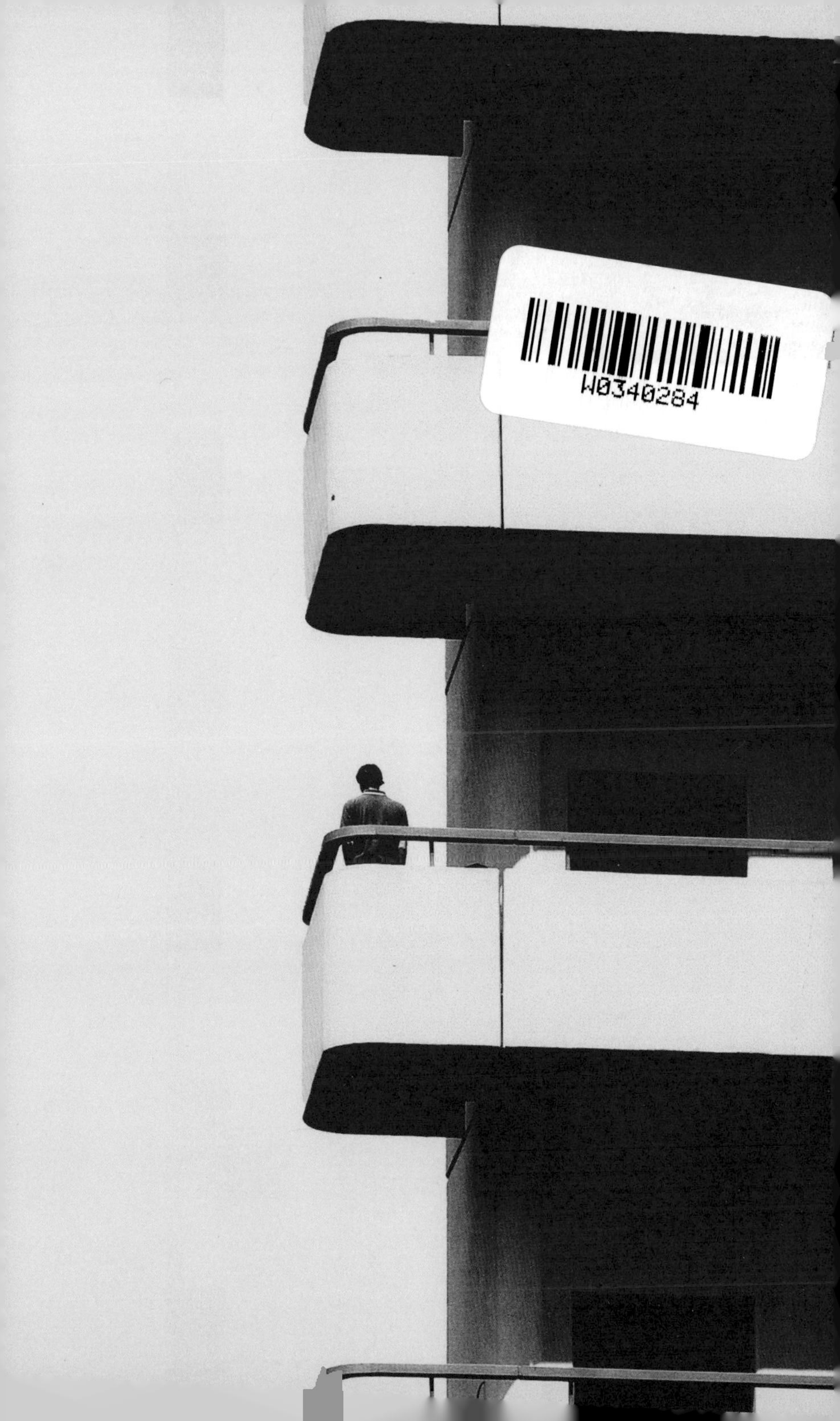

KIKO AMAT

Träume aus Beton

Roman

Aus dem Spanischen von Daniel Müller

WILHELM HEYNE VERLAG
MÜNCHEN

Die Originalausgabe erschien unter dem Titel
Antes del huracán bei Anagrama, Barcelona

Die Übersetzung dieses Romans wurde finanziell von Acción Cultural Española, AC/E unterstützt.

AC/E
ACCIÓN CULTURAL
ESPAÑOLA

MIX
Papier aus verantwortungsvollen Quellen
FSC® C014496

Penguin Random House Verlagsgruppe FSC® N001967

Die Arbeit des Übersetzers am vorliegenden Text
wurde vom Deutschen Übersetzerfonds gefördert.
Lektorat: Markus Naegele
Redaktion: Thomas Brill
Umschlaggestaltung und -motiv:
Johannes Wiebel | punchdesign, München,
unter Verwendung von Motiven von Adobe Stock
(Phil – stock.adobe.com)
Satz: Leingärtner, Nabburg
Druck und Bindung: GGP Media GmbH, Pößneck
Printed in Germany

ISBN: 978-3-453-27327-6

Für Eugènia, Boi und Lluc

Nicht jeder kann das Glück haben,
ein Waisenkind zu sein.

Rotfuchs, Jules Renard

Jetzt bin ich wirklich ein Narr geworden;
ihr habt mich dazu gezwungen.

2. Korinther 12, Paulus von Tarsus

Ich habe mir das alles ausgedacht.

Kapitel 1

Plácido hat die Hände voll. Vor ein paar Sekunden kam er durch die Tür von Pavillon H und stieg die fünf Treppenstufen hinunter. Einen Fuß vor den anderen, mit aufrechter Haltung, die Arme schwangen ruhig im Rhythmus seiner Schritte. Weder blieb er stehen, um ein Tänzchen aufzuführen, noch schrie er den Himmel an. In der Patientenakte von Plácido gibt es Vermerke über Suizidtendenzen, Fremdaggression, häufige Selbstverstümmelungen, eine ganze Palette unterschiedlicher Verhaltensstörungen, psychomotorische Agitiertheit, Persönlichkeitsveränderungen und Enthemmung. Wahnvorstellungen, allerdings ohne Halluzinationen, gehören ebenfalls zur Liste. Unter all den Verrückten in diesem Irrenhaus, das sagt sich Curro oft, ist Plácido derjenige, dem man es am wenigsten anmerkt. Wer ihn vor zwei Jahren nicht am Rand der Dachterrasse gesehen hat, wie er mit todtraurigem Blick nach unten die Dauer des Sturzes in die Tiefe kalkulierte, könnte zu der Annahme kommen, dass er im Grunde bei bester Gesundheit wäre. Im Vollbesitz seiner geistigen und körperlichen Kräfte.

Es ist neun Uhr vormittags, aber noch ist es nicht besonders hell. Eine kalte Sonne mit unscharfen Rändern wabert kraftlos zwischen den Wolken am verhangenen Himmel. Sie ist von blassroter Farbe, wirkt abgegriffen wie eine Fünf-Cent-Münze. Hinter den Pavillons im Osten des Anstaltsgeländes drängelt sich eine Handvoll aufgequollener Wolken über dem Río Llobregat. Es ist Januar, das Jahr das jetzige. Und das hier ist der Anfang dieses Romans.

Als Plácido die Tür von Pavillon H öffnete, tat Curro gerade so, als würde er sich eine Zigarette anzünden. Anschließend gab er vor, an dem imaginierten Glimmstängel zu ziehen, den Rauch auszuatmen und, ein paar Sekunden später, durch leichtes Tippen mit dem Zeigefinger die Asche von der Zigarette abzuschnippen. Die Verrückten in der Anstalt sind fast alle zwanghafte Raucher. Nicht so Curro. Für ihn ist es nur eine Geste, die ihm etwas Ruhe schenkt. Er fühlt sich etwas besser als zuvor, denn vor ein paar Minuten hat er in der Küche sein Clozapin bekommen, die zweite Gabe des Tages, verabreicht in einem fingerhutgroßen Messbecher.

Plácido stellt sich zu Curro und reicht ihm einen karierten, mehrfach übereinandergeschlagenen Lappen aus dickem Stoff und ein längliches Glas, in dem sich eine schaumige Flüssigkeit von gelblicher Farbe befindet.

»Guten Morgen, Señor. Es tut mir leid, Ihnen mitteilen zu müssen, dass Soldevila verschwunden ist.«

»Morgen, Plácido. Ja, das hab ich auch schon mitbekommen.«

»Verstehe, Señor. Hier, nehmen Sie, Ihr Schal.«

»Danke.«

»Ich dachte, dass Sie ihn wahrscheinlich brauchen können, Señor. Es ist ein ziemlich frischer Vormittag. Nahezu perfekt, um sich einen heimtückischen Katarrh zuzuziehen. Hier habe ich noch Ihren Vitaminmix.«

Curro wirft die nicht vorhandene Zigarette auf den Boden und tut so, als würde er sie mit seinem Pantoffel austreten. Plácido hat recht. Es ist kalt, richtig kalt. Der Boden ist hart und trocken. Curros Gesichtshaut spannt an den Wangen, und seine

Zähne klappern, während ihm ein kurzer Schauder über den Körper läuft, an der Wirbelsäule aufwärts, an den Armen abwärts. Es ist kein Vormittag, um nur mit Morgenmantel bekleidet durch die Gegend zu laufen. Er reibt sich das Kinn und wartet die drei Tics ab, die Braue und Lid seines Auges durchzucken und seine Gedanken klären. Als wäre es ein direkter Befehl seines Nervensystems, verspürt er plötzlich den Impuls, Plácido die Nase abzulecken, aber er ballt die Fäuste, schüttelt kraftvoll den Kopf und schafft es auf diese Weise, dass der Drang nachlässt.

»Hervorragend, Plácido.« Er greift den Schal, legt ihn um seinen Hals und verknotet die Enden. Danach nimmt er das Glas.

»Ah, ein Shake aus rohen Eiern und Zitronenlimonade – das altbewährte Kräftigungsmittel der Arbeiterklasse. In meiner Familie wurde das oft getrunken. Besonders meine Mutter war nahezu besessen von diesem Wundersaft. Und von vielen anderen Dingen natürlich auch, aber das brauche ich wohl nicht mehr extra zu erwähnen.«

»Wenn ich die Lage richtig einschätze, Señor, können Sie diesen Shake heute ganz besonders gebrauchen. Drinnen im Pavillon heißt es, das Frühstück sei alles andere als zufriedenstellend gewesen.«

»Und recht haben sie, Plácido. Das Frühstück sah aus wie das erbrochene Gewölle eines Steinkauzes mit ganz und gar abscheulichen Ernährungsgewohnheiten.« Curro klopft sich mit der flachen Hand auf den Bauch. »Gott ist mein Zeuge, früher oder später werden die Herrschaften aus der Küche uns mit ihrem Gemurkse alle umbringen. Wo haben diese Leute ihr Handwerk gelernt, Plácido? An der Internationalen Giftpanscher-Akademie Lucrezia Borgia, oder was?«

»Nun, Señor …«, erwidert Plácido, ohne eine Miene zu verziehen.

Curro ist leicht irritiert. In den zwei Jahren, die Plácido mittlerweile in seinen Diensten steht, hat der Butler über keinen einzigen seiner Witze gelacht. Nach Curros Beobachtungen haben sich die Gesichtsmuskeln seines Bediensteten bislang lediglich beim Essen und beim Sprechen bewegt. Und noch nicht mal das stimmt wirklich, denn Curro hat noch nie gesehen, wie Plácido etwas Essbares zu sich genommen hat. Gut möglich, dass er sich durch Fotosynthese ernährt, wie die Pflanzen.

»Wie dem auch sei … danke jedenfalls für den Schal«, sagt Curro und streicht mit der Hand über den Lappen, der sich für ihn wie Kaschmir anfühlt, in Wirklichkeit aber nur ein mit Fettflecken übersäter Fetzen aus einem alten Vorhang ist. Danach leert er das Glas und schaut seinen Butler an.

Plácido ist der einzig vorzeigbare Patient der Anstalt. Schwarzer Seersucker-Anzug, ebenfalls schwarze Plastron-Krawatte mit traditioneller Knotung, blütenweißes Hemd, dazu eine Weste von auffällig goldgelber Farbe mit schwarzen Längsstreifen und englische Schuhe, dunkelgrau und mit Doppelknoten, bei denen die Schnürsenkel so perfekt, die Enden so gleich lang sind, dass seine Füße wie zwei Geschenke aussehen.

Die beiden stehen vor der Eingangstreppe zum Pavillon H. Es sind nur fünf Stufen, aber sie sind sehr breit und aus weißem, schwarz gesprenkeltem Granit gefertigt. Sie erinnern Curro an den Eingang zum Terrarium des Zoos in Barcelona. Als kleiner Junge war er öfter mit seinem Vater dort, um sich die Reptilien anzusehen. Das war in den Jahren vor 1982. Vor dem Hurrikan, als die Welt noch nicht aus den Fugen geraten war.

Von dort, wo er steht, kann Curro, wenn er über die Hecken hinweg und zwischen den Pavillons K und A hindurchschaut, die kranken Platanen am Rand der Straße zur Industrieansiedlung Colonia Güell sehen. Und dahinter dann das Röhricht am Flussufer, dessen Spitzen wie die Lanzen und Standarten in diesem alten Gemälde aussehen, dessen Titel er sich partout nicht merken kann. *Die Übergabe. Die Übergabe von XYZ*. Er kommt nicht drauf.

Gedämpfter Straßenlärm dringt an sein Ohr; Fahrzeuge auf dem Weg zu den bereits erleuchteten Fabriken, Werkstätten und Bürogebäuden. Ein organischer und lebendiger Strom von Geräuschen, wie die eines pulsierenden Körpers. Dann eine Hupe, ein paar Flüche und das Röhren eines Motors, als die Ampel auf Grün springt und jemand das Gaspedal bis zum Bodenblech durchtritt. Es riecht nach Eukalyptus- und Johannisbrotbäumen, nach Zementfabriken und dem in den nahe gelegenen Artischockenfeldern und Olivenhainen verbrannten Unkraut. Nach zur Hälfte ausgehärtetem Beton. Nicht ein Vogel ist am Himmel zu sehen, auch nicht in den Bäumen. Es ist windstill, alles starr vor Kälte.

»Nichts zu danken, Señor. Wenn Sie mir gestatten …« Plácido zieht sich ein kleines Taschentuch aus dem linken Ärmel, wickelt es um seinen Zeigefinger und wischt Curro den Restschaum vom Schnurrbart. »So, fertig. Tut mir leid, dass ich Sie heute nicht habe ankleiden können. Als ich mit der sauberen Garderobe in Ihr Zimmer kam, waren Sie schon aufgebrochen.«

»Nicht ganz«, antwortet Curro mit einem verärgerten Gesichtsausdruck. »Schwester Lourdes hat mich heute um sieben Uhr früh aus den Federn geholt. Dringliches Gespräch mit Doktor Skorzeny, diesem ausgemachten Kurpfuscher.«

»Tut mir leid, das zu hören, Señor.«

»Und das ohne Clozapin! Kaum zu glauben, oder? Noch vor der ersten Medikamentenausgabe hat sie mich antreten lassen, verdammt! Kompletter Kaltstart. So war ich Skorzeny beim Verhör schutzlos ausgeliefert. Hört sich das für dich vielleicht besonders ethisch an oder im Sinne des alten Hippokrates? Auf dem Weg zum Büro fragte sie mich in einem fort, was ich denn angestellt hätte, dass Skorzeny mich so dringend einbestellt.« Curro drückt mit den Fingern an einem seiner Ohrläppchen, quetscht es, als würde er es melken wollen. »Weißt ja selbst, wie das mit den Schuldgefühlen funktioniert – man tendiert dazu, sich alles auf die eigenen Schultern zu laden. Aber mir wollte partout nichts einfallen, was ich ihr hätte antworten können. Das heißt, abgesehen von meiner Flucht aus dieser Anstalt, die ich ja ursprünglich zusammen mit Soldevila geplant hatte. Natürlich war das auch der Punkt, auf den Skorzeny in erster Linie hinauswollte, obwohl er es während des Gesprächs vermieden hat, mich direkt mit der Sache in Verbindung zu bringen.«

Curro hält einen Moment lang inne und denkt nach. Er mag zwar nicht bei vollem Verstand sein, aber er weiß, dass die Ärzte nicht in der Lage sind, seine Gedanken auszulesen und auf diese Weise von seinen Fluchtplänen zu erfahren. Und was Soldevila angeht, nun, der ist stumm, und das macht einen Verrat durch ihn eher unwahrscheinlich. All das beruhigt Curro ein wenig.

»Skorzeny hat mich wieder und wieder gefragt, ob ich nicht doch den Aufenthaltsort meines ›Freundes‹ kennen würde«, berichtet Curro weiter. »Worauf ich dem Doktor erklärt habe, dass die Bezeichnung ›Freund‹ doch ein bisschen weit hergeholt ist und das Wort ›Bekannter‹ wohl eher unsere Beziehung beschreibt. Meinetwegen auch ›Mitbürger‹ oder ›Zeitgenosse‹. Und sicherlich findet da ab und an eine Art Austausch statt, basierend auf gegenseitigem Respekt und dem Streben nach Eintracht, aber dieser reicht ganz gewiss nicht bis zur … wie nennt man das noch gleich? *Brüderlichkeit.* So oder so, ich habe jedenfalls herausgestellt, dass wir sein Verschwinden sehr bedauern und sein Lächeln vermissen werden. Denn die Erinnerung an das Tal, in dem er lebte, wird nicht durch den Staub ausgelöscht … den Staub der Straße, ähm, des Vergessens …«

»Verstehe, Señor«, sagt Plácido. Er ist einigermaßen perplex angesichts der letzten Worte seines Dienstherrn, lässt sich die Verwirrung aber nicht anmerken.

»Wovon ich Skorzeny natürlich nichts erzählt habe – weil ich nämlich, wie du am besten weißt, schlau wie ein Fuchs bin –, ist die Tatsache, dass ich selbst gern den Aufenthaltsort von Soldevila wüsste, um hinzugehen und dem Kerl die Kehle durchzuschneiden. Rom bezahlt keine Verräter!«

»Natürlich nicht, Señor. So etwas macht Rom nicht. Insgesamt keine besonders guten Neuigkeiten.«

»Spar dir deine Euphemismen, mein Lieber. Das sind ganz und gar abscheuliche Neuigkeiten. Und dann noch alle auf einen Schlag. Wie geht das Sprichwort noch mit der Brühe und dem Mund?«

»*Oft wird vom Teller zum Mund die Suppe kalt und ungesund*, lautet das Sprichwort, Señor. Es bedeutet, dass selbst die berechtigtsten Hoffnungen auf das Erreichen unserer Ziele und Träume von einer Sekunde auf die andere zerstört werden können.«

»Sehr richtig, Plácido. Meine Ziele und Träume, zum Greifen nahe und doch allesamt zerplatzt. Sieht so aus, als hätte Gott wieder einmal direkt über meinem Kopf seine Notdurft verrichtet. Entschuldige die Wortwahl, mein Freund. Aber damit sind unsere Fluchtpläne im Eimer, zunichtegemacht von einem unbeherrschten Schizophrenen mit Aphasie, der allem Anschein nach unfähig ist, selbst die simpelsten Befehle zu verstehen. Und natürlich ist es nicht dabei geblieben. Nein, nein, nein. Obendrein ist mir Skorzeny natürlich wieder mit der alten Leier gekommen: erst die Vorfälle in meiner Kindheit, dann der Grund für meine Einweisung in diese Anstalt und die psychiatrisch-neurologische Krankengeschichte meiner Familie. Und abschließend, als großes Finale sozusagen, hat er sich erdreistet, eine Anspielung auf die … die *Attacke* zu machen.«

»Eine Unverschämtheit sondergleichen, Señor!«

»So sieht's aus, mein Bester. Und obendrein …« Curro unterbricht, zweifelt, ob er es aussprechen soll. Er wendet den Blick von seinem Butler ab und beginnt, mit dem Fingernagel seines rechten Zeigefingers unter einem Nagel der anderen Hand zu bohren.

»Señor?«

»Am Ende des Verhörs habe ich wieder Wahnbilder gesehen.«

Unmerklich fast schraubt Plácido die Augenlider einen Millimeter nach oben. Sein Nacken wird steif, und er räuspert sich. Die Finger im Pinzettengriff zupft er sich ein nicht vorhandenes Haar vom linken Ärmel seines Jacketts.

»Entschuldigen Sie bitte, wenn ich so direkt frage, Señor, aber gehe ich richtig in der Annahme, dass Sie von einer Erscheinung sprechen? Dem Geist Ihrer verstorbenen Mutter?«

Curro stützt sich an der Außenwand des Pavillons ab, als würden ihm seine Beine jeden Moment den Dienst versagen. Von außen betrachtet gleicht das Gebäude den anderen Pavillons: rechteckige Grundfläche, in hellem Beige gestrichene Mauern mit einem in Kniehöhe um das Haus laufenden Band aus smaragdgrünen Fliesen, auf denen klassische Motive des Mittelmeers dargestellt sind: Windrosen, Segelboote, Sardinen im Profil, strahlende Sonnen. Die Fenster sind mit gelblichen Lamellenvorhängen versehen, die über Endlosschnüre aus Kugelketten verfügen und aus grobem Material bestehen, sodass man von außen nicht genau erkennen kann, was in den Räumen vor sich geht. Flüchtige Schatten, Teile von Gesichtern, der Schimmer von Leuchtstoffröhren, mehr ist nicht zu sehen.

»Ja«, antwortet Curro schließlich mit dünner Stimme. Dann überkommt ihn ein Dreifach-Tic: Sein Gesicht verzerrt sich, sein Hals zuckt, und sein Ellbogen schnellt gen Himmel. Plácido wendet den Blick ab, um es nicht mitansehen zu müssen. »Richtig geraten, und wie zu erwarten war die Erscheinung heute besonders grauenhaft. Sie kam aus einer Hecke hervor und bewegte sich reichlich ungelenk. Na ja, wenigstens hat sie sich dieses Mal bewegt, Plácido. Ist ja auch nicht mehr so leicht für sie, schließlich ist die Gute bereits seit 1982 tot. Sie trug wieder dieses alte Brautkleid, das mit den … mit den Kakerlaken drauf, die kreuz und quer über den Stoff huschen.«

»Also wieder die Kakerlaken, Señor?«

»Ja, Plácido«, sagt er und tritt von der Wand weg, um seinen Worten mehr Nachdruck zu verleihen. Dann greift er mit beiden Händen seinen Kopf. Kurz darauf lässt er ihn wieder los, um seinen Butler anzusehen und die offenen Hände seitlich auszustrecken, als würde er ein unsichtbares Bandoneon halten. »Diese unseligen Krabbelviecher. Eines von denen war zerquetscht wie bei … egal. Es war jedenfalls ein ekelhafter Anblick, und als Krönung habe ich auch noch reichlich unmannhaft das Bewusstsein verloren. Und das alles im Büro von Skorzeny.«

»Ich kann mir vorstellen, wie schwierig das für Sie war, Señor. Und wenn Sie mir die Bemerkung erlauben, Señor, an Ihrer Männlichkeit gibt es nun wirklich keinerlei Zweifel anzumelden. Auch starke Männer weinen. Denken Sie nur an Sir Winston Churchill, Señor. Der hat häufig geweint, und ich glaube nicht, dass auch nur einer seiner Zeitgenossen ihn für ein Weichei hielt.«

»Danke, Plácido.«

»*Wir werden an den Stränden kämpfen*, Señor.« Seine Stimme beginnt vor Emotion zu zittern. »*Noch nie in der Geschichte menschlicher Konflikte hatten so viele so wenigen so viel …*«

»Ist gut, Plácido. Ich hab's kapiert.«

»Verstehe, Señor. Wenn Sie mir noch eine Frage erlauben: Im Pavillon spricht alle Welt von der Sache mit Señor Soldevila, und ich frage mich, ob er vielleicht irgendeinen Hinweis auf seinen Verbleib oder seinen momentanen Aufenthaltsort hinterlassen haben könnte.«

»Nein. Obwohl, warte …« Curro hebt den Finger und reißt die Augen auf. »Das hätte ich beinahe vergessen.« Er schiebt Daumen und Zeigefinger in die rechte Tasche seines Morgenmantels und zieht einen kleinen, einmal gefalteten Zettel hervor. Dann streckt er den Arm aus und hält seinem Diener mit einer dramatischen Handbewegung das Papier entgegen. »Auf seinem Bett lag diese Nachricht hier. Sie war an mich gerichtet, aber da der Zettel nicht in einem Umschlag steckte, haben Skorzenys Leute ihn gelesen. Hätte ja schließlich etwas über seine Flucht drinstehen können. Nun ja … ich denke, es ist besser, wenn du ihn selbst liest.«

Kapitel 2

»Curro! Ruf deinen Vater und deinen Bruder. Mach schon, das Abendessen ist fertig.«

Das Exemplar Nummer 1, nennen wir es »Mutter«, ist ein zweibeiniges Säugetier und das größte Lebewesen in der Wohnung. Das auffälligste Merkmal ist der ausgeprägte Sexualdimorphismus: Das Weibchen kann bis zu fünfzig Kilogramm mehr als das Männchen wiegen. Sie ist eine Allesfresserin und hat aufgrund der Körpergröße nur wenige natürliche Feinde.

Meine Mutter spricht, während sie kaut, und umgekehrt. Dadurch klingen ihre Worte so klebrig, als würden sie sich in einem Haferbrei stromaufwärts kämpfen.

»Hast du gehört, Curro?«

Ich schaue sie an. Ihr Gesicht strahlt eine sanfte Traurigkeit aus, einen Kummer, der über die zwei großen Wangen an die Oberfläche gepresst wird. Es ist ein kleines Gesicht, das versucht, aus dem anderen, größeren Gesicht zu entfliehen. Sie kaut etwas, allerdings beiläufig und freudlos, als wäre dieses Etwas gegen ihren Willen in ihren Mund gelangt.

Ich rühre mich nicht, bleibe im Schneidersitz auf dem Boden hocken, die Beine angewinkelt und ineinandergeschoben. Ich habe Strümpfe an, sitze neben dem Gasofen, auf dem Kunstfaserteppich mit den feinen persischen Mustern, den meine Eltern vor zwei Jahren mit der Kundenkarte eines Nachbarn (sie selbst haben keine) im Großmarkt gekauft haben. Die Hitze des Ofens wärmt meine rechte Wange und die ihm zugewandte Seite meines Körpers. Das Butan knistert und flackert, kleine bläuliche Flämmchen zucken hinter dem Ofengitter empor und verschwinden wieder. Ich schaue sie einen Moment lang an. Sie sehen aus wie Irrlichter: Sie tanzen, vollführen Wellenbewegungen, verschlingen sich selbst. Die andere Seite meines Körpers, die vom Ofen abgewandte, bleibt kalt, die Hälfte meines Hinterns ebenfalls. Im Fernsehen läuft *Más vale prevenir*. Ich schaue aber nicht hin. Es ist nicht unbedingt meine Lieblingssendung. Gerade bringen sie einen Sonderbericht über eine Massenvergiftung durch gepanschtes Rapsöl.

»In Madrid sind heute zwei weitere Personen gestorben«, sagt der Moderator betroffen. »Dem Ministerium für Gesundheit und Verbraucherfragen zufolge stehen diese Todesfälle erneut im Zusammenhang mit dem Verzehr von Rapsöl, das für Industriezwecke bestimmt war.«

Ich blättere mein Sammelkartenalbum *España 82* durch und bleibe mal wieder auf der Seite der englischen Nationalmannschaft hängen. Mir fehlen noch ein paar Spieler, aber egal: Ich bin für England. Mein Lieblingsspieler ist Kevin Keegan. Er ist klein, hat eine lockige Mähne und stämmige Beine. Seine Sammelkarte ist eine von denen, die mir noch fehlen. Priu meinte zwar, er würde sie mir besorgen, aber ich weiß, das wird nie was. Priu hat keine Ahnung von Fußball, keine Freunde und kein Geld. Wenn einer also die Karte von Kevin Keegan besorgen kann, dann ich selbst.

Ich weiß nur noch nicht, wie ich es anstellen soll. Kaufen kommt nicht infrage, denn finanziell ist die Lage bei uns zu Hause gerade etwas schwierig. »Alle Welt macht momentan eine schwere Zeit durch«, sagt meine Mutter. Ich dachte bisher, wir wären ein bisschen arm, und gut ist. Meine Mutter sagt aber, dass das nicht stimmt. Und dass wir zur Mittelschicht gehören.

Im Gegensatz zu mir schaut meine Mutter tatsächlich zum Fernseher. Gleichzeitig deckt sie mit ihren Roboterarmen den Tisch. Die Programme, bei denen es um die Leiden der anderen geht, Programme wie *Más vale prevenir*, verpasst sie nie.

»Nehmen wir auch Rapsöl, Mama?«, frage ich vom Teppich aus, ohne den Blick von meinen Sammelkarten abzuwenden. Obwohl ich nicht zum Fernseher schaue, bekomme ich die Zahl der geschätzten Todesfälle trotzdem mit einem Ohr mit. Mehrere Hundert. Grund genug, um etwas beunruhigt zu sein.

»Nein«, sagt sie. Mit einer Hand, die einem aufgedunsenen Seestern ähnelt, streicht sie die rot-weiß karierte Tischdecke glatt und sieht anschließend erneut zum Bildschirm. »Das kaufen nur die Hungerleider.«

In meiner Familie rennt man wegen jeder Kleinigkeit zum Arzt. Begeisterung erfüllt das Haus, wenn eine Magen-Darm-Grippe die Runde macht. Komplette Vormittage verbringen wir in der Poliklinik, beobachten schmerzgeplagte Menschen mit ihren Neuralgien, Prolapsen und Sepsen, ihren Thrombosen und Krampfaderleiden. Später machen wir das Gleiche in den Apotheken. Danach kümmert sich meine Mutter eingehend um unsere Krankheiten und vernachlässigt dafür sogar die Hausarbeit. Sie quetscht Pickel aus, bindet Warzen ab, trägt Jodtinktur auf, verabreicht Heilkräutertees. Man könnte meinen, dass es ihr gefällt, wenn wir kraft- und schutzlos darniederliegen, fiebrig und lethargisch.

Trotz der großen Achtung, die sie vor Ärzten und Medizinern hat, schwört sie auf Selbstmedikation. In bestimmten Fällen, insbesondere bei fiebrigen Erkältungen, verordnet sie uns mehrere Medikamente auf einmal, die dann zu einem von ihr selbst erfundenen und nach überreifen Orangen schmeckenden Arzneimittelcocktail zusammengerührt werden. Das Gemisch wirkt zwar gegen Erkältung, verursacht aber auch heftigste Durchfälle. Meine Mutter sagt dann, man könne nicht alles im Leben haben, und ich glaube, ich verstehe, was sie damit sagen will. Meine Nase ist trocken, aber mein Hintern nicht. Manchmal muss man sich entscheiden, was das kleinere Übel ist.

»Na los, mach schon, Curro«, sagt meine Mutter, denn ich lümmele immer noch am Boden herum, mittlerweile auf dem Teppich liegend, den Kopf mit der Hand abgestützt. Ich ignoriere ihre Aufforderung und blättere stattdessen weiter in meinem Album. Ich bin auf der Seite der österreichischen Auswahl angekommen. Manchmal denke ich mir Geschichten zu den Spielern auf den Sammelkarten aus: Weber ist gerade sauer auf Prohaska. Wegen des schiefgelaufenen Banküberfalls ist er schlecht auf ihn zu sprechen. Die beiden wurden nämlich aufgehalten, und zwar von … Dihanich. Es fehlte nicht viel, und Dihanich hätte sie voll Blei gepumpt.

»Ooo-kay«, sage ich und stehe auf.

»Die chronische Phase ist gekennzeichnet durch Hepatopathie, Sklerodermie und …«, erklärt der Mann im Fernsehen.

Ich reibe die Hände aneinander und drehe sie dabei, ungefähr so, als würde ich sie mir waschen, aber ohne Wasser und Seife. Anschließend lasse ich meine Fingerknöchel knacken – und zwar ein, zwei, drei Mal –, rieche danach erst an der einen, dann an der anderen Hand und schnipse zum Abschluss zwei Mal hintereinander mit den Fingern. Fertig. Jetzt kann ich machen, was meine Mutter sagt. Obwohl, noch nicht ganz.

»Lass den Lichtschalter in Ruhe, Curro! Mit dem Geknipse machst du nur die Glühbirne kaputt.«

Okay, jetzt geht's.

»Papa, was ist eigentlich Sklerodermie?«

»Was? Woher zum Henker soll ich das wissen? Los, Curro, zähl mit. Ab jetzt, verstanden? Und wehe, du träumst hier wieder rum. Ist nämlich immer das Gleiche mit dir!«

Bei dem Exemplar Nummer 2, das wir fortan »Vater« nennen werden, handelt es sich um einen räuberischen Vertreter der

Crustacea, der Krebstiere also. Er besitzt ein einfaches Gehirn, das ihn zu einer grundlegenden Kommunikation mittels einer symbolhaften und größtenteils auf Drohungen und Gebärden basierenden Sprache befähigt. Das zweite Merkmal von Bedeutung bei diesem Exemplar ist die Tatsache, dass es in einem ungewöhnlichen Entwicklungsstadium stecken geblieben ist: ähnlich einer Raupe, die zum Kokon geworden ist, nun aber in diesem Zustand verharrt, anstatt sich in einen Schmetterling zu verwandeln.

»Vater« ist gerade auf der Dachterrasse, direkt unter den dort gespannten Wäscheleinen; ein paar rostige Drähte mit grüner Plastikummantelung, die an einigen Stellen schon reichlich abgenutzt ist. Er macht Liegestütze. Obwohl es Januar und ziemlich kalt ist, trägt er nur Feinrippunterhemd und kurze Hose. Es ist halb neun, die Sonne ist schon vor ein paar Stunden untergegangen. Am Himmel sind weder Sterne noch Mond zu sehen, sie werden von einer dicken Schicht Wolken verdeckt.

Unsere Wohnung hat zwei Etagen, allerdings ziemlich kleine, und sie gehört uns nicht. Wir mieten. Sie ist eng und feucht, und an den Wänden in der unteren Etage blättert der Putz und wölben sich die Zierleisten. Fast könnte man meinen, unsere Wohnung hätte Blähungen, Pickel und Entzündungen. Sie befindet sich zu nah am Fluss, und einen Garten mit kleinen Zwergen und Hundehütte wie die Leute in *Dallas* haben wir auch nicht. Auf der Dachterrasse steht ein Häuschen mit Asbestdach, dessen Glühbirne ein schwaches Licht auf die Gegenstände um uns herum wirft: ein alter Besen samt Kehrschaufel aus Plastik, rosa, die Borsten nach oben gerichtet; ein grünes Fensterrollo, eingerollt und kaputt; ein Tisch mit Beinen wie aus dem Metallbaukasten und einer ziemlich abgewetzten Tischplatte aus Pressholz; eine Waschmaschine, bedeckt von einem alten Wachstuch mit orangefarbenen Punkten; ein Waschbecken aus Beton, überzogen von einer glitschigen Schicht grünem Moos.

Der Rest der Dachterrasse liegt fast komplett im Dunkeln. Ebenso die Umgebung, ausgenommen die Fenster einiger Nachbarwohnungen. Die Wassertanks aus Beton, die Abflussrohre, die Taubenschläge, die Antennen – nichts von alldem ist zu erkennen. Nur mein Vater und ich sind hier. Aus dem mit Fliegengitter bespannten Schlafzimmerfenster meiner Eltern fällt Licht nach draußen, direkt in meinen Rücken, und ermöglicht mir einen guten Blick auf die Züge meines alten Herren. Sein Gesicht sieht aus wie das Innere eines Granatapfels. Er schnaubt und keucht, seine Arme zittern und spannen sich bei jedem Liegestütz neu an, aber er hält nicht inne. Und so zähle ich. Eins, zwei, drei, vier, fünf, sechs. Ich wende den Blick von ihm ab und schaue nach links, zum Patio unserer Nachbarn und ehemaligen Freunde, der Hurtados. Mir fällt ein, dass ich weder zu ihnen hinübersehen noch irgendetwas erwähnen darf, was mit ihnen zu tun hat, also schaue ich wieder zu meinem Vater.

Sein Körper geht runter, kommt wieder hoch; geht runter, kommt wieder hoch. Fast wie eine Maschine. Neue Muskeln erheben sich aus seinen Schulterblättern. Ich rubbele mit den Fingern an meinen Handgelenken, dann reibe ich die Hände aneinander, dann rieche ich an meinen Fingerspitzen. Über unserer Terrasse hängt jedoch ein Duft nach frisch gewaschenen Laken, wahrscheinlich von einem Nachbarhaus herübergezogen, der den wahren Geruch meines Körpers, meiner Finger und meines Speichels übertüncht. Ich reibe mir weiter die Handgelenke, zähle weiter die Liegestütze.

»Was hab ich dir gesagt, hä? Hör auf, diesen Mist mit den Händen zu machen, verdammt nochmal!«, sagt er. Von seinem Kopf steigt eine Dampfwolke auf, als hätte dort jemand ein Feuer entzündet. Und dann, durch zusammengepresste Zahnreihen: »Nichts als Scherereien mit dem Bengel!«

Mit neuer Energie reibe ich die Hände aneinander und rieche daran. Dann verdrehe ich sie wieder und biege die Handgelenke nach oben durch. Dieses Mal bemerkt es mein Vater nicht. Früher hat er sich häufig wegen solcher Sachen aufgeregt, jetzt macht er das weniger. Er wirkt etwas abwesend, als wäre er an einem anderen Ort. Irgendetwas ist mit ihm. Manchmal überrasche ich ihn, wenn er diesen gedankenverlorenen Blick draufhat und ein kleines Lächeln auf seinem Gesicht liegt. Dann weiß ich, dass er nicht hier ist.

Mein Vater macht weiter mit den Liegestützen. Der Boden ist glatt, klamm von der Feuchtigkeit des Flusses und kurz davor zu überfrieren. Vielleicht friert es ja heute Nacht tatsächlich noch, wenn die Temperatur noch ein paar Grad runtergeht. In unserem Ort ist die Luft immer irgendwie feucht, die Nähe zum Llobregat ist schuld. Alles ist irgendwie rutschig und glitschig, außer in den heißen Monaten natürlich. Auch heute Abend bedeckt eine Schicht, glibberig und kalt wie die Haut auf dem Truthahnfleisch, alle Oberflächen. Irgendwo in einem weit entfernten Patio bellt ein Hund.

Sieben, acht, neun, zehn, elf, zwölf. Mein Vater: Schnaubend atmet er ein und aus, grunzt hin und wieder dabei. Wie eine Kette Rauchwölkchen quillt der heiße Atem aus seinem Mund.

»Dann weißt du also nicht, was Sklerodermie ist?«, sage ich, einfach um zu reden.

»Nein, verdammt nochmal, weiß ich nicht. Ich hab gesagt, du sollst mitzählen!«

Vor einiger Zeit kam es meinem Vater in den Sinn, Sport zu machen. Dabei war das bis dahin nie etwas für ihn gewesen; so kannten wir ihn nicht.

Damals wog meine Mutter noch vierzig Kilo weniger, und mein Vater saß für gewöhnlich im Morgenmantel in seinem schwarzen Kunstledersessel und spielte mit einem Zauberwürfel herum, Abend für Abend. Er kümmerte sich um sein Aquarium und seine anderen Sachen. Einmal verbrachte er einen ganzen

Monat damit, den Modellbausatz einer Raumfähre namens Space Shuttle zusammenzubauen und dabei eine Kassette mit dem Titel *Tales of Mystery and Imagination* zu hören. Die ganze Wohnung roch nach Uhu-Kleber und den Chesterfields, die er andauernd rauchte.

Ein Jahr später, als der Wind sich allmählich gedreht hatte, warf mein Bruder Richard bei einem seiner regelmäßigen Wutanfälle das Modell der Raumfähre auf den Boden. Mein Vater verpasste ihm mit der flachen Hand eine Backpfeife, die ihm fast das Gesicht verschoben hätte, aber Richard ließ sich nicht einschüchtern und schleuderte meinem Vater ein schreckliches Erwachsenenschimpfwort an den Kopf, das er auf dem Schulhof aufgeschnappt hatte. Daraufhin versuchte meine Mutter, Richard mit einem Pantoffel zu erwischen, aber der hatte seinen Ellbogen zum Schutz ausgefahren, sodass sich meine Mutter ihren wabbeligen Unterarm daran stieß. Sie heulte vor Schmerz auf und humpelte mit nur einem Pantoffel an den Füßen durch die Gegend, während mein Vater weiter meinen Bruder anbrüllte, ihm mit der Faust drohte und um den Esstisch jagte. Ich war der Einzige, der noch am Tisch saß, und würgte mühevoll das mit gehacktem Knoblauch und Petersilie gebratene Hähnchenfleisch herunter, das meine Mutter für uns zubereitet hatte. Alles nur, um sie glücklich zu machen. Aber sie bemerkte es nicht einmal, weil sie sich in der Küche eingeschlossen hatte.

Jetzt ist mein Vater eigentlich so gut wie nie zu Hause. Er kommt erst sehr spät heim, und wenn er die Tür aufmacht, schnaubt er erst mal: »Diese Nebenjobs machen mich fertig … diese beschissenen Nebenjobs.« Ist er dann doch mal zu Hause, verbringt er den Abend mit Liegestützen oder Rumpfbeugen auf der Terrasse, bis es Zeit fürs Essen ist. Er schaut weder nach seinem Aquarium noch nach seinen Kassetten oder Modellen. Nicht mal auf meine Tics achtet er noch. Und meine Mutter läuft dauernd zwischen Küche und Wohnzimmer hin und her, immer hin und her, mit diesen lächelnden Augen voller Gram, den aufgedunsenen Lidern mit den schwarzen Rändern, die wie angesengt aussehen, und diesem Kiefer, der immer nur kaut, kaut, kaut, als wäre sie eine Raupe, die sich durch eine Müllhalde frisst.

»Raus mit dir, du Lutscher!«

Das Exemplar Nummer 3 ist Richard, den wir auch »älterer Bruder« nennen können. Es handelt sich um ein fleischfressendes Säugetier beim Übergang ins Erwachsenenalter. Zu seinen besonderen Merkmalen zählen die fettige Haut, der unangenehme Körpergeruch, der willkürliche Körperhaarwuchs, der Rücken, Achselhöhlen, Geschlechts- und Mundbereich mit wild sprießenden Haarbüscheln übersät, sowie das aggressive Territorialverhalten. Das Exemplar Nummer 3 ist selbst zu mentalen Prozessen geringer Komplexität nicht in der Lage und wird in seinem Handeln von primitiven Trieben und Instinkten geleitet.

»Raus mit dir, hab ich gesagt, verdammter Klumpfuß!«, schreit er mich noch einmal an. Dieses Mal habe ich darauf geachtet anzuklopfen, bevor ich eintrete. Ganz so, wie es der Aufkleber verlangt, den *er* an die Tür *unseres* gemeinsamen Zimmers gepappt hat. Darauf steht: »ZUTRITT VERBOTEN – LEBENSGEFAHR!« Das Bild darüber zeigt einen Mann mit Anzug und Hut, der von einem nicht sehr großen, aber ganz sicher tödlichen Blitz getroffen wird und explodiert. Exemplar Nummer 3 wirft eine seiner Jesuslatschen nach mir. Zum Glück sind sie weich, und zum Glück halte ich mir schnell genug den Arm vors Gesicht. Ich sage ihm, dass ich doch nur der Bote bin, verdammt, dass meine Mutter uns zum Abendessen ruft und dass es auch mein Zimmer ist und ich meine Hälfte nicht einfach so hergeben werde.

Unser Zimmer ist das feuchteste in der ganzen Wohnung, eine Höhle in der unteren Etage mit Fenster zur Straße, die vor unserer Geburt eine Mischung aus Abstellkammer und Erweiterung des Eingangsbereichs war und in die niemals die Sonne scheint, nicht am Morgen, nicht am Nachmittag. Die Wände sind mit Korkplatten verkleidet, die dank der Feuchtigkeit nicht nur dunkler geworden sind und eine moosartige Farbe angenommen haben, sondern auch von kleinen und großen Flecken überzogen werden, die wie Inseln und Kontinente aussehen. Wir haben ein Doppelstockbett, meine Etage ist die untere. Richard liegt gerade oben auf seiner Matratze, lässt die Beine herunterbaumeln und schaut mich mit seinem Raubtierlächeln an. Hinter ihm an der Wand ist ein Poster von Rummenigge, dem deutschen Stürmer, zu sehen. Es ist ein schlechtes Foto; der Fotograf hat ihn in einer merkwürdigen Haltung erwischt. Man könnte meinen, Rummenigge hätte sich gerade den Knöchel verdreht. Sein Körper kippt zur Seite, als würde er gleich zusammenbrechen.

Mein Bruder ist vierzehn Jahre alt und geht seit Kurzem aufs Instituto Rubió i Ors, das direkt neben dem Parc de la Muntanyeta liegt. Richard ist ein sehr dunkler Typ. Sein Haar, schwarz wie das eines Sioux, trägt er lang. Er hat ein recht symmetrisches Gesicht, klare Augen von mandelbrauner Farbe und für sein Alter einen ziemlich definierten Körper. Und er verprügelt mich in einer Tour. Es sind harte, präzise Schläge, oft ins Gesicht, und fast ist es so, als gäbe es die Blutsbande zwischen uns gar nicht. Als würde er mich überhaupt nicht kennen.

»Er benutzt die Fäuste, du benutzt eben die Worte«, sagte mir meine Mutter eines Nachmittags, als Richard mir die Lippe blutig geschlagen hatte. »Na los, verteidige dich!«

Wir standen mitten im Zimmer, als meine Eltern reinkamen. Es roch nach Schweiß. Die Luft schien noch heiß von den zwei Körpern, die kurz zuvor zusammengeprallt waren, um ihre Kräfte zu messen. Ich hob die Hand zum Gesicht, betastete meine Lippe und sah, dass meine Handfläche voller Blut war. Richard hielt mich immer noch am Hals gepackt. Seine rechte Faust, am Ende seines langen Arms, schwebte über uns in der Luft. Mein Mund war von einem metallischen Geschmack erfüllt.

Der Grund: die Wunde auf der Innenseite meiner Lippe, wo die Schneidezähne das Fleisch aufgerissen hatten.

»Na los, du musst ihm auch eine verpassen!«, schrie mein Vater mich an und rüttelte an meinen Schultern, nachdem er mir Richard mit einem Schubser vom Leib geschafft hatte. »Sei keine Heulsuse, Mensch! Schlag zurück!«

Ich rieb mir die Hände. Beide waren voller Blut, aber als ich es verrieb, blieben kleine Hautareale, die weniger stark eingefärbt waren. Schlammfarbener Dreck, der jeden Moment trocknen würde. Meine Finger sahen aus wie die eines Chirurgen, als hätte ich in den Lungenflügeln eines von Hals bis Bauchnabel geöffneten Patienten herumgewühlt. Ich starrte sie an. Dann antwortete ich meinem Vater.

»Ich kann aber nicht!«, schrie ich und schluchzte erbärmlich. Richard, der hinter meinem Vater stand, brach in schallendes Gelächter aus, während mein alter Herr sich das Gesicht rieb und die Haare raufte. Der Geruch seines Aftershaves, Marke Aqua Velva, legte sich auf die Szene, und meine Mutter, mit ihren geschwollenen und versengt aussehenden Augenlidern, schaute in eine andere Richtung.

»Lass den Lichtschalter zufrieden, du Waschlappen!«, sagt Richard jetzt und legt die Motorradzeitschrift beiseite, die er gerade durchgeblättert hat. *Solomoto* heißt sie. Danach springt er von seiner Matratze in der oberen Etage des Doppelstockbetts herunter und landet mit gespreizten Beinen direkt vor mir. »Hab doch gesagt, dass ich gleich komme. Und was ich dir noch sagen wollte, du Spinner … du solltest unbedingt damit aufhören.« Er zeigt auf meine Hände. »Von wegen andauernd das Licht an- und ausschalten und dieser ganze andere Scheiß. Du weißt schon, dich selbst anfassen und dann an den Fingern riechen und so.« Er zieht die Nase hoch, wodurch er kurz wie ein fieses Kaninchen aussieht, und schiebt sich die Haare auf einer Seite hinters Ohr. Dann geht er um mich herum und verlässt das Zimmer, aber ich höre, wie er im Flur die Stimme hebt und den Gedanken fortführt. »Das ist nicht normal, Junge. Absolut nicht normal. Ich sag dir lieber nicht, wie die Leute aus meiner alten Klasse bei den Salesianern dich genannt haben.«

»Clochard, runter vom Tisch!«, sagt meine Mutter.

Bei Exemplar Nummer 4 handelt es sich um ein domestiziertes Säugetier aus der Familie der Canidae, das wir »Clochard« nennen. Sein markantestes Merkmal: Er ist harmlos. Clochard ist die beste Person in der Familie, und er ist ein Hund. Gerade hat er den Kopf in der Nähe meines Tellers auf den Tisch gelegt. Die schwarze, haarige Schnauze, überzogen mit zum Himmel stinkendem Speichel, die glänzende Nase in Form einer dunklen Olive, die auf beiden Seiten des Kopfes positionierten Pfoten – es sieht aus, als hätte man ihn am Rand der Tischplatte festgeklemmt wie eine dieser Leseleuchten mit biegsamem Arm. Seine Augen sind nicht zu sehen. Er hat ein sehr dunkles Fell, schwarz wie Teer, zerzaust und verfilzt. Er gehört keiner besonderen Rasse an, ist einfach nur Hund. Und er riecht auch so. Er schnauft und stöhnt, bewegt sich nicht, hat den Kopf starr auf meinen Teller gerichtet. Er ist so arglos wie ein Reh.

»Runter mit dir, du ekelhafte Fellkugel!«, schreit mein Vater ihn an und reißt dabei drohend die flache Hand in die Höhe. Clochard macht einen Satz und springt vom Tisch herunter. Ich schaue ihn an. Er steht an meiner Seite, ganz rechts am Tisch. Dann bringt er sich vor der Wand in Stellung und beginnt zu bellen, obwohl es dort absolut nichts anzubellen gibt.

Ein weiteres wichtiges Merkmal von Exemplar Nummer 4 besteht neben seiner geringen Intelligenz und den nur mangelhaft bis gar nicht funktionierenden Sinnesorganen in der Tatsache, dass dieser Hund an diversen Defekten leidet, zu denen dysfunktionale Verhaltensweisen, Soziopathien, Zwangsstörungen, Angstzustände und Phobien zählen.

Clochard bellt weiter die Wand an. Er ist nicht ganz richtig im Kopf. Bester Beweis für die These, dass Hunde sehr wohl verrückt sein können. Viele Menschen wissen das nicht; es hat sich noch nicht rumgesprochen. Priu hat es mir erzählt. Er meinte, er hätte es in einem Buch gelesen.

Meine Familie wusste das von Anfang an, als sie Clochard vor ein paar Jahren, Anfang 1980, in einer Tierhandlung namens Mis Canarios kaufte, einem Laden in der Nähe des alten Fußballplatzes, direkt auf der ansteigenden Straße bei der Tankstelle, wo die billigen Häuser stehen. Es war ein Samstagvormittag im Frühling, und wir waren zu viert unterwegs, die ganze Familie also. Wohin wir wollten, weiß ich nicht mehr – uns vielleicht im Parc de la Muntanyeta die Beine vertreten, vielleicht auf einen Wermut zur Plaza Catalunya, wie wir es an den Samstagen öfter machten.

Clochard saß im Schaufenster von Mis Canarios und kratzte mit den Vorderpfoten an der Scheibe, was ein sehr unangenehmes Quietschen verursachte. Damals war er noch etwas kleiner als heute und dürfte noch nicht mal ein Jahr alt gewesen sein. Alle vier drängten wir uns vor dem Schaufenster, um ihn anzuschauen, und irgendwann ging jemand rein, um sich nach dem Kleinen zu erkundigen. Richard bestand darauf. Wie viel er denn koste und so weiter.

»Er war lange Zeit hier eingesperrt«, erklärte uns die junge Frau in dem Laden. Sie holte den Hund aus dem Käfig im Schaufenster, streichelte ihn ein wenig und setzte ihn dann auf den Boden, wo der Welpe mit heraushängender Zunge und freudig bellend herumsprang und sich drehte und wand, als würde er jeden Moment einen Herzinfarkt bekommen. Am Ende legte er sich auf den Rücken und pinkelte sich selbst an. Meine Mutter zog gerade noch rechtzeitig das Bein weg, indem sie das Knie anwinkelte, aber es fehlte nicht viel, und der Urinstrahl des Welpen wäre auf ihren breitgelatschten Schuhen gelandet. Schon damals waren ihre Hacken durch das Gewicht ihres Körpers nach innen abgeknickt, und dabei wog sie noch nicht mal annähernd so viel wie jetzt.

»Er hat Agoraphobie«, erläuterte die Verkäuferin von Mis Canarios.

»Agoraphobie?«, fragte ich nach. Ich kannte das Wort nicht. Priu und ich hatten es noch nicht in seiner Enzyklopädie nachgeschlagen.

»Angst vor der Außenwelt«, antwortete die Frau wie aus der Pistole geschossen und war ganz offensichtlich stolz darauf, für einen kurzen Moment mit ihrem Wissen prahlen zu können. Sie hatte einen sehr straff nach hinten gezogenen Pferdeschwanz, was ihre Augen etwas schlitzförmig machte und für einen finsteren Blick sorgte, der so gar nicht zu ihrer freundlichen Art passen wollte. Ihr war anzusehen, dass sie sich wünschte, wir würden den verdammten Hund einfach mitnehmen, keine Frage. Aber andererseits schien sie auch eine sehr pflichtbewusste Zeitgenossin zu sein und legte sich extra ins Zeug, um uns eingehend über die psychische Verfasstheit des Tieres zu informieren.

Ich verzog mich in den hinteren Teil des Ladens und analysierte dort, nach vorn gebeugt und die Hände auf den Knien aufgestützt, einen vollkommen schlappen Leguan – Farbe: zerquetschte Banane –, der absolut reglos in einem Terrarium hockte. Ich klopfte mit dem Fingernagel gegen die Scheibe.

»Hey«, sagte ich. »Hey, du.«

Der Leguan bewegte sich keinen Millimeter, sondern starrte einfach nur mit seinen gelben Augen die Umgebung an. Die Luft in dem Laden war zum Schneiden und roch nach einer Mischung aus Staub, Fertigfutter und Reptilien. Es war so heiß wie im Dschungel. Aus dem Augenwinkel sah ich die Fische in den Aquarien, mit ihren absurd bunt glänzenden Flossen. Ein paar Vögel piepsten in den Käfigen, und irgendwo in einem Hinterzimmer krächzte, vor den Blicken der Kunden geschützt, ein Papagei.

Ich ging einige Schritte nach rechts, wo ein paar kleine Schildkröten in einem blauen Plastikbecken, das wie der Korpus einer Gitarre geformt war, durch das flache Wasser krochen. In der Mitte des künstlichen Miniatursees erhob sich eine Sandinsel, auf der eine Kunststoffpalme stand. Früher hatten Richard und ich auch mal solche Wasserschildkröten gehabt. Sie starben nach ein paar Wochen, trieben mit dem Bauch nach oben in dem kleinen stinkenden Becken, das mit seiner Insel und der Palme ganz ähnlich ausgesehen hatte. Mein Bruder hatte sich nie um die Schildkröten gekümmert. Am Ende war ich es, der sie im Klo entsorgen musste. Ich warf sie alle auf einmal rein, kippte einfach das ganze Becken in die Schüssel und zog an der Spülkette. Keine Ahnung, ob das die richtige Vorgehensweise gewesen war.

Als Richard dann mitten im Laden und wie aus dem Nichts erklärte, dass er einen Hund haben wollte, dass ihn nichts auf der Welt glücklicher machen und er ihm seine »gesamte Liebe« schenken würde, lachte ich so heftig los, dass ich mir den Bauch halten musste. Richard zögerte nicht eine Sekunde lang, nicht einmal um nachzudenken, sondern stürzte mit zwei langen Schritten in meine Richtung und verpasste mir einen Faustschlag auf den linken Oberarm. Ich taumelte ein paar Meter nach rechts und wäre fast auf den Boden gestürzt. Es dauerte nur wenige Minuten, und auf meinem Bizeps prangte ein grau gefärbter Bluterguss in Keksgröße, den alle Welt sehen konnte, weil ich ein kurzärmeliges Hemd trug.

»Wie heißt er denn überhaupt?«, fragte ich. Während ich mir, möglicherweise etwas theatralisch, den Arm rieb, taten meine Eltern so, als hätte es den Faustschlag nie gegeben. Weh tat es trotzdem.

»Clochard«, antwortete die Frau von Mis Canarios.

»*Clochard*?«, fragte ich ungläubig.

Die Verkäuferin nickte, wobei ihr Gesicht so ausdruckslos wirkte, dass es praktisch alles hätte bedeuten können.

»Kann man den Namen ändern?«, fragte ich. »Die Leute denken doch sonst, dass wir Franzosen sind oder noch was viel Schlimmeres.«

»Besser nicht. Er ist schon ziemlich lange hier und hat sich an den Namen gewöhnt. Wenn ihr ihn ändert, wird ihn das verwirren.«

Ich sah zu dem Welpen, der sich nun mit voller Wucht in den eigenen Schwanz biss.

»Wir nehmen ihn«, verkündete mein Vater. Um seinen Kopf schwebte eine Wolke Aqua Velva, in seiner Hand qualmte eine Chester, die er sich gerade angesteckt hatte. Er trug ein granatfarbenes Polyesterhemd mit kurzen Ärmeln, das bis zum vierten Knopf offen war und den Blick auf ein fein gearbeitetes Goldkreuz an einer Kette freigab.

»Fetzt tierisch!«, rief Richard. Als die beiden dann noch mit einem High Five abklatschten, hätte ich am liebsten in den Laden gekotzt.

»Der Hund hat Agoraphobie, Papa«, sagte ich. Aber wir standen schon am Tresen, und mein Vater hatte bereits sein Lederportemonnaie aus der Gesäßtasche hervorgezogen. »Das bedeutet, dass man nicht mit ihm rausgehen kann. Und einen neuen Namen können wir ihm auch nicht geben! Er heißt *Clochard*!«

»Wüsste nicht, was dich das angeht, du Hohlbirne!«, schrie Richard. Der Schädel meines Bruders schob sich hinter dem Rücken meines Vaters hervor, wodurch dieser wie ein doppelköpfiges Monster aussah. »Du wirst sowieso nicht mit ihm rausgehen. Es ist nämlich *mein* Hund! Kapiert? Halt bloß Abstand von ihm, du Flachzange.«

Seit wir den Hund vor zwei Jahren gekauft und mit nach Hause genommen haben, ist niemand aus meiner Familie, niemand außer mir, jemals mit Clochard rausgegangen. Mein Bruder ganz bestimmt nicht. Dabei mag ich Tiere nicht mal. Aber gut, sagen wir einfach, ich habe meine Gründe, warum ich mit Clochard rausgehe, genauso wie ich Gründe für andere Sachen habe, die ich mache.

»Ich möchte der Polizei meinen Dank aussprechen, denn nur dem Einsatz unserer Beamten ist es geschuldet, dass ich noch lebe!«, sage ich mitten beim Abendessen. Dabei führe ich die Hände wie beim Gebet zusammen und tue so, als würde ich in die Mikrofonattrappen vor mir schluchzen – ein paar im Halbkreis angeordnete Gläser und die fast leere Ketchupflasche von Todo-Todo mit dem angetrockneten Tomatenrest am Deckel, die das große Mikro von TVE darstellt. »Danke sehr. Ja, vielen Dank.«

Es fehlte nicht mehr viel, und sie hätten sich gestritten. Mit jedem Satz waren die Stimmen meiner Eltern lauter geworden, aber jetzt lacht meine Mutter, beide Backen vollgestopft mit dem Nachtisch, einer formlosen Masse, die sie »Crêpes« getauft hat. Meine Imitation des Presseauftritts von Julio Iglesias senior hat ihr ganz offenbar gefallen. Die ETA hatte den Vater des Sängers entführt, vor Kurzem ist er wieder freigekommen. Sein Sohn hat das Lösegeld bezahlt. So haben sie's zumindest gestern im *Telediario* gebracht. Ein paar Millionen Peseten sollen es gewesen sein.

Mein Vater wendet den Blick von meinem Bruder ab, den er eben noch so angesehen hat, als würde er ihm am liebsten eine Backpfeife verpassen, und lacht gemeinsam mit meiner Mutter. Sie lachen über mich, lachen *mit mir*, und plötzlich achtet er nicht mehr darauf, wie ich mir zwischen den Happen die Hände reibe, wie ich sie dann beschnüffele, wie ich mir die Fingerspitzen an die Nase halte und nach Gerüchen absuche, verfault oder wohlriechend, ganz egal, und zwar wie besessen, unfähig, mich zurückzuhalten.

Es hat funktioniert. Manchmal geht die Nummer nach hinten los, aber heute hat es geklappt.

»Sag mal, und das hier? Das sollen jetzt tatsächlich Crêpes sein, oder wie?«, sagt mein Vater mit einem fiesen Grinsen und hält einen auf seiner Gabel aufgespießten Klumpen in die Höhe. Die Gabel zeigt zur Decke, und auf ihrer Spitze sitzt dieses … undefinierbare Etwas. Die Farbe des Tisches, der an ihm sitzenden Personen, der uns umgebenden Luft hat sich verändert, von einem dunklen Grün zu einem leichten Gelb, und alles wegen mir. Mein Vater und mein Bruder sitzen vor dem größten Möbelstück im Esszimmer; ihre Körper werden eingerahmt von einem pompösen Regal aus den Siebzigern, das in zwei Farben, Elfenbein und Braun, gehalten ist. Ich blicke auf die Buchrücken in einem der Fächer und beginne, fast ohne es selbst zu bemerken, die Titel zu lesen. *Überlebt. Die Anden-Passion*; *Judith in Madrid; Reise der Verdammten*; *Das Bermudadreieck*; irgendetwas von Anaïs Nin; *Antología del disparate 1*; *Der Pirat* von Harold Robbins. Daneben steht ein ziemlich großes Modell von R2-D2 und ein Briefbeschwerer von meinem Vater – eine Art Trophäe, die er entweder bei seiner Arbeit, der Einrichtung und Renovierung von Küchen und Bädern, oder für das Abschneiden bei einer Hallenfußball-Liga seiner Berufsinnung oder sonst irgendetwas in dieser Richtung bekommen hat.

»Ich geh ein bisschen Brot und Käse holen«, sagt meine Mutter, die neben mir sitzt, und schiebt ihren Stuhl mit dem Gesäß nach hinten. Wir blicken starr auf unsere Teller, um nicht mitansehen zu müssen, wie sie hinausgeht. Damit sie nicht sieht, dass wir sie sehen.

Mein Vater pfeift, wie er es immer macht, wenn er sich für etwas schämt, aber nicht den Mumm hat, sich damit auseinanderzusetzen. Es ist nicht mal eine richtige Melodie. Dann krault er Clochard das Kinn, der sich sofort hinlegt und vor lauter Freude derart außer sich ist, dass er auf den Boden pinkelt. Die Pfütze ist hell und transparent. Auf den beigefarbenen Fliesen sieht die Flüssigkeit aus wie Wasser.

»Lai-la-lai-lai-lara«, singt meine Mutter. Es klingt allerdings eher flach, und es ist auch kein richtiges Lied, nur irgendwelche Töne, herausgepresst von einem Muskel, der sich keine Mühe gibt.

Als sie die Küche wieder verlässt, singt sie immer noch. Ich sehe sie kommen, sehe, wie sie sich bewegt, mit diesem ihr eigenen Gang. Die Polster ihres Hinterns haben sich derart ausgedehnt, dass sie ihr bis zur Mitte des Rückens hinaufreichen. Bei jedem Schritt wippen ihre Schulterblätter auf und ab, weil sie durch die aufsteigenden Massen hochgedrückt werden.

»Los, mach noch mal, Curro!«, blafft mein Bruder und verpasst mir über den Tisch hinweg einen Klaps auf die rechte Wange, bei dem fast die Siphonflasche umfällt. Dann schaut er wieder zu meinem Vater. »Haste gesehen, Papa? Genau wie der Vater von Julio Iglesias! Der Hammer, oder?«

»Ja, er soll's noch mal machen«, sagt mein Vater, ohne mich anzusehen.

»Ich möchte der Polizei meinen Dank aussprechen …«, sage ich erneut. Dann stehe ich auf, reibe mir die Hände, beschnüffele meine Fingerspitzen und kneife ein paar Mal die Augen zusammen. »Darf ich in mein Zimmer gehen?«

»Ach, Curro … wenn du das mit den Augen machst, dann wirkst du richtig labil«, sagt meine Mutter, die gerade zum Tisch zurückgekehrt ist und niemals das *andere* Wort benutzt. »Na los, schwirr ab.«

»Du bist eine Säuferin und als Mutter nicht zu gebrauchen. Bei der nächstbesten Gelegenheit lass ich dich in die Klapse einweisen. Ist besser so für uns alle.«

Ich drehe meinen Kopf nach rechts, um besser zuhören zu können. Es läuft gerade *Dallas.* Die Worte meiner Eltern schwirren über den Dialogen der Fernsehserie. Ich kann nichts verstehen, aber die Stimmen der beiden gehen hoch und runter, verändern die Tonhöhe, attackieren und ziehen sich zurück wie zwei Armeen. Mit moderner Technik ließen sich die Kurven und Spitzen ihrer Streitereien bestimmt gut darstellen; die Wechsel in der Betonung, die Anspielungen und die Worte, die eine Grenze überschreiten.

Ich liege im Bett. Es ist sehr warm im Zimmer, denn ich habe den Sol-Thermic angeschaltet. Die vom Heizstrahler gewärmte Luft riecht nach feuchtem Metall, aber auch nach verbranntem Plastik. Letzteres kommt von einer widerspenstigen Playmobilfigur, deren Gesicht wir zur Bestrafung mal gegen die Heizplatte gedrückt haben. Den Fleck sieht man immer noch.

»Hast du das gehört? Das war doch J.R., oder?«, sage ich zu meinem Bruder, der in der oberen Etage unseres Doppelstockbetts liegt. Keine Antwort. Wahrscheinlich ist er aufs Klo gegangen.

Ich widme mich wieder meinem Comicheft, *Clever & Smart*. Ich schlage die nächste Seite auf und versuche so zu tun, als würde mich auf der ganzen Welt nichts mehr interessieren als diese bunten Zeichnungen. Gleichzeitig lausche ich und höre die Sätze, die aus dem Esszimmer an meine Ohren dringen, aber keinen Sinn ergeben. Und ich kann nicht anders, als sie mit den bekannten Bildern in meinem Kopf zu verknüpfen, denn ich habe das alles schon mal erlebt.

Wahrscheinlich brütet meine Mutter gerade über der Haushaltskasse und sitzt mit einem orangefarbenen Bic-Kuli und einem mandelbraunen Taschenrechner an unserem runden Esszimmertisch, dem man jeden Tag aufs Neue ein gefaltetes Stück Papier unters Tischbein schieben muss, damit er nicht wackelt. An der Wand hinter ihr hängt das mit groben und dick aufgetragenen Pinselstrichen gemalte Stillleben mit dem schäbigen Weidenkorb, den Wassermelonen und den verschrumpelten Feigen. Tote Natur, traurig anzusehen. Meine Mutter direkt davor, sodass dieses triste Bild ihr Gesicht einrahmt. Wahrscheinlich knabbert sie etwas, Lupinenkerne oder Erdnüsse, deren Schalen sie aufknackt und auf einem kleinen Haufen sammelt. In unregelmäßigen Abständen bittet sie meinen Vater – schließlich hat er studiert und versteht was von Zahlen –, ihr mit den Ausgaben und Einnahmen zu helfen, um doch noch einen Weg zu finden, damit das Geld bis zum Monatsende reicht. Aber mein Vater hockt nur auf seinem kunstlederbezogenen Sessel und brummt vor sich hin. Eigentlich murmelt er nur zu sich selbst, spricht die Worte aber so aus, dass sie einwandfrei verständlich sind. »Dann such dir halt 'ne Arbeit, verdammt nochmal!« Über kurz oder lang wird meine Mutter ihm mit einem Mund voller Erdnüsse antworten: »Und die Kinder? Kümmerst du dich dann um die Kinder?« Die Grammatik des Elends.

Im Esszimmer erklingt die Abspannmusik von *Dallas.* Eine unbeständige Stille stellt sich ein. Sie wird nur von einem Geräusch unterbrochen: dem Scharren der Stuhlbeine, wenn meine Mutter hin und wieder aufsteht und in die Küche geht. Ich schüttele den Kopf, als würde ich meinem Gehirn auf diese Weise noch einmal den bereits erteilten Befehl zum Lesen klarmachen können, und mein Blick kehrt zu *Clever & Smart* zurück. Es ist eins meiner Lieblingshefte, aber ich weiß nicht mehr, an welcher Stelle ich war. Es vergehen ein paar Minuten, bis ich wieder in die Geschichte eintauche, aber dann dauert es nicht lange, und ich nehme mir einen anderen Comic vor, wieder *Clever & Smart*, wieder ein Heft, das mir ziemlich gut gefällt.

»Bist du denn verrückt geworden, jetzt noch laufen zu gehen?«

Es ist meine Mutter. Sie steht auf der anderen Seite der Tür zu unserem Zimmer, im Flur, und schreit ziemlich laut. Ich werfe einen Blick auf den trapezförmigen und unheimlich laut tickenden Wecker, der unter der Nachttischlampe mit dem durch die Hitze verformten Sockel steht. Es ist halb zwölf.

»Das kann dir doch egal sein!«, sagt mein Vater, ebenfalls mit lauter Stimme. »Ich bin in Form, und joggen tut mir gut.«

»Joggen tut dir gut? Seit wann das denn bitte schön?«, kontert meine Mutter. »Du hast dein ganzes Leben über keinen Sport gemacht, sondern dich immer nur mit Modellbausätzen beschäftigt.«

»Na und?«

»Du hast Sport gehasst, und jetzt auf einmal machst du nichts anderes mehr als Laufen, Liegestütze und was weiß ich noch alles! Findest du das etwa normal?«

»Von Zeit zu Zeit muss ein Mann eben sein Hobby wechseln«, antwortet mein Vater. Seine Stimme klingt ernst, aber seine Worte wirken aufgesetzt.

Meine Mutter reagiert mit einem gezwungenen Lachen, verbittert und traurig. »Mach, was du willst, am Ende werde ich's doch *rauskriegen*!«, fügt sie schreiend hinzu. »Ich kriege alles raus. Ich bin schließlich nicht blöd!«

Ich richte den Oberkörper auf, aber nur zur Hälfte, da ich mir andernfalls den Kopf am Lattenrost der oberen Stockbettetage stoßen würde. Dann lege ich die beiden Comichefte zur Seite, schiebe das Bein über den Matratzenrand und setze den nackten Fuß auf den Boden. Er fühlt sich wie gefroren an. »Eine erbarmungslose Kältewelle knechtet Europa«, haben sie im *Telediario* gesagt. Aber sie haben auch gesagt, dass die Iberische Halbinsel momentan noch nicht davon betroffen ist. Unser Ort scheint eine Ausnahme zu sein. Es ist wegen des Flusses. Der Fluss bringt die Kälte. Ich streiche mit dem linken Hacken über die feuchte Schicht, die sich leicht erhaben über den einzelnen Fliesen gebildet hat, und stehe auf. Dann schlüpfe ich in die Pantoffeln und gehe zur Tür – aber nicht, ohne erst mit der Fußspitze ein, zwei, drei, vier Mal auf den Boden zu stampfen, zwei Mal mit jedem Fuß, und anschließend mit den Fingern am äußeren Rand meiner Lippen entlangzufahren, um dann an meinen Fingerspitzen zu riechen.

»Rauskriegen? Was willst du denn rauskriegen?«, antwortet mein Vater, ebenfalls schreiend. »Du bist doch nicht mehr ganz dicht!«

»Ich weiß nicht, was es ist, aber früher oder später komme ich dir auf die Schliche. Nein, Hände weg. Fass mich nicht an!«

»Dann lass mich doch zufrieden, verdammt! Geh mir aus dem Weg!«, brüllt mein Vater.

Wie es sich anhört, geht sie ihm nicht aus dem Weg, denn noch hat es nicht gebrummt. Unsere Klingel ist ein wenig speziell und meldet sich jedes Mal mit einem nasalen Brummen, wenn man die Tür öffnet. Ich reibe mir erneut die Hände, verdrehe dabei das Handgelenk so weit, bis es knackt. Dann bohre ich meine Fingerknöchel ins Handgelenk, einen nach dem anderen, und beschnüffele anschließend wieder meine Fingerspitzen. Sie riechen nach Paprika.

»Du sollst zur Seite gehen, sag ich!«, schreit mein Vater. »Ich werde so oder so rausgehen!« Dann erklingt klar vernehmbar und mit einem leichten Hall das Brummen der Klingel. Die Tür ist jetzt also offen. »Verdammt, jetzt geh mir aus dem Weg, du frustrierte Zicke!«

Ich beschließe rauszugehen. Ich muss kräftig an der Tür unserer Höhle ziehen, da sie sich wegen der Feuchtigkeit immer im Rahmen verkeilt. Dann reiße ich aber etwas zu heftig an der Klinke und falle durch den Schwung fast hin. Die beiden drehen sich zu mir um. Ihre Gesichter wirken, als wären sie gerade aus einem Traum erwacht.

»Du, scher dich sofort wieder ins Bett, verdammt!«, schreit mein Vater. »Und lass die Fummelei mit den Händen. Das sieht ja aus wie bei einem Irren!«

»Geh wieder ins Bett, Curro!«, sagt meine Mutter.

»Könntet ihr jetzt vielleicht mal Ruhe geben?« Richard taucht in der Esszimmertür auf. Er hat seinen blauen Schlafanzug an, den mit den roten Ärmelbündchen und dem roten Kragen. Er hat sich die langen schwarzen Haare nach hinten gestrichen, hinter die Ohren, aber in seinem Nacken stehen ein paar unbändige Strähnen ab. »Ich versuche nämlich gerade, *Estudio Estadio* zu schauen!«

Mein Vater schafft es, sich an meiner Mutter vorbeizudrängeln, und schlüpft durch die Tür hinaus. Hinaus auf die eiskalte, dunkle und wenig einladende Straße. Er macht es mit einem Satz, einem athletischen Sprung, der ihn dank seines in Form gebrachten Quadrizepses keinerlei Anstrengung kostet. Meine Mutter und ich bleiben im Flur stehen und starren ihn an. Sie ist näher an der Tür als ich.

Mein Vater trägt eine kurze Sporthose aus glitzernd blauem Nylon Marke Meyba, weiße Turnschuhe ohne Logo und eine hellblaue, auf dem Markt gekaufte Trainingsjacke mit sehr weitem Kragen, schwarzen Streifen an den Ärmeln sowie dem Markenzeichen des Herstellers auf der rechten Brust. Adadas, mit vier statt drei Blättern. Er hat weiße Socken an, die ihm bis zu den Knien reichen und seine von schwarzen, gekräuselten Haaren überzogenen Waden bedecken. Er hat einen richtigen Pelz, mein Vater. Früher trug er auch einen Schnurrbart, aber den hat er sich abrasiert. An seiner Brust baumelt immer noch das kleine Goldkreuz hin und her, von einer Seite zur anderen, wie ein Weihrauchfässchen in der Kirche. Die dazugehörige Kette ist ebenfalls vergoldet und so fein, dass sie beinahe wie ein Nähfaden aussieht.

Meine Mutter geht auf die Straße. In der Tür muss sie leicht den Körper verdrehen. Es ist eine mir nur allzu bekannte Bewegung: Sie dreht die Hüften ein wenig, aber nicht ganz bis in die Mitte, und zieht gleichzeitig Bauch, Hintern und Brüste ein. Wenn sie es nicht macht, bleibt sie stecken.

»Dann geh doch! Dann geh doch zu *ihr*, du Nichtsnutz. Mal sehen, ob die es mit dir aushält!«, schreit meine Mutter mitten auf der Straße. Dabei stemmt sie die Hände in die Seiten und streckt die Brüste raus, wie die Gitanas es in den Filmen immer machen. »Du bist doch *labil*, genauso wie dein Vater!«

Unsere Straße ist sehr schmal. Die Fahrbahn besteht aus Teer, und auf beiden Seiten gibt es einen Gehweg von nicht mal einem halben Meter Breite. Den Bordstein bilden einfache, aber glänzende Pflastersteine. Die Körper meiner Eltern sind in einen dichten, semitransparenten Nebel eingetaucht. Es gibt wenig Licht, da sich die nächsten Straßenlampen erst ein paar Gebäude weiter befinden. Auf diese Weise wirken ihre Profile vor dem Zement der Hauswände sehr kontrastreich; eine Gesichtshälfte ist beleuchtet, die andere nicht.

Das Knallen hochgezogener Rollos, das Knarren sich öffnender Balkontüren ist zu hören. Aber meine Mutter scheint das nicht zu beunruhigen. Merkwürdig eigentlich. Sie verabscheut den größten Teil der Nachbarn in unserer Straße. Gleichzeitig ist es ihr unheimlich wichtig, was diese Menschen denken und sagen, und sie versucht alles, um einen guten Eindruck bei ihnen zu machen. Nichtsdestotrotz steht sie jetzt da draußen. Unsere Straße ist anständig, und eigentlich ist hier nie etwas los, schon gar nicht während der Wintermonate. Man hört keine Stimmen, keine Krankenwagen, keine Musik, keine Fernseher. Es ist eine kleine Straße, ohne Leben eigentlich. Doch in diesem Moment stehen meine Eltern da und schreien sich vor aller Augen an.

»Ach, du hast doch keine Ahnung, wovon du da redest. Du solltest dir selbst mal das Oberstübchen untersuchen lassen!«, antwortet mein Vater und verschwindet aus meinem Sichtfeld. Seine Stimme hört sich von Mal zu Mal leiser an, als würde er die Straße hinuntergehen. »Von wegen verrückter Vater, du spinnst ja! Du bist diejenige, die *verrückt* ist! Zum Psychiater solltest du gehen, und zwar bald! Besser noch direkt ins Irrenhaus! Bei den Verrückten da wärst du bestens aufgehoben!«

Meine Mutter verzieht das Gesicht, als sie so oft das unliebsame Wort hören muss, und dann auch noch im Zusammenhang mit unserer Familie. Schließlich vermittelt das den Eindruck, dass wir nicht … ganz normal sind. Unschlüssig, ob sie antworten soll oder nicht, verharrt sie mitten auf der Straße. Ich stehe weiterhin zitternd in der Tür. Ich verdrehe die Handgelenke und presse auf der Brust die Rückseiten meiner Hände gegeneinander, sodass die Handinnenflächen nach außen zeigen. Die auf meinem Brustkorb ineinander verkeilten Finger bilden ein symmetrisches Muster. Es ist eine Haltung, die mich beruhigt. Meine Mutter sagt oft, dass ich so auch in ihrem Uterus lag, die neun Monate vor der Geburt.

»Los, wir müssen was unternehmen!«, sage ich zu meinem Bruder, der plötzlich neben mir im Flur steht. »Sagen wir den Nachbarn Bescheid!«

Mit meinen Worten kriecht ein kreischend-pfeifender Ton aus meinem Mund. Mein Bruder lacht. Es ist kein nettes Lachen.

»Den Nachbarn … na sicher doch«, sagt er und wirft den Kopf zur Seite, damit die ins Gesicht hängenden Haare verschwinden. Anschließend dreht er sich um. »Mach dich nicht lächerlich, du Weichei!«

Meine Mutter kommt ins Haus zurück. Vor der Tür führt sie wieder ihren Hüfttanz auf: Sie dreht sich zur Seite, zieht die Brust ein, spannt die Gesäßmuskeln an. Trotzdem streift sie am Ende den Türrahmen. Die dünnen Glasplatten, die von sprödem Fensterkitt in der Tür gehalten werden, zittern und klirren wie ein paar Weihnachtsglocken. Als sie im Flur ist, zieht sie die Tür hinter sich zu. Die Klingel brummt. Sie schaut mich an. Ihre verquollenen Augen sind irritiert und glänzen feucht, ihre Unterlippe zittert. Sie fährt den Arm aus, um mir mit ihren immer dicker und wulstiger aussehenden Fingern die Wange zu streicheln. Am Ende jedoch berühren ihre ständig nach Knoblauch, Waschlauge Marke Conejo und feuchten Lappen riechenden Hände mich nicht einmal. Sie wendet den Blick von mir ab und sagt mit einem unterdrückten Schluchzen im Hals: »Was guckst du denn so? Du wirst dir noch eine Erkältung holen. Komm, Junge, geh ins Bett. Los!«

Dann läuft sie an mir vorbei Richtung Wohnzimmer. Sie öffnet die Tür, passiert den Sessel, in dem Richard sitzt und *Estudio Estadio* schaut, und betritt die Küche.

»Kevin Keegan, der du bist im Himmel, geheiligt werde …«, sage ich in meinem Kopf.

Ich liege wieder im Bett. Links neben mir, auf einem Poster an der Wand, ist Kevin Keegan, in der Hocke, die rechte Hand auf einem weißen Ball abgestützt. Hinter ihm sind ein sehr grüner Platz zu sehen und, noch etwas weiter weg, ein paar Bäume, wie man sie nur in feuchteren Gegenden findet, Ländern im Norden, mit Farnpflanzen, viel Schatten und anhaltenden Niederschlägen. Kevin Keegan trägt die offizielle Bekleidung der englischen Nationalmannschaft von der Marke Admiral. Er lächelt. Und er wirkt glücklich, ganz so, als würde er genau das machen, was er immer machen wollte, als würde er ein Versprechen einlösen oder so etwas in der Art. Die Weltmeisterschaft 82 naht, und Kevin ist einer ihrer Helden. Er hat sehr breite Oberschenkel, aber einen sehr kleinen Mund, der immer verkniffen wirkt. Bei seinem Anblick muss ich an die Menschen denken, bei denen irgendetwas im Unterkiefer explodiert ist und die deshalb tagein, tagaus mit so einer Geiervisage herumlaufen.

»Gegenwärtig gibt es nur wenige Stürmer mit diesem unmittelbaren Spielverständnis, diesem beeindruckenden Antritt, diesem hervorragenden Kopfballspiel (sein Geheimnis: der Absprung mit nur einem Bein) und diesem kraftvollen Torschuss.«

So steht es in meinem WM-Buch: *Copa del Mundo de Fútbol España 1982*. Das gab's als Geschenk von den Pensionskassen, wenn man ein Konto bei ihnen eröffnete. Ich lese wieder und wieder darin. Im Kapitel »Idole« gibt es sogar eine komplette Seite nur über Kevin Keegan. Eigentlich bin ich ganz zufrieden, dass ich heute Abend nicht geweint habe. Gut, da war dieser eine Kreischer mit hoher Stimme, aber das ist gar nichts. Morgen hab ich das längst wieder vergessen. Morgen ist ein neuer Tag.

Mein Bruder kommt ins Zimmer und schlägt mit der flachen Hand auf den Lichtschalter, ohne sich dafür zu interessieren, ob ich schlafe oder wach bin. Etwas später macht er das Licht mit einem weiteren Klatscher auf den Schalter wieder aus und springt mit einem großen Satz in die obere Etage unseres Doppelstockbetts. Er liegt keine fünf Sekunden in der Koje, da beginnt das Bett hin- und herzuschwanken. Wie jeden Abend höre ich über mir das Rubbeln und Reiben.

»Hör auf, so zu wackeln, Richard«, sage ich. »Mir wird schwindelig.«

»Halt die Klappe, du Lappen! Ich kann mich nicht konzentrieren.«

Einige Minuten lang schaukelt das Bett noch von einer Seite zur anderen. Dann brechen die scheuernden Geräusche über mir plötzlich ab, und ein abgehacktes Stöhnen ist zu hören. Mit einem Mal ist alles ruhig, alles still. Von oben fällt eine zu einer Kugel zusammengerollte Sportsocke auf den Boden und bleibt auf dem Teppich liegen.

»Wollen wir reden?«, sage ich, aber niemand antwortet mir.

Kapitel 3

»Lies bitte laut vor«, sagt Curro.

Die beiden stehen immer noch an der Treppe von Pavillon H, auf dem Asphalt des Hauptwegs, der einmal um den Garten führt. Im Inneren des Gebäudes sieht man ab und an einen Verrückten am Fenster vorbeilaufen. Menschen, die sich wie Tauben bewegen, manisch mit den Köpfen nickend und von Tics durchzuckt.

Plácido greift nach der Nachricht von Soldevila. Curro fallen die perfekt gepflegten, man könnte meinen, manikürten Fingernägel und die dichten, in eine Richtung weisenden Haare auf der Rückseite der Hand seines Butlers auf. Er vermutet, dass Plácido sich die Körperhaare kämmt. Gut möglich, dass er der einzige Mann auf dem Planeten ist, der das tut. Außerdem sieht er, denn sie sind nicht zu übersehen, die erhabenen Narben, die Plácidos Handgelenke wie ein Bündel sich kreuzender Kabel überziehen. Wulstige Stränge, wo Haut und Fleisch durch eine Klinge geöffnet wurden und sich dann wieder vereint haben. Er wendet den Blick ab.

Das Doppelkinn des Butlers wackelt, als er die Augen auf das Papier senkt. Durch den Druck des Kinns quillt auf beiden Seiten das Fettpolster hervor, als würde eine heraldische Lilie aus seinem Hemdkragen sprießen. Plácido hat sehr kleine Ohren, und durch den nun gesenkten Kopf wird die kreisförmige Glatze auf seinem Schädel sichtbar. Ihm bleibt nur noch ein dünner Haarstreifen, der wie bei einer Mönchstonsur einen perfekten Halbkreis um seinen Hinterkopf bildet. Sein Gesicht ist gründlich rasiert; sowohl der Bereich vor den Ohren als auch Kinn, Kiefer und Wangen. Ein hartnäckiger Schatten auf seiner Gesichtshaut lässt erahnen, dass Plácido einen intensiven Bartwuchs hat, einen dieser Bärte, die innerhalb von Stunden und nicht erst nach Tagen zurückkommen und ständiger Aufmerksamkeit bedürfen. Er ist um die fünfzig Jahre alt, wirkt allerdings älter. Plácido ist eine von diesen Personen, die man sich nicht als jungen Menschen vorstellen kann. Man muss sich ziemlich anstrengen, um ihn sich als Sechsjährigen zu denken, aber wenn es gelingt, hat dieser Sechsjährige eine Glatze und trägt Plastron-Krawatte.

Beim Anblick seines Butlers muss Curro manchmal an seinen Opa Sebastián denken. Und das, obwohl die beiden Männer sich ganz und gar nicht ähneln. Curros Großvater stand der Wahnsinn auf die Stirn geschrieben, bei Plácido fließt er in unterirdischen Strömen und kommt nur gelegentlich, während suizidaler Episoden, an die Oberfläche. Vor zwei Jahren hat Curro zum ersten und bislang einzigen Mal einen dieser Schübe miterlebt. Durch Zufall befand er sich damals am selben Ort wie sein heutiger Butler und konnte durch sein beherztes Eingreifen verhindern, dass sich Letzterer in die Tiefe stürzte.

»Wie Sie meinen, Señor. Also …« Plácido räuspert sich und beginnt zu lesen.

»*Para bailar la bamba.*
Para bailar la bamba se necesita una poca de gracia.
Una poca de gracia pa' mi pa' ti y arriba y arriba.
Ah y arriba y arriba por ti seré, por ti seré, por ti seré.
Yo no soy marinero.
Yo no soy marinero, soy capitán.
Soy capitán, soy capitán.

Bamba, bamba.
Bamba, bamba.
Bamba, bamba.
Bamba, bam…«

»Danke, das reicht, Plácido«, sagt Curro, plötzlich verärgert. Er reißt seinem Butler die Nachricht aus der Hand, knüllt den Zettel zu einer Kugel zusammen und wirft sie über die Schulter hinter sich.

»Jawohl, Señor«, sagt Plácido. Dabei hebt er den Kopf und schaut Curro mit versteinerter Miene an. Der Großteil der breiten Palette menschlicher Gemütsregungen ist nie auf Plácidos Gesicht zu sehen. Wenn es nicht gerade um Winston Churchill und dessen Lehren geht, zeigen sich in seinem Gesicht nur in Extremsituationen Hinweise auf emotionale Restbestände. Genau diese Gefasstheit seines Butlers ist es, die Curro immer wieder aufs Neue Mut und Zuversicht schenkt. »Ich verstehe natürlich Ihre Verärgerung, Señor. Die Nachricht enthält keinerlei Informationen über die Gründe, die Señor Soldevila bewogen, die zuvor mit Ihnen getroffenen Verabredungen zu missachten und im Alleingang eine übereilte Flucht zu wagen.«

»Richtig, davon steht da nicht das Geringste!« Curro verzieht das Gesicht, sodass einer seiner Mundwinkel Falten wirft. »Dieser verdammte Spinner …«

»Wenn Sie mir einen Vorschlag gestatten, Señor: Vielleicht ist jetzt ein guter Moment, um sich in Ihr Zimmer zu begeben und sich anzukleiden. Für gewöhnlich sieht das Leben komplett anders aus, wenn man sich den Schlaf aus den Augen gewischt, die Morgenmüdigkeit vertrieben, das Gesicht gewaschen und saubere Kleidung angelegt hat. Dann lassen sich die Herausforderungen des neuen Tages auch mit neuem Mut angehen. Ihre Kleidung hängt, wie jeden Morgen, in Ihrem Kleiderschrank bereit, Señor.«

»Vielleicht hast du recht, Plácido. Vielleicht hast du recht.«

Curro ist geisteskrank und wirkt auch so. Er betrachtet sein Ebenbild in dem mit Schloss gesicherten Fenster vor ihm. Einen Spiegel gibt es nicht, in keinem der Zimmer von Pavillon H. In große Stücke geschlagen, sind die Scherben scharf und gefährlich wie Schwerter.

Er hat geduscht und frische Sachen angezogen. Genutzt hat das wenig. Er sieht immer noch aus wie ein Irrer. Er trägt einen navyblauen Anzug, sehr dunkel, das taillierte Jackett mit riesigem Revers und nur einem Knopf, darunter einen sauberen weißen Sweater von Marc O'Polo. Anstelle eines Gürtels hält ein vorn zugeknoteter Strick seine Hose, aus dem Kragen des Sweaters lugt der Vorhangfetzen heraus, den Plácido ihm gebracht hat. Curro hat sich diese Sachen nicht ausgesucht. Er bekommt sie von den Mitarbeitern der Klinik zugeteilt. Sein Butler sorgt dafür, dass sie stets makellos sauber sind, aber angesichts der Qualität des Ausgangsmaterials – und auch ganz allgemein – ist das ziemlich egal. Curros Äußeres ist das geringste seiner Probleme.

Als ihm das Betrachten seines Spiegelbildes langweilig wird, versucht er, den Blick auf die Umgebung zu richten. Sein ungekämmtes Ich wird weiterhin vom Glas des Fensters reflektiert, aber dann kann er plötzlich hindurchschauen, als wäre es nur ein durchsichtiger Vorhang. Von seinem Zimmer aus kann man den gesamten Pausenhof der benachbarten Salesianer-Schule überblicken, die er selbst als Kind besucht hat. Eine bemerkenswerte Nähe: von der Schule in die Psychiatrie, mit gerade mal zwanzig Schritten. Curro versucht, nicht zu sehr daran zu denken; an die Dinge, die er als Kind gern getan hätte, und die Dinge, die er dann tatsächlich getan hat. Er schaut zu den Dachterrassen der Häuser in der Umgebung. Die Dachfenster im Halbschatten, die Wäscheständer auf den Balkonen. Der Tag ist weiterhin grau, aber mit fortschreitender Uhrzeit klart der Himmel an den Rändern auf. Da sind Ziegeldächer, mit roten und grünen Planen bespannte Markisen, ein Schornstein in der Form einer Schraube.

Hinter den Gebäuden sieht man einen Teil des Sant Ramon, des größten Berges der Gegend, an dessen Ostseite drei oder vier Hochspannungsmasten, verbunden durch dicke schwarze Kabel, emporzupilgern scheinen. Auf dem Gipfel befindet sich die Kapelle Sant Ramon. Curro betrachtet sie einen Moment lang und denkt an die kleinen Gehöfte der aus Kork gefertigten Weihnachtskrippen, die so kunstfertig hergestellt, so wirklichkeitsgetreu und leicht sind.

»Was mir wirklich das Herz zerreißt, Plácido …«, sagt er und dreht sich zu seinem Butler um, der den Pyjama seines Herrn gerade zusammengelegt und auf seiner flachen Hand unter das Kopfkissen geschoben hat. »… ich muss dem Rest der Mannschaft mitteilen, dass sich unsere Fluchtpläne in Luft aufgelöst haben. Du weißt ja, wie ich bin. Ich mache aus der Not eine Tugend, gute Miene zu bösem Spiel und so weiter und so fort. Nur Mut, nur Mut. Das war seit jeher meine Philosophie: Immer lächeln, auch wenn mal wieder völlig unerwartet eine Exkrementlawine über einen hereinbricht. Aber diese Männer … sie haben ihr Vertrauen in mich gesetzt. Und ich habe sie bitter enttäuscht. Am liebsten würde ich mich verstecken. Ich will ihre Gesichter nicht sehen, diese Gesichter von Lämmern auf dem Weg zur Schlachtbank. Diese Gesichter von Kindern, die man einmal an einem Chupa Chups lecken lässt, um ihnen dann den Lutscher aus der Hand zu schlagen. Ich kann ihnen nicht gegenübertreten.«

»Wenn Sie mir diesbezüglich eine Bemerkung erlauben, Señor. Ich denke, Sie sollten die schlechten Nachrichten, so schnell es geht, überbringen und darauf achten, dass Sie dabei nichts beschönigen.« Plácido streckt abermals den Hals lang und drückt den Rücken durch. Die Arme an den Seiten des Körpers, nimmt er eine stramme Haltung an. »Sie werden merken, dass diese Männer sehr viel verständnisvoller sind, als Sie es vermuten, Señor. Niemand wird Ihnen die Schuld an der voreiligen, und wenn Sie mir diese Wortwahl erlauben, rücksichtslosen Entscheidung des Señor Soldevila geben. Und wenn die Männer sich dann mit der neuen Situation abgefunden haben, können Sie sie darüber informieren, dass Sie zu gegebener Zeit einen neuen Fluchtplan ausarbeiten und natürlich wieder die gesamte Mannschaft berücksichtigen werden.«

»Ach ja? Glaubst du das, Plácido?«, erwidert Curro.

»Ja, Señor.«

»Aber die Lämmer … die Schlachtbank … ihre Gesichter … der Chupa Chups …«

»Es wird alles gut, Señor. Ich möchte noch hinzufügen, dass einige dieser Männer nicht gerade auf eine Flucht warten. Meiner Wahrnehmung nach hat sich die Mehrheit von ihnen nämlich hervorragend in der Gefangenschaft dieser Nervenheilanstalt eingerichtet, Señor. Ich würde sogar noch weiter gehen und behaupten, dass nicht wenige von ihnen nicht einmal geheilt werden wollen. Wenn ich diesbezüglich kurz ausführen dürfte, Señor: Der Ansatz, Geisteskranke zu heilen, ist eine Fehlentwicklung, die immer noch schwer auf der modernen Psychiatrie lastet. Derartige Versuche zur Behandlung und Heilung von Schizophrenen sind wohl eher einem Zwang zum Heldentum, einem philanthropischen Übereifer oder sogar der Eitelkeit der Mediziner selbst geschuldet als dem tatsächlichen Wunsch, dass es diesen Menschen besser geht. Das ist meine feste Überzeugung, Señor.«

»Verstehe«, antwortet Curro. »Aber wie soll ich ihnen erklären …«

»*Erklär dich nicht, beschwer dich nicht*, Señor. Ursprünglich stammt dieser Ausspruch von Benjamin Disraeli, wurde aber in mehreren Situationen von Churchill wiederholt.«

»Einverstanden.« Curro entscheidet sich, seinem Butler zu glauben, da dieser in der überwältigenden Mehrheit derartiger Zweifelsfälle recht hat. »Um ehrlich zu sein, beruhigt es mich, dass du das so sagst, Plácido. Ich habe nämlich bereits daran gedacht aufzugeben. Und das mache ich ganz und gar nicht gern. Es sei denn, es gibt keine andere Möglichkeit mehr. Apropos aufgeben … wie heißt eigentlich dieses Bild noch mal? Die Aufgabe von sowieso, die Übergabe der Stadt Schießmichtot … du weißt schon, dieses Bild mit den Lanzen.«

»*Die Übergabe von Breda*, Señor. Velázquez, Öl auf Leinwand, aus dem Jahr 1635 oder 1636, wenn ich mich nicht irre.«

»Ganz genau. Das meinte ich. Der Titel wollte mir partout nicht einfallen. Nun, darum geht's: Ich denke nicht daran, einfach aufzugeben wie diese Hasenpfoten von Breda.«

»Bewundernswert, diese Entschlossenheit, Señor«, sagt Plácido, ohne eine Miene zu verziehen oder gar zu lächeln. Er lächelt eigentlich nie, zumindest hat Curro ihn noch nicht dabei gesehen. »Gute Miene zu bösem Spiel, wie Sie selbst es gerade vorhin erst äußerst treffend formuliert haben, Señor. Ich hoffe, es macht Ihnen nichts aus, dass ich diese Worte noch einmal wiederhole.«

»Nein, das macht mir überhaupt nichts aus, mein Bester. Es gefällt mir sogar«, sagt Curro. Dann fällt ihm ein Fleck neben dem Lichtschalter auf, und er glaubt, etwas darin zu erkennen. Ein klassischer Fall von Pareidolie. Ein Zwang erfasst ihn, er muss den Fleck betasten und auch den Lichtschalter in schneller Folge ein- und ausschalten. »ZumScheißHerrgottNochmalFickkackeBreda!«, schreit er. Als er sich beruhigt hat, wendet er sich zu seinem Butler. »Tut mir leid wegen der Kraftausdrücke, Plácido. Hat nichts mit dir zu tun. Sind die Tics. Dieses verdammte Tourette. Sucht mich immer dann heim, wenn mir was an die Nerven geht. Die Erscheinung meiner Mutter in diesem Fall. Dazu kommt noch die Sorge, dass eine neue Fluchtroute nicht so einfach zu finden sein wird.«

»Vollkommen nachvollziehbar, Señor. Das Verlangen, grobe Worte herauszuschreien, ist angesichts der neuesten Entwicklungen nur allzu verständlich. Die Erscheinung der vor fünfunddreißig Jahren verstorbenen Mutter ist ganz gewiss keine Angelegenheit, die man auf die leichte Schulter nehmen sollte. Auch Sir Winston Churchill, von dem ich, wie Sie wissen, ein großer Bewunderer bin, machte sich von Zeit zu Zeit durch die lautstarke Äußerung von Schimpfwörtern Luft, wenn es die Situation erforderte. Und in Bezug auf die von Ihnen geäußerte Sorge sehe ich mich in der Pflicht, Ihnen in Erinnerung zu rufen, dass eine Flucht aus dieser Institution in der Tat kompliziert ist. Denken Sie nur daran, was Señor Pinyol widerfahren ist, der versucht hat, durch eins der Fenster von Pavillon C zu fliehen.«

Sollte Curro einen Makel an seinem Butler benennen müssen, wenn man ihn dazu zwänge, wäre es wahrscheinlich dessen vermaledeiter Hang, von grotesken Todesfällen in der Anstalt zu berichten. Stirbt jemand im Bett, von den Gasen aufgebläht und dehydriert, interessiert das Plácido nicht im Geringsten. Ihn faszinieren die gewaltvollen Todesfälle. Sie sind eins seiner wenigen bekannten Hobbys.

Plácido fährt mit der Erklärung fort. Curro wagt es nicht, ihn zu unterbrechen, denn sein Butler, und das ist die Wahrheit, macht ihm ein wenig Angst. Bei seinem Fluchtversuch habe Pinyol, so führt Plácido aus, versucht, sich aus einem kleinen Toilettenfenster im Pavillon C abzuseilen. Obwohl direkt unter dem Fenster die Straße verlaufe, sei das Fenster, da so weit oben in der Wand, nicht vergittert gewesen. Pinyol habe sich mit einem Besen behelfen wollen und diesen in steilem Winkel an die Wand gestellt, um daran hinaufzuklettern und das Fenster zu erreichen. Bedauerlicherweise sei er oben abgerutscht und habe sich beim Fall selbst auf dem Besenstiel gepfählt.

»*Gepfählt*, Señor!«, stellt Plácido mit einer Erhabenheit heraus, die das gewohnte Maß überschreitet, und bleibt dabei kerzengerade stehen, in bester Butlerhaltung, eine Hand perfekt um das Handgelenk der anderen gelegt. »Ein wenig wünschenswertes und nicht besonders nobles Ende, möchte ich meinen. Man denke nur an mögliche Biografien, Señor. So ein Detail lässt sich nur schwer beschönigen. Und auch für die Nachkommen, sollten Sie eines Tages welche haben, Señor, wäre ein solcher Vorfall alles andere als vorbildlich.«

»Danke, Plácido«, sagt Curro kalt. Er versucht, sich nicht zu ärgern, aber wenn er ehrlich ist, regen ihn derart morbide Geschichten mächtig auf.

»Ich nehme an, Sie sind mit dem Konzept der Pfählung vertraut, Señor. Ich spreche natürlich von der rektalen Pfählung, nicht von …«

»Das genügt, Plácido«, unterbricht Curro ihn bestimmt.

»Natürlich, Señor.« Plácido scheint vollkommen unberührt von dem harschen Ton, und Curro ist einmal mehr dankbar, dass sein Diener der wahrscheinlich unempfindlichste Mensch auf dem gesamten Planeten ist. »Wenn Sie mir erlauben, würde ich Ihnen wie angekündigt noch eine Reihe anderer Fluchtmöglichkeiten aufzeigen, die zu Ihren physischen Voraussetzungen passen und ein äußerst geringes Risiko für einen gewaltsamen Tod bergen. Es wird allerdings notwendig sein, eine Art Ablenkung für das Aufsichtspersonal zu schaffen. Momentan würde ich Ihnen empfehlen, den Fluchtplan so lange auf Eis zu legen, bis sich ein geeignetes Ablenkungsmanöver gefunden hat.«

»Auf Eis legen. Ablenkung. Essenzial, essenzial, Plácido. Vielen Dank dafür, mein Bester. Ich glaube, ich kann dir ohne Scham sagen, dass ich mich nach all dem, was heute früh geschehen ist, ein bisschen verloren fühle. Die Sache hat mich kalt erwischt, das muss ich zugeben.«

»Es wird mir ein Vergnügen sein, Sie bei dieser Angelegenheit zu unterstützen, Señor.«

»Ich vermute, ich kann dich nicht überreden, mit mir zu kommen, oder?«, sagt Curro. Er weiß, dass sein Diener nicht im Traum daran denkt, die Anstalt zu verlassen.

»Es tut mir leid, Ihnen das so direkt sagen zu müssen, Señor, aber nein. Mein Ort ist hier, zumindest im Moment noch. Ich könnte es mir nie verzeihen, diese Kurstätte zu verlassen, ohne nicht vorher all die mir aufgetragenen Aufgaben erfolgreich ausgeführt zu haben.«

»Schade. Ehrlich gesagt weiß ich nicht, wie ich je ohne dich zurechtkommen soll.« Curro seufzt und beginnt sich die Schläfen zu massieren, wobei er von Mal zu Mal den Druck steigert, bis es ihm fast wehtut. Für die Massage hat er die Finger wie Entenschnäbel geformt und deren Spitzen in die Seiten seines Schädels gebohrt, als würde er sich selbst eine Elektrokrampfbehandlung verabreichen wollen. Nicht lange, dann hört er auf und hebt wieder den Kopf. »Wie dem auch sei … wenn der Plan aufgeht, Plácido, und ich tatsächlich fliehen kann, dann wirst du deine Schuld mir gegenüber zur Genüge erfüllt haben. Von mir aus bist du dann frei und kannst dein Leben so gestalten, wie es dir gefällt.«

»Das freut mich zu hören, Señor. Auch wenn es mir gleichzeitig in der Seele schmerzt, Ihnen dann nicht mehr zu Diensten stehen zu können.«

»Ganz meine Rede, Plácido. Ganz meine Rede. Ich schätze mal, du möchtest diesen Ort durch die Vordertür verlassen, mit weißer Weste und einwandfreiem Zeugnis. Wie du dir denken kannst, ist das keine Option mehr für mich. Grund sind die Vorfälle von …« Curro blickt zu Boden. »Na, wegen all dem eben. Du weißt schon. Die Sache mit den Pommes frites. Der Wahn und die …« Er seufzt noch einmal. »… *die Attacke.*«

»Verstehe, Señor.«

»Ich denke mal, einen mit meiner Vorgeschichte, sowohl familiär als auch persönlich, lassen die hier nie wieder raus.«

»Das bezweifle ich auch stark, Señor.«

Kapitel 4

»Die Tonne ist voll.«

Ich werde wach und reiße die Augenlider auf wie eine mechanische Puppe. Es ist Tag, und der, der da spricht, ist Priu.

»Ja, voller Unrat«, antworte ich von meinem Bett aus mit lauter Stimme.

Die Parole haben wir aus einem *Clever & Smart*-Comic geklaut. Wir finden sie witzig. Ich stehe auf und kichere still vor mich hin. Priu, der draußen vor dem Fenster wartet, lacht auch, aber laut und mit seiner Frühreifenstimme. Ich tippe mit den Spitzen meiner Pantoffeln auf den Boden. Ein, zwei, drei, vier Mal auf jeder Seite. Mein Bruder ist nicht mehr in seiner Koje. Sein Bett ist zerwühlt, ein paar schwarze Haare, tot und lang, liegen auf dem zerknüllten Laken.

Ich gehe zum Fenster, öffne es und leiere mit der grünen Plastikkordel das Holzrollo hoch. Von der Straße zieht der Geruch des Januars ins Zimmer, traurig und feucht ist er, aber doch stark und aggressiv. Er vertreibt die Müdigkeit, und fast kratzt er, wenn er einem in die Nasenlöcher fährt.

Draußen steht Priu, mitten auf der Straße. Es ist so kalt, dass ich das Gesicht verziehe und die Arme um den Oberkörper schlinge. Ich drücke die Wange gegen die eisigen Gitterstäbe vorm Fenster und schaue zum Himmel hinauf. Ein aschgrauer Tag ohne einen Sonnenstrahl. Es ist, als müsste das Licht erst durch ein an den Himmel geklebtes Blatt Pauspapier wandern, um dann ausgelaugt und kraftlos auf der Erde anzukommen.

»Heil, Priu.« Ich hebe die Hand.

»Heil, Curro.« Er hebt die Hand. »Was für 'ne Arschkälte, was? Wie's aussieht, hat *General Winter* gerade das Schlachtfeld betreten. Los, mach hin, Kamerad. Schnell, schnell.«

Beim S schlägt seine Zunge an, aber nur leicht. Es klingt nicht wie *sznell,* aber auch nicht wie *schnell.* Es ist irgendwo dazwischen, *ss-nell.* Eine Eigenheit in der Aussprache, die man zwar problemlos versteht, die aber trotzdem so auffällig ist, dass sich die Leute über ihn lustig machen, wenn er spricht. Dabei gibt es wirklich schon genug Gründe, warum die anderen über ihn lachen. Noch einen braucht er nicht.

Noch im Pyjama, barfuß und die Augen voller Schlaf, gehe ich zum Bad. Es befindet sich in derselben Etage wie unsere Höhle. Als ich ankomme, öffne ich die Tür.

»Ja, ist ja gut, Clochard. Ist alles gut. Beruhig dich wieder, sonst kriegst du vor lauter Zuckungen noch einen Anfall, mein Dickerchen.«

Der Hund springt an mir hoch, leckt mir die Hände ab und drückt seine urinnassen Vorderpfoten auf meine Pyjamahose. Ich greife seine Beine und setze sie auf den Boden. Er hat auf das Zeitungspapier gepinkelt, das ich ihm vor dem Schlafengehen immer als Hundekloersatz hinlege. Die Kombination aus bedrucktem Papier und Hundeurin hat ein ganz spezielles Aroma, unter das sich obendrein noch der Gestank des Ungeziefers vom Hundehalsband mischt. Die Innenseite der Badezimmertür ist voller Kratzer. Clochard bekommt in der Nacht oft Panikattacken und kratzt dann so lange an der Tür, bis ihm jemand öffnet … und anschließend einen Fußtritt in den Hintern verpasst, während er zu einem der Betten rennt.

Im Esszimmer sitzen meine Mutter und mein Bruder am Tisch und stopfen sich Brot in die Münder. Mein Vater geht jeden Tag um sieben Uhr morgens aus dem Haus. Er ist Außendienstler bei einer Firma in Barcelona, einem Küchen- und Badausstatter. Ich sehe ihn nie beim Frühstück. Clochard springt vor Freude in die Luft und streckt die Zunge raus, um aufs Geratewohl, und ohne zu zielen, dort zu lecken, wo Richard sitzt, aber der würdigt den Hund keines Blickes. Meine Mutter taucht ein mit Nocilla bestrichenes Stück Brot in ein Glas Milch ein. Die Schokocreme-Scheibe sieht aus wie ein Flugzeugträger der 6. US-Flotte. Clochard trottet in Richtung Dachterrasse. Ich höre, wie seine Pfoten über die roten Ziegelsteine und das Holz der Treppenstufen kratzen.

»La-li-la-loi-ra-loi-rili. Guten Morgen, Curro«, trällert meine Mutter, als hätte das, was sich gestern Abend zwischen ihr und meinem Vater auf der Straße abgespielt hat, niemals stattgefunden. Ihr Haar ist ein zerzaustes Nest, aber ein sauberes. Es glänzt ein wenig, da sie sich eben erst geduscht hat. Die Düfte ihres Shampoos (Timotei) und ihres Deos (Tulipán Negro) schweben zu mir herüber und vermischen sich mit dem Geruch nach Kaffee und warmer Milch, der das Esszimmer dominiert. Sie trägt einen riesigen rosafarbenen Morgenmantel aus wattiertem Steppstoff mit Rautenmuster und breiten Ärmeln. In der Hand hält sie die Brotscheibe, die an der halbkreisförmigen Stelle des letzten Happens einen feuchten Rand hat.

»Guten Morgen, Mama«, sage ich gähnend.

»Beeil dich, Junge, oder du kommst zu spät zur Schule. Lailarai-lai.«

Richard macht keine Anstalten, meine Anwesenheit zur Kenntnis zu nehmen. Seine halblangen Haare hängen über dem Frühstück. Eine seiner großen Hände hält die Tasse, in der anderen baumelt ein Teelöffel.

»Mach ich«, sage ich.

Ich verlasse das Esszimmer und steige die Treppe hoch. Die Hand am gusseisernen Handlauf, schaffe ich die zwölf Stufen mit drei großen Schritten. Oben angekommen, gehe ich durch das Schlafzimmer meiner Eltern zur Dachterrasse und werfe dabei einen Blick auf ihr Bett. Weiß lackiertes Holz und längliche Formen, ein Modell aus den Siebzigern, das futuristisch und altmodisch zugleich wirkt. Ich öffne zuerst die schwere, durch die Feuchtigkeit aufgequollene Holztür, danach das Fliegengitter.

Der Himmel ist rattengrau, grau wie die Haut eines Toten. An den Rändern des Firmaments sammeln sich ein paar bauschige Wolken, der Qualm der Fabriken in El Prat und Colonia Güell. Durch den Ostwind zieht sogar der Gestank der Industrieabgase von La Seda in Barcelona zu uns. Ich schaue nach rechts, zu den Dachterrassen der Nachbarn. Weiße Wände, von denen der Putz abblättert. Zylinderförmige Wassertanks aus grauem Faserzement, an deren Rändern Schimmelflecken prangen. Fernsehantennen, dürr und verdreht, die mit ihren eigenartigen Stellungen aussehen wie Kinder, die gerade bei einer Runde Ochs am Berg stehen bleiben mussten. Eine der Antennen hat sogar Ähnlichkeit mit dem Grätenskelett eines Schwertfisches. Dann sind da noch Leinen zum Aufhängen der Wäsche, Maschendraht, eine einsame Metalltreppe an einem Schornstein, zwei Wassertanks in der Form von Schuhkartons. Verschiedene Gerüche schweben durch die Luft: frische Wäsche, feuchter Zement, Taubenkot.

Clochard erleichtert sich auf die ziegelsteinroten Bodenfliesen. Er pinkelt und kackt gleichzeitig, und zwar so schnell es geht, als könnte ihm hier draußen irgendetwas zustoßen. Er hebt dazu nicht die Hinterpfote, wie andere Hunde es tun, sondern geht in die Hocke, die Hinterbeine in einer sonderbaren Stellung. Vielleicht leidet er ja nicht nur an Agoraphobie, sondern glaubt zudem auch noch, er wäre ein Weibchen. Als er fertig ist, trottet er zur Fliegengittertür zurück, öffnet sie geschickt mit der Pfote und verschwindet in der Wohnung.

Erst jetzt drehe ich den Kopf zur linken Seite der Dachterrasse und schaue hinüber zum Patio der Hurtados, dem Ort, zu dem ich eigentlich nicht hinsehen und über den ich keine Fragen stellen darf. Es ist ein großer Innenhof mit einem unversiegelten Boden aus Erde und Kies und mehreren Hochbeeten, deren Unterbauten aus vermauerten Feldsteinen bestehen. Auf einem dieser Beete steht eine Palme, die mit der Zeit sehr groß geworden ist und fast bis zum zweiten Stockwerk des Hauses reicht. Es ist ein großes Haus, schön anzusehen, mit weißem Putz, roten Dachziegeln in makellosem Zustand, einem säulengestützten Vordach unten, einer Art Laubengang, der an den Kreuzgang eines Klosters erinnert, und einem weiteren oben, der an das Hausdach anschließt.

Ich gehe zu den mit Plastikgittern bespannten Metallrohren, die bei uns das Geländer am Rand der Dachterrasse darstellen. Ich stütze mich mit beiden Händen auf, die obere Stange reicht mir nur bis zum Bauchnabel, und sehe mir den Patio der Hurtados an. Ich kenne ihn gut, denn ich habe oft dort gespielt. Neben der Palme steht noch ein anderer Baum im Innenhof, ein Zürgelbaum. Er ist vollkommen kahl, trägt nicht mal mehr ein Blatt, und bietet zu dieser Jahreszeit einen ziemlich traurigen Anblick. Die Blätter liegen auf dem Boden, alle gelb oder braun. Hier und da sind Farnkraut und Melisse zu sehen, die wild zu wachsen scheinen, außerdem ein kleiner Teich mit einem Rand aus Steinen unterschiedlicher Größe, Farbe und Form, die mit Zement verbunden sind. Eigentlich haben die Hurtados auch eine faule Landschildkröte namens Juanita, die manchmal durch den Patio kriecht, aber im Moment sehe ich sie nicht. Wahrscheinlich hat sie sich zwischen den Feigensträuchern in der Ecke verkrochen.

Bei gutem Wetter, also von Mai bis September, macht es sich Luisa Hurtado da unten auf einem Liegestuhl bequem, mitten im Patio und nur mit einem Bikini bekleidet, und lässt sich zwei bis drei Stunden die Sonne auf die Haut brennen, während sie

Romanhefte wie *Jazmín* liest, manchmal auch *Deseo*. Ich kann die Hefte an den unterschiedlichen Schriftarten auf den Covern erkennen. Außerdem hat das Pärchen auf der Titelseite von *Deseo* meist weniger an als bei den anderen Magazinen und umarmt sich inniger. Fast so, als würden sich die Körper der Liebenden ineinander verzahnen.

Meine Mutter hasst Luisa. Weil sie sechzig Kilo weniger wiegt. Weil sie *Deseo* liest, sich im Bikini in der Sonne aalt, die Fußnägel gelb oder türkis lackiert und dabei die englischen Hits aus dem Radio mitträllert, und zwar mehr oder weniger perfekt. Weil sie Wangenknochen hat, die sich wie braun gebrannte Dünen aus ihrem Gesicht erheben, dazu eine flache und leicht nach oben zeigende Nase. Weil sie das Haar kurz wie ein Junge trägt (keine andere Frau hat bei uns im Ort so eine Frisur) und große Ohrreife. Wenn Luisa mich hier sieht, hier oben auf der Dachterrasse, ruft sie mir von ihrem Liegestuhl aus ein »Hallo, Curro!« zu und grüßt freundlich. Ab Ende April, wenn das Wetter richtig gut ist, dreht sie sich manchmal auf den Bauch, öffnet den Verschluss ihres ohnehin schon knappen Bikinioberteils und lässt die Schulterträger an beiden Seiten ihres Körpers herunterbaumeln. Dann sieht man auf ihrem Rücken feine weiße Streifen, an die noch keine Sonnenstrahlen gelangt sind, und die Seiten ihrer auf den Liegestuhl gepressten Brüste. Mir glühen dann die Wangen, und ich spüre ein ungewohntes Kribbeln in der Region unterhalb meines Bauchnabels. Wenn sie auf dem Rücken liegt, sind die Schulterträger immer oben. Falls sie mich dann grüßt, winke ich eilig zurück und versuche, nichts anderes als ihr Gesicht anzusehen.

Heute sonnt sich niemand. Es ist Januar. Der Patio der Hurtados ist wie leergefegt und wirkt trist. Im Winter fehlt ihm einfach die Sonne, dann ist es kalt und feucht dort und auch ein bisschen unangenehm. Der Hof der Hurtados ist etwas für den Frühling und den Sommer, nicht für das ganze Jahr. Ich schaue zu ihrer Dachterrasse und zu ihren Fenstern hinüber, sehe aber weder aufgehängte Wäsche noch Licht. Alles wirkt ruhig und still. Vielleicht sind sie ja gar nicht da. Sie verreisen oft. Sie können es sich leisten. Das sagt zumindest meine Mutter. Sie waren sogar schon in New York. Mateo hat mir Fotos gezeigt, wie die drei lächelnd unter der Freiheitsstatue stehen. Hèctor, Luisa und ihr Sohn Mateo. Die Hurtados. Sie waren mal unsere besten Freunde. Früher waren wir ständig bei ihnen drüben. Ich könnte die komplette Wohnung aus dem Gedächtnis aufzeichnen, könnte eine genaue Karte ihrer Zimmer und Flure anfertigen. Gemeinsame Mittagessen sonntags, gesellige Nachmittage samstags, Fiestas de San Juan, Silvesterpartys und in einem Jahr, als sich meine Eltern mit meinen Großeltern verkracht hatten, sogar mal Weihnachten.

Als wir klein waren, haben Richard und ich »Cousin« zu Mateo gesagt. Unser Cousin Mateo. Wir glaubten, wir wären blutsverwandt mit ihm; wir mussten es einfach sein. Die beiden Elternpaare freuten sich und hatten ein Funkeln in den Augen, als wir das sagten – ganz so, als wäre dieser Irrtum in Bezug auf unseren Stammbaum der ultimative Beweis für ihre unzerbrechlichen Bande. Mateo ist ein Jahr älter als ich. Er trägt eine Brille, hat sehr kleine Hände und einen Leberfleck auf der Wange. Ich finde ihn okay, komme nicht besonders gut, nicht besonders schlecht mit ihm aus.

Unsere Familien standen einander so nahe, wie sich zwei Familien nur stehen können. Ständig gab es Geschenke, Besuche, Glückwünsche und Telefonanrufe – und das, obwohl die Hurtados nur ein kleines Stück die Straße runter wohnen. Die Türen standen immer offen. Sie kamen zu uns nach Hause und wir zu ihnen, ohne zu klingeln. Keiner kam auf die Idee, die Klingel zu benutzen. Die Klingel war für Fremde. Wir waren Familie.

Und dann waren wir es auf einmal nicht mehr.

Mit einem Stück Zeitung sammle ich die Kacke und die Pisse

von Clochard auf und knülle das Papier dann zu einer Kugel, damit mir auf dem Weg nichts davon herunterfällt. Ich öffne das Fliegengitter und gehe ins Haus. Meine Füße sind eiskalt.

»Soll ich dir einen Witz von Hitler erzählen?«, fragt er.

Priu ist immer noch da, vor meinem Fenster. Durch die Gitterstäbe sieht er ein bisschen aus wie ein Affe im Käfig. Er hat die ganze Zeit über gewartet und ist nicht ins Haus gekommen. Er kommt nie rein, bleibt immer draußen, auf der Straße. Er kann sie nicht leiden, diese Interaktionen mit Zivilisten, mit Erwachsenen, mit Menschen, die über Alltägliches oder über Sport mit ihm sprechen wollen, die ihn nach dem Wetter fragen oder sich nach seiner Familie erkundigen. Priu hat keine Zeit für Dinge, die nicht *elementar* sind.

»Einen Hitler-Witz? Welchen denn? Den mit den Hoden? Den kenn ich schon«, sage ich, schaue ihn an und schiebe einen Hefter in meinen Rucksack. Der Tisch in meinem Zimmer steht direkt neben dem Fenster. Das Holz des Rahmens ist aufgequollen und verzogen, und so zieht ständig die Kälte rein, die einem dann übers Steißbein in den Körper und hinunter bis in die Knöchel kriecht. Die Materialien auf meiner Seite des Schreibtischs sind perfekt abgelegt, alle an ihrem Platz und einer genauen Ordnung folgend: Kugelschreiber und Bleistifte liegen in ihrem Metallkörbchen, das Lineal parallel zur Tischkante. Ich wüsste gar nicht, wie ich es anders machen sollte. Das Chaos auf der Seite meines Bruders ekelt mich an.

Priu ist zwar kein Gitano, aber eine olivfarbene Haut hat er trotzdem. Nicht grün wie ein Marsmännchen, sondern einfach sehr braun. Über der Oberlippe ist trotz seiner zwölf Jahre bereits ein samtener Schatten zu sehen. Er hat eine Kartoffelnase, knollenförmig, die oft von einem Schweißfilm überzogen ist und glänzt. Dazu abstehende Ohren. Er ist größer als ich, vielleicht zehn Zentimeter, und seine Stimme klingt wie die eines

Erwachsenen. Sein Haar ist dicht, schwarz glänzend und beginnt knapp über den Augenbrauen. Er trägt es sehr kurz, und irgendwie sieht es immer so aus, als würde jedes einzelne Haar nach vorn stehen. Seine Mutter schert sie ihm, und zwar ratzekahl kurz. Um Geld zu sparen, sagt meine Mutter.

Und dann dieser *Schal.* Ein unfassbar langer, schokobrauner Schal, selbst gestrickt aus dieser Wolle, die im Nu Knötchen und Fusseln produziert, schlingt sich wie eine Anakonda um seinen Hals. Dazu trägt er einen Anorak, Marke »Made in Korea« vom Ramschtisch, der ihm an den Ärmeln zu kurz und mit ein paar Aufnähern verziert ist, und eine Cordhose mit Schlag. Mein Bruder und ich hatten auch mal solche Hosen, als kleine Kinder. An den Füßen dann ein paar Stoffflitzer Marke Tórtola in Braun und Grau. Tórtola ist das absolute Schlusslicht, was Turnschuhe angeht.

»Nein, nein. Es geht nicht um einen Witz *über* Hitler«, erklärt er. *Witzzz.* Dabei greift er eine der Gitterstangen vor dem Fenster, sodass ich seine abgekauten Fingernägel sehen kann, glänzend vom Speichel und zersplittert. »Es ist ein Witz *von* Hitler. Man kennt eigentlich nur den einen von ihm. Er hat ihn in der Wolfsschanze zum Besten gegeben, dem Führerhauptquartier, das er 1941 zu Beginn des Russlandfeldzugs in Ostpreußen einrichtete.«

Ich habe kurz meinen Blick von Priu abgewendet, weil ich meine Federmappe nicht finden kann, aber durch die Sache mit der Wolfsschanze hat er wieder meine volle Aufmerksamkeit.

»Eines Abends, es war schon dunkel, suchte seine Sekretärin ihre Taschenlampe, weil sie rausgehen wollte«, beginnt er. »Und da meint Hitler vor versammelter Mannschaft, dass er sie wohl kaum gestohlen haben wird. ›Ich bin kein Lämple-Dieb, mein Fräulein, ich bin ein Ländle-Dieb‹, soll er gesagt haben.« Priu lacht. »Na, wie findest du den?«

»Ach du Scheiße! Der ist ja superschlecht«, sage ich und lächele. »Du enttäuschst mich, Adolf.«

»Ja, ist ziemlich mies. Ich stelle mir gerade vor, wie Hitler der Einzige ist, der lacht, nachdem er den Witz erzählt hat. Wie er die anderen aus dem Augenwinkel beobachtet, um zu sehen, ob die Kriecher in seinem Gefolge mit ihm lachen. Wie er im Herzen aber weiß, dass er gerade richtig verkackt hat und sein Witz nichts Witziges hat.«

»Na ja, andererseits war er der *Föhrrrer*, der Chef vom ganzen Reich. Hätte ja auch einfach den Befehl geben können, dass alle über seine Witze lachen müssen.«

Priu lacht. Irgendwas klebt an seinen Zähnen. Schokolade oder was weiß ich. Meine Mutter sagt, die Familie von Priu sei so arm, dass es ihnen *am Notwendigsten* fehle.

»Anthropophage! Vogelscheuche! Interplanetarnomade! Barfußlatscher!«, sagt Priu jetzt zu sich selbst, während ich in einen Pullover mit dem Bären Mischa und dem Schriftzug *Moscú 80* auf der Brust schlüpfe. Der Pulli hat mal meinem Bruder gehört, genauso wie der kackbraune Wendeanorak mit versteckter Kapuze, in dessen Ärmel ich anschließend zuerst die rechte, dann die linke Hand schiebe. Priu liest die Begriffe von einem Notizblock ab, den er aus seiner Jacke gezogen hat. Noch kann er sie nicht auswendig.

Cruz und seine Clique nennen Priu »den Lumpensammler«. »Dreckiger als der Arsch von Priu«, sagt Torras oft. »Wie entsteht ein Orkan? Wenn Priu mit den Ohren wackelt«, witzelt Vidal. Priu ist zu groß, zu schlaksig, zu zerstreut. Seine Klamotten sind hässlich und alt, seine Schulbank sieht aus wie das Modell einer Müllhalde, und seine Handschrift ist, auch wenn er einen großen Wortschatz hat, winzig klein, unleserlich und mit Großbuchstaben durchsetzt, die wie vertrocknete Knochen aussehen. Er riecht muffig und nach Fußschweiß. Seine granatfarbenen Socken haben einen ausgeleierten Gummizug und verströmen einen dichten Gestank von etwas Vergorenem, den man glücklicherweise nur wahrnimmt, wenn man sehr dicht neben ihm sitzt. Er kaut sich die Fingernägel bis zur Wurzel ab und kratzt sich im Unterricht die Eier, um anschließend seine Finger zu beschnüffeln, und das ist kein Tic.

»Kinderdieb! Nervensäge! Gernegroß! Lakritzfigur!«, sagt er.

Priu hat genug davon, dass Cruz ihn auf dem Schulhof, am Schultor oder auf der Straße zum Ohnmachtsspiel zwingt. Und deshalb hat er beschlossen, die Beschimpfungen von Kapitän Haddock auswendig zu lernen. Er hat sie sich aus verschiedenen *Tim und Struppi*-Heften herausgeschrieben. Jetzt will er sie seinen Peinigern entgegenschleudern.

Er nervt mich schon mehrere Tage mit dieser Leier. Am ersten Tag, als er den Notizblock einweihte, meinte ich zu ihm, das sei die aussichtsloseste Verteidigungstaktik der Menschheitsgeschichte. »Schlechter noch als die Maginot-Linie«, sagte ich. Aber Priu hörte nicht auf mich. Wenn er sich etwas in den Kopf gesetzt hat, macht er dicht und lässt alles an sich abperlen. Manchmal sage ich etwas und kann förmlich sehen, dass meine Worte an ihm herunterlaufen wie das Wasser vom Rücken einer Ente. Priu wohnt am anderen Ende des Ortes, in einem Viertel namens Marianao. Er marschiert jeden Morgen den langen Weg, um mich abzuholen und gemeinsam mit mir zur Schule zu gehen, weil er Angst davor hat, was ihn erwartet, wenn er den Schulhof allein betritt.

Priu ist mein bester Freund, und niemand weiß mehr über Hitler und die Nazis als er. Manchmal wünsche ich mir jedoch, er würde in der Öffentlichkeit einfach die Klappe halten, um nicht aufzufallen. Um ehrlich zu sein, wünsche ich mir manchmal sogar, er wäre unsichtbar. Und da wir gerade beim Wünschen sind, würde ich es auch gern sein.

»Ektoplasmarest!«, liest er, jetzt etwas lauter, von seinem Notizblock ab. Es hat ihn gepackt.

Ektoplazma.

Rezt.

Wie es aussieht, werden wir wieder viel Spaß in der Schule haben.

»Wo hab ich nur meine Federmappe hingelegt?« Ich hebe die Sachen auf meinem Schreibtisch an – ungeduldig, aber vorsichtig, und ohne die natürliche Ordnung der Dinge zu verändern. »Bestimmt hat mein Bruder sie geklaut. Dem Kerl ist nichts heilig.« Ich blicke wieder zum Fenster. »Und du hör auf mit diesem Quatsch, Priu, ich flehe dich an. Wenn du so weitermachst, werden diese Arschlöcher uns alle beide umbringen.«

Wir gehen die Straße entlang. Priu pfeift. Er pfeift sehr schlecht, irgendwas von Mary Poppins oder das eine Lied von La Trinca, das ihm so gefällt. Er pfeift so mies, dass ich nicht mal die Melodie erkennen kann. Es muss aber eines der beiden sein, weil er immer dasselbe pfeift, und das macht mich echt fuchsig. Wir gehen an der Druckerei vorbei, die ich im Sommer von meiner Höhle aus hören kann. Es sind mechanische Geräusche wie bei einem Webstuhl, dazu noch dieser Geruch nach Druckerschwärze, Papier und chemischen Lösungen in der Luft. Ich mag diesen Geruch. Und ich mag auch diesen gleichmäßigen, geordneten Lärm der Druckmaschinen.

Priu springt auf das Gesims, das an der Wand des Druckereigebäudes entlangläuft, und balanciert nahe der Mauer auf dem Vorsprung. Die Hände nach oben gestreckt, sieht sein Körper dabei aus wie eine Gabel. Er stellt die Beine seitlich und hält sich nur mit den Spitzen seiner Tórtolas auf dem Absatz der Mauer. Irgendwann erkenne ich das Lied, das er pfeift. »Wenn ein Löffelchen voll Zucker bittre Medizin versüßt.« Er ist schnell, da oben auf dem Mauervorsprung. Kein Wunder, denn er hat Übung. Er steigt jeden Morgen da hoch. An der grau verputzten Wand gibt es zwei Graffiti. Einmal die Worte »Visca la terra«, eine Losung der katalanischen Unabhängigkeitsbewegung. Das andere ist eine Zeichnung: Joch und Pfeilbündel, das Symbol von Francos

Staatspartei F.E.T. y de las JONS. Am V von Visca macht Priu einen Satz und landet – tadadada! – an meiner Seite. Wir gehen weiter.

An der Ecke am Ende der Straße biegen wir nach rechts in die Calle Nou ein. In dieser Straße wohnen viele Fremde, viel mehr als in meiner. Meine Eltern nennen sie so: *Fremde.* Wie im Wilden Westen.

Wir sagen das manchmal, um uns über unsere Eltern lustig zu machen. »Hey du, Fremder, bleib sofort stehen!«, rufen Priu und ich uns dann zu, als würden wir gleich den Colt aus dem Gürtelholster ziehen.

»Heb deinen Revolver auf, Fremder!«, sagen wir. »Und mach, dass du Land gewinnst.«

In der Calle Nou gibt es eine Bar namens La Murtra, in der heute Vormittag schon ein paar Fremde zusammensitzen. Über dem Eingang hängt ein Schild, das von der Biermarke Estrella Dorada gesponsert ist und auf dem neben dem Namen noch »Ambiente musical« steht. Ein Ort für Musik also, so steht es zumindest da. Draußen hört man nur ein schlecht eingestelltes Radio, in dem der Sender Radio Ochenta Serie Oro läuft – »Die Nummer eins unter den Musiksendern«. Gerade spielen sie ein Lied von Kenny Rogers, das mein Vater oft vor sich hin trällert, allerdings mit einem ausgedachten Text und in einer Fantasiesprache. »Oh-when-o-holem, oh-when-o-folem.« Drinnen sieht die Bar ganz und gar nicht nach einem Ort der Musik aus. Da spielt nie jemand Gitarre oder Mundharmonika oder sonst irgendetwas. Meine Mutter hat mir verboten, auch nur einen Fuß in diese Spelunke zu setzen. *Spelunke*, so nennt sie diese Bar immer. Und so schaue ich sie mir von draußen an; tue beim Vorbeigehen so, als wäre sie mir egal, aber in Wirklichkeit sauge ich jedes Detail auf.

Die Männer in La Murtra haben sonnengebräunte Haut und tragen eigentlich zu jeder Jahreszeit leichte Kleidung; T-Shirts oder Hemden mit hochgekrempelten Ärmeln. Sie haben Koteletten, die wie die Umrisse von Italien aussehen, und trinken ein Getränk, das sie Barrecha nennen. Als wir an der Bar vorbeilaufen, hören wir durch die offene Tür, wie drinnen jemand einen Furz loslässt, besser gesagt ein Erdbeben von einem Furz, worauf die Männer in schallendes Gelächter ausbrechen und einer brüllt: »Richtig so, lass krachen, Kumpel!« Priu fängt an, lauthals zu lachen, ich auch. Dann zieht er an meinem Ärmel und meint, dass wir spät dran sind. Bevor ich mich von ihm wegziehen lasse, sauge ich durch die Nasenlöcher noch einmal dieses fantastische Aroma ein, diese Mischung aus den Gerüchen von Fleischspießen, zähflüssigem Kaffee und Anis. Bei mir zu Hause gibt es nichts, was auch nur annähernd so riecht. Es ist zehn vor neun, vormittags. Mein Vater sagt, dass die Leute aus dem Süden nicht gerne arbeiten und sich stattdessen den ganzen Tag lang die Eier schaukeln, und zwar in der Bar La Murtra. Und was für ein Glück wir Leute aus dem Norden doch hätten, sagt mein Vater, denn die da unten könnten nichts anderes als Tanzen, Siesta machen und auf Kosten anderer Leute leben. Von unseren Steuern. Das betont er immer wieder. Die Sache mit den Steuern, die uns alle Welt stiehlt.

Ich weiß nicht, warum sich meine Eltern mit den Hurtados zerstritten haben. Die Geschichte ihres Zwists ist wie ein schlecht eingestellter Fernsehsender: Ich kann Formen und Schatten sehen, schnappe hier und da ein paar Worte auf, aber insgesamt ergibt das Wirrwarr auf der Mattscheibe keinen Sinn. Es ist unmöglich, die Handlung zu verstehen oder die Darsteller zu erkennen. Am Ende tränen einem die Augen, und man hat nichts kapiert.

Hèctor Hurtado und mein Vater waren schon immer Freunde. Freunde in der Schule, Freunde im Barrio und später auch an der Uni. Hèctor studierte Ingenieurwissenschaften, mein Vater

Betriebswirtschaftslehre, aber sie waren an derselben Universität. Sie verliebten sich sogar zur selben Zeit und zogen dann zu viert, ein jeder mit seiner Freundin, um die Häuser. Richard hat mir mal erzählt, dass Papa um ein Haar der Freund von Luisa geworden wäre, aber am Ende doch bei meiner Mutter geblieben ist. Geheiratet haben die beiden Pärchen dann aber nicht zur selben Zeit. Meine Eltern gaben sich zuerst das Jawort, ein Jahr später folgten die Hurtados. Richard kam ein halbes Jahr nach der Hochzeit meiner Eltern zur Welt. Er meint, es sei eine Strafstoß-Hochzeit gewesen. Unsere Eltern *mussten* heiraten.

»Du konntest ihm ja nicht nah genug sein«, ist einer dieser oft wiederholten Sätze meiner Mutter. »Du hast dich für Hèctor zerrissen, hast alles gemacht, was er dir gesagt hat, hast ihm sogar seine Sprüche nachgeplappert, als würdest du so sein wollen wie er.« Noch so ein Satz. Mein Vater hat seinen Freund bewundert. Warum, weiß ich auch nicht. Ich schätze mal, weil er all das war, was mein Vater nicht war. Er hatte mehr Schneid, mehr Entschlossenheit, mehr Charakter. Wenn ihm etwas nicht gefiel, ist er dagegen angegangen. Und hatte er schlechte Laune, hat er sie nicht versteckt. Er machte Geld, hatte ein Auge für lohnende Geschäfte, war ein Lebemann. Was andere Leute über ihn dachten, war ihm egal.

Und Nachbarn waren sie auch noch. Mein Vater entschied irgendwann, mit seiner jungen Familie in die Nähe der Hurtados zu ziehen, die damals noch kinderlos waren. In der Straße gab es nur ein Haus, das er sich leisten konnte, das Haus, in dem wir jetzt wohnen. Dem Haus seines Freundes glich es ganz und gar nicht. Aber es war in der Nähe der Hurtados, und die Nähe zu seinem Freund, seinem Idol, war ihm das Wichtigste. Er war nicht verbittert, zumindest am Anfang noch nicht, glaube ich. Und das Beste an diesem Umzug: Im Haus der Hurtados konnten die beiden das Erdgeschoss als Büro nutzen. Sie gründeten nämlich auch eine Firma zusammen, ein Unternehmen für die Renovierung und Einrichtung von Bädern und Küchen. Es hieß Sebastián Hèctor, S.A. oder kurz Sebhecsa. Ein Name wie der einer Hindu-Gottheit.

Und genau das ist der Punkt, an dem ich vom Kurs abkomme. Diese Geschichte hat was vom amerikanischen Kontinent auf den allerersten Karten: Er ist zwar da, aber so furchtbar ungenau dargestellt, dass er nur eine grobe Annäherung an die Realität ist.

Ich schnappe einzelne Sätze auf, böse Kommentare, die sie sich an den Kopf warfen, und versuche sie zu kombinieren, das Puzzle zu vervollständigen, aber es fehlen einfach viel zu viele Teile. Mein Vater sagte mal, dass Hèctor »keinen Finger krumm macht«, ging aber nicht weiter ins Detail. Meine Mutter gab ihm recht: »Er hat dich ständig nur wie einen Laufburschen von A nach B geschickt. Während er sich um die ›wichtigen‹ Angelegenheiten gekümmert hat, musstest du buckeln.« Später fragte meine Mutter meinen Vater nach dem Geld, das im Unternehmen fehlte, nach den roten Zahlen der Firma. Mein Vater fluchte, knallte die Türen und brüllte mit Schaum im Mundwinkel Sachen wie: »Dieser Kerl hat mir das Leben kaputt gemacht.« Oder: »Dieser Typ schaut auf mich herunter, als wäre ich ein Versager.« Er gab die gesamte Schuld dem anderen, diesem gemeinen Schuft. »Der hat doch keine Ahnung von Buchführung.« Er behauptete, Hèctor habe ihn betrogen, aber diesen Anschuldigungen folgten keinerlei Schritte zur Lösung der Situation. Er hat ihn nicht verklagt, ihn nicht zum Duell herausgefordert, ihm nicht die Nase gebrochen und ihm auch nicht den Lauf einer Pistole in den Nacken gedrückt, um ihn auf diese Weise zu zwingen, den Gesellschaftsvertrag von Sebhecsa zu ändern. Er ließ die Sachen einfach so weiterlaufen, als wenn, wie meine Mutter es formulierte, »er Angst hätte, dass es stinken könnte, wenn er in der Scheiße stochert«.

»Hey, jetzt renn mal nicht so, Kollege«, sage ich zu Priu, der drei Meter vor mir geht.

Priu hat Beine wie Stelzen und könnte eigentlich eine Bombe in Sportarten wie Basketball oder Handball sein, aber er ist mies. Er ist mies, weil er mies sein will. Weil es ihm egal ist und Sport nicht zu den *elementaren* Dingen gehört.

Ich humple jetzt schon seit ein paar Monaten. Das eine Bein tut mir sehr weh, beide Knie auch. Beim Gehen und manchmal auch beim Schlafen. Ohne einen Arzt um Rat gefragt zu haben, weiß meine Mutter, was ich habe. Wachstumsschmerzen, sagt sie.

»Tut mir leid, Kumpel«, sagt Priu, bleibt stehen und dreht sich zu mir um. Seine Stimme klingt freundlich und nett, aber etwas kratzig und wie verstimmt. Schreckliche Misstöne, die von der ganzen Klasse mit Gelächter bedacht werden. Priu hat ihn schon gemacht, den Sprung in die Pubertät, und er hat Unmengen von Haaren am Sack. Es sieht aus, als würde er ein Eichhörnchen zwischen den Beinen tragen. »Tut's weh?«, fragt er und zeigt auf das hinkende Bein.

»Ein bisschen«, antworte ich und schließe zu ihm auf. Wir sind am unteren Teil der Plaza Cap de la Vila angekommen, wo früher mal eine Schmiede war. Ein alter Bauer fährt an uns vorbei, ein hässlicher Kerl, das Gesicht ganz verschrumpelt. Er sitzt auf einer roten Torrot und fährt bergauf. Das Moped knallt und knattert ein paar Mal laut und entfernt sich. Ein Stück weiter oben ist das Ladengitter des Schreibwarengeschäfts zu hören, wie es aufgeschoben wird und mit einem dumpfen Bums am Ende der in den Boden eingelassenen Führungsschiene einrastet.

Ich reibe mir die Hände, während ich ihm antworte, schaue ihm aber nicht in die Augen. Stattdessen richte ich den Blick auf einen anderen Punkt in seinem Gesicht. Wenn ich das mache, denken die Leute immer, ich würde einen Makel fixieren. Schokoladenflecken auf den Zähnen, beginnenden Haarausfall, Eiterpickel, Scheiße an der Stirn.

Ich beginne, Bonbonpapier, aber auch andere Papierschnipsel

vom Boden aufzuheben, bei jedem Schritt eins, und knülle sie in meiner kalten Hand zusammen. Ich weiß nicht, ob mich das beruhigt oder so, aber ich weiß, dass ich jetzt nicht damit aufhören kann. Ich weiß, dass ich weitermachen muss, dass ich auch in Zukunft Bonbonpapier vom Boden aufheben werde, bis ich irgendwann eines Tages wieder damit aufhöre. Vielleicht ist das so ähnlich, wie einen Behälter zu füllen. Der hat nämlich ein begrenztes Volumen, und irgendwann erreicht man den Punkt, an dem er überläuft. Das hoffe ich zumindest. Dann werde ich die Grenze meines Tics erreicht haben und nicht mehr ein Bonbonpapier nach dem anderen aufheben müssen.

Wir biegen in die Calle Ebro ein. Die Straße ist noch nicht asphaltiert, und so muss man Schlaglöcher, Steine und halb zugefrorene Pfützen umkurven. Wir kommen am Bestattungsinstitut vorbei, an der Einfahrt für die Leichenwagen, an den vielen leeren Särgen, die in geräumigen, vier bis fünf Meter in die Höhe ragenden Regalen ausgestellt sind. Einer über dem anderen, Unmengen von Särgen aus rauem Holz.

Ich lasse das mit den Papierschnipseln. Wir bleiben einen Moment lang vor dem Beerdigungsinstitut stehen. Ich rieche an den Fingerspitzen meiner freien Hand und tippe ein, zwei, drei Mal mit der Spitze meiner Turnschuhe auf den Boden, wobei ich darauf achte, nicht in den Matsch zu treten. Dann tippe ich Priu am Ellbogen an, weil er mich kurz zuvor mit dem Arm gestreift hat, ohne es zu bemerken. Priu kennt mich und belässt es dabei. Er stupst mich nicht zurück, weil er genau weiß, dass ich ihn dann wieder antippen müsste und das Ganze bis Mitternacht weiterginge. Er weiß, dass ich derjenige sein muss, der dem anderen den letzten Stupser gibt.

Ich öffne die Hand und lasse die eingesammelten Bonbonpapiere fallen. Es ist ein großer bunter Haufen, der da nach unten fällt und den Matsch am Boden aussehen lässt, als würde vor dem Beerdigungsinstitut eine Geburtstagsfeier stattfinden. Diese

Bonbons gibt es für eine halbe Pesete. Es sind welche mit Geschmacksrichtung Cola dabei; ein paar von Marken wie Kojak, Bang Bang und Barrilete und auch das eine oder andere Papier, auf dem man nichts mehr lesen kann. Dann noch welche mit Werbung für Sonnendächer und für Mecatramex, einen Metallwarenhersteller aus unserem Ort.

»Na los, komm schon«, sage ich und gehe weiter. »Bringen wir's hinter uns.«

Mein Vater hasst Hèctor jetzt bis aufs Blut. Wenn er über ihn spricht, sagt er einfach nur »der« und geht davon aus, dass wir schon wissen, von wem er redet. Und wir wissen es auch. Das Schlimmste an der Sache: Der Hass ist nicht mal gegenseitig. Das ist eigentlich das Mindeste, was man von einem anständigen Hass erwarten kann. Hèctor Hurtado hasst meinen Vater nicht. Zumindest glaube ich das nicht. Mein Vater hat nichts, was Hèctor wollen könnte. Getan hat er ihm auch nichts, denn er ist nicht in der Lage, irgendjemandem etwas anzutun. Als Sebhecsa unterging und die beiden das gemeinsame Büro schlossen, musste mein Vater als Außendienstmitarbeiter bei einem Sanitärausstatter in Barcelona anheuern, der ganz in der Nähe dieser hässlichen Skulptur von Miró sitzt.

Das alte Büro roch ständig feucht und muffig. Ich erinnere mich noch gut. Es hatte keine Fenster, und so gab es nur künstliches Licht. Es war wie ein Museum, schon in den Anfangstagen des Unternehmens. Eine andere Firma hatte die Räume vorher genutzt, die beiden Geschäftspartner übernahmen einen Teil der Einrichtung. Zum Beispiel ein paar unheimlich schwere Telefone aus schwarzem Bakelit und mehrere Holztrennwände, wie sie manchmal bei Westernfilmen in den Banken stehen, mit Mattglasscheiben oben, die aber nicht bis zur Decke reichen. Richard, Mateo und ich spielten oft Verstecken in diesem Büro, selbst dann noch, als unsere Väter schon nicht mehr zusammenarbeiteten, als sie die Räume bereits annonciert hatten und der Geruch des Verfalls in der Luft hing.

Wie der Untergang ihres Unternehmens wohl abgelaufen ist? Plötzlich, von einem Tag auf den anderen? Oder hat sich das Klima von Monat zu Monat verschlechtert wie bei einer prähistorischen Eiszeit mit ständig sinkenden Temperaturen, die einem irgendwann keine andere Wahl mehr lassen, als zu flüchten oder im Eis gefangen zu sterben?

Ich weiß noch genau, wie ich zusammengekauert und mit aufgeschürften Knien unter einem der zwei Tische hockte und betete, dass die anderen beiden mich nicht finden würden. Ich hatte Spinnweben auf der Nase und an den Händen und kämpfte mit den Symptomen einer sich entwickelnden Hausstauballergie. Und Staub lag dort überall, auf den Tischen, auf den Stühlen, auf den Hauptbüchern, die sie einfach so zurückgelassen hatten. Es sah alles danach aus, dass sie schon eine ganze Weile keine Geschäfte mehr gemacht hatten. Das Büro glich einem Mausoleum.

Hèctor überlegte es sich irgendwann anders und entschied, das einstmals gemeinsame Büro doch nicht aufzugeben. Warum sollte er es auch verlassen? Er kaufte es und baute es zu einer Garage für sein neues Auto um. Einen Ford Taunus. Wir haben den Wagen noch nicht gesehen, aber die Nachbarn sagen, er habe eine glänzende honiggelbe Karosserie, und die Sitze seien mit einem exklusiven Leder in Beigetönen bezogen.

Jetzt gehen wir nicht mehr zum Essen zu den Hurtados rüber. Jetzt spielen wir nicht mehr in ihrem Patio Basketball, und der Schildkröte stellen wir auch nicht mehr nach. Die Bewunderung meines Vaters für seinen Freund hat sich in etwas komplett anderes verwandelt. Meine Mutter sagte öfter zu meinem Vater: »Du bist wie ein hässliches Entlein und watschelst immer anderen Leuten hinterher.« Und eines Tages, gar nicht so lange her, als sie sehr wütend war, sagte sie zu ihm: »Du bewunderst ständig andere Leute, aber dich bewundert niemand, weil du ein Feigling bist.« Um zu beweisen, dass er kein Feigling ist, schlug mein Vater einen Aschenbecher kaputt. Vor versammelter Familie. Dann rannte er aus dem Wohnzimmer.

Mein Vater weigert sich, auch nur noch einen Fuß in dieses Haus zu setzen, das Haus der Hurtados. Er sagt es genau so, als hätte er die Formulierung in einer Fernsehserie aufgeschnappt: »Ich weigere mich, auch nur noch einen Fuß in dieses Haus zu setzen.« Eine schwache Geste patriarchaler Macht. Meine Mutter hasst Luisa so sehr, dass ihr schon bei bloßer Erwähnung der Nachbarin einen Moment lang der Appetit vergeht. Es dauert dann ein paar Minuten, bis der Hunger zurückkehrt.

Gerade haben wir das große Baugrundstück überquert, wie wir es fast jeden Morgen tun. Es ist nicht viel mehr als ein Stück aufgewühlter Erde, das Platz für einen Häuserblock bietet. Bisher wurde noch kein einziges Gebäude errichtet, sodass es nur eine quadratische Fläche Matsch ist, begrenzt von Fußgängerwegen, dem Asphalt der bereits angelegten Straßen und den neu gebauten Wohnungen der Nachbarblöcke. Auf der Freifläche steht eine halb leere Palette mit Mauersteinen, die wundersamerweise noch niemand geklaut hat. Dann gibt es noch einen scheinbar verwaisten Betonmischer, der mit seinen von Zement überzogenen Oberflächen wie eine Krokette aussieht, ein paar Metallzäune, zerbeult von den Fußtritten randalierender Kinder, und auf dem Boden einige Pornomagazine mit verklebten Seiten.

»Einstudierter Pharisäer! Brontosaurier! Zucchini mit Diplom! Karnevalsinka! Windhund!«, liest Priu wieder murmelnd von seiner Schimpfwortliste ab.

Ich drehe mich nicht mal mehr zu ihm um, sondern bete nur, dass er die Klappe hält. *Karnevalsinka.*

Am Ende der Baufläche liegt das Flussbett des Basté, das uns zur Schule führt und dann rechts an ihr vorbeiläuft. Wenn es nicht regnet, benutzen die Leute das Flussbett als Weg, um von A nach B zu kommen. Dass es voller Unrat und Matsch ist, stört niemanden. Kacke von Ziegen, Hunden und Katzen; zerborstene Holzbretter; zerbrochene Lochziegel, zusammengehalten von Zementklumpen; die Reste explodierter Knaller der letzten Fiesta de San Juan; eine Klobrille; eine gigantische Zementrinne, wie man sie für die Kanalisation benutzt und in der immer die kleinen Kinder spielen und manchmal auch ein Obdachloser Unterschlupf sucht.

Das Flussbett führt direkt an der Mauer der Irrenanstalt vorbei. Der Pavillon H mit seinem würfelförmigen Äußeren, seinen grünen Fliesen am unteren Teil der Hauswand und seinen weißen Rollos ist das Anstaltsgebäude, das dem Schulhof am nächsten liegt. Es sind nur zehn Meter von der einen Grundstücksmauer zur anderen. Die Schulkinder lernen direkt neben den Irren. Ein bisschen weiter nördlich befindet sich hinter der psychiatrischen Klinik der Friedhof, aber den sieht man nicht von hier aus.

An dieser Stelle besteht die Grundstücksbegrenzung der Anstalt aus einem Gitter mit sehr dicken beigefarbenen Eisenstangen und nicht aus einer Zementwand mit Metallspitzenaufsatz wie an anderen Punkten. Vor einiger Zeit, ich war noch kleiner und vielleicht in der vierten oder fünften Klasse, habe ich hier oft meinen Opa Sebastián gesehen, wie er vom Klinikgelände zu uns, zu meinem Bruder und mir, geschaut hat. Manchmal hat er uns freudig winkend gegrüßt und dabei gelächelt, der Mund so breit wie der vom Netol-Männchen und die Zähne allesamt gelb, die großen Ohren in den Wind gestellt, das Kinn voller Stoppeln, das Haar ungekämmt und nur mit einem Bademantel bekleidet. Wie ein Irrer eben aussieht. Und mein Bruder und ich haben uns dann immer zuerst umgeschaut, ob nicht ein Freund oder Feind in der Nähe war und uns beobachtete. Wenn niemand zu sehen war, haben wir den Gruß von Opa Sebastián erwidert.

Dann kommen wir an der Salesianer-Schule an. Es ist ein modernes Gebäude mit L-förmigem Grundriss. Die Wände sind grün, die halb geöffneten Plastikrollläden an den Fenstern der Klassenräume weiß. Das Gebäude ist umgeben von zwei großen Fußballfeldern aus Erde, einem Kleinplatz mit Betonboden, einem Basketballfeld in Wettkampfgröße und ein paar kleineren Basketballfeldern für die Kinder aus der ersten, zweiten und dritten Klasse. Der ganze Komplex wird von einer Mauer aus rechteckigen Betonplatten begrenzt, die in Metallschienen eingelassen sind und den Eindruck einer gewissen Vorläufigkeit machen. Wir stehen jetzt so dicht vor den Nachbargebäuden der Schule, dass der Sant Ramon nicht mehr zu sehen ist. Aber er ist da, irgendwo auf der linken Seite, einmal quer durch Marianao und über die Ringstraße Ronda de Sant Ramon drüber.

Priu und ich tun so, als wäre alles normal, als würden wir nicht den Schulhof absuchen, um uns zu vergewissern, dass Cruz und die anderen beiden nicht da sind. Ich stehe an der Mauer des Schulgeländes – umgeben von Rispengras, Unkraut und sonnengebleichten Getränkedosen, direkt neben einem kürzlich erst gepflanzten Bäumchen, das mehrfach mit Stöcken abgestützt ist, damit es sich nicht verbiegt – und versuche so zu wirken, als würde ich nicht gerade jeden Winkel des Pausenhofs mit den Augen inspizieren. Ich bin kurz davor, Priu vom plötzlich aufgetretenen Sportwahn meines Vaters zu erzählen. Von diesem Ehrgeiz in Sachen körperliches – nicht geistiges – Training. Von dem Streit meiner Eltern gestern Abend, dem schlimmsten, den ich bis jetzt mitbekommen habe. Aber am Ende erzähle ich ihm gar nichts. Ist vielleicht besser so, denn ich weiß nicht, ob Priu das verstehen würde. Ich bezweifle, dass der Austausch über emotionale Themen eine seiner Stärken ist. Wahrscheinlich würde er sich in theoretischen Details verlieren.

»Schluckspecht! Barbar! Gyroskop! Pulcinellafratze!«, liest Priu weiter aus seiner umfangreichen Schimpfwortliste vor.

Gyrozkop.
Sluckzpecht.
»Lass den Quatsch, Priu«, sage ich ihm und kneife die Augen zusammen. »Das macht es nur noch schlimmer. Das weißt du doch genau.«

Priu schaut mich mit einer Neugier an, als würde ich etwas ganz und gar Grundlegendes nicht verstehen – etwas derart Essenzielles, dass er es nicht mal zu erklären wüsste.

Der Schulhof füllt sich nach und nach. Kinder sammeln sich in kleinen Gruppen hier und da, bilden eine Art Camouflagemuster auf den beiden nicht betonierten Flächen. Ein Wirrwarr aus roten, grünen und blauen Anoraks. Schals, Handschuhe und Mützen aus Wolle, gestrickt von den Müttern und mit unterschiedlichen Motiven und Mustern versehen, darunter romanische Ornamente, geometrische Figuren, Tannenbäume, aber auch mal Initialen, Ernie und Bert, die Vereinsfarben von Barça. Es gibt sogar einen Kriecher, der die Farben des Vatikans trägt: Weiß und ein grelles Gelb. Aber dann trägt er sie mit einem Mal nicht mehr. Ein paar Witzbolde haben ihm die Wollmütze geklaut und werfen sie sich jetzt hin und her, während der Speichellecker mit eiskalten Ohren in der Mitte steht und immer wieder hochspringt, um sie zu erwischen.

»Na los, auf geht's«, sage ich.

Wir passieren das grüne Metalltor, ein Schiebetor, das jetzt weit geöffnet ist, und treten den Gang über den Pausenhof Richtung Schulgebäude an. Unser Weg führt über Asphalt und ist nur einhundert Meter lang. Aber so, wie wir ihn gehen, kommt er einem vor wie eine unendlich lange Treppe hinauf zum Himmel, deren Ende nicht zu erkennen ist. Ein Weg zum Schafott. Es riecht nach vertrocknetem Gras, nach Eis, nach dem fauligen Matsch im Flussbett des Basté und nach Plastik, das ganz in der Nähe verbrannt wird. Es gibt mehrere Gruppen, die Fußball spielen und mit ihren Bällen auf die beiden Tore schießen. Wir laufen vorsichtig, um nicht getroffen zu werden. Es ist fünf vor neun. Gleich werden sich alle in Reih und Glied am Vordach des Gebäudes aufstellen müssen, aber die Fußballer nutzen die verbleibende Zeit bis auf die letzte Sekunde aus, als würde ihr Leben an der Kickerei hängen, als würde das Fußballspielen morgen verboten werden.

Zehn Schritte noch, vielleicht auch zwanzig, und wir sind da.

Noch fünf. Nur noch fünf Schritte.

Läuft doch. Läuft doch, Priu. Jetzt bleib bloß nicht stehen.

»Siehe da, Meister Hinkebein und der Lumpensammler«, höre ich plötzlich eine Stimme hinter uns, und es folgt das Gelächter von zwei anderen. Wir drehen uns um. Es ist Cruz. Bei ihm, wie immer, Torras und Vidal.

In null Komma nichts haben sie Priu gepackt. Effizient sind sie, keine Frage.

Vidal hält ihn von hinten fest, schiebt seinen Arm durch Prius angewinkelte Ellbogen, als würde er ein Tau durch die Henkel einer Amphore ziehen, und presst ihm dabei lachend das Knie in den Hintern. Vidal ist langsam und trottelig, sein Körper fleischig, aber leider nicht essbar. Er hat eine Helmfrisur, die ihm seine Mutter schneidet. Sein Vater hat eine Churrería auf der anderen Straßenseite der Schule. Vidal riecht ständig nach Churros und Frittieröl, genauso wie der Laden von seinem Vater, genauso wie die ganze Straße. Jetzt kriecht mir dieses Aroma in die Nase, und es fühlt sich an wie ein Omen für das, was uns bevorsteht, das Ohnmachtsspiel.

Das Ohnmachtsspiel ist ziemlich einfach. Du musst nur so viel Luft in deine Lungen pumpen wie möglich, dann den Atem anhalten und einem Kumpel erlauben, dir einen anständigen Fausthieb in den Bauch zu verpassen, direkt unter das Brustbein. Dann wirst du ohnmächtig. Es gibt zwei Versionen von diesem Spiel: eine auf freiwilliger Basis und eine erzwungene Variante.

Priu und ich haben noch nie die freiwillige Variante gespielt. Und ehrlich gesagt, glaube ich auch nicht, dass sie überhaupt existiert.

»Halt still, Mensch!«, schnauzt Vidal Priu an. »Der hat schon die Hosen voll«, sagt er dann zu Torras.

Torras lacht, schleicht von links nach rechts und leckt sich dabei mit der Zunge über seine Hasenzähne. Sein Hintern ist so breit wie eine Kinoleinwand. Er ist ein schlechter Basketballspieler, aber er hat das komplette Outfit der Los Angeles Lakers samt Arm- und Stirnbändern sowie kniehohen Socken. Zu seinem Geburtstag am Ende des Schuljahres lädt Torras als Einziger an der Schule immer die gesamte Klasse ein, denn seine Eltern haben drei Drogerien und sind reiche Leute. Glaube ich zumindest. Meine Mutter sagt das immer, aber im Grunde ist es egal. »Viele Drogerien, ja, aber sein Vater ist trotzdem ein Hinkefuß«, sagt sie manchmal und reibt sich dabei die Hände.

Cruz baut sich vor Priu auf und tänzelt wie ein Boxer, wobei er das Gewicht von Oberkörper und Armen ständig von einem Fuß auf den anderen verlagert. Wir können nicht abhauen, und er weiß es. Bei jedem seiner Hüpfer wippt sein ungekämmtes rotes Haar ein bisschen auf und ab. Er sagt nichts.

Ich versuche, nicht auf seine Hand zu starren, die Hand mit den Fingerstümpfen. Irgendwann hat Cruz beim Spielen im Parc de la Muntanyeta mal den Zünder einer Mörsergranate gefunden, Überbleibsel eines Manövers der Armee. Als er mit dem Ding hantierte, ging es hoch und riss ihm mit einem Schlag drei Finger ab. Wenn er jetzt die beiden ihm noch verbleibenden Finger ausstreckt, den Daumen und den kleinen Finger, sieht seine Hand aus wie ein Porrón, einer dieser traditionellen Schnabelkrüge mit Einfüllstutzen und Trinkrohr. Cruz kann es nicht ausstehen, wenn jemand seine verstümmelte Hand ansieht. Manchmal merkst du es gar nicht richtig; dann starrst du sie an und kassierst im nächsten Augenblick einen Punch von ihm, dass dir die Nase blutet.

Cruz tänzelt weiter vor Priu herum. Er sagt immer noch nichts, aber er lächelt, und dabei kann ich die Zahnlücke in seinem Mund sehen. Ihm fehlt ein Vorderzahn, den er, wie er immer wieder erzählt, verloren hat, als er bei einem Kopfball mit dem Gesicht gegen einen Torpfosten geknallt ist. In Wirklichkeit war es anders. Ein paar Tage nachdem der Zahn raus war, hat der Direktor den Vater von Cruz einbestellt, einen massigen Kerl, ebenfalls mit roten Haaren, der immer so geht, als hätte er Rasierklingen unter den Armen und würde gleich irgendjemanden zusammenschlagen wollen. Er war an diesem Nachmittag lange im Büro des Direktors, und auf dem Flur konnte man die Wortfetzen eines heftigen Streits hören.

Bei Cruz »liegt eine schwierige häusliche Situation vor«, heißt es.

Ich springe nervös um die vier herum, beschnüffele meine Finger und ziehe daran, dass meine Knöchel knacken.

Dann blicke ich mich um, so schnell wie unnütz, um zu sehen, ob ein Priester in der Nähe ist.

»Halt still, Lumpensammler«, mault Torras. »Habt ihr die Latschen von dem Kerl gesehen?«

Vidal lacht über die Bemerkung. Ich auch. Cruz lacht nicht. So etwas wie Gruppenzwang kennt er nicht. Torras tritt Priu mit voller Absicht auf die Schuhe, aber die Tórtolas sind bereits so dreckig, dass die Aktion keine Spuren hinterlässt. Priu, gedemütigt bis auf die Knochen, lächelt seine Peiniger jetzt an, nervös und schmeichlerisch, dabei haben wir doch nun wirklich genug Kriegscomics wie *Hazañas Bélicas* oder *Sgt. Fury* gelesen, um zu wissen, dass der Feigling, der sich die Gunst der Bösewichte zu erschleichen versucht, auf jeden Fall gekillt wird. Plötzlich fällt mir auf, dass Priu gar nicht die Flüche von Kapitän Haddock zitiert.

»Keiner bewegt sich!«, schreie ich, den Mund zu einem leichten Lächeln verzogen. Einen Finger presse ich als Schnurrbart zwischen Oberlippe und Nase, mit der anderen Hand tue ich so, als würde ich mit einem Revolver in die Luft schießen. »Alle auf den Boden!«

Cruz und die anderen beiden unterbrechen ihr Tun und schauen mich amüsiert an. In Torras' Gesicht kriechen zwei Schneidezähne hinter seiner Unterlippe hervor, und das Lächeln einer Wüstenspringmaus legt sich auf seine pummeligen Wangen.

»Hinsetzen, verflucht nochmal!«, schreie ich.

Alle lachen. Meine Imitation von Antonio Tejero Molina kommt so gut an, dass sich das Armknäuel, das Priu festhält, etwas löst. Priu nutzt den Moment und reißt sich los. Er hat lange und anmutige Beine, richtige Stelzen aus puren Muskeln. Wenn er sich nur ein bisschen für Sport begeistern könnte, würde er es sicher zu etwas bringen. Und dann, ehe einer von uns schaltet, steht Priu schon am anderen Ende des Schulhofs in der Reihe seiner Klassenkameraden. Fünfzig Meter in drei Sekunden! Weltrekordverdächtig. Er ist in Sicherheit, geschützt durch die alphabetische Reihenfolge der Nachnamen seiner Mitschüler.

»Na, so was aber auch. Jetzt sind wir ganz allein, Meister Hinkebein«, sagt Cruz. »Sieh nur, mein Bester, was für einen hübschen Pullover du da anhast! *El osito Misha.*« Als er es ausspricht, intoniert er den Titelsong der Zeichentrickserie von Mischa, dem kleinen Bären. »Ey, Katalane! Schau mich gefälligst an, wenn ich mit dir spreche!«

Die Mutter von Cruz sieht aus wie eine Witwe, komplett in Schwarz, mit dazu passenden Schuhen und Strümpfen, einem Gang so gekrümmt wie ein Schraubhaken und die Augen immer halb zugekniffen. Manchmal sehe ich sie so, wenn sie zum Schuldirektor ins Büro geht oder aufs Sozialamt. Und wenn Cruz zu Hause eine Erlaubnis für eine Exkursion unterschreiben lassen muss, steht über der Linie für die Unterschrift seines Vaters nur ein X. Über der gestrichelten Linie für die Unterschrift seiner

Mutter prangt ein Gekrakel mit den runden Buchstaben eines Kleinkindes: Tomasa Barragán.

»*El osito Misha*«, wiederholt jetzt Vidal den Scherz von Cruz, ohne ihm irgendeine eigene Note hinzuzufügen. Alle lachen, und ich lache mit ihnen. Vidal packt meine Arme, drückt mir sein Knie ins Steißbein, und plötzlich kann ich mich nicht mehr bewegen.

»Und jetzt hältst du schön die Luft an, Hinkebein«, sagt Cruz. »Na los, Junge! Das haben wir doch alle schon mal gemacht.«

Das sagt er immer, aber ich habe noch nie gesehen, dass die drei das Ohnmachtsspiel unter sich spielen. Es sind immer nur Priu und ich und die Kleinen aus der zweiten und dritten Klasse dran.

»Hey, Mann … Cruz, lass gut sein, okay?«, flehe ich und werfe noch einen verzweifelten Blick zu den in Reihen angetretenen Klassen. »Mann, wir sind doch alle Kumpels, oder? Vergessen wir den Quatsch einfach, und gut ist. Oder macht es mit einem anderen. Was weiß ich, mit irgendeinem Kriecher oder so.«

Einen Moment lang scheint Cruz darüber nachzudenken, ob das Ohnmachtsspiel jetzt wirklich nötig ist, aber es ist ein ziemlich kurzer Moment. Der Ausdruck in seinem Gesicht verändert sich, und dann verändert er sich gleich noch einmal – knack, knack –, wie bei der Action-Figur Zorak, dem Gegner von Big Jim, wenn man ihm mit dem Daumen zwischen die Schulterblätter drückt.

»Los, atme tief ein. Wirst sehen, ist der Hammer.« Cruz ballt die nicht verstümmelte Hand zur Faust und schiebt die Porrón-Hand fast bis hinter seinen Rücken. Dann holt er aus, zieht die Faust zurück, bis der Ellbogen spitz nach hinten zeigt. Und ich weiß, was jetzt kommt, ich hab das schon einmal durch.

Jetzt könntest du gern mal einschreiten, Kevin Keegan.

»Kreuzgefährlich und von seinen Gegnern allzeit im Auge zu behalten«, steht in meinem Buch über die Fußball-WM.

Und dann verschwindet die Welt plötzlich, und alles wird schwarz. Als wäre ich vom Fünfer gesprungen und in einen sehr dunklen Gebirgssee eingetaucht. Mit einem Mal bin ich nicht mehr ich selbst, bin nicht mehr in mir drin. Weder höre ich, wie die anderen lachen, noch spüre ich, wie mir beim Aufprall seiner Faust die Luft aus den Lungen gequetscht wird. Ich merke nicht mal den dumpfen Schlag, mit dem meine Stirn auf den Asphalt zwischen den beiden Fußballfeldern knallt. Nichts. Es ist nur ein Moment, und ich bin nicht mehr da.

Zwischenspiel Nr. 1: Gandesa

Bierchen? Klar, ich auch. Mach uns mal zwei klar, Meister. Nee, ich brauch kein Glas. Nur eins, für den Kollegen hier. Der Laden ist ganz nett, oder? Ja, hier kann man gemütlich sitzen. Das Bier ist richtig kalt. Und es steht kein beschissener Fernseher in der Ecke, der auf voller Lautstärke vor sich hin dudelt. Stimmt. Ich hasse das Fernsehen. Macht mich krank, der Scheiß. Ich halt das nicht mal als Hintergrundberieselung aus, nicht mal stumm gestellt. Kann sein, dass es wegen meines Opas ist. Es gab eine Zeit, da glaubte er, das Fernsehen würde ihm befehlen, in Katalonien einzufallen. Ja, klar war der durch in der Birne. Nee, senil war er nicht. Er war einfach nur geisteskrank. Ja, genau, mit Schwerbehindertenausweis und allem Pipapo, hahaha.

Alter, mein Opa, das war eine Type … pass auf, ich erzähl dir jetzt eine Geschichte über ihn. Ist mir gerade wieder eingefallen. Und ich sag dir, die Story wird dich auf den Arsch setzen. Meine Familie findet das bestimmt nicht so lustig, dass ich das rumerzähle, also muss das unter uns bleiben, okay? Na klar, weiß ich auch, dass du die quasi nie siehst. Ich doch auch nicht. Aber ich sag nur so, für alle Fälle. Kann ja immer mal sein, dass du meinen Bruder, den Spacko, in der Stadt triffst. Oder meinen Alten, obwohl das weniger wahrscheinlich ist. Egal, wenn du einen von denen siehst, einfach Fresse halten und fertig. Na ja, weil es eben ein sensibles Thema ist. Wirst gleich sehen. Außerdem hat meine Mutter ihr halbes Leben damit verbracht, so zu tun, als wäre mit ihrem Schwiegervater alles im Lot. War ein richtiger Ganztagsjob für sie. Man durfte noch nicht mal das Wort »verrückt« verwenden. Das war natürlich auf eine ganz eigene Weise pathologisch, aber egal. Meine Mutter glaubte, man müsste die Probleme bloß gut verstecken und so tun, als wären sie nicht da, und irgendwann würden sie dann verschwinden. Nein, natürlich funktioniert das nicht. Wie denn auch bitte schön, hä?

Die Sache ist die: Wenn meine Familie spitzkriegt, dass ich dir hier die Wahrheit über den »labilen« Opa erzähle, dann werden die mir so was von heftig die Leviten lesen, und das kann ich im Moment echt nicht gebrauchen. Also einfach Mund zu und gut. Hmm, gutes Bier. Die haben's hier echt raus, hahaha. Prost, Kumpel. Das haben wir uns verdient nach der Plackerei. Den ganzen Tag buckeln wir diese beschissenen Gitter durch die Gegend.

Also, geht los. Der erste Nervenzusammenbruch von meinem Opa ereignete sich während des Bürgerkriegs. Ich weiß sogar das Datum und alles: 25. Juli 1938. Kennste dich ein bisschen aus mit dem Bürgerkrieg? Nicht besonders? Na ja, also General Rojo, von den Republikanern, befahl eine Offensive, um den Franco-Truppen das Ebrotal zu entreißen. Mein Opa Sebastián war auch da, und zwar ganz in der Nähe von Gandesa, mit einem nationalistischen Verband namens Cuerpo del Ejército Marroquí unter dem Befehl von General Yagüe. Ja, väterlicherseits. Sebastián Abad. Der Vater von meinem Alten.

Warte, ich zeig dir ein Foto. Verdammt, wo hab ich das Ding denn? Mann, ich schwör dir, wenn ich das verloren hab, krieg ich einen Anfall. Ah, hier ist es. Mist, wie zerknittert das schon ist. Muss ich mir echt abgewöhnen, das Teil überallhin mitzuschleppen. Andernfalls sieht es bald schon richtig speckig aus. Schau hier, das ist er. Der so breitbeinig vor den anderen auf dem Boden sitzt. Sieht ein bisschen aus wie Clark Gable, findest du nicht? Segelohren, die Zähne so nach vorn, das Lächeln, der dünne Schnurrbart.

Mein Opa wäre eigentlich erst 41 eingezogen worden. Er

wurde dann aber von den Republikanern zwangsrekrutiert und kam in die Quinta del Biberón. »Biberón« wie »Saugflasche«, verstehste? Die Truppe hieß so, weil die Burschen noch so jung waren, dass sie eigentlich ein Nuckelfläschchen gebraucht hätten. Später war er dann in der 50. Division der Franco-Armee, alles einfache Soldaten. Burschen ohne ein einziges Barthaar in der Fresse und die Hosen randvoll vor Angst, mit übergroßen Hemden und Zahnstein auf den Beißerchen. Die kamen von überallher, aus Aragón, Tarragona und Barcelona. Der Rest der Franco-Truppen war anders, zusammengesetzt aus Legionären, regulären Soldaten und afrikanischen Söldnern. Richtig miese Leute.

Passte natürlich zu meinem Opa, in der Quinta del Biberón zu sein. Er sah aus wie gerade erst aus der Kinderwiege getürmt und war alles in allem ein guter Kerl. Kein Totschläger, kein Mörder. Schau dir mal den Hals an, wie ein Truthahn. Mit dem war kein Krieg zu gewinnen. Der hatte einen Adamsapfel, der wie ein Jo-Jo hoch- unter runtersauste, wenn er was aß oder trank. Ich erinnere mich noch ziemlich gut an ihn. Und schau nur, wie die damals aussahen: nicht ein Härchen am Kinn oder an den Seiten. Dafür die Wangen in feinstem Babyrosa.

Ja, er war von hier. Baujahr 1919, hier in der Stadt geboren. Genauso wie sein Vater und genauso wie später mein Vater und dann ich. Mein Opa war Antikommunist, klar, aber er hatte gar keinen Bock, in diesem Krieg zu kämpfen. Kannst du mir ruhig glauben. Oder denkst du vielleicht, dass alle Nationalisten fanatische Faschisten waren? Vergiss es, so läuft das nicht, niemals läuft das so, in keinem Krieg. Es gibt ein paar Übereifrige, ein paar total Bekloppte, und dann gibt es die große Masse, die lieber irgendwo anders wäre, am Ficken, am Saufen, im Kino oder so. Mein Opa war einer von denen. Na, weil sie ihn gezwungen haben! Warum wohl sonst? Er wurde zwangsrekrutiert und musste in die republikanische Armee eintreten. Er wohnte eben in der von den Republikanern kontrollierten Zone. Und später hat er dann die Seiten gewechselt, klar. Er war erst achtzehn. Kannst du dich nicht mehr erinnern, wie du mit achtzehn warst? Als wir den Wehrdienst absolviert haben? So war er auch. Wenn's nach ihm gegangen wäre, hätte man diesen Konflikt bei einem Fußballspiel geklärt oder beim Armdrücken oder einer Runde Schere, Stein, Papier. Irgendwas mit so wenig Brutalität und Ballerei wie möglich. Er war ein zivilisierter Bursche aus dem Baix Llobregat, genau wie du, genau wie ich. Er konnte Gewalt nicht ausstehen und wollte eigentlich nur eins: Komödiant sein. Er war in der Gegend relativ bekannt für seine Rollen bei den Amateurtheateraufführungen im Ateneu Santboià. Was er gut draufhatte: Leute imitieren. Ich auch, findest du? Danke für die Blumen, Kumpel. Liegt wahrscheinlich in der Familie. Mit dem Lob hast du dir gerade noch ein Bier verdient.

Jedenfalls: Als General Líster, von den Republikanern, seinen Brückenkopf fünfzig Kilometer von Gandesa entfernt einrichtete, hat mein Opa gerade mit ein paar Kollegen Fußball gespielt. So halb Ernst, halb Quatsch. Ohne sich beim Rennen umzubringen. Und mit viel Alberei dabei. Wir hätten genau das Gleiche gemacht. Na was denkst denn du? Auf dem Rathausplatz, glaub ich. Karabiner und Helme hatten sie neben dem Hotel auf einen Haufen gelegt, als würden sie das Zeug anzünden wollen, und dann haben sie eben ein bisschen rumgekickt. Der Ball? Keine Ahnung, vielleicht aus trockenen Tüchern und Lappen, die sie zusammengeknüllt haben. Das weiß ich echt nicht.

Als der Vormittag halb rum war, begannen die Kugeln zu fliegen. Am Anfang schnallte mein Opa gar nicht, dass das, was da an seinem rechten Ohr vorbeipfiff, ein Projektil war. Ach was. Die hatten den doch gerade erst eingezogen. Der hatte keine Erfahrung, was Waffen und Krieg anging. Pass auf, ich sag's dir noch mal ganz langsam: achtzehn Jahre alt und aus Sant Boi. Was ich sagen will: Der konnte eine Gewehrkugel nicht von einer Hummel unterscheiden. Und so war es auch bei den meisten seiner Kollegen. So wäre es auch bei dir gewesen. Keine Ahnung, was du dir einbildest. Ja, schon klar, jeder Spinner denkt, dass er in einer solchen Situation Heldentaten vollbringen würde. Hab ich schon oft gehört, das Märchen. Aber warte, warte. Lass mich weitererzählen … die Sache ist nämlich, dass sie anfänglich weitergekickt haben. Und dann versucht mein Opa, einem Gegenspieler den Weg zu blockieren, und spielt dabei den Clown. Er lässt seinen Unterkiefer runterhängen und die Zunge aus dem Mund baumeln wie ein Schwachsinniger, um seinen Gegner aus dem Konzept zu bringen. Als er gerade den Zombie-Gang ansetzt, kracht dem eine Kugel in den Hinterkopf und kommt ihm zum Auge wieder raus. Was? Nein, Alter. Beim Gegenspieler, nicht bei meinem Opa. Auf jeden Fall klatschen meinem Opa dann das Auge und Teile von Schädel und Gehirnmasse des anderen ins Gesicht. Ich schwöre, Mann! Eine Gesichtsmaske aus der Gehirnsoße des anderen Typen.

Nee. Das glauben zwar alle, aber nein. Durch diese Sache ist mein Opa nicht wahnsinnig geworden. Die Geschichte geht noch weiter. Also mein Opa hat dann gehandelt, als hätte er zwei Rieseneier in der Hose – und ich hab keine Ahnung, wo er die herhatte, denn die Geschichte der Abads ist nicht gerade mit epischen Typen gepflastert, eher das Gegenteil: eine Bande von Scharlatanen und dummdreisten Clowns von vorn bis hinten, aber egal. Jedenfalls wischt er sich die Pampe aus dem Gesicht, die ihm gerade aus dem Schädel des anderen entgegengeflogen ist, und hastet mit dem Rest der Mannschaft stolpernd und schubsend zu dem Haufen aus Karabinern und Stahlhelmen, die sie zum Fußballspielen abgelegt hatten. Da fischt er sich dann sein Zeug aus dem Haufen raus und … na, die haben ihre Ausrüstung so lange durch die Gegend geschleppt, dass sie ihr Zeug an den kleinsten Kratzern und Markierungen erkennen konnten. Jedenfalls legt er sich den Gewehrgurt über die Schulter, setzt den Helm auf, zieht den Kinnriemen fest und rennt mit dem Rest seiner Brigade los. Die Richtung hat ihnen ihr Offizier vorgegeben, Hauptmann Folch, ein Lackaffe aus Barcelona, genauer gesagt aus Sarrià, der so tat, als würde er kein Katalanisch verstehen, und tagein, tagaus mit dem Rosenkranz in der Hand rumrannte. Ja, ein Arschloch, ganz sicher. Ein Sohn aus besserem Hause. Einer von den ganz Frommen. Echt die Pest, diese Typen.

Und um sie herum in einer Tour Explosionen. Aber volles Rohr, verstehste? Dazu pfeifen ihnen die Kugeln um die Ohren wie nichts Gutes. Und ab und an sieht mein Opa aus dem Augenwinkel die Einschläge, sieht, wie eine Mauer getroffen wird und die Steine zu Staub zermahlen auf dem Boden landen. So hat er es mir erzählt. Genau so.

Na ja, das Ding ist, dass sie das Dorf über eine enge Gasse verlassen und dann auf offenem Feld landen. Warst du schon mal da unten, in Terra Alta? Eigentlich ist die ganze Comarca ein großes offenes Feld. Die höchsten Bäume sind so krumm gewachsene Olivenbäume, sonst gibt es da nur Weinreben und Unkraut. Und mit viel Glück mal ein paar Kiefern. Die Berge in der Gegend sind nicht viel mehr als Mückenstiche, kleine Wellen in der Landschaft. Es gibt eigentlich keine Erhebungen, nicht mal Felder mit Mais oder so, nur Rebstöcke über Rebstöcke, so weit das Auge reicht. Manchmal gleitet am Himmel ein Falke durch die Luft, aber das war's dann auch. Ein karger Landstrich. Echt hart.

Die waren vielleicht fünfzehn oder zwanzig Mann in der Brigade, mehr nicht. Sie liefen gebückt, eine Hand am Helm, in der anderen das Gewehr. So ungefähr. Und ihr Hauptmann, dieser Folch, verliert nach und nach die Nerven. War sein erster richtiger Einsatz, glaube ich. Jedenfalls sehen sie dann einen Johannisbrotbaum und daneben einen Lkw mit offener Ladefläche, und Folch brüllt, dass sie raufklettern sollen. Die Truppe, die den Laster da abgestellt hatte und später auch wieder holen wollte, war entweder gefallen, gefangen genommen oder hatte den Rückzug angetreten. Jedenfalls befiehlt Hauptmann Folch einem seiner

Männer, sich hinters Steuer zu klemmen, und der Rest muss auf die Ladefläche klettern. Mit ihm zusammen. Der Kerl ist am Ende; piepsige Stimme, Schweiß auf der Stirn, das komplette Programm. Und genau in diesem Moment steht zufällig mein Opa neben ihm und … kommst du noch mit? Gut.

Die beiden steigen also auf die Ladefläche, als Erste. Der Offizier, die Hose voll bis zum Anschlag, hat sich den Stahlhelm aufgesetzt, obwohl ein Hauptmann laut Vorschrift nur dieses Schiffchen mit den drei Sternen und der Quaste dran tragen durfte. Du weißt schon, diese Mütze, die wie ein Papierhut aussieht. Hast du bestimmt schon mal auf einem Foto von Franco gesehen. Auf der Ladefläche sitzen sie sich dann gegenüber, mein Opa und der Hauptmann. Und jetzt mach dich auf was gefasst, denn jetzt kommt der Hammer. Mein Opa merkt, dass sich eine seiner Espadrilles gelöst hat. Die trugen damals welche mit Schnürung, also beugt er sich runter, um den Schuh wieder zuzubinden. Die normalste Sache der Welt, sollte man denken, aber dann knallt es plötzlich. Eine Explosion. Nein, nicht dass ich wüsste, nicht mal ein Pfeifen war zu hören. Es rumst fürchterlich, und meinem Opa platzen glatt die Trommelfelle. BÄM! Es fährt ihm durch alle Glieder.

Mein Opa schließt die Augen und glaubt, dass er tot ist. Er weiß, dass etwas auf der Ladefläche des Lkw explodiert sein muss.

Aber er ist nicht tot. Und jetzt kommt's, Kumpel: Er richtet sich ein Stück auf, öffnet die Augen und sieht vor sich immer noch den Hauptmann sitzen. Allerdings hat ihm das Geschoss, sehr wahrscheinlich eine von diesen vier Kilo schweren Sprenggranaten, eine wahre Bestie aus TNT, die komplette Brust weggerissen. Verrückterweise war das Rückgrat noch vollkommen intakt, und oben auf der Wirbelsäule saß auch noch der Kopf des Hauptmanns, mit Helm und allem Drum und Dran. Sein Körper war nach hinten gelehnt, und er hatte die Augen geöffnet. Die

Schulter und der linke Arm des Hauptmanns lagen im Schoß von meinem Opa. Einfach so auf dem Schoß, verstehste? Wie eine gerade gekaufte Biskuitrolle. Oder eine Schinkenkeule. Genau. Ekelhaft.

Hätte mein Opa sich nicht nach unten gebeugt, um sich die Schuhe zuzubinden, hätte das Geschoss seine Brust und seinen rechten Arm zerrissen. Die anderen haben den Ärmsten dann vom Lkw geholt, komplett taub und am ganzen Körper zitternd. Die Reste des Hauptmanns fielen dabei auf den Boden. Als mein Opa wieder stehen konnte, fing er an, lauthals zu lachen. Er lachte eine ganze Weile und zog sich dann nach und nach die Klamotten aus, sogar die Espadrilles und alles. Als er komplett nackt war, das Gesicht voller Blut, Gehirnmasse und Knochenstückchen von gleich zwei Personen, nahm er die Beine in die Hand und rannte los, einfach querfeldein.

Nein, ist schon in Ordnung. Ist ja auch ein bisschen witzig. Was willste also machen? Heulen?

Die Krönung war dann, dass sie ihm nach fünfzig Metern eine Kugel verpasst haben. Und zwar in den Arsch. Wenn ich's dir doch sage. Ach, Quatsch. Kannst lachen, so viel du willst, Mann. Denkste! Der Schuss kam nicht von den Republikanern. Die aus seiner eigenen Truppe haben auf ihn geschossen. Wahrscheinlich irgend so ein Kacksöldner mit fehlgeleitetem Ehrgefühl, gekränkt von der wenig patriotischen Flucht meines Opas oder so. Hat einfach von hinten auf ihn geschossen. So ein strahlender Arsch, unbehaart und blank wie der eines Kindes, gibt eine unmöglich zu verfehlende Zielscheibe ab, oder?

Selbst als die Kugel in seine Pobacke eindrang, lachte mein Opa noch weiter. Sogar während er auf den Boden fiel, richtig laut und schallend. Er lachte und lachte, als wäre ihm die komischste Sache der Welt passiert. Er hat sich regelrecht totgelacht. So haben's die erzählt, die dabei waren. War wohl so heftig, dass er mit der flachen Hand auf den Boden geschlagen hat.

Hebephrenie. Ja, so nennt man das. Wenn du grundlos lachst. Aus Hysterie. Woher ich das weiß? Ich weiß es eben und basta. Im Gegensatz zu dir hab ich eben schon das eine oder andere Buch gelesen.

So, das war die Story. Am Ende wurde mein Opa von einem Militärgericht verurteilt und aus psychischen Gründen für nicht wehrdiensttauglich erklärt. Das hat ihn vor dem Gefängnis bewahrt, aber nur verdammt knapp.

Das, was mein Opa damals hatte, war eine schizoaffektive Störung, die sich zu einer psychotischen Episode entwickelte, aber 1938 sagten sie ihm das nicht. Ich schätze, man wusste einfach noch nicht so viel darüber. Die haben ihn dann aus der Armee entlassen, und so kehrte er nach Hause zurück, nach Sant Boi. Dort lernte er meine Oma Purificación kennen, die er viele Jahre später mit einer Widerlichkeit sondergleichen unter die Erde brachte. Aber das ist eine andere Geschichte. Ja, erzähl ich dir später, aber drängel nicht so, verdammt. Wir haben noch den ganzen Abend. Nein, ich hab auch nichts vor. Was soll ich auch schon vorhaben, hä? Okay, dann so. Perfekt. Besser kann man den Abend doch gar nicht verbringen, als hier rumzuhängen und zu labern. Kannste einen drauf lassen.

Wie viele? Allein in der Ebroschlacht waren es um die sechzehntausendfünfhundert. Von beiden Seiten zusammen, richtig. Mein Opa ist dem Massaker entkommen. Das Schicksal hat ihm den Tod in der Schlacht erspart und dafür den Wahnsinn geschenkt. Kein schlechter Deal, wenn man es sich mal überlegt, oder? Wie würdest du dich denn entscheiden? Natürlich, Mann. Besser verrückt als Hackfleisch, sag ich immer.

Lass uns anstoßen. Auf meinen Opa Sebastián, er ruhe in Frieden. Darauf, dass er der erste Irre in meiner Familie war. Prost!

Was? Na, wie ich's dir erzählt habe. Er ist nach Sant Boi zurück mit einem Loch im Hintern und einem durch posttraumatischen Stress verursachten Stottern. Den Hintern haben sie ihm in einem Feldlazarett operiert, dem Ärmsten, und zwar während ringsherum die Bomben der Legión Cóndor runterkrachten. Die Bomben seiner eigenen Armee! Von der Taubheit hat er sich zwar wieder erholt, aber nach diesem Ereignis litt er unter Wahnvorstellungen, und es kam zu Konfabulationen. Nur gelegentlich zwar und auch nicht in derart ausgeprägter Form, als dass man ihn in eine Anstalt hätte einweisen müssen. Aber fast. Und später, na ja, das weißt du ja schon, da verstärkte sich die Symptomatik derart, dass man ihn geschlossen unterbringen musste. Aber gut, was soll man machen? Okay, ich bin dabei. Noch eins. Alter, du hast ein ganz schönes Tempo drauf. Bist wohl im Training, hä? Wenn wir so weitermachen, liegen wir nachher unterm Tisch.

Kapitel 5

»Guten Morgen, Plácido.«

Plácido hebt den Kopf. An seinem Nacken tritt eine wurstförmige Hautfalte hervor.

»Guten Morgen, Señ… oh.«

Es ist ein Tag mit nasskaltem Wetter, der eine gewisse Schwere mit sich bringt. Februar, früher Morgen an einem Wochentag vor der Kapelle der psychiatrischen Klinik Santa Dympna. Es sieht nach Regen aus. Der Himmel ist in ein einheitliches Grau getaucht, Wolken sind keine auszumachen. Das Firmament wirkt wie eine riesige Zimmerdecke, delfingrau gestrichen. Es ist relativ mild für die Jahreszeit.

Die Kapelle befindet sich im nördlichen Teil des Anstaltsgeländes, zwischen dem Aufnahmegebäude auf der einen und den Unterkünften der Nonnen auf der anderen Seite. Von außen sieht sie wie eine nicht mehr genutzte Kirche aus. Ihre Fenster sind mit Gittern verschlossen oder zugemauert, die Glocke ist mit Eisenketten an den Wänden des Glockenturms befestigt. Neben dem Eingang hat die Kapelle noch eine zweite Tür, die auf die Calle Santa Dympna (die Grenze zwischen der alten und der neuen Klinik) führt und seit Jahr und Tag fest verschlossen ist. Auf diese Weise kann die Bevölkerung des Ortes die kleine Kirche nicht betreten. Sie steht nur den Geisteskranken und dem Anstaltspersonal offen.

Vor einem Moment noch saß Plácido auf der Treppe, aber als er Curro erblickt, erhebt er sich und steigt ein paar Stufen hinunter. Jetzt stehen sich die beiden Männer gegenüber, ungefähr einen Meter entfernt und auf gleicher Höhe. Plácido trägt seine Uniform, ist von Kopf bis Fuß wie ein Butler gekleidet.

»Was ist los, Plácido?«

Plácido mustert seinen Dienstherrn. Er tut es mit einer gewissen Zurückhaltung, ohne sich mit Details aufzuhalten. Dann nimmt er sich etwas Zeit, überdenkt seine Antwort für einige Augenblicke. Curro weiß, dass es Plácido nicht gefällt, sich zu Dingen äußern zu müssen, zu denen er lieber schweigen würde.

»Nun, Señor. Ich habe gerade Ihren neuen … wie sagt man doch gleich … Ihren neuen *Look* bewundert. Eine sehr mutige Entscheidung, wenn ich mir die Bemerkung erlauben darf. Kommen die Inspirationen aus Paris, Señor? Oder gar London?«

»Erzähl keinen Unsinn, Plácido. Das ist kein *Look*. Ich dachte eigentlich, dass ich schon alles entfernt habe.« Curro zeigt auf seinen Kopf, auf den Punkt, den Plácido mit seinem Blick fixiert, ohne es allzu offensichtlich wirken zu lassen. »Hab ich da etwa noch was?«

»Also kein Look. Verstehe, Señor«, sagt Plácido und räuspert sich, um noch etwas Zeit zu gewinnen. Erst dann zeigt er auf die Seite von Curros Kopf. »Da klebt ein Chupa Chups in Ihrem Haar, Señor. Genau da. Ja, da.«

Curro schlägt sich mit der flachen Hand gegen die rechte Seite seines Kopfes. Ein rosafarbener Chupa Chups löst sich aus seinem Haar und landet auf der Kapellentreppe, wo er in zwei oder drei Brocken zersplittert. Auch am Stiel des Lutschers bleibt noch ein Stück hängen. Curro will es mit dem Fuß beiseite kicken, aber es klebt an seinem Schuh fest, sodass er ein paar Mal mit der Fußspitze auf den Boden treten muss, um es loszuwerden. Als er damit fertig ist, überkommt ihn ein Tic, und er beginnt die

Hacken zusammenzuschlagen. Nach einer halben Minute ist er fertig.

»Noch was dran?«, sagt Curro schließlich und verharrt, eine Antwort wartend, in seiner Habachtstellung. Nicht ein Vogel ist am Himmel zu sehen. Im Hintergrund hört man, von irgendwo draußen, die Bohrgeräusche eines Presslufthammers und das Brummen des Verkehrs auf der Straße nach Colonia Güell.

»Ich fürchte schon, Señor. Da hängen gleich an mehreren Stellen trockene Grashalme, und direkt über Ihren Augenbrauen kleben diverse Zigarettenkippen mit widerwärtigem Aussehen sowie ein … darf ich, Señor?« Plácido formt mit Daumen und Zeigefinger der rechten Hand eine Pinzette. Curro nickt, worauf Plácido den Gegenstand greift und vorzeigt. »Ein kleiner Plastiksoldat, Señor.« Er führt ihn näher an sein Gesicht. Eine Brille braucht er nicht. »Bemerkenswert realistisch gestaltet, wenn ich ehrlich bin. Sieht aus wie ein Hauptmann des Japanischen Kaiserreichs. Infanterie, Veterinäreinheit, würde ich sagen. 1942 oder, wenn man die Machart der Stiefel berücksichtigt, vielleicht sogar 1943. Burmafeldzug, aber das ist offensichtlich.« Plácido blickt zu Curro. Er hält den Soldaten immer noch in der Hand. »Ein reichlich ungewöhnlicher Ort, um eine Sammlung aufzubewahren, Señor, wenn Sie mir die Beobachtung gestatten.«

»Tu mir den Gefallen und schmeiß endlich diesen Mist weg«, sagt Curro und schlägt Plácido mit einer raschen Bewegung gegen die Hand. Der japanische Soldat fällt auf den Boden. »Und hör auf, so einen Unsinn zu erzählen. Ich habe mir diesen ganzen Müll bestimmt nicht aus modischen Gründen ins Haar geschmiert, Plácido. Und schon gar nicht, und das sollte ich eigentlich nicht erst erwähnen müssen, aus Sammelleidenschaft. Ich kann kaum glauben, dass du so einen Quatsch von dir gibst. Du enttäuschst mich wirklich. Verdammt, ich bin ohnmächtig geworden und in ein Blumenbeet gekippt. Genau so ist es passiert. Ist das nicht offensichtlich? Und jetzt wisch endlich diese

Schweinerei von meinem Kopf und meinen Sachen. Ich bitte dich.«

»Jetzt, wo Sie es so sagen, Señor, ist es das tatsächlich«, antwortet Plácido ruhig. Er zieht ein Taschentuch aus seinem linken Ärmel und säubert damit Kopf, Schultern und Brust von Curro. Als würde er einen Handfeger führen, wedelt er das Tuch mit kleinen Bewegungen vor und zurück, immer wieder vor und zurück. »*Offensichtlich*, meine ich. Es ist tatsächlich offensichtlich. Entschuldigen Sie bitte, Señor. War es wieder Ihre Mutter?«

»Ist gut jetzt. Kannst aufhören. Ich mach selber weiter.« Curro klopft sich mit der Rückseite der rechten Hand Staub und Unrat von Jackett und Hose. »Ja, genau, meine Mutter. Ein Trugbild. Eine Erscheinung. Eine Halluzination. Nenn es, wie du willst.«

»Befänden wir uns noch in dunkleren Zeiten, könnten wir sicherlich ›Erscheinung‹ oder ›Gespenst‹ sagen, vielleicht sogar ›Ektoplasma‹, aber ich bin der Meinung, dass es sich um eine gewöhnliche Halluzination handelt. Medizinisch gesehen würde man auch von einer Phantasmagorie reden. Derartige Phänomene sind sehr viel verbreiteter, als man gemeinhin annimmt.« Curro blickt seinen Butler interessiert an und nickt. »Und sie sind nicht immer eine Folge der Schizophrenie, Señor. Sie können beim Parkinson-Syndrom auftreten, bei der Epilepsie, bei Funktionsverlust oder -einschränkung von Sinnesorganen und auch beim Charles-Bonnet-Syndrom, um nur einige mögliche Ursachen zu nennen. Das erklärt auch, warum Sie in der Lage sind, über die Halluzination zu reflektieren. Im Allgemeinen setzen sich Geisteskranke mit ihrem Verrücktsein nicht auseinander: Der Wahn ist die Lüge, die sie sich selbst und anderen erzählen, um dem Leid aus dem Weg zu gehen. In Ihrem Fall besteht diese Lüge darin, dass Ihnen in den toten Stunden des Tages Ihre verstorbene Mutter erscheint. Entschuldigen Sie die unglückliche Dopplung. Aber wenn ich Ihnen das noch so sagen dürfte, Señor: Ich kann Ihnen versichern, dass die Texte des Neuen und auch des Alten Testaments in Bezug auf die Auferstehung toter Personen immer wieder klar widerlegt wurden. Es gibt kein Leben nach dem Tod.«

»Das habe ich schon immer vermutet, Plácido«, antwortet Curro und betrachtet dabei die Fassade der Kapelle. »Lass uns reingehen. Schwester Lourdes macht jetzt ihre Runde durch die Pavillons, und ich habe wenig Lust, ihr in diesem Zustand zu begegnen.«

Plácido eilt voraus und drückt mit beiden Händen gegen die schwere und durch die Feuchtigkeit verzogene Holztür. Sie öffnet sich quietschend. Die beiden Männer treten in die Stille der leeren Kapelle. Von innen ist sie ziemlich hässlich, siebzig, achtzig Jahre alt, und fast schon anglikanisch, mit wenigen Büsten und Bildnissen. Es riecht nach brennendem Wachs, nach feuchten Deckenbalken, nach Schimmel. Fast alle Oberflächen sind von einer Staubschicht bedeckt. Die Kapelle hat nur wenige Besucher und wird von den Reinigungskräften regelmäßig vergessen. Curro und Plácido setzen sich in die zweite Reihe, nicht weit vom Altar.

»Wie es aussieht, können selbst die Antipsychotika nichts gegen meine Mutter ausrichten, Plácido. Das ist die traurige Wahrheit«, flüstert Curro und fährt mit dem Finger über die Armlehne eines Sitzes in der Reihe vor ihm. Er hält sich die Fingerspitze vor die Nase und schaut sie an, schielend. *Staub bist du, und zum Staub kehrst du zurück.* »Sie war schon immer sehr hartnäckig, diese Frau. Der Groll war ihr heilig. Er war ihre Religion: Niemals vergessen, niemals vergeben.«

»Verstehe, Señor. In jedem Fall gilt die Phantasmagorie als eine verbreitete Folge von posttraumatischem Stress«, flüstert Plácido. »Die durch dramatische Erlebnisse unerträglich gewordenen Bilder, Geräusche und Gerüche werden in einem verborgenen und vom Gedächtnis getrennten Teil unseres Gehirns weggeschlossen. Man könnte sogar sagen, dass sie entführt werden, Señor, und anschließend isoliert, damit sie uns keinen Schaden mehr zufügen können. Diese Art der Dissoziation sorgt allerdings für einen Riss im Bewusstsein. Man entzweit sich gewissermaßen, Señor. Und halluziniert in der Folge.«

Curro denkt daran zurück, wie er Doktor Skorzeny, dem leitenden Psychiater der Einrichtung, zum ersten Mal von der Erscheinung erzählte. Der Arzt antwortete ihm, das sei normal, ein Produkt des Traumas. Als Skorzeny ihm das erklärte, konnte Curro nicht anders, als an regionaltypische Konsumgüter zu denken, Lebensmittel mit Herkunftsbezeichnung, Produkte der Region. Derart in Gedanken versunken, blickt Curro zu der weißen Figur der heiligen Dymphna, fest verankert an der linken Ecke des Altars. Das Gesicht der Figur, wie bei einer Bäuerin eingerahmt von einem Kopftuch, macht den Eindruck einer Person, die sich in ihrem eigenen Schicksal eingerichtet hat. Das lässt Curro an seine Mutter denken. Ein Gedanke, der ihm nicht behagt und ihm Unwohlsein verursacht. Er führt ihn zu dunklen Orten, zu neuen fieberhaften Albträumen und grauenerregenden Erscheinungen.

»Heilige Dymphna, Jungfrau und Märtyrerin, bitte für uns«, flüstert Curro plötzlich in Richtung der Figur am Altar, wie es ihm die Nonnen der Klinik gezeigt haben. »Heilige Dymphna, Patronin der psychisch Kranken, bitte für uns. Heilige Dymphna, gekrönt in der Glorie des Himmels, bitte für uns …« Er blickt zu seinem Butler. »Nichts. Ich glaube, sie kann meine Anrufungen nicht empfangen, Plácido. Falscher Kanal oder so. Wie frustrierend! Dabei sollte eine Heilige mit einer derartigen Vorgeschichte doch gerade auf Menschen wie mich, die mit ähnlichen Problemen zu kämpfen haben, eingehen können.«

Curro schaut wieder zur Statue. Die heilige Dymphna sieht so aus, als würde sie ein schelmisches Lächeln unterdrücken. Dabei hatte sie zu Lebzeiten eher selten Anlass zum Fröhlichsein. Ihr Vater Damon, ein heidnischer König im Irland des sechsten Jahrhunderts, verlor nach dem Tod seiner Frau den Verstand und versuchte anschließend, sich mit seiner eigenen Tochter zu vermählen. Als diese sich weigerte, spaltete ihr der König mit einem Schwert den Schädel und ließ sie an Ort und Stelle liegen. Nach ihrem Tod wurde die heilige Dymphna zur Patronin der psychisch Kranken und der Inzestopfer. Auf dem Bildnis am Altar hält die Heilige ein Buch in den Händen, auf dessen Einband ein vierblättriges Kleeblatt zu sehen ist. Curro hofft, dass das Buch einigermaßen unterhaltsam ist.

»Es ist zwecklos«, sagt Curro. Dann steht er auf und geht. Plácido folgt ihm, ohne ein Wort zu sagen. »Lass uns einen Spaziergang machen. Wie mir scheint, können weder die Heiligen noch die Märtyrer unsere Probleme lösen.«

Curro und Plácido treten aus der Kapelle, steigen die zwei, drei Treppenstufen hinunter, die von Handläufen aus Gusseisen flankiert werden, und folgen dem Weg, der rechts an der Rezeption vorbeiführt. Es ist kurz vor neun, und so langsam erwacht die Anstalt zum Leben. Ein Lieferwagen mit der Aufschrift *Bimbo* fährt den Hauptweg entlang. Einer der Aufseher an der rot-weiß gestreiften Schranke der Rezeption hat ihn gerade aufs Anstaltsgelände gelassen. Von ihrer Position können die beiden nur das blaue Hemd des Mannes in seinem Wärterhäuschen sehen. Blumentöpfe mit Geranien verschönern die oberen Fenster des Rezeptionsgebäudes. Auf der anderen Seite der Schranke warten mehrere Fahrzeuge darauf, dass man sie aufs Gelände fahren lässt: ein Paketlieferwagen, ein Privatauto und ein Taxi. Palmen unterschiedlicher Größe – manche sehr groß, manche eher klein, aber alle gesund und stark –, der rot-weiß gestreifte Schlagbaum an der Rezeption sowie ein robuster Zaun, beigefarben und gut drei Meter hoch, bilden die Begrenzung der Südseite des Klinikgeländes. Es fehlen nur noch ein paar im Wind wehende Flaggen, und der Eingang des Geländes würde an einen Campingplatz erinnern.

Die Uhr am Turm der alten Klinik, auf der anderen Seite der Straße, lässt neun Glockenschläge ertönen, die wie Glas auf Glas klingen. Neben dem Blitzableiter des Gebäudes ist im Hintergrund ein gelber Kran zu sehen.

Curro sieht zu dem Schild an der Rezeption. Es ist sehr groß, sodass man es selbst aus einiger Entfernung noch gut erkennen kann. »Congregación Hermanas Hospitalarias Santa Dympna« steht dort, die Gemeinschaft der Schwestern der heiligen Dymphna. Die Buchstaben sind kreisförmig um ein blutendes Herz angeordnet, in dessen Zentrum sich ein Kleeblatt befindet. Es ist das Symbol der Heiligen. Um das Herz ist ein Dornenband geschlungen, das es im unteren Teil wie ein Gürtel zusammendrückt und bluten lässt. Es fallen ein paar rote Tropfen herunter, aber nicht so viele, als dass eine Pfütze entstünde.

»Um unserer Unterhaltung von eben eine etwas optimistischere Note zu verleihen, Señor, würde ich gern …«, beginnt Plácido, der nun etwas schneller geht, aber genau darauf achtet, seinen Dienstherrn – der mit dem gesenkten Kopf und dem entschlossenen Schritt so wirkt, als würde er jemanden anfallen wollen – nicht zu überholen. »Nun, ich würde Ihnen gern sagen, dass Ihre Situation nicht gerade eine Seltenheit ist, wenn man bedenkt, in was für einer Einrichtung wir uns aufhalten. Die Dinge lägen sicher anders, befänden wir uns in einem Klub für Fahrradtourismus oder auf einem Kardiologenkongress. Oder in der Kabine einer gerade gestarteten Boeing. Das sind alles Szenarien, in denen regelmäßig wiederkehrende Halluzinationen mit gespenstischen Inhalten zweifelsohne nicht so gern gesehen wären und sogar tödliche Folgen haben könnten. Aber wir befinden uns hier in einer psychiatrischen Klinik. In gewisser Weise könnte man sagen, dass Halluzinationen hier zum guten Ton gehören, Señor. Hier sind Sie … normal.«

Curro bleibt stehen und dreht sich um. Plácido bleibt ebenfalls stehen. Sie haben die im Zentrum des Anstaltsgeländes gelegenen Gärten zur Hälfte durchquert. Hier gibt es eine Handvoll Palmen, eine Trauerweide, drei oder vier Olivenbäume. Auf einem Hügel steht eine dichte Tanne, deren untere Zweige den Rasen berühren. Es hat schon seit mehreren Tagen nicht geregnet. Beide sind auf die Rasenfläche getreten. Curro sieht seinen Diener mit strengem Blick an und versucht herauszufinden, ob das gerade ein sarkastischer Kommentar war. Aber Plácidos Gesichtsausdruck bleibt versteinert und undurchdringbar, ganz so, als säße er für ein Porträt Modell.

»Es ist schon sonderbar, dass du das sagst, Plácido. Die Normalität scheint mir stets abgegangen zu sein. Dabei wollte ich immer nur normal sein. Reinpassen. So sein wie …« Curro blickt in die Ferne und bemerkt vier oder fünf Männer, die gerade am Haupteingang vorbeilaufen und den Weg am nördlichen Begrenzungszaun des Anstaltsgeländes entlangjoggen. Er kann sie durch die Gitterstäbe sehen. Sie tragen eng anliegende Sportkleidung in bunten Farben, machen Witze beim Laufen, haben Spaß. »Wie diese Typen da hinten zum Beispiel.« Diskret weist er mit der flachen Hand in die Richtung der Läufer. Plácidos Blick folgt der Handbewegung. »Ich beneide sie, Plácido. Ich beneide die Art und Weise, wie sie eine Verbindung zu anderen Menschen aufbauen. Ich war nie so. Ich konnte mich nie öffnen. Ich war immer verschlossen, verkroch mich in meinem Schneckenhaus wie ein Einsiedlerkrebs oder eine Meeresschnecke. Ich hatte immer so eine Art …« Curro führt eine Bewegung mit den Händen aus. Vom Nabel ausgehend driften sie auf einer imaginierten Schärpe auseinander und streichen über den Bauch nach außen in Richtung der Nieren. »*Membran*. Genau. Das ist es.«

Curro hört auf zu sprechen und schaut zu einer weit entfernten Zypresse. Von da, wo er gerade steht, sieht es so aus, als würde sie direkt aus der Mitte des Kopfes seines Butlers emporwachsen und sich wie eine grüne Kappe über dessen Schädel legen. In einer anderen Situation würde ihn dieses Bild – sein Butler als

Helfer des Weihnachtsmannes, sprich: eine nette Elfe – sicher zum Lachen bringen, aber die Laune ist ihm vergangen.

»Aber selbst das, diese Isolation, war besser, als verrückt zu sein. Verrücktsein ist ganz und gar nicht lustig, das weißt du besser als ich.« Plácido nickt. »Warum bleiben manche Menschen ihr Leben lang gut beieinander, während andere schon früh in tausend Scherben zerbrechen? Wie lautet die Formel für die Vernunft? Warum hat es gerade uns getroffen?«

»Ich weiß es nicht, Señor.«

Sie gehen weiter. Auf der rechten Seite lassen sie den Pavillon B hinter sich, die Akutabteilung für Jugendpsychiatrie mit den zwei Tischtennisplatten im Innenhof. Es folgt Pavillon D, die gerontopsychiatrische Station mit den Senilen. Die beiden befinden sich nun auf einem kurvigen Pfad aus flachen Platten, der sie durch den Garten führt. Auf ihrer linken Seite liegt der größte Pavillon der Anstalt: der Pavillon A für die Neuaufnahmen und Patienten mit kurzer oder mittellanger Therapiedauer. Curro ist weiterhin frustriert. Sie betreten einen Bereich des Klinikgeländes, der vollkommen flach ist. Der Boden ist hier steiniger und gröber, mit weniger Rasen als zuvor, dafür gibt es mehr Hecken. Sie hören ein Donnern in der Ferne, ein sehr gedämpftes Geräusch, fast nur eine Art Vibration. Plácido blickt zum Himmel empor. Curro tut es ihm gleich. Einen Augenblick lang verharren sie in dieser Stellung.

»Ich glaube, es wird ein Gewitter geben, Señor.«

»Sieht ganz so aus, Plácido, sieht ganz so aus. Dann sollten wir vielleicht etwas schneller gehen. Was steht heute noch für mich auf dem Programm?«

»Um elf Uhr beginnt Ihre Beschäftigungstherapie«, antwortet Plácido, während er eine runde Uhr mit Kette aus der Tasche seiner gestreiften Weste zieht und ruhig auf das Ziffernblatt blickt. »Holzarbeiten, wenn ich mich nicht irre. Um vierzehn Uhr dann

Mittagessen. Nach dem Essen folgt die zweite Gabe Chlorpromazin. Um siebzehn Uhr ist Vesper, um zwanzig Uhr Abendessen. Um zweiundzwanzig Uhr dann Zapfenstreich und Licht aus. Wie jeden Tag, Señor.«

»Alles klar, Plácido«, sagt Curro. Er will sich gerade in Bewegung setzen und weitergehen, bleibt dann aber doch stehen und zeigt auf eine Person. »Sag mal, was macht dieser Typ da hinten eigentlich? Der da auf dem Rasen, nahe der Statue der heiligen Dymphna. Ich beobachte ihn schon eine ganze Weile, und ich kapiere einfach nicht, was zum Henker er …«

»Wen meinen Sie, Señor?« Plácido dreht sich um. »Oh, ja, jetzt sehe ich ihn. Also ich würde sagen, dass der Mann sich in einer Unterart der Schwerathletik übt, Señor.«

»Schwer-was?«

»Schwerathletik, Señor, in diesem Fall Gewichtheben. Das Ziel besteht darin, ein möglichst großes Gewicht anzuheben, indem man eine Eisenstange in die Luft stemmt, an deren Enden schwere Metallscheiben aufgesteckt sind.«

»Verstehe. Und am Ende legt er die Eisenstange wieder genau an die Stelle zurück, an der er sie aufgehoben hat, anstatt sie an einen anderen Ort zu bringen, wo sie nützlicher wäre oder zu einem praktischeren Gegenstand verarbeitet werden könnte … ein Fahrrad zum Beispiel oder eine Kurbelwelle. Er hebt also einfach nur etwas an, was den prall gefüllten Venen an seinem Hals und dem gequälten Ausdruck in seinem Gesicht nach zu urteilen unfassbar schwer sein muss, und legt diesen Gegenstand später an derselben Stelle wieder ab. Geht es darum bei diesem Sport?«

»Genau darum geht es, Señor.«

»Was für ein merkwürdiger Zeitvertreib, Plácido.« Die Entdeckung amüsiert Curro, und er lächelt. »Macht man das schon lange, ich meine, schwere Gegenstände hochheben und dann gleich wieder auf den Boden legen? Ich fürchte, ich bin nicht wirklich auf dem neuesten Stand, was diese neumodischen Sportarten angeht.«

»Ich würde sagen, seit 3600 vor Christus, Señor. Es hat in China begonnen.«

Curro zieht die Augenbrauen hoch und stemmt die Hände in die Hüfte.

»Donnerwetter! *Schwerarithmetik*, was? Es scheint mir trotzdem eine sehr extravagante Art der Körperertüchtigung zu sein, Plácido … mir egal, was du sagst. Kein Wunder, dass sie den armen Chinesen da drüben in eine Irrenanstalt gesteckt haben. Jemand, der aus freien Stücken die Entkräftung des eigenen Körpers betreibt, kann nicht ganz richtig im Kopf sein, denke ich.«

Curro kneift die Augen zusammen und beobachtet den Mann. Es ist jedoch kein Chinese, sondern ein klein gewachsener Europäer, vielleicht eins fünfzig groß, mit prallen Muskelpaketen und breiten Armen. Er ist braun gebrannt und trägt nichts weiter als eine äußerst knappe Badehose von schwarzer Farbe. Auch seine Pobacken sind eher klein und wirken aneinandergepresst wie zwei Kugeln Pizzateig. Er packt die Langhantel, beugt die Knie, spannt die Muskeln an und reißt die Stange hoch über seinen Kopf. Wieder und wieder. An den Enden der Eisenstange sind jeweils drei dicke Scheiben aufgesteckt, dem Anschein nach aus Metall, von denen bereits die rote Farbe abblättert.

»Und was hat er da auf der Haut? Der Oberkörper und die Schultern sehen aus, als wären sie von einer Art ritueller Bemalung bedeckt.«

»Das sind Tätowierungen, Señor«, sagt Plácido. »Sie drehen sich alle um ein und dieselbe Sache. Eine Ansammlung thematisch zusammenhängender Kleingemälde, um es mal so auszudrücken, Señor.«

»Eine Ansammlung thematisch zusammenhängender Kleingemälde? Was meinst du damit, Plácido? Von hier aus sehe ich nur dunkle Flecken. Obwohl, warte mal, diese Striche auf seiner rechten Schulter. Jetzt, wo ich etwas genauer hinsehe, scheint es fast so, als wäre das ein …«

»Ein Hakenkreuz, Señor. Korrekt. Und dazu von kolossaler Größe.« Wie eine Gans reckt Plácido den Hals seitlich in die Höhe, um besser sehen zu können. »Auf dem Hals trägt er die Runen der SS, der Sturmgarde des Führers, wie Sie vielleicht sehen können. Die Zahl achtzehn auf seinem linken Schlüsselbein ist ein Verweis auf, und da habe ich nicht den geringsten Zweifel, die Initialen von Adolf Hitler. Und was da auf seinem linken Unterarm prangt, ist das Symbol der burischen Widerstandsbewegung, eine an das Hakenkreuz angelehnte und aus drei Siebenen geformte Triskele …«

»Verstehe. Ja, stimmt. Jetzt, wo du es sagst. Drei Siebenen, kreisförmig angeordnet.« Curro zeigt auf eine andere Stelle am Körper des Mannes, der sich gerade auf den Boden gelegt hat und die Eisenstange senkrecht über seinem Oberkörper in die Höhe stemmt. »Und das da, auf der Brust?«

»Das sind nur zwei Vögel, Señor. Bei einem Balzritual, würde ich sagen. Diese Darstellung steht, soweit mir bekannt, in keinerlei Verbindung mit totalitärem Gedankengut oder faschistischer Symbolik.«

Es beginnt zu regnen. Die gedämpften Geräusche der auf den Asphalt des Hauptwegs niedergehenden Tropfen klingen, als würde jemand mit den Fingern auf einer Resopalfläche trommeln. Plácido streckt die rechte Hand aus, die Handinnenfläche nach oben, und schaut, ohne den Kopf zu bewegen, mit hochgezogenen Augenbrauen zum Himmel hinauf. Mit einem Mal ist es dunkel geworden, fast so, als hätte man die Abenddämmerung in den Morgen vorverlegt. Es geht ein leichter, aber trotzdem unangenehmer Wind. Ein paar Tropfen landen in Curros Gesicht. Im Osten, Richtung Barcelona, ist das Licht eines Blitzes zu sehen, aber er ist weit weg, vielleicht über der Serra de Collserola oder dem Tibidabo.

»Da ist er schon, der Regenguss. Besser, wir gehen rein, Señor.«

»Der Nazi denkt nicht mal daran, sich von der Stelle zu bewegen, richtig?«, erwidert Curro und wischt sich mit der Hand ein paar Tropfen von der Wange. Sie gehen zum nahe gelegenen Pavillon H. Curro steigt die Stufen hinauf und dreht sich auf der Treppe noch einmal um.

»Nein. Sieht nicht so aus, Señor.«

»Dann wird er da draußen bleiben, oder wie? Mitten im Regen? Und weiter schwere Metallplatten in die Höhe wuchten, nur mit der Kraft seiner Arm- und Beinmuskeln?«

»Es deutet alles darauf hin, Señor.«

»Kurios, wirklich kurios.«

Plácido geht auf die Doppeltür des Pavillons zu, öffnet einen der Flügel und stellt sich an die Seite, um Curro den Vortritt zu lassen. Das Innere des Gebäudes riecht nach Fußbodenreiniger mit Tannenduft, nach Zigaretten, nach der Wärme von Heizlüftern und nach jeder Menge Blähungen. Curro zögert und bleibt auf der Türschwelle stehen. Das Dach der Veranda schützt sie vor dem Regen. Es ist eine unschöne Veranda, komplett aus Zement, das Dach gekrönt von Taubenspikes. In einer Ecke steht ein rechteckiger Aschenbecher aus Metall, übervoll mit platt gedrückten Zigarettenkippen. Der Himmel verdunkelt sich weiter, und es scheint von Minute zu Minute kälter zu werden. Der Donner eines Blitzes ist zu hören. Er hallt eine ganze Weile nach. Mittlerweile passt die Temperatur doch zum Februar. Mit dem linken Ellbogen tippt Curro gegen die geöffnete Tür. Wieder und wieder, zehn, zwanzig Mal.

»Kennst du ihn?«, sagt Curro nachdenklich. »Den klitschnassen Nazi da draußen, meine ich. Du kennst doch sonst immer Gott und die Welt.«

»Nein, Señor. Es muss sich um einen Neuzugang handeln. Aus dem Pavillon K.«

»Verstehe. Dann finde heraus, wer er ist. Der Mann könnte

nützlich für unsere Flucht sein, auch wenn ich noch nicht genau weiß, wie. Vielleicht gibt es ja eine Möglichkeit, seine Verblendung zu unserem Vorteil einzusetzen.«

»Wie Sie wünschen, Señor.«

Kapitel 6

»Ich habe keine Ahnung, wo er ist«, sage ich. »Hör auf mit dem Mist und hilf mir suchen, verdammt!«

Priu hockt mit dem Rücken zu mir auf dem Boden und stochert mit einem Ast in einem Ameisenhaufen herum.

»Wo könnte er denn hingelaufen sein?«, sagt er und lässt den von Ameisen wimmelnden Stock fallen. Er landet auf dem Unkraut am Boden und springt noch einmal hoch. Obwohl er wie ein Rasselstab aussieht, ist beim Aufprall nichts zu hören. Die Ameisen flüchten hastig.

»Keine Ahnung«, sage ich. »Zu uns nach Hause kann er nicht gelaufen sein. Dafür sind wir zu weit entfernt. Dieser Hund ist dämlich wie ein Stück Brot. Der würde noch nicht mal mit einer Karte nach Hause finden.«

Es ist ein klarer Morgen im April. Nur zwei oder drei feine Wolken sind am Himmel zu sehen, wie sie sich zusammenrollen und nach und nach auflösen. Mit ihrer länglichen Form erinnern sie mich an den Qualm der Zigaretten meines Vaters. Dann fliegt parallel zum Horizont und in einer geraden Linie von links nach rechts ganz langsam ein Passagierflugzeug vorbei Richtung Flughafen El Prat. Von hier unten sieht es nicht gerade aus, als würde es dreihundertfünfzig Stundenkilometer schnell fliegen, eher mit der Geschwindigkeit eines Papierfliegers.

Es ist Samstag. Der Sant Ramon ist der Berg von unserem Ort. Die Leute sagen zwar »Berg«, aber eigentlich hat er nur eine Höhe von dreihundert Metern über dem Meeresspiegel. Das haben sie uns im Sozialkundeunterricht erzählt. Er befindet sich genau in der Mitte von drei Ortschaften. Auf seiner Spitze steht eine alte Kapelle, die man von der gesamten Comarca aus erkennen kann. Man sieht sie immer da oben. Mit ihrer Fensterrose und der Eingangstür wirkt sie aus der Ferne betrachtet wie ein Zyklop mit offenem Mund, der über die Fabriken und die Bäche und Flüsse im Delta wacht, über die Viertel mit den billigen Wohnungen und die Industriegebiete.

Als wir auf der Spitze des Sant Ramon ankamen, habe ich Clochard von der Leine losgemacht. Den ganzen Weg über hatte er schnaufend und keuchend am Halsband gezerrt, und zwar immer in die unserem Weg entgegengesetzte Richtung, und wieder und wieder Kiefern und Steineichen mit lautem Gebell attackiert. Zudem heulte er in einer Tour, was relativ beunruhigend und fast wie ein Weinen klang. Oben angekommen, war ich dann zu vertrauensselig. Nicht mehr wachsam genug. Als er das Klicken des Karabiners am Halsband hörte, schoss er los wie ein Windhund. Seine Hinterbeine stießen ihm ein ums andere Mal ans Maul, so schnell lief er. Dann war er plötzlich zwischen den Bäumen und Büschen verschwunden, und wir haben ihn nicht mehr gesehen. Hin und wieder war ein Bellen zu hören, dann an anderer Stelle ein Knurren. Die Geräusche kamen aus unterschiedlichen Himmelsrichtungen, und zwar gleichzeitig. Priu meinte, diese »Taktik der Desorientierung« sei »eins zu eins vom Vietcong« übernommen.

Es ist nicht das erste Mal, dass so etwas passiert. Clochard ist schon oft allein nach Hause gekommen, wenn ich mit ihm in der Nähe unseres Viertels oder im Parc de la Muntanyeta spazieren war. Draußen gefällt es ihm nicht besonders. Oft duckt er sich und krallt sich am Boden fest, als würde ich ihn gerade zum nächstbesten Tierheim schleifen. Er ist definitiv verrückt, dieser Hund. Wenn ich ihn dann ausnahmsweise doch mal von der Leine losmache, damit er frei herumspringen kann, nimmt er die Beine in die Hand und rennt zitternd vor Angst nach Hause, wo er entgegen allen Erwartungen tatsächlich auch ankommt. Von hier oben jedoch ist es absolut unmöglich, dass er den Weg findet. Wir sind mehrere Kilometer von unserer Wohnung entfernt. Dafür müsste er schon ein wahres Genie sein, außergewöhnlich talentiert, ein Polizeihund. So ein Hund ist Clochard aber nicht.

»Heil. Ich bin's. Die Tonne ist voll«, sagte ich ein paar Stunden vor unserem Ausflug zum Sant Ramon in die Gegensprechanlage an Prius Haustür.

»Ja, voller Unrat«, antwortete Priu.

»Komm runter.«

»Nein, komm hoch.«

»Nee, Mann, komm du runter. Ich hab den Hund dabei.«

»Dann bind ihn eben irgendwo fest.«

»Jetzt hör mal, Freundchen. Spinnst du oder was? Wenn du nicht aufpasst, binde ich dich gleich mal irgendwo fest. So kann ich doch Clochard nicht behandeln, wie einen Hund.«

Durch die Gegensprechanlage hörte ich, wie Priu in lautes Gelächter ausbrach. Hätte er gerade eine Milch getrunken, wäre ihm die Soße in zwei langen schleimigen Strahlen durch die Nasenlöcher geschossen.

»Meine Mutter sagt, du sollst hochkommen«, fügte Priu hinzu, als er sich eingekriegt hatte. »Sie meint, sie hätte dich seit Ewigkeiten nicht mehr gesehen.«

Ich blies meine Wangen auf und presste die Luft heraus. Priu wohnt in der Calle Victoria in Marianao. Für gewöhnlich macht mich der Anblick seiner Wohnung ziemlich traurig, und deshalb vermeide ich es, sie zu betreten. Soll heißen: Ich versuche es, aber es klappt fast nie. Ich band Clochard an der Eingangstür fest, aber er fing sofort an zu bellen und zu heulen. Im Treppenhaus roch es nach Knoblauch, wiederverwendetem Frittierfett, Schimmel und Fußböden, die mit alten Wischmopps und dreckigem Wasser geputzt werden. In dem Kasten für die Hausmitteilungen hing hinter einem mit Schloss gesicherten Glasfenster ein Plakat gegen Drogen, an der Wand der Eingangshalle die grünen Metallbriefkästen der Mieter – alle in einer perfekten Linie angeordnet, aber zum Großteil verbeult und mit allerlei eingeritzten Botschaften versehen. Hauptsächlich waren es Schimpfwörter, aber auch Zeichnungen von kackenden Ärschen, gespreizten Frauenbeinen, Flüssigkeit verspritzenden Pimmeln. Im oberen Teil der Briefkästen dann die waagerechten Einwurfschlitze, so gerade, so seriös.

»Hallo, Señora«, sagte ich zu der Mutter von Priu und rang mir ein Lächeln ab. Ich stand auf der Türschwelle, war gerade die Treppe heraufgestiegen. Die Wohnung von Prius Familie liegt im ersten Stock, direkt über den Gewerbe- und Ladenräumen im Erdgeschoss. Nach der Begrüßung ließ ich meine Finger knacken, quetschte einen nach dem anderen, bis ich alle zehn durchhatte. Zum Glück hörte das keiner, weil bei Priu zu Hause immer der Fernseher läuft, und zwar voll aufgedreht.

»Hallo, Curro«, antwortete Prius Mutter noch in der Tür. Dann beugte sie sich nach vorn und drückte mir einen klebrigen Kuss ganz nah am Mund auf die Wange. Wegen der Schnurrbarthaare über ihren Lippen kratzte es ein bisschen.

»Wie groß du bist, mein Junge! Mensch, was bist du gewachsen! Wie geht es deinen Eltern?«

Bei Priu zu Hause ist es immer dunkel, denn die Vorhänge sind ständig zu. Sämtliche Oberflächen sind von einer dünnen Schicht aus Fett und Dreck überzogen. Auf dem Sofa im Esszimmer saß wie festgewachsen Prius Vater und sah fern. *Sabadabada*, eine Kindersendung. Der Apparat war dermaßen laut, selbst ein tauber Rentner hätte ihn nicht so weit aufgedreht. Der Vater von

Priu sieht in seinen Klamotten aus wie der Überlebende eines Tornados und hat dazu das Gesicht eines Schimpansen. Oben auf dem Kopf ist er fast kahl. Nur über den Ohren und am Hinterkopf stehen noch ein paar Haare, wie bei einem Mönch. Sie sind zwar spärlich, aber lang, sodass sich im Nacken sogar so etwas wie eine Mähne andeutet. Er ist arbeitslos, wie so viele andere Menschen in unserem Ort. An diesem speziellen Morgen trug er einen Trainingsanzug aus Lycra mit diagonal verlaufenden Streifen in Schwarz, Weiß und Gelb.

Die Mutter von Priu existiert eigentlich gar nicht richtig. Es ist ein Wunder, wenn man sie überhaupt mal zu Gesicht bekommt. Außerdem ist sie ständig unterwegs, huscht durch die Gegend, als könnte das Stillstehen sie umbringen. Sie hat eine Kartoffelnase – knollenförmig und glänzend, genau wie die ihres Sohnes – und ist oft von einer Duftwolke umgeben, die nach Brühe, Zwiebeln, Achselschweiß und zu lange getragenen Kleidungsstücken riecht. Was sie anhat, ist meist ziemlich hässlich, oft beigefarben oder flaschengrün und mit hohem Polyesteranteil. Sie hat immer eine Schürze um, egal, ob sie gerade kocht oder nicht, und ist fast so groß wie ich. Ihr Körper hat eine längliche Form und ist generell nicht sehr ansehnlich. Bei ihr ist es nicht so wie bei meiner Mutter, die erst durch das viele Essen hässlicher wurde, aber früher ein Hingucker war. Ich hab's auf alten Fotos gesehen.

In der Wohnung von Prius Familie riecht es immer schlecht. Nach Fürzen, Staub und Nikotin, Makkaroni mit Chorizo vom Vortag. Die Gerüche hängen in den schlecht belüfteten Zimmern wie die Papierschlangen der letzten Party, die niemand heruntergenommen hat.

Ich ging ins Wohnzimmer. Da lagen Sachen auf dem Boden. Plastikfolien von Zigarettenschachteln, Brotkrümel und Stückchen von getrocknetem Ei, eine Perücke zum Anklipsen.

»Arbeitet deine Mama eigentlich auch?«, fragte mich Prius Mutter plötzlich. Dabei bewunderte sie meine Klamotten und befühlte mit zwei Fingern den Stoff, obwohl es nur ein T-Shirt vom Markt war, auf dem »Michigan University« stand.

»Nein«, antwortete ich. »Aber ich glaube, sie überlegt es sich gerade.«

»Aha«, erwiderte Prius Mutter und schaute zu ihrem Ehemann hinüber, als wollte sie ihm etwas per Telepathie mitteilen. Aber Prius Vater hatte uns schon beim Eintreten keines Blickes gewürdigt und tat es auch jetzt nicht.

Dann kam Prius kleiner Bruder ins Esszimmer, steckte die Hand in die Pyjamahose und kratzte sich am Hintern. Er begann fernzusehen, im Stehen. Sein Mund stand offen, die Zunge lag auf der unteren Zahnreihe. Die Luft war klebrig, obwohl es draußen wirklich nicht warm war. Auf dem Bildschirm erschienen gerade der als Majorette verkleidete Moderator Torrebruno und seine Kollegin Mayra Gómez Kemp. Mit einem Filzstift lösten sie ein übergroßes Kreuzworträtsel auf einer Plastiktafel. Eine Sekunde lang erfüllte mich die Hoffnung, dass nach Prius Bruder gleich auch die älteste Tochter der Familie auftauchen würde, Angi, aber es kam niemand mehr ins Esszimmer.

Angi ist sechzehn Jahre alt und macht gerade das zweite Jahr des Bachillerato auf einer Schule in Ciutat Cooperativa. Sie ist noch größer als mein Bruder und immer nett zu mir. Manchmal lächelt sie mich an und sagt mir, dass ich der cleverste Bursche der Schule bin. Ich stehe dann immer nur da und schaue sie an: ihre eng anliegende schwarze Jeans mit dem zerknitterten Saum, ihre schwarzen Knöchelturnschuhe Marke J'hayber und ihr schwarzes Iron-Maiden-T-Shirt, das hier und da stark ausgebeult ist, weil ihre Brüste so sehr gewachsen sind. Priu meint, es kommt davon, dass Angi so viel Hähnchenhaut und Mandeln isst, und überhaupt würde sie mittlerweile wie eine Milchkuh aussehen. Aber ich finde ganz und gar nicht, dass sie wie eine Milchkuh aussieht. Sie hat ein paar Pickel im Gesicht, aber das macht mir nichts aus. Angi ist der einzige Grund, warum ich überhaupt diese Wohnung betrete. Früher haben Priu und ich uns hin und wieder mit ihr gekabbelt, uns auf ihr Bett geworfen und sie ausgekitzelt und dabei die neuen festen Wölbungen an ihrem Körper erkundet. Aber das machen wir jetzt nicht mehr, weil sie uns eines Tages sagte, dass sie uns die Haut vom Leib ziehen würde, sollten wir sie noch einmal betatschen.

Angi gefällt mir auch deshalb so gut, weil sie sich von ihren Eltern nichts sagen lässt und zurückbrüllt. Wenn sie loslegt, sind ihre Alten ruhig. Angi nennt sie Nichtsnutze und Faulpelze, sagt ihnen, sie wäre lieber als Waise aufgewachsen, als ihr Kind zu sein, und dass sie sowieso nur wegen eines Irrtums des Schicksals bei diesen Eltern gelandet sei. Nach solchen Wortgefechten knallt sie die Tür zu, dass die Wände wackeln, und stellt die Musik in ihrem Zimmer so laut wie möglich, als eine Art nichtstiller Protest. Bevor sie aber mit der Tür knallt, schaut sie manchmal zu mir rüber, lächelt und zwinkert mir zu.

»Möchtest du einen Keks?«, fragte mich die Mutter von Priu plötzlich. Sie hob den Deckel einer Keksschachtel von Cuétara mit zwei Fächern an. Ganz oben lagen nur noch ein paar Krümel und die matschigen Dinger, die kein anderer mehr wollte. Es ist wie eine Art Gesetz: Das untere Fach der Schachtel darf man erst aufmachen, wenn das obere komplett leer ist. Der Bruder von Priu stand immer noch vor dem Fernseher, zog sich einen Popel aus der Nase – ein noch nicht vertrocknetes, aber auch nicht mehr weiches Exemplar mit matschigem Kern wie bei einer Schnecke – und schob ihn sich vor meinen Augen in den Mund.

»Nein, danke, Señora«, antwortete ich und klopfte mir mit einem freundlichen Lächeln auf den Bauch. Anschließend rieb ich mir gründlich die Hände und hielt sie mir an die Nase. Sie rochen nach den Metallgliedern von Clochards Kette.

»Gehen wir in mein Zimmer, spielen?«, fragte Priu. Er hatte ein braunes Nylonhemd mit einem riesigen Kragen an, dazu eine Cordhose – ebenfalls braun, aber etwas heller – und an den

Füßen seine grauen Tórtolas. Priu besitzt genau zwei uralte Spiele, bei denen zudem die Hälfte der Karten und Spielsteine fehlen. Außerdem raucht sein Vater Ducados, stinkt nach Achselschweiß und sagt niemals Hallo.

»Bist du verrückt?«, platzte es aus mir heraus. »Ich wollte sagen: nein, Mann. Ich hab doch Clochard unten angebunden. Der bringt's noch fertig und reißt die Tür aus den Angeln, und dann zieht er sie hinter sich her.«

Priu lachte los.

»Ist deine Schwester da?«, fragte ich.

»Was? Keine Ahnung. Ich glaube aber nicht«, antwortete er, ohne mich anzusehen.

Prius Mutter hielt mir abermals die Schachtel von Cuétara hin. Dieses Mal nahm ich einen Keks, steckte ihn aber nicht in den Mund, sondern in die Tasche, um ihn später, wenn wir endlich diese Wohnung verlassen haben würden, an Clochard zu verfüttern. Prius Vater brummte etwas und verschob den unteren Teil seines Körpers so geschickt, dass eine seiner Pobacken vom Sofa abhob. Im Fernsehen wurden gerade die Niños de San Ildefonso mit ihren Zweireiherjacken und den Zierstreifen an den Hosenbeinen gezeigt. Ich tippte mit den Spitzen meiner Turnschuhe auf den Fußboden und sah zu der geschlossenen Zimmertür von Angi hinüber, an der ein umgedrehtes Kreuz hing, schwarz auf weiß, so groß wie eine Hand.

»Lass den Scheiß mit den Füßen, verdammt!«, schimpfte der Affe auf dem Sofa, ohne den Blick von der Mattscheibe abzuwenden.

Wir brauchten mehr als eine Stunde, um die Spitze des Sant Ramon zu erreichen. Das war viel länger als sonst und lag daran, dass wir an diesem Vormittag eine eigenartige und gewundene Route nahmen, nicht die direkte, die wir immer gehen, wenn wir einfach nur schnellstmöglich oben ankommen wollen. Keine

Ahnung, wieso wir diesen Weg gingen. Ich schätze, wir hatten einfach viel Zeit. Es war ein schöner Frühlingstag, und keiner von uns beiden hatte es besonders eilig, wieder nach Hause zurückzukehren.

Wir liefen einmal quer durch Marianao, von einer Ecke des Viertels zur anderen. Ab und an legten wir einander die Arme über die Schultern und gingen eine Weile so nebeneinander her, während wir dabei die Titelmelodie dieses Films mit den amerikanischen Kriegsgefangenen pfiffen, der ein paar Tage zuvor im Fernsehen gelaufen war. Allmählich ließen wir die Gegend mit den drei- und vierstöckigen Gebäuden und den billigen Wohnungen hinter uns und tauchten in Ciutat Cooperativa, kurz Cope, mit seinen Vierzehnstöckern ein. Der Außenbezirk des Außenbezirks. Nach Cope kam eigentlich nichts mehr. Nach Cope hatte man die äußere Umlaufbahn verlassen, hatte die Stadt und seine Viertel, ja sogar das Universum hinter sich gelassen und befand sich auf unbekanntem Terrain: im Limbus.

Wir ließen die Brachflächen zurück, ebenso die von verstaubten Binsen und verdrehten Maulbeerbäumen gesäumten Flussbetten, die alle von Dreck überzogen, aber trotzdem grün und dicht belaubt waren. In ein paar Monaten schon würden diese Bäume essbare Maulbeeren tragen und der Boden mit zermatschten Früchten bedeckt sein. Jetzt waren auf dem trockenen Schlamm nur tief eingesunkene Fußspuren zu sehen, außerdem ein paar Spritzen und zerfledderte Pornomagazine neben einem Sofa, bei dem an zwei oder drei Stellen bereits die Federn aus dem Bezug herausstachen und dessen aufgeschlitzte Polsterflächen mit eingetrockneten Flecken – wahrscheinlich Blut, Urin und Erbrochenes – übersät waren.

Als wir an die Eisenbahngleise kamen, mussten wir besonders vorsichtig gehen, wegen der spitzen Steine. Wir schauten nach links, schauten nach rechts, konnten aber keinen Zug ausmachen, nur die Gleise und die Holzplanken sowie ihren Weg durch das

Pfahlrohr bis zur nächsten Kurve. Wir gingen durch das hohe Gras und das Pfahlrohr hindurch, kamen an Zäunen und trockenen Dornenbüschen vorbei und trafen hin und wieder auf improvisierte Müllkippen. Eine von ihnen schien schon etwas fester etabliert. Ganze Autowracks ohne Türen und Räder lagen dort herum, kaputte Badewannen, verrostete Fahrradfelgen, Stehlampen ohne Glühbirnen, aber mit abgegriffenem Goldanstrich. Hier ein altmodischer Kühlschrank Marke Kelvinator, dort ein Schwarz-Weiß-Fernseher mit eingeschlagener Mattscheibe. All dieser Müll war zu einem kleinen Berg von acht oder neun Metern Höhe angewachsen. Der Haufen enthielt auch viele Spülbecken, Rohrstücke, biegsame Leselampen ohne Sockel, Stühle mit verdreckten Sitzflächen oder abgebrochenen Beinen.

»Du, hör mal, hat deine Schwester mal von mir gesprochen?«, fragte ich Priu, der gerade an dem Müllhaufen stand und lustlos gegen einen Fernseher trat.

»Was?«, antwortete Priu. Er drehte sich aber nicht um, sondern suchte stattdessen weiter nach Gegenständen, die er kaputtschlagen konnte. »Nein, sie hat nichts über dich gesagt. Wozu auch? Meine Schwester ist dumm wie Toastbrot, Mann. Und sie hat mehr Pickel als ein Warzenschwein. Was interessiert's dich also, was die sagt oder nicht sagt?«

»Ach, nur so. Vergiss es. Lass uns gehen«, antwortete ich.

Dann ließ ich einen fahren, einen dröhnenden Monsterfurz, direkt neben der Müllhalde, damit Priu nicht auf die dumme Idee kam, ich würde zu einem Lackaffen mutieren. Priu verpasste mir einen Stoß und sagte lachend, dass ich mein Napalm doch bitte anderswo abwerfen solle. Wir hörten einen Zug. Er war schnell unterwegs. Die Räder auf den Gleisen produzierten einen Rhythmus, eine Art Melodie: Trap-tra-tra-tra-trap-tra-tra-tra …

Wir gingen weiter. Noch mehr Asbest und Stacheldraht, noch mehr Freiflächen. Dann ein Gemüsegarten mit Artischocken, ein paar heimlich angepflanzten, krumm gewachsenen Tomatenstauden und zarten Salatköpfen sowie einer kleinen Hütte, zusammengezimmert aus Blechplatten, Plastikplanen, Draht und ein paar schlecht vermauerten und sehr wahrscheinlich von irgendeiner Baustelle geklauten Lochziegeln. Ein Alter mit Strohhut, breiten Hüften und über den Bauch gezogener Hose wässerte die Pflanzen mit einem Schlauch, aus dem nur ein dünner Strahl kam.

Kurz danach folgten dann die Industrieanlagen und Gewerbehallen. Es waren so viele, dass sie fast eine zweite Stadt bildeten: Fabriken für Lager, Schläuche, Metallgitter (Mecatramex), Zement, Gips, Autoreifen, Stahl- und Aluminiumprodukte und Paletten sowie für Süßwaren, Oliven, Wein, Konserven, Trockenfrüchte und Arzneimittel. Es gab auch Transportunternehmen dort, außerdem ein paar Gewächshäuser mit Dächern und Wänden aus Plastikfolie, die vom Wind hin- und hergezerrt wurde, als wäre sie eigentlich zerrissen, als hätte sie jemand mit einem Messer aufgeschlitzt. Und dazu überall diese uralten Strom- und Telefonmasten aus grobem Holz. Hässlich anzusehende Pfeiler mit zwei Hörnern, einer nach dem anderen, immer weiter und weiter.

Hin und wieder roch die Luft nach Trinkschokolade. Keine Ahnung, wieso. Manchmal roch sie nach Erdbeere wegen der großen Marmeladenfabrik am Ortsrand. Manchmal auch nach verbranntem Gummi oder schwelenden Unkrauthaufen. Manchmal nach Diarrhö. Eigentlich fast immer nach Diarrhö. Das rochen wir nur nicht mehr. Gewohnheit.

Als wir vor ein paar Jahren noch gemeinsam unterwegs waren, also die gesamte Familie, machten wir einmal einen Ausflug, der dem von Priu und mir an diesem Morgen ganz ähnlich war. Der Unterschied: Wir umgingen damals die Obst- und Gemüsegärten, die Müllhalden und die Gewerbegebiete und stiegen stattdessen auf der dicht bewaldeten Seite des Berges nach oben; auf der unserem Ort zugewandten Seite. Das war der direktere Weg. Richard war damals noch nicht in der Pubertät und kam auch mit. Mein Opa väterlicherseits, Sebastián, der Labile, war gerade gestorben, aber niemand schien sonderlich erschüttert darüber. Wir sprachen nicht mehr über ihn. Er war quasi aus unseren Gesprächen verbannt worden, denn unsere Eltern klammerten sich an optimistische, zumindest aber harmlose Themen.

Früher stiegen wir jeden Dezember zum Sant Ramon hoch, alle vier, Vater, Mutter, zwei Kinder. Wir trugen Rollkragenpullover, darüber Trainingsanzüge und Anoraks. Die Luft war so kalt, dass man sie fast mit den Händen packen konnte. Mein Vater zeigte uns, wie man Moos für die Weihnachtskrippe schneidet. Er benutzte sein schönes Taschenmesser dafür, das mit dem Knochengriff. Mit einer sonderbaren und ungewohnten Fürsorglichkeit hob er das zarte Geflecht aus feuchtem Grün vom Boden und legte es mit so viel Liebe in unsere Hände, als wäre es ein verletzter Igel. Der ganze Wald war feucht und eisig, aber es war ein angenehmes Gefühl. Mein Bruder hatte noch nicht damit begonnen, mich dauernd zu verprügeln, und wir verstanden uns wirklich gut. Basketball war noch kein Thema für ihn, und so spielte er Rollenspiele und Verstecken mit mir und war auch für gemeinsame Kiefernzapfenschlachten zu haben. In diesem Wald gab es viele Steineichen und massenhaft Kiefern, alle windschief und unsymmetrisch, teilweise ineinandergefallen wie eine Handvoll Betrunkener vor der Bar La Murtra.

Irgendwann war damit jedoch Schluss. Jetzt steigen wir nicht mehr auf den Sant Ramon hinauf. Mein Bruder geht zum Basketballtraining und macht sich vor den Mädchen, die ihm gefallen, über die Tollpatschigen und Dicken lustig. Meine Mutter hockt vor der Glotze und schaut *Sabadabada*, während sie immer massigere Sandwiches mit ungewöhnlichen Kombinationen verspeist. Und mein Vater, der in seinem Leben nie Sport gemacht hat, ignoriert sein Aquarium, seinen Zauberwürfel und seine Raumschiffmodelle und geht stattdessen auf der Leichtathletikanlage des Colegio Llor laufen, an dieser Schule für die Kinder reicher Eltern am Ortsrand. Neuerdings verbringt er einen großen Teil seiner Freizeit da. Ich schätze mal, er ist sogar Mitglied des Sportklubs dort geworden oder so.

Die Kapelle ist offen. Im Moment ist kein Gottesdienst, man hört weder Gebete noch Gesänge. Priu und ich gehen durch die große Eingangstür hinein, schieben dann in der Vorhalle die rechter Hand gelegene Tür auf und betreten das Innere der Kapelle. Es ist zwar unwahrscheinlich, dass sich Clochard hierher geflüchtet hat, aber ich versuche, alle Optionen in Betracht zu ziehen. In der Kapelle ist es kühl. Ein paar Reihen mit Betbänken, nackte Wände, ein spartanisch dekorierter Altar. Ein Bildnis des heiligen Raimund Nonnatus steht im Zentrum des aus Holz gefertigten Altaraufsatzes. San Ramón Nonato ist ein Heiliger mit Glatze und Bart, der Patron der Schwangeren, Ammen und Kinder sowie der unschuldig Angeklagten. Das hat man uns im Religionsunterricht erklärt. Man hat uns auch erklärt, dass die Muslime seine Lippen mit einem glühenden Eisenpfahl durchstießen und dann seinen Mund mit einem Vorhängeschloss versiegelten, damit er nicht mehr predigen konnte.

»Welches ist deins?«, sagt Priu plötzlich, und sein Flüstern klingt dabei wie ein Schreien. Er zeigt auf die Weihgeschenke, die auf der rechten Seite des Eingangsbereichs an einer Wand aus groben Steinen hängen: Babyschühchen, Strampler, Mützchen, Handschühchen sowie Prothesen für Füße, Beine und Ellbogen aus im Laufe der Jahrzehnte vergilbtem Plastik. Sogar ein Ohr aus Kunststoff ist dabei. Gipsverbände für Arme. Kopfschützer. Erstkommunionskleider, verpackt in den transparenten Plastiktüten der Textilreinigung. Es sind die Opfergaben, die die Mütter der Comarca fast ein ganzes Jahrhundert lang dem Heiligen dargebracht haben, damit ihre Kinder nicht hinkend oder behindert, mit Down-Syndrom geboren werden. Oder gar tot zur Welt kommen.

Als wir noch mit der ganzen Familie zur Kapelle hochstiegen, bestand meine Mutter immer darauf, dass wir alle hineingingen, um uns dann, von Ehrfurcht erfüllt und ganz so, als wäre sie eine Museumsführerin, die Weihgeschenke zu zeigen. Sie wurde regelmäßig bleich dabei, und ich glaube, sie liebte diesen Augenblick. Sie liebte es, uns an die Existenz von Krankheit und Tod zu erinnern, an das Leid der Unschuldigen. Richard und mich widerte es jedoch eher an, diese mit Babysöckchen und Kleinkind-Kopfschützern behängte Wand anzuschauen, und so suchten wir oft genug nach Vorwänden, den Blick abwenden zu können.

»Ich weiß nicht genau«, flüstere ich und zeige dann doch mit dem Finger – aber ohne es zu berühren – auf ein gestricktes Babyschühchen mit feinen Stickereien und zwei hübschen Quasten. Jetzt ist das Schühchen gelb, so lange hängt es schon da, und wird von einer Schutzschicht aus Fett und Staub bedeckt. »Ich glaube, das da.«

Immer wenn wir hier hochkamen, schaute meine Mutter zu dem Schühchen an der Wand der Kapelle und fing bitterlich an zu weinen. Sie konnte sich nicht kontrollieren. Es war, als wäre ich gestorben, obwohl ich doch anwesend war und direkt neben ihr stand. Mein Vater kapierte nicht, was in diesen Momenten vor sich ging, ich aber schon. Ich glaube, ich habe es verstanden. Ich hätte meinem Vater erzählen können, was meiner Mutter durch den Kopf ging, aber ich habe es nie getan. Niemand hat es getan. Ich glaube, er hat es nie kapiert.

»Clochard!«, schreie ich noch einmal, als wir in der Tür der Kapelle stehen.

Wir laufen die Eingangstreppe hinunter, überqueren den kleinen Vorplatz und gehen zu der Steinmauer, die das Kapellengelände umgibt und als guter Aussichtspunkt gilt. Sie ist nicht sehr hoch, diese Mauer, wir können die Bäuche dagegenpressen. Ein sanfter Wind streicht uns über die Gesichter. Er kommt vom Meer und trägt den Geruch von Rosmarin, Mimose und verbranntem Unkraut zu uns. Die Kapelle überblickt ganz Baix Llobregat, thront über der gesamten Comarca und dem kompletten Delta bis hin zum Meer. Ich sehe Häuserblöcke, Fabriken, Dörfer, die auf der Erde haften wie trockene Schorfkruste, außerdem staubige Gärten mit kümmerlichen Pflanzen. Die Gleise der katalanischen Eisenbahngesellschaft überziehen das Terrain wie ein Netz aus Venen einen abgehäuteten Körper. Ich glaube, menschliche Silhouetten auf den gigantischen und symmetrisch angeordneten Rohren der großen Zementfabrik zu sehen. Hier und da sind bis weit ins Land hinein kleine Lagerfeuer zu erkennen. Mein Vater sagt, dass man vom Sant Ramon aus den schönsten Ausblick im ganzen Delta hat. Wenn er es mir zeigt, folge ich seinem Finger und versuche, diese Schönheit, von der er spricht, auch zu entdecken, aber irgendwie schaffe ich es nie. Wahrscheinlich sprechen wir von unterschiedlichen Dingen.

»Los, wir trennen uns jetzt«, sage ich zu Priu. Ich weiß auch nicht, wieso, aber meine Stimme klingt irgendwie matt. Wahrscheinlich ist es die Gegend, die mich immer ein bisschen runterzieht. »Du gehst da lang und ich hier drüben. Clochard! CLOCHARD!«

Wenn ich den Hund nicht finde, bin ich geliefert. Mein Vater wird mich umbringen, und das ist kein Scherz.

»Ist das da drüben nicht das Auto von deinem Alten?«, flüstert Priu mir von hinten zu.

»Hab ich dir nicht gesagt, dass wir uns trennen, du Armleuchter?«, antworte ich, ebenfalls flüsternd, und hocke mich zu ihm. Er sitzt hinter einem Busch mit grünen Brombeeren, die man erst in ein paar Monaten essen kann. »Was machst du hier?«

»Mann! Ich hatte eben ein bisschen Schiss, da so allein rumzulaufen«, sagt er. »Ist ein geheimnisvoller Wald. Jeden Moment kann da ein Ork aus einem Gebüsch hervorspringen und sich auf dich stürzen.«

Ich lasse die Zunge gegen die Vorderzähne schnalzen. *Ein Ork* oder was? Mann, Priu!

Ich blicke zu dem Auto. Es ist der weiße Seat 124 meines Vaters. Kennzeichen B-3005-BL, der Aufkleber von Snoopy mit der katalanischen Flagge, die Rostschäden an Türschlössern und Stoßstange. Dann natürlich der Staub auf den Scheiben, der sie so undurchsichtig macht wie die Fenster der Limousinen von den Reichen und Schönen. Und die lange Schramme, die über die gesamte rechte Seite des Wagens läuft; das Ergebnis eines Einparkversuchs in Castelldefels, als Richard und ich uns auf dem Rücksitz kabbelten und die Konzentration meines Vaters derart störten, dass er einen Mülleimer streifte.

»Hör mal, Curro, was macht das Auto von deinem Vater hier?«, fragt Priu.

»Wahrscheinlich geklaut«, sage ich mit wenig Überzeugung in der Stimme.

Der Wagen steht auf einer Lichtung, knapp dreißig Meter von dem Brombeerbusch entfernt, hinter dem wir hocken. Es ist die Seite des Berges, die nach Viladecans und zu den Gewerbegebieten im Süden hinunterführt. Wir müssen also ganz in der Nähe des nicht asphaltierten Weges sein, der zur Kapelle hinaufführt. Ich reibe mir die Hände, kraftvoll und hektisch, samt Handrücken und Handinnenfläche. In meinem Mund hämmert die obere Zahnreihe auf die untere.

»Hast du nicht gesagt, dass dein Vater samstags immer zum Laufen zum Colegio Llor fährt?«, drängt Priu.

Ich antworte nicht, schaue ihn nicht mal an. Sicher runzelt er gerade die Stirn und verzieht das Gesicht so heftig, dass die Augenbrauen fast die Nasenspitze berühren. Dann drehe ich mich doch zu ihm. Bei der Bewegung fährt ein intensiver Schmerz in die rechte Seite meines Halses, und ich merke, dass ich meinen

Kopf nicht mehr drehen kann. Es ist, als wäre da gerade eine Sehne gerissen. Ich betaste die schmerzende Stelle. Akuter Torticollis. Das passiert mir häufiger. Meistens, wenn ich Angst oder Beklemmungen habe.

Mit einem Mal ist Gebell zu hören. Clochard. Endlich. Das Bellen wird lauter, sodass Priu und ich nun die Geräusche des Hundes verorten können. Wie es aussieht, läuft er zu der Lichtung, auf der der Seat parkt. Ein paar Sekunden später steht er neben dem Wagen. Sein schwarzes Fell ist von Unkraut und trockenem Gras überzogen. Er ist vollkommen aus dem Häuschen, bellt ohne Unterlass und pinkelt den Bereich vor dem Auto voll, während er wild umherspringt und seinen Kopf an den Türen reibt, sodass Streifen aus Speichel und Schweiß in der Staubschicht auf dem Blech zurückbleiben. Dann springt er am Wagen hoch, so hoch, dass sein Kopf die Fenster erreicht, und kratzt anschließend mit den Pfoten an der Fahrertür, so wie er nachts manchmal an der Toilettentür kratzt.

»Gut, dann hätten wir diesen räudigen und ganz und gar unansehnlichen Hund ja endlich gefunden«, sagt Priu.

Unanzehnlich.

Ich tippe Priu an, was nichts mit meinen Tics zu tun hat, aber er reagiert nicht. Dann öffnet sich plötzlich die Fahrertür, und mit einem Mal ist alles ruhig. Sogar die Vögel scheinen verstummt zu sein. Eigentlich unmöglich, aber in diesem Moment wirkt es tatsächlich so. Es ist, als hätte sich eine Art unheilvolles Schweigen, ein Schweigen, wie es großen Unglücken vorangehen soll, über den Berg gelegt.

Mein Vater. Er hat sich geduckt, um aus dem Auto steigen zu können, ohne sich den Kopf am Türrahmen zu stoßen. Jetzt richtet er sich auf. Sein Hemd ist offen, bis unten. Es hängt zu beiden Seiten seines behaarten Oberkörpers herunter. Er ist damit beschäftigt, sich die Hose zuzuknöpfen, eine Jeans, die er sehr mag: ein No-Name-Produkt vom Markt im Stonewashed-Look. Mit Bügelfalte, sehr eng am Hintern, ziemlich weit vorn an den Taschen. Er ist barfuß, steht mit den nackten Füßen auf dem von Fichtennadeln bedeckten Boden. Seine Füße sind breit, mit sonnengebräunter Haut, Haaren auf dem Spann und wie immer perfekt geschnittenen Zehennägeln. Er bewegt die Fußspitzen.

»Du wartest hier drin«, sagt mein Vater zu einer Person im Auto, ohne sich zu ihr umzudrehen, und starrt in den ihn umgebenden Wald.

Dann beugt er sich ein kleines Stück nach vorn, ein kleines Stück nach rechts, genau so viel, um Clochard kurz den Rücken streicheln zu können. Der Hund wirft sich sofort auf die Erde, damit mein Vater ihm den Bauch krault, was dieser dann auch tut, während er gleichzeitig und mit noch wachsamerem Blick den Wald absucht. Er zieht die Brauen hoch, aber kurz darauf schon vereinen sie sich in der Mitte, weil er die Augen zusammenkneift und die Stirn in Falten legt. Er sieht aus, als würde er über einer dieser trigonometrischen Aufgaben brüten, die eh niemand kapiert.

Er macht sein Hemd zu, einen Knopf nach dem anderen, von unten nach oben, nicht andersherum. Sein Hemd ist mit ägyptischen Motiven bedruckt – Hieroglyphen, Augen, Käfer, Anch-Kreuze –, hat kurze Ärmel und ist ziemlich ausgebeult. Mein Vater steckt es sich in die Hose. Er mag es so: das Hemd luftig weit, die Hose eng. Das Haar steht bei ihm von Natur aus nach oben ab und fällt auf beiden Seiten des Schädels nach unten, aber er kämmt es sich meist nach hinten, weshalb es so aussieht, als wäre er gerade Motorrad gefahren. Im Moment steht es ihm an mehreren Stellen vom Kopf ab, ist zerzaust, als hätte er sich mit einem Handtuch den Schädel abgerubbelt. Er hebt die Arme und fährt sich mit beiden Händen durchs Haar, führt die Finger wie zwei Rechen über seinen Schädel, um die aufmüpfigen Büschel nach hinten zu drücken. Anschließend verdreht er den Hals und stellt den Kopf schräg. Fast kann ich das knackende Geräusch hören, das diese Bewegung für gewöhnlich begleitet.

Mit meiner rechten Hand greife ich Priu am Nacken und drücke sein Gesicht auf den Boden, sodass er sich fast komplett hinlegen muss. Ich befinde mich in der gleichen Position. Meine Lippen berühren das Gras und das Unkraut, weil ich meinen Kopf nicht mehr zur Seite wenden und auf der Wange ablegen kann. Mein Hals ist starr.

Ich habe keine Ahnung, wie viel Zeit ich in dieser Position verbringe. Ich habe keine Ahnung, was mein Vater tut. Ich habe aufgehört, ihn zu beobachten. Es war wichtiger, dafür zu sorgen, dass er uns nicht sieht. Der Hals tut mir weh, sehr sogar, dazu jetzt noch das Schlüsselbein und die Schulter. Außerdem muss ich dringend kacken. Das passiert mir immer öfter, diese Unfähigkeit, es kontrollieren zu können. Ich presse die Pobacken zusammen, um das Problem wieder nach innen zu drücken.

»Ist fast wie in einer dieser Natur-Dokus von Félix Rodríguez de la Fuente, findest du nicht?«, flüstert Priu mir zu. Ich sehe ihm an, dass er kurz davorsteht, laut loszuprusten. Ich hoffe nur, dass er die Klappe hält. Wenn er lacht, schlage ich ihm die Nase platt.

»Meine sehr verehrten Damen und Herren«, sagt er mit verstellter, tieferer Stimme. »Heute zeigen wir Ihnen: Curros Vater in freier Wildbahn.«

»Halt die Klappe.«

»Hier sehen Sie das majestätische Männchen Sebastián«, macht er weiter. »Was für ein prachtvoll anzusehendes Exemplar, meine lieben Tierfreunde.«

Zebaztián. Anzuzehende.

»Du sollst die Fresse halten«, presse ich flüsternd hervor.

Priu schweigt tatsächlich. Dann macht er diese Sache, die er immer macht. Er ballt die Hand zur Faust, führt sie an den Mund und atmet in sie hinein. Es klingt, als würde er sich räuspern, aber sanfter. Wenn Priu das macht, während wir in meinem Zimmer sitzen und gerade *Flucht aus Colditz* spielen, dann überkommt mich eine angenehme Müdigkeit, eine unerklärliche Trägheit. Meine Tics lassen nach, ich zwinkere nicht mehr mit den Augen und tippe nicht mehr mit den Fußspitzen auf den Boden.

Aber jetzt funktioniert es nicht. Das Geräusch schafft es nicht, mich zu beruhigen.

Das Auto meines Vaters wird angelassen. Es stottert und knattert erst, klingt dann aber doch wie das Brummen eines Gefährts mit Verbrennungsmotor. Das Geräusch verändert sich, als mein Vater den Gang einlegt und Gas gibt, während Clochard ihn wild bellend verabschiedet. Meine Nase ist immer noch auf den Boden gepresst. Ich atme das Aroma der Erde ein, unter das sich eine Note von Eukalyptus und Thymian sowie der süße, aufdringliche Duft von Johannisbrotschoten gemischt hat.

Langsam entfernt sich der Wagen. Dann beschleunigt er. Der Lärm des Motors nimmt ab, aber man hört noch die Geräusche der Reifen, wie sie erst über trockenes Gras rollen, später über den Kies des Weges, wo es klingt, als würde der harte Gummi die Steine zermahlen. Das Ganze wird begleitet von Clochards fortwährendem Gebell. Ich riskiere es und hebe den Kopf an, wobei ich einen stechenden Schmerz in meinem Hals spüre. Die Vögel zwitschern wieder. Ein Stieglitz hier, ein anderer da hinten. Sie klingen, als würden sie das Geschehene kommentieren.

Als Clochard der Meinung ist, dass er meinen Vater gebührend verabschiedet hat, bleibt er entzückt sitzen und starrt mit heraushängender Zunge auf einen weit entfernten Punkt am Horizont. Er ist ganz außer Atem. Ich kann sehen, wie sich sein Brustkorb unter dem schwarzen Fell hebt und senkt.

»Clochard, komm her!«, schreie ich und halte mir dabei mit einer Hand den Hals. Mit der anderen zeige ich auf meine Füße. Ich habe mich komplett aufgerichtet, presse aber weiterhin die Pobacken zusammen. Dann drücke ich die Knie ein Stückchen nach innen und führe die Hand an meinen Hintern.

Der Hund kommt in meine Richtung getrottet, so euphorisch, als hätte er mich Jahre nicht gesehen. Dann führt er vor mir seinen Freudentanz auf. Ich schaue ihn mir an. Ich kann mich nicht zu Priu umdrehen. Dann mache ich es irgendwann doch, bewege dabei aber Hüfte und Oberkörper als Einheit. Der Hals bleibt steif.

»Mazinger Z, der me-cha-nische Rie-sen-ro-bo-ter!«, sagt Priu mit einer abgehackten Automatenstimme. »Kou-ji Ka-buto, du kannst die-se Macht so ein-set-zen, wie du magst. Die Welt gehört dir!«

»Halt die Klappe, hab ich gesagt! Siehst du denn nicht, dass sich mein Hals schon wieder verklemmt hat, du Idiot? Und obendrein muss ich mal kacken, Mensch. Und zwar richtig dringend, verdammte Scheiße!«

»Das sehe ich«, antwortet Priu und tut dabei so, als würde er in ein unsichtbares Mikrofon in seiner Hand sprechen. »Liebe Zuschauer daheim an den Bildschirmen, was Sie soeben gesehen haben, das Paarungsritual eines ausgewachsenen Männchens der Spezies Sebastián, ist nur selten zu beobachten. Wir hatten unfassbares Glück, dass …«

»Du sollst die Fresse halten, du Blödmann!« Als ich ihm daraufhin einen Faustschlag gegen die Brust verpasse, spüre ich ein erneutes Stechen im Hals und merke, wie eine kleine Menge flüssiger Kacke in meiner Hose landet. Von meinem Punch getroffen, verliert Priu des Gleichgewicht und fällt zu Boden, mit dem Hintern direkt in den Brombeerbusch. Er schreit vor Schmerz. Sofort stürzt sich Clochard auf Priu, reißt sein nach Müllkippe stinkendes Maul auf und leckt ihm das Gesicht ab.

Ich reibe mir die Hände, lasse meine Fingerknöchel knacken und rieche an meinen Fingerspitzen. Ich kann die Feuchtigkeit in meiner Unterhose spüren. Scheiße, Scheiße, Scheiße.

Kapitel 7

»Ich habe jetzt die Antwort, Señor.«

»Was?«, ruft Curro und richtet sich auf. Er muss an die Worte von Schwester Lourdes denken.

Beide Hände fest am Schrubber;
die obere hält,
die untere macht schubber, schubber!

So hat sie es ihm gezeigt.

»Hier drin kann ich dich nicht hören. Sprich lauter.«

Die letzte Unterhaltung zwischen Curro und seinem Butler ist mittlerweile fünf Tage her. Curro ist gerade damit beschäftigt, eine blutverschmierte Toilettenkabine im Pavillon H zu reinigen. Wie es aussieht, hat irgendein Unglückseliger heute Morgen endgültig genug gehabt und sich auf dem Stations-WC die Pulsadern aufgeschnitten. Eine Riesensauerei. Curro wird bei den meisten Suiziden dieser Art mit den Reinigungsarbeiten beauftragt. Seine Zwanghaftigkeit ist von großem Vorteil, wenn es um die Beseitigung selbst hartnäckigster Flecken geht. Noch ist das Blut nicht geronnen. Noch hat es diese rot glänzende Farbe, klebt in Spritzern und Flecken mit unterschiedlicher Form an den Wandkacheln und sammelt sich in kleineren und größeren Lachen auf dem Boden. Als Curro den Wischmopp über die Fliesen zieht, bleiben im Wasserfilm ein paar blutige Streifen zurück, die aussehen wie die Kratzspuren nach dem Prankenhieb eines wilden Tieres. Der Anblick der Toilettenkabine erinnert ihn an einen Dokumentarfilm über Haie. Draußen regnet es, obwohl die Sonne scheint. Es ist, als würden die Tropfen vom Himmel fallen, ohne dafür Wolken zu brauchen.

»Ich meine, dass ich die Antwort auf Ihre Frage von unserem Gespräch neulich habe, Señor«, sagt Plácido, nun etwas lauter. Curro versteht immer noch nicht, denn der Butler steht auf der anderen Seite der grünen Kabinentür. »Warum einige Leute zerbrechen und andere nicht.«

»Ich verstehe wirklich kein Wort, Plácido«, mault Curro. Er stellt den Wischmopp beiseite und greift sich einen Lappen, um mit Inbrunst einen Blutfleck an der Tür zu bearbeiten, der dort zu gerinnen droht. Über ihm trommelt der Regen auf die Dachfenster und verschlingt die Worte des Butlers. »Sprich lauter, Mensch!«

»Die Antwort ist: Es gibt keine Antwort, Señor«, sagt der Butler energisch. »Es gibt keinen Grund. Die Geistesgesundheit all dieser Männer, Frauen und Kinder da draußen hängt permanent am seidenen Faden, wie ein Milchzahn, der nur noch von einem feinen Strähnchen Zahnfleisch gehalten wird, um es etwas bildlicher auszudrücken. Im Grunde sind alle Menschen auf dieser Welt nur einen Schritt davon entfernt, den Verstand zu verlieren. Niemand ist dagegen gefeit. Manchmal erwischt es einen einfach, Señor. Dann wird in der Zentrale der Schalter umgelegt, auf dem ›Geisteskrankheit‹ steht, und das war's. Bei einigen ist kein konkreter Grund zu erkennen, bei anderen gibt es, wie in Ihrem Fall, sehr wohl einen offensichtlichen Auslöser.«

»Verstehe.«

»Ich rate Ihnen, nicht weiter über dieses Thema nachzugrübeln, Señor. Manchmal braucht es in diesen Fällen nämlich nur einen schlechten Tag, und alles geht den Bach runter. Ganz so, wie es dem armen Teufel widerfahren sein muss, der sich hier heute

Morgen das Leben genommen hat. Oder wie es sehr wahrscheinlich auch Roca ergangen ist.«

»Wer zum Teufel ist *Roca*?«, fragt Curro und schrubbt eifrig an der Tür weiter.

»Der Gewichte stemmende Nazi von neulich, Señor. Im Garten … Sie erinnern sich? Er ist manisch-depressiv. Von den dreißig Jahren, die er auf der Welt ist, hat er die letzten fünf in einschlägigen Einrichtungen verbracht. Jetzt wurde er hierher überwiesen, um es mit einer neuen Therapie zu versuchen. Er ist schizophren, Legastheniker noch dazu und äußerst aggressiv. Als er klein war, haben die anderen Kinder ihn wegen seiner Augenbrauen gehänselt und *Nancy* genannt.«

»Wie haben sie ihn genannt?« Curro unterbricht seine Arbeit, aber er richtet sich nicht auf. Stattdessen erstarrt er in seiner Haltung; auf dem Boden kniend und den Kopf in Richtung der Stimme des Butlers gewandt, in der einen Hand den blutigen Lappen, in der anderen die Sprühflasche mit dem Reinigungsmittel. »Sag das noch mal. Und komm endlich näher an die Tür ran.«

»*Nancy*.« Plácido tut, wie ihm geheißen, und tritt näher. »Sie wissen schon, diese Puppen im Barbie-Stil von der Firma Jesmar. Ich glaube, es ist wegen der Wimpern. Bei Roca sind sie wirklich außergewöhnlich lang. Das ist allerdings eine unbestätigte Mutmaßung meinerseits, Señor.«

»Okay, erzähl weiter.«

»Ganz wie Sie wünschen. Alles deutet darauf hin, dass Señor Roca während der Schulzeit ununterbrochen von seinen Mitschülern tyrannisiert wurde. Eine fortgesetzte Demütigung sozusagen, und weit und breit kein Freund in Sicht. Er muss schrecklich unter dieser Einsamkeit gelitten haben. Die anderen Kinder verspotteten ihn wegen seines grazilen Gangs und seiner … nun ja, sagen wir einfach *nicht sonderlich maskulinen Interessen*. Und wegen seiner Wimpern natürlich, die, wie ich schon sagte, tatsächlich sehr lang sind. Zudem hatte er Schwierigkeiten, was das Erlernen von Lesen und Schreiben anging, ein Problem, das freilich nichts mit seinen intellektuellen Fähigkeiten zu tun hatte. Schließlich ist die Legasthenie ein nach wie vor nur wenig ergründetes Phänomen, ganz besonders in diesem Alter. Als wäre die Angelegenheit damit noch nicht kompliziert genug für den jungen Roca gewesen, verließ dann auch noch der Vater die Familie, nahm sich eine jüngere Frau und siedelte sich in Andorra an. Dort kaufte er sich ein Auto. Einen Toyota.«

»Einen Toyota?«, fragt Curro. Er legt Lappen und Sprühflasche auf den Boden, steht auf und öffnet die grüne Tür der Toilettenkabine. »Woher willst du das denn wissen?«

»Ich habe meine Quellen, Señor«, antwortet Plácido mit einem kaum wahrnehmbaren Grinsen des Stolzes im Gesicht. »Einen Toyota Corolla, um genau zu sein. Baujahr 1980, Farbe Rot. Wie es aussieht, kam der Vater hin und wieder in besagtem Fahrzeug ins Dorf der Familie zurück – übertrieben braun gebrannt und in Begleitung seiner neuen Lebensgefährtin zwar, aber immerhin, um seine Kinder zu besuchen. Die Mutter von Roca wurde nach dem Abgang des Vaters von einer schweren Depression aus der Bahn geworfen und musste in der Psychiatrie untergebracht werden. Es dauerte sehr lange, bis sie sich wieder erholt hatte. Kurzum: eine Kindheit von der traurigsten Sorte. Mit fünfzehn nahm die Pubertät ihren Lauf, und Roca wurde breit wie ein Stier. Nach einem kurzen Blick auf seinen neuen Körper – derselbe, den Sie vor einigen Tagen draußen im Garten bestaunen konnten, Señor – beschloss er … nun ja, er beschloss, dass die Welt dafür bezahlen würde, was ihm widerfahren war. Den Rest können Sie sich wahrscheinlich selbst ausmalen, Señor.«

»Mir wurde gerade Thioridazin verabreicht, Plácido. Meine Schaltkreise sind komplett lahmgelegt. Ich verstehe nicht mal ansatzweise, was du gerade andeutest. Also tu mir bitte den Gefallen und erzähl einfach die ganze Geschichte, okay?«

»Natürlich, Señor. Entschuldigen Sie bitte. Ich bezog mich auf die zahlreichen und außerordentlich brutalen Fälle von versuchtem Totschlag, die Señor Roca verübte, nachdem sein geistiges Leiden voll ausgebrochen war. Früh schon begann er, *auf die Jagd zu gehen*, wie man es unter Fachleuten wohl nennt, und zwar als Mitglied von rassistischen Gruppierungen aus der Anhängerschaft gewisser Fußballklubs. Wie ich in Erfahrung bringen konnte, tat sich Roca trotz der harten Konkurrenz in diesen Kreisen durch ein außerordentliches Maß an Brutalität und unbändige Raserei hervor. Zuletzt taufte man ihn in einer dieser Banden sogar ›Dr. Tod‹. Zum großen Leid seiner Mitstreiter konnte Roca bei seinen Ausbrüchen jedoch nicht immer klar zwischen Freund und Feind unterscheiden. Regelmäßig prügelte er seine eigenen Kameraden in die Notaufnahme, wenn er unter dem Eindruck stand, der eine habe einen zu dunklen Teint, der andere einen ›rumänisch‹ klingenden Akzent. Um es kurz zu machen: Der Mann ist verrückt, Señor. Völlig verrückt, man muss es leider so sagen. Er wird in erster Linie von Stimmen geplagt. Stimmen in seinem Kopf, die ihm genaueste Anweisungen geben über … na ja, Sie wissen schon, Señor.«

»Ja, kenne ich nur zu gut, dieses Gefühl«, sagt Curro. Er kommt aus der Toilettenkabine, tritt an einen Wasserhahn und beginnt, sich die Hände zu waschen. Das Wasser färbt sich, eher orange als rot, ähnlich der Farbe einer Schüssel Salmorejo. »Ist schon komisch …« Curro macht eine Pause und beobachtet das gefärbte Wasser, wie es in den Abfluss läuft. »Schau dir nur mal diesen armen Teufel hier an: ist komplett zusammengebrochen, wahrscheinlich wegen einer Kleinigkeit. Ich habe nie diesen Drang verspürt, habe mich nie umbringen wollen. Keine Ahnung, warum nicht. Selbst in den finstersten Momenten habe ich mir so eine absurde Art Liebe zum Leben bewahrt. Mit einer Ausnahme natürlich, wie du weißt. Damals, auf dem Dach, als du …«

»Manchmal begeht man auch Selbstmord *gegen* etwas, Señor«, unterbricht ihn Plácido. »Zum Beispiel, um die Stimmen, die einen bedrohen, zum Schweigen zu bringen. Oder um endlich nicht mehr die schrecklichen Dinge sehen zu müssen, die … die einem die anderen in den Kopf pflanzen.« Er räuspert sich. »So hat man es mir zumindest erklärt, Señor.«

Curro wirft ihm einen argwöhnischen Blick zu. Wie immer verzieht Plácido keine Miene – bis auf dieses kaum wahrnehmbare Zucken, das Curro vielleicht, aber nur vielleicht, am linken Auge seines Gegenübers zu bemerken glaubt.

»Wie dem auch sei. Gibt's noch etwas über unseren geisteskranken Nazi zu berichten?« Curro dreht den Wasserhahn zu und wedelt mit den Händen in der Luft herum. Plácido reicht ihm ein Handtuch. Curro nimmt es und beginnt, sich abzutrocknen. Erst Handrücken und Handflächen, dann die Finger. Anschließend die Handgelenke und noch einmal die Handrücken. Sicher ist sicher.

»Ja. Die beiden Vögel, die auf seine Brust tätowiert sind: Es handelt sich um zwei Haubentaucher, Podiceps cristatus. Wie ich neulich schon angedeutet habe, zeigt die Darstellung ein Paar bei der Balz, erkennbar an der Frontalstellung der Tiere. Sie verstehen?«

»Voll und ganz, Plácido, voll und ganz.« Curro reibt weiter die Hände an dem Handtuch. Er kann sein Desinteresse an diesem Teil des Berichts nur schwer verbergen. Für Tiere hatte er nie viel übrig. »Noch was?«

»Er ist Ornithologe, Señor. Will heißen, sein Hobby ist es, Vögel zu beobachten. So hat er es mir zumindest erzählt.«

Curro hebt den Kopf, schaut dem Butler direkt in die Augen und hält mit einem Mal die Hände still.

»Wie bitte? Du hast mit ihm gesprochen?«

»Jawohl, Señor. Immer noch die beste Art, etwas in Erfahrung zu bringen, finden Sie nicht? Leider beendete Señor Roca unseren kurzen Austausch mit einer langen Reihe äußerst obszöner Beleidigungen, die ich an dieser Stelle nicht wiederholen möchte.

Zudem legte er mir nahe, nach *Afrika* zurückzukehren, und hielt mir dabei die Faust unter die Nase. Ungefähr so …« Plácido demonstriert die Geste, worauf Curro erschrocken zurückweicht. »Keine Sorge, Señor, meine Reflexe sind immer noch makellos. An der Uni war ich Mitglied der Boxmannschaft. Weltergewicht. Ich glaube, Señor Roca wollte mir lediglich klarmachen, dass er nicht das geringste Problem damit hätte, mir die Nase zu brechen, sollte ich ihm weitere Fragen stellen.«

»Ja, sieht ganz so aus. Weißt du was? Mir ist gerade ein besonders gewiefter Plan in den Sinn gekommen. Erinnerst du dich noch daran, dass Schwester Lourdes mir diese Strafarbeit aufgebrummt hat? Sie und Skorzeny, dieser Teufel, haben beschlossen, dass ich für die Jungs aus dem Pavillon H eine sportliche Aktivität organisieren soll. Um die Moral der Truppe zu heben und so weiter.« Curro hält inne. »Was mach ich jetzt mit dem Ding hier?«

»Überlassen Sie das mir, Señor. Ich werfe es in die Wäsche.« Plácido nimmt Curro das feuchte und von wässrigen Blutspuren verschmutzte Handtuch ab, legt es einmal zusammen und klemmt es sich unter den Arm. »Wie geht es Doktor Skorzeny eigentlich, wenn ich fragen darf?«

»Na ja, fast keine Haare mehr auf dem Kopf, der Mann. Außerdem fällt mir bei jeder unserer Unterhaltungen auf, dass er sich großzügig an einem Medikamentenfläschchen bedient. Aber los, jetzt lass uns erst mal von hier verschwinden.« Curro geht zur Tür der Stationstoilette, Plácido folgt ihm. »Die Sache war die, dass Schwester Lourdes mir zwei Optionen angeboten hat: Entweder ich organisiere diese sportliche Aktivität, oder ich fange bei der Freiwilligentruppe an, die sich um die Körperpflege der inkontinenten Omas und Opas im Pavillon D kümmert. Theoretisch also zwei Optionen, in Wirklichkeit aber nur eine. Ich habe mich natürlich ohne zu zögern für den Sport entschieden.«

»Und wie hat sich die Sache angelassen, Señor?« Plácido und Curro laufen den Flur entlang Richtung Veranda und unterhalten sich beim Gehen. Sie schauen einander nicht an, Plácido ist immer einen Schritt hinter seinem Herrn.

»Nicht sonderlich gut, um die Wahrheit zu sagen. Ich habe einen Staffellauf organisiert, aber es kam nicht mal zur ersten Stabübergabe. Kolossale Blamage, das kann ich dir sagen. Die ersten beiden Läufer waren normale Schizos aus dem Pavillon A. Die sollten einfach nur mit dem Stab in der Hand eine Runde um die Anstalt drehen. Nachdem ich's ihnen erklärt hatte, liefen sie auch zackig los. Nach vierzig Minuten musste ich mir allerdings eingestehen, dass sie nicht zurückkehren würden.«

»Ein unglücklicher Fehltritt, Señor, nichts weiter. Erlauben Sie mir, daran zu erinnern, dass, wie Churchill sagte, Erfolg die Fähigkeit ist, von Niederlage zu Niederlage zu schreiten, ohne dabei den Enthusiasmus zu verlieren.«

»Danke für die Aufmunterung, Plácido«, sagt Curro und wendet sich dem Butler zu, wobei er lediglich Oberkörper und Hüfte dreht. Anschließend richtet er den Blick wieder geradeaus und geht festen Schrittes weiter. »Werd ich mir merken. Nach diesem Malheur hat Schwester Lourdes dann von mir verlangt, alles Doktor Skorzeny zu beichten. Von wegen: ›Er wird Sie sicherlich verstehen.‹ Von wegen: ›Das Schlimmste wäre jetzt zu lügen.‹ Hat sich natürlich gewaltig geirrt, die gute Schwester. Skorzeny hat nicht mal im Traum daran gedacht, mich für meine Aufrichtigkeit zu loben. Stattdessen hat er mir die Schuld für die Flucht der Staffeläufer in die Schuhe geschoben und mir zur Strafe den Reinigungsdienst für die Schweinereien nach den Selbstmorden aufgebürdet. Und lautstark ermahnt hat er mich, dass ich Anfang März gefälligst ›irgendeine Art Mannschaft‹, und zwar ›vollständig und einsatzbereit‹, auf die Beine gestellt haben soll. *Vollständig und einsatzbereit*, hat er geschrien. Scheinen seine Lieblingswörter zu sein. Nach diesem Ausbruch hat er heftigen Schluckauf bekommen und sich eine Handvoll Pillen aus besagtem Medikamentenfläschchen in den Mund geschaufelt. Anschließend musste er sich ein paar Mal mit der Faust auf die Brust schlagen, um sie herunterzuwürgen. Dann ist er lila angelaufen, und ich sag dir, viel hat nicht gefehlt, und er wäre erstickt. Eine genaue Diagnose würde ich mir zwar nicht zutrauen, schließlich ist er der Arzt, aber es ist ziemlich offensichtlich, dass der Mann nicht bei guter Gesundheit ist. Sieht einfach richtig schlecht aus im Gesicht, findest du nicht, Plácido? Als ich dann aus seinem Büro raus bin, hab ich hinter mir ein Schluchzen gehört, das sich zu einem jämmerlichen Schrei gesteigert hat. Auf dem Rückweg in unsere Abteilung ließ Schwester Lourdes es sich nicht nehmen, mich als spastisch degenerierten Abschaum zu bezeichnen.«

»Bedauerlich, Señor.«

»*Spastisch degenerierter Abschaum.* Klingt doch wie der Name eines postmodernen Musikensembles, oder?«

»Das kann ich nicht beurteilen, Señor.«

»Nein, natürlich nicht.«

Drei Minuten später stehen Curro und Plácido auf der Veranda. Der Regen ist stärker geworden. Das ganz und gar nicht zum Wetter passende Licht ist verschwunden, geschluckt von dicken schwarzen Gewitterwolken. Es gießt unablässig, die Pfützen auf dem Boden werden immer größer. Ein dichter Regenvorhang verhüllt die Gebäude, in deren Innerem sämtliche Lichter eingeschaltet zu sein scheinen. In mittlerer Entfernung ist ein Donnerschlag zu hören. Hinter den beiden, irgendwo im Flur, stöhnt jemand. Nicht besonders laut zwar, aber immer und immer wieder. Ein Krankenwagen nähert sich langsam auf dem asphaltierten Weg und hält schließlich vor dem Pavillon C, dem Haus für die subakuten Fälle. Zwei Krankenpfleger steigen aus dem Fahrzeug und rennen zum Gebäude. Zum Schutz vor dem Regen haben sie ihre Kittel nach oben gestülpt und über ihre Köpfe gezogen, wodurch sie aussehen wie zwei enthauptete Monster aus einem Horrorfilm.

Eine Gruppe Patienten steigt die Stufen des Eingangs von Pavillon C hinunter und geht an Curro und Plácido vorüber. Die zwei Frauen und fünf Männer wirken wie waschechte Geisteskranke, wie Curro. Auch sie haben dieses unbeschreibliche Etwas an sich. Vielleicht sind es die herabhängenden Schultern. Vielleicht der auf einen Punkt in der Ferne fixierte Blick. Vielleicht die Augen, so müde, leer und trübe, dass sie an das Schaufenster eines schon vor Jahren bankrottgegangenen Geschäfts denken lassen. Sie tragen alte Kleidung, Kleidung aus den Achtzigern. Polyester-Jerseys in kräftigem Zinnoberrot; Hosen, die tief hängen, aber nicht aus modischen Gründen. Dazu weiße Stoffturnschuhe der Marke J'hayber, größer als Containerschiffe.

»Weißt du, Plácido …«, sagt Curro, während er auf die sich entfernende Gruppe blickt, »… vielleicht ist die Anormalität am Ende doch der Weg der Vernunft. Glaubst du nicht auch? Wir leben in einer vom Zufall regierten Welt, umgeben von einem Vakuum. Grausamkeit und Gewalt sind die Regel. Eine Welt, in der nichts von Bedeutung ist und in der die Unschuldigen zermalmt werden. In einer solchen Welt kannst du nur saufen oder verrückt werden. Ich habe es mit Ersterem versucht. Als das nicht mehr half, kam Zweiteres.«

»Ich weiß, Señor. Sehr tiefgründig, wie Sie das sagen.«

»Und dann schau dir all diese Leute da draußen an, all diese … Normalen.« Curro zieht ein angewidertes Gesicht und schüttelt den Kopf. Für einen Moment packt ihn der Ärger. Der Ärger über diese Welt, über sein verhunztes Leben, über seine Vergangenheit, über alles einfach. »Die laufen da auf den Straßen rum mit ihren vor Normalität strahlenden Gesichtern, sind tagein, tagaus nur mit ihren Alltagsangelegenheiten beschäftigt und tun dabei so, als wären sie bei vollem Verstand, ganz *normal* eben. Und das in einer Welt, in der Flugzeuge in Wolkenkratzer rasen, in der Erwachsene Kinder vergewaltigen, in der irgendwelche Verblendeten im Namen eines fantasierten Gottes Touristen plattfahren …« Seine Stimme versagt. Er hält kurz inne, sammelt sich und fährt dann fort. »Die Verschrobenen, das sind nicht die Leute hier drinnen, Plácido. Nein. Hier drinnen sind die Vernünftigen, denn die haben das Vakuum da draußen erkannt. Die Verrückten sind diejenigen, die sich weigern, die Realität zu akzeptieren. Im Grunde ist es wie bei der Flugangst. Logisch wäre, Angst vor dem Fliegen zu haben. Merkwürdig ist eher, so zu tun, als wäre es absolut normal und sicher, sich in eine zig Tonnen schwere Stahlröhre zu setzen und damit durch die Luft zu fliegen. Darüber kann ich nur lachen. Lachen, verstehst du?« Dann schreit er plötzlich los: »Ha, ha, ha, ha!« Plácido erschrickt ein wenig. In der Ferne fängt einer der Patienten aus der Gruppe an zu weinen.

»Beruhigen Sie sich doch, Señor«, beschwichtigt der Butler. »Ich kann Ihnen auch einen Kräutertee machen, wenn Sie möchten.«

»Nein, danke. Geht schon.« Curro atmet tief durch. »Alles in Ordnung. Nur die Ruhe. Kein Grund, den Mut zu verlieren«, sagt er und richtet den Blick auf die Statue der heiligen Dymphna, die mit ihrem Umhang und dem Kopftuch aus Stein auf ihrem Sockel thront.

»Natürlich nicht, Señor. *Der Optimist sieht in jedem Problem eine Möglichkeit, der Pessimist in jeder Möglichkeit ein Problem*, wie schon der gute alte …«

»Churchill, ja, ja, ja. Danke, aber hör mir bitte endlich mit Churchill auf.«

»Selbstverständlich, wie Sie wünschen, Señor«, erwidert Plácido, die Hände hinter dem Rücken verschränkt, Hals und Nacken kerzengerade durchgestreckt.

»Was wir jetzt brauchen, ist eine neue sportliche Aktivität. Die könnte ich dann Schwester Lourdes vorschlagen und hervorragend als Tarnung für unsere Flucht nutzen.«

»Vortreffliche Idee, Señor.«

»Stammt allerdings nicht von mir, Plácido, sondern aus einem amerikanischen Spielfilm, wenn auch einem ziemlich mittelmäßigen, wie ich zugeben muss. Ich hab ihn als kleiner Junge zusammen mit meinem Freund Priu gesehen. Da spielte eine Handvoll echter Fußballprofis mit und dieser eine Schauspieler ... wie heißt der noch gleich? Ein bekannter Kerl, der so redet wie nach einem Schlaganfall. Egal. Jedenfalls geht es um ein deutsches Konzentrationslager, in dem die alliierten Kriegsgefangenen gegen ein Team der KZ-Wachen antreten müssen. Gleichzeitig planen sie ihre Flucht. Wenn mich nicht alles täuscht, graben sie einen Tunnel oder so. Das Ende war dann ein bisschen unrealistisch, aber andererseits vielleicht auch ganz passend für zwei Elfjährige.«

»Klingt sensationell, Señor. Und zudem haben Sie damit auch die sportliche Aktivität gefunden, die Sie gesucht haben.«

»Nein, Plácido. Da irrst du dich gewaltig. Fußball geht nicht.«

»Ach, nein? Gibt es dafür einen bestimmten Grund, Señor?«

»Ja, gibt es. Ich kann Fußball auf den Tod nicht ausstehen. Als Kinder haben mein Freund Priu und ich uns geschworen, dass wir im Leben nicht, quasi niemals, Fußball spielen würden. Dieser Sport war nämlich das klassische Erkennungsmerkmal der Normalen, der Schläger und Großmäuler, der Typen, deren Verstand gerade mal von der Wand bis zur Tapete reichte. Diese vermaledeite Kickerei hat mir als Kind das Leben zur Hölle gemacht. Ich kann dir versichern, dass ich nicht vorhabe, jetzt einzuknicken, selbst dann nicht, wenn es um unsere Flucht geht. Und genau deshalb musst du eine neue Sportart finden, mit der sich Zeit für unseren Abgang schinden lässt. Dir wird sicher was einfallen. Dein Oberstübchen arbeitet doch auch sonst mit der Zuverlässigkeit eines deutschen Verbrennungsmotors.«

»Gut, ich werde mir etwas einfallen lassen, Señor.«

»Aber schnell, Plácido. Lass dir schnell was einfallen.«

Kapitel 8

»Phi-phu-phi-phu-phiu-phiu«, pfeift mein Vater.

»Mmh-da-dai-da-mmh-da-da«, summt meine Mutter.

Mein Bruder schweigt, ich ebenfalls. Es ist immer noch Samstag. Alle vier sitzen wir am Tisch, vor uns die dampfenden Teller. Keiner wagt sich ans Essen, mit Ausnahme meiner Mutter, die den Mund voll hat. Ich kann hören, wie ihre Backenzähne arbeiten, wie sie die Nahrung zu Brei zermahlen. Es klingt, als würde jemand eine nasse Hose auswringen. Ich spiele mit der Masse auf meinem Teller herum, steche mit der Gabel in sie hinein, verteile sie, schiebe sie hin und her, um zu sehen, ob sich ihre Konsistenz verändert. Ich glaube, es ist Rührei mit Dosentomaten, eines der fast schon gesundheitsschädlichen Rezepte meiner Mutter.

Jedes Mal, wenn ich den Kopf hebe, sieht mein Vater zu mir rüber, fixiert mich mit seinem Blick. Das ist merkwürdig, denn normalerweise sieht er mich nur selten an, in letzter Zeit fast gar nicht mehr. Er bemerkt mich eigentlich nur, wenn er ganz dringend pinkeln muss oder sich rasieren will und ich gerade das Bad blockiere. Dann hämmert er wie von Sinnen gegen die Badezimmertür, während ich drinnen sitze und eine komplizierte Handtuchkonstruktion baue, um das Kabel des Föhns greifen und in die Steckdose stecken zu können, ohne eine gewischt zu kriegen. Wenn ich ihm dann schließlich aufmache, damit er keinen Herzinfarkt bekommt, stürmt er herein, sieht die Handtücher und flippt jedes Mal komplett aus.

Ich spüre, wie sein Blick meine Schädeldecke durchbohrt, während ich in der Pampe auf meinem Teller stochere. Vielleicht ahnt er, dass etwas passiert ist, etwas Neues, Unerwartetes, an diesem Morgen, an dem er eigentlich auf der Sportanlage des Colegio Llor sein Lauftraining hätte absolvieren sollen, aber stattdessen auf dem Sant Ramon war. In seinem Auto. In Begleitung. Die Hose offen, das Haar zerwühlt.

»Warst du heute mit dem Hund draußen?«, sagt mein Vater plötzlich, und es kommt mir so vor, als würde er mich mit den Augen aufspießen. »Sieh mich an, wenn ich mit dir rede!«

Ich versuche, mich zu ihm zu wenden, drehe Hüfte und Oberkörper in seine Richtung. Für einen Augenkontakt reicht es trotzdem nicht.

»Kann mir jemand mal verraten, was der Bengel jetzt schon wieder hat?«, sagt mein Vater.

»Torticollis spasticus, auch Schiefhals genannt. Ist psychisch bedingt«, erwidert meine Mutter. Ihr Kopf wird jetzt von dem tristen Stillleben an der Wand hinter ihr eingerahmt: Ihre verquollenen Züge scheinen Teil der Farbschicht, als wäre ihr Gesicht ein runder Brotlaib. Für ihren Befund braucht sie kein medizinisches Handbuch. Meine Mutter schwört auf Selbstdiagnose. »Es geht ihm wirklich schlecht, dem Ärmsten. Morgen früh muss ihn jemand zum Bereitschaftsarzt in die Poliklinik bringen. Kannst du das machen, oder hast du wieder einen *Triathlon*, für den du *trainieren* musst?«

»Ist dieser Junge eigentlich immer nur krank, oder was?«, sagt mein Vater und ignoriert damit sowohl die Diagnose meiner Mutter als auch ihre Anspielung. Dann rutscht er ein Stück nach vorn und spricht mich direkt an. »Hör auf, dir die Hände zu reiben und hier den Sonderling zu spielen. Ich hab gefragt, ob du heute Vormittag mit dem Hund draußen warst, verdammt nochmal. Hat man denn in diesem Haus nur noch Theater?«

Vor ein paar Jahren war mein Vater noch nicht andauernd sauer. Meine Mutter auch nicht. Da kamen ihre Freunde noch zu Besuch, und zwar nicht nur Hèctor und Luisa, sondern viele andere auch. Studienkollegen von meinem Vater, alte Freunde aus der Armeezeit, Schulfreundinnen meiner Mutter. Regelmäßig wiegten mich ihr Lachen und die Fetzen ihrer Gespräche in den Schlaf. Korken knallten, billiger Schaumwein wurde ausgeschenkt, und zu besonderen Anlässen – Geburtstagen und anderen Feierlichkeiten – rauchten sie auch mal eine Zigarre. Manchmal spielte ein Freund meines Vaters, ein Kerl mit Bart und Hippie-Look, auf seiner Gitarre und versuchte sich an Songs von Bob Dylan und Simon & Garfunkel. Oder sie legten Kassetten von Kenny Rogers und Creedence ein und sangen die Lieder mit, jeder in seiner eigenen Fantasiesprache. »Oh-when-o-holem, oh-when-o-folem.« Von dem Krach wachte ich hin und wieder auf, ziemlich oft sogar, aber das war egal. Ich mochte es, ihre Stimmen zu hören.

Jetzt kommt niemand mehr. Mit einigen haben sie sich zerstritten, bei anderen gingen sie irgendwann nicht mehr ans Telefon, gegen den Rest entwickelten sie über die Jahre einen Groll – weil sie mehr Geld oder mehr Freude am Leben hatten, glücklicher verheiratet oder geschieden waren, erfolgreichere Kinder vorweisen konnten oder einfach nur Kinder, die sich besser zu benehmen wussten. Kurz: weil diese Leute etwas unternommen hatten, um ihr Leben zu ändern, weil sie eine Art Glück gefunden hatten, das echt war und nicht auf einer Illusion basierte. Jetzt kommt kein Besuch mehr, und auch meine Eltern besuchen niemanden mehr. Sie sind immer hier. Immer. Als würden sie darauf warten, dass etwas passiert.

»Ja«, antworte ich meinem Vater, ohne ihn anzusehen, und reibe die Handflächen aneinander.

»Und? Wo wart ihr?«, fragt er. Ich spüre die Hitze in seinem Blick. »Zum Teufel nochmal, jetzt *halt endlich* die Hände still!«

»Auf dem Sant Ramon«, sage ich. Dann schiebe ich die Hände unter den Tisch und reibe sie dort weiter aneinander.

Ich merke, wie meine Mutter den Kopf dreht, ihn ansieht und ihm etwas zuflüstert. Sie bewegt nur die Lippen, sodass die Worte mit einem kaum hörbaren Zischen aus ihrem Mund kommen: »Er hat sich heute in die Hose gekackt.« Mein Vater reibt sich mit beiden Händen über das Gesicht. Dann stöhnt er, und zwar so laut, dass ihn auch ja alle hören. Sein Stöhnen geht in ein »O Gott« über, wobei er das O extrem lang zieht. Mein Bruder stößt ein hyänenhaftes Lachen aus. Aus dem Augenwinkel kann ich sehen, wie sein mittellanges Haar auf und ab wippt.

»Hat sich dein *Trainingslauf* heute früh denn gelohnt?«, will meine Mutter von meinem Vater wissen. Energisch, aufgebracht, bissig: Der Klang ihrer Worte hat so viele Widerhaken wie ein Dornenbusch.

Sie möchte ihn nicht direkt fragen. Belässt es bei Andeutungen, einem spöttischen Unterton, einer unterschwelligen Aggressivität. Sie möchte verletzen, aber sie möchte keine Antwort. »Die Wahrheit tut weh«, sagen die Leute. Niemand will die Wahrheit, schon gar nicht meine Mutter. Sie wüsste nicht, was sie mit ihr anfangen und wo sie sie später verstecken sollte.

»Ja«, sagt mein Vater, verärgert über ihre Frage, und schaut dabei mich an, nicht sie.

Alle am Tisch sind still. Selbst Richard scheint überrascht vom Ausbleiben der Kampfhandlungen. Er ist diese Art passive Aggressivität nicht gewohnt. In unserer Familie läuft das eigentlich anders. Es wird geschrien und geschimpft, mit der Faust auf den Tisch gehauen; es werden Nackenhiebe mit dem Pantoffel verteilt, das Brot fliegt durch die Gegend, die Türen knallen; es gibt dramatisches Gekeife, »Verdammte Scheiße!« und »Ich könnte kotzen!« zuhauf, dazu Tränen in der Küche. Aber vor Kurzem haben sich die Spielregeln geändert. Mein Vater hat sie geändert, ohne uns Bescheid zu geben, und Richard hat es noch nicht mitbekommen.

Als die anderen mit dem Essen fertig sind, stehen sie auf und setzen sich vor den Fernseher. Meine Mutter räumt die Teller ab. Keiner hilft ihr. Ein Nachbar hat eine Platte von Nana Mouskouri aufgelegt und die Lautstärke auf Maximum gedreht. Das Gekreische der Sängerin dringt durch die Wand in unser Esszimmer. Der Nachrichtensprecher von *Telediario* sagt, dass Argentinien gerade die Falklandinseln eingenommen hat. Ich weiß nicht, wo die Falklandinseln sind. Es ist das erste Mal, dass ich diesen Namen höre. Der Mann erklärt, dass die Falklandinseln zuvor englisches Staatsgebiet waren. Es werden Bilder von Soldaten gezeigt, amphibische Verbände, die aus dem Wasser kommen, danach ein U-Boot und ein paar Zerstörer. Das Meer ist unruhig, der Himmel grau. Dann folgen Aufnahmen von Männern mit Schnurrbärten, Stahlhelmen und Tarnuniformen, die es sich grinsend in einer Rundfunkstation bequem machen und Durchsagen ins Mikrofon sprechen. Einer legt sogar die bestiefelten Beine aufs Mischpult. Ich weiß nicht, was sie sagen, denn es gibt keinen Ton zu den Bildern. Wahrscheinlich sind es Befehle an die Zivilbevölkerung, wie man das eben so macht, wenn man ein anderes Land besetzt.

»Scheiß auf die Engländer«, sagt mein Vater, der in seinem Kunstledersessel lümmelt. Er hat in seinem Leben noch keinen Briten getroffen und weiß auch sonst nichts über sie.

»Soll ich die Fische füttern?« Ich sitze immer noch am Esstisch.

Niemand antwortet mir. Auf dem Fernsehbildschirm sind

immer mehr argentinische Soldaten zu sehen, wie sie aus dem Wasser auftauchen und den Strand einnehmen. Das Meer scheint mit seinen unbändigen Wellen von Mal zu Mal aufgewühlter und feindseliger. Der Himmel ist austerngrau, verregnet und verheißt nichts Gutes.

Ich schaue mir das alte Aquarium von meinem Vater an. Selbst mit zusammengekniffenen Augen kann ich nicht genau erkennen, wer oder was da drinnen lebt. Algen und eine eigenartige grünliche Paste schwimmen im Wasser; die Glasscheiben sind so verdreckt, dass man fast nicht mehr hindurchschauen kann. Hin und wieder bewegt sich etwas, einer der überlebenden Fische wahrscheinlich, einer der wirklich harten Burschen. Nach allem, was sie durchgemacht haben, bin ich immer wieder überrascht, dass es in diesem Aquarium überhaupt noch Leben gibt.

Vor einem Jahr, also 1981, bestand die dritte Amtshandlung meines Vaters nach Feierabend stets darin, den Zustand seines Aquariums zu überprüfen. Wenn er um acht Uhr abends nach Hause kam, zog er zuerst das Portemonnaie aus der Gesäßtasche seiner Bundfaltenhose und legte es auf dem Sekretär im Flur ab. Danach nahm er seine Uhr ab – ein massives Modell, versilbert und mit elastischem Armband aus Metall – und deponierte sie neben dem Portemonnaie. Er zog sich nie die Schuhe aus und wusch sich auch nie die Hände, sondern legte nur diese beiden Gegenstände ab und ging dann direkt zum Aquarium im Esszimmer, um nachzusehen, ob seine Goldfische noch munter mit der Schwanzflosse wedelten. Zuerst zählte er sie durch: eins, zwei, drei … anschließend kippte er aus einer Dose Futter ins Wasser. Die Fischnahrung roch nach vertrockneten Algen und verfaulten Quallen, in etwa so wie der verdreckte Strand von El Prat. Sorgsam verteilte er die Futterflocken auf der Wasseroberfläche, indem er die Dose wie bei einem Salzstreuer immer wieder leicht mit dem Finger antippte. Danach überprüfte er den Wasserfilter.

Es ist ein großes Aquarium, ein professioneller Kasten – nicht eine dieser bauchigen Vasen, die sich andere Leute in die Wohnung stellen und bei denen man zum Wasserwechsel die Fische herausnehmen und das Gefäß unter dem Wasserhahn nachfüllen muss.

Wenn mein Vater den Fischen das Abendessen serviert und geprüft hatte, dass der Wasserfilter nicht verstopft war, zog er sich einen Stuhl heran und blieb eine Weile vor dem Aquarium sitzen. Er schaute sich seine Fische an, wie sie an die Oberfläche stiegen, als würden sie dort Luft holen wollen, obwohl sie in Wirklichkeit klitzekleine Happen von den dort schwimmenden Futterflocken abbissen. Es waren zehn oder zwölf Stück in unterschiedlichen Farben, zwei von ihnen Siamesische Kampffische. Bei den anderen wusste ich die Art nicht. Ob mein Vater es mir nicht gesagt oder ich es einfach nur vergessen habe – ich weiß es nicht mehr.

Manchmal rief er mich dann zu sich. Die Fische waren mir egal, aber da sie ihn glücklich zu machen schienen, ging ich hin, nahm mir einen Stuhl und setzte mich neben ihn.

»Siehst du den da?«, fragte er mich einmal und zeigte dabei mit dem Finger auf einen der Fische. »Wenn die schwanger werden, müssen wir die Jungen in einen Käfig stecken und von den Großen trennen. Die Muttertiere dieser Sorte, und das ist bei vielen anderen auch so, fressen nämlich ihre Jungen nach der Geburt.«

Ich betrachtete das Gesicht meines Vaters, das Kinn und dann das linke Ohrläppchen. Dann sah ich den kleinen roten Fisch mit den weißen Streifen an, den er mir gezeigt hatte. Er schwebte durchs Aquarium, schwamm, angetrieben von den kurzen Stößen seiner wedelnden Schwanzflosse, von hier nach da. Er sah mir nicht nach einem Kindsmörder aus, aber ich sagte nichts dazu. Die Fische meines Vaters anzuschauen, war eigentlich ziemlich langweilig. Man wartet und wartet, dass etwas passiert, aber sie machen nichts Spektakuläres. Als ich das erste Mal sah, wie einer von ihnen kackte, fand ich das ganz witzig. Dieses grazile plastikartige Fädchen, das an seinem Schwanz hängen blieb und dann im Wasser flatterte wie eins dieser von Flugzeugen durch die Luft gezogenen Werbebanner, hatte irgendetwas. Aber der Witz wurde schnell alt.

Die Straßenfeger interessierten mich schon eher. Es war die einzige Spezies, die ich tatsächlich erkannte. Mein Vater sagte mir, sie würden in Wirklichkeit Zwergwelse oder Katzenfische heißen. Sie hatten Schnurrhaare, hielten sich nur am Sandboden des Aquariums auf und fraßen den Dreck, der den anderen Fischen aus dem Maul fiel oder auf andere Weise auf dem künstlichen Meeresboden landete.

»Warum glotzt du nur die Straßenfeger an?«, sagte mein Vater immer leicht verärgert, als hätte ich eine universell gültige Regel bei der Beobachtung von Fischen im Aquarium verletzt. »Das sind die Hässlichsten von allen, die Dreckfresser, die Malocher. Die sind nichts wert. Ich hab die bloß da drin, damit sie das Aquarium sauber halten. Schau dir lieber mal diese Kampffische an. Was für kräftige Farben die haben.«

Ich erwiderte nie etwas auf diese Kommentare. Mir gefielen die Straßenfeger einfach. Ihre Demut. Ihre Bescheidenheit. Ihre Bereitschaft, ohne Murren die Arbeit anzugehen. Ihre lustigen Bärte. Ihre Vorliebe für den dreckigen Boden, ihre Ablehnung der Weiten des Meeres. Die Tatsache, dass sie die Malocher unter den Fischen waren.

Ende letzten Jahres wurde mein Vater ein weiteres Mal betrogen. Meine Mutter will nicht, dass wir darüber sprechen, aber gut.

Jedenfalls kam er eines Tages mit einer Plastiktüte voller Wasser nach Hause, die Henkel mit der Faust gepackt. Es sah nach einem ziemlich schwierigen Transport aus. Keine Ahnung, wie er das im Auto geschafft hatte.

»Was ist das?«, fragte ich ihn im Flur. Er öffnete die Tüte. Ich beugte mich nach unten und schob den Kopf nach vorn, um hineinsehen zu können. Die Tüte war nämlich nicht transparent, sodass man den Inhalt nur von oben erkennen konnte. In dem Wasser schwamm lauter Grünzeug.

»Zwerg-Schwertpflanzen vom Amazonas. Das sind Wasserpflanzen, um das Aquarium aufzupeppen«, sagte er. Er wirkte glücklich. Er war zufrieden mit sich selbst, man sah es ihm an. Er ging zum Aquarium und hatte die Tüte nun mit beiden Händen gegriffen. »Halt mal kurz«, sagte er, als er vor dem Aquarium stand. Ich war mit ihm gegangen und griff die Tüte nun mit beiden Händen, wie er es getan hatte. Daraufhin nahm mein Vater den Deckel des Aquariums ab und stellte ihn behutsam zur Seite, senkrecht an eine Wand angelehnt. Die Leuchtstoffröhre im unteren Teil, die für Licht im Inneren des Aquariums sorgte, blieb eingeschaltet. Sie war von einer Art grünem Schleim oder Algen überzogen.

Meine Mutter reckte just in dem Moment den Kopf aus der Küche, als mein Vater sich den zweiten Hemdsärmel hochgekrempelt hatte.

»Was ist das?«, fragte sie, genauso wie ich eine Minute zuvor im Flur.

»Wasserpflanzen«, sagte mein Vater und wandte sich dabei kurz meiner Mutter zu. Dann griff er eine der Pflanzen aus der Tüte, die ich ihm hinhielt. Mit einer Hand fasste er die Blätter, die andere streckte er aus und hielt sie wie einen Teller unter die Pflanze, damit das Wasser nicht auf den Boden tropfte. So hob er das grüne Ding aus der Tüte und ließ es ins Wasser des Aquariums hinab, wo er mit den Fingerspitzen beider Hände behutsam die Wurzeln im Sand eingrub.

»Du hast jetzt nicht wirklich Geld für *Wasserpflanzen* ausgegeben, oder?«, sagte meine Mutter.

»Quatsch«, antwortete er zufrieden. »Erzähl keinen Stuss. Die hab ich von einem Arbeitskollegen. Eingetauscht gegen zwei von meinen Clownfischen. Und jetzt erzähl bloß nie wieder, ich würde nicht wissen, wie man gute Geschäfte macht.«

Nach kurzer Zeit, keine drei Tage später, entdeckten wir, dass die Pflanzen Parasiten hatten. Es handelte sich um einen Wurmbefall namens Lernaea. Die Parasiten waren sehr klein und sahen aus wie die Fadennudeln in der Fideuá. Sie gruben sich mit dem Kopf voran in die Körper der Fische ein, durch die Schuppen hindurch, und saugten ihnen das Leben aus dem Leib. Nach nicht mal einer Woche hingen dem Großteil der Fische meines Vaters diese dünnen Bänder aus dem Bauch. Sie sahen aus, als hätte man ihnen Dekofransen angeklebt. Die Fische nahmen sehr schnell ab, ihre Haut verlor den Glanz, sie bewegten sich von Mal zu Mal langsamer, als wären sie müde.

Am Anfang war mein Vater noch voll motiviert, die Fische gesund zu pflegen, und kümmerte sich täglich um sie, auch wenn er dabei in einem fort gemurmelte Verwünschungen und Drohungen gegen den Arbeitskollegen ausstieß, der ihn betrogen hatte. Natürlich weigerte sich der Mann, die beiden Clownfische zurückzugeben. Die Anstrengungen meines Vaters nützten nichts. Die besten Fische gingen nach wenigen Wochen ein. Die Würmer vermehrten sich immer weiter.

Tag für Tag nahm mein Vater den Deckel des Aquariums ab und holte die erkrankten Fische aus dem Wasser, um ihnen mit der Brauenpinzette meiner Mutter die Würmer vom Körper zu entfernen. Es war ein komplexes Manöver, das maximale Konzentration erforderte, und mein Vater fluchte die ganze Zeit, drohte dem Arbeitskollegen, wünschte ihm allerlei entsetzliche und gewaltvolle Tode. Wenn er fertig war, fischte er mit einem Haarnetz die bereits gestorbenen Tiere aus dem Wasser. Eines Tages musste er auch seine zwei Siamesischen Kampffische aus dem Aquarium holen, zwei türkis und rot leuchtende Exemplare, die er mir immer wieder voller Stolz gezeigt hatte, seine absoluten

Lieblinge. Jetzt waren sie tot, abgezehrt und ausgemergelt wie die Junkies, die ohne Zähne im Mund durch die Straßen unseres Ortes vagabundierten. Die Körper der Kampffische waren von weißen Fäden überzogen, die wie Luftschlangen aussahen. Man hätte meinen können, die Tiere hätten sich auf einer zünftigen Party den Magen verdorben. Ihre großen Flossen, die im Wasser stets so majestätisch gewirkt hatten, hingen in der Hand meines Vaters nun schlaff und wie geschrumpft von ihren leblosen Körpern herunter. An diesem Tag stand er kurz davor, in Tränen auszubrechen. Ich sah, wie seine Unterlippe zitterte. »Was für eine Schande«, sagte er wieder und wieder. »Schau doch nur, was für eine Schande.«

Nach der Sache mit den Würmern und dem Tod seiner Siamesischen Kampffische begann mein Vater sich zu verändern. Er fing mit dem Jogging an und mit der Geheimniskrämerei. Es kam der Augenblick, an dem er sich vollkommen von seinem Aquarium lossagte und sich nicht mehr darum kümmerte. Ganz so, als würde es gar nicht ihm gehören. Ein Tag der Vernachlässigung folgte dem nächsten. Der Filter verstopfte, die Scheiben wurden immer dreckiger, bis sie so sehr von Schleim überzogen und undurchsichtig waren, dass man nicht mehr erkennen konnte, was sich im Inneren des Aquariums befand. Meine Mutter sagt, mein Vater solle das Ding wegschmeißen oder sauber machen. Es müsse etwas passieren. Ich schaue zwar nicht mehr ins Aquarium, aber ich weiß, dass die Straßenfeger immer noch da sind und unerschütterlich ihren Dienst verrichten – unter Bedingungen, die unheilvoller nicht sein könnten, nichts ahnend von der Katastrophe und weit entfernt von der Kapitulation, treu und ergeben, bis sie den Befehl zur Niederlegung der Waffen erhalten.

Oft komme ich nachmittags nach Hause und hoffe, meinen Vater vor dem Aquarium zu sehen, wie er das Futter aus der Dose ins Wasser schüttet und den Filter prüft, aber er ist nie da.

»Fi-fo-fiu-fum«, pfeift mein Vater im Rhythmus des Songs von Mike Oldfield, der ihm so gefällt. Eine Hand hat er am Lenkrad unseres Seat 124, der Ellbogen des anderen Arms ruht auf der Kante des offenen Fensters. Die qualmende Chesterfield hält er zwischen den Fingern am Lenkrad, nicht mit der anderen. Um das sehen zu können, musste ich Hüfte und Oberkörper in seine Richtung drehen. Ich dachte erst, mein Vater würde wieder schimpfen wegen des Schiefhalses, aber er hat es nicht mal bemerkt, so beschäftigt ist er mit den Geheimnissen in seinem Kopf.

Durch das offene Fenster zieht derart kalte Luft in den Wagen, dass ich fast die Hände unter die Oberschenkel schieben muss. Andererseits bin ich auch etwas dankbar für den Luftzug, denn er vertreibt das Schwindelgefühl. Es ist Sonntagvormittag.

»Oh-when-o-holem«, singt mein Vater jetzt über das Lied von Kenny Rogers, das gerade auf Radio 80 läuft. »Oh-when-o-folem.« Dann sagt er: »Wir sind fast da«, und fährt auf die Umgehungsstraße zum Carrefour von El Prat.

Es sind die ersten Worte aus seinem Mund, seit wir von zu Hause aufgebrochen sind. Davor herrschte fünfzehn Minuten Schweigen. Das heißt, er hat geschwiegen. Ich habe versucht, die Stille in einem Wortschwall zu ertränken: erst mit einer detaillierten Erklärung zur Sklerodermie, bei der die Haut wegen der Vergiftung durch gepanschtes Rapsöl hart wird und austrocknet; dann mit einem gesellschaftspolitischen Kommentar zur Invasion der Falklandinseln, über die ich außer den paar Fakten, die mir Priu erzählt hat, fast gar nichts weiß; und später, als wir an der Citroën-Filiale am Stadtrand vorbeikamen, habe ich mit einer bunten Mischung der Wunder von Don Bosco weitergemacht. Typen mit schlechten Augen, die plötzlich etwas besser sehen konnten; Menschen mit schmerzenden Knien, die sich auf einmal hinhocken konnten; und dann noch die

Geschichte, als Don Bosco aus einer Handvoll Maroni genug zu essen für eine große Menschenmenge machte.

Während ich erzähle, habe ich den Blick fest auf die Straße gerichtet. Ich möchte meinen Vater nicht ansehen. Dieser abwesende Ausdruck, der ihm ins Gesicht gemeißelt ist, lässt es mir kalt den Rücken runterlaufen. Am Seitenfenster fliegen die Werbetafeln vorbei: die vom Carrefour, die vom Tierpark Rioleón Safari, die vom Campingplatz El Toro Bravo und die von Evinrude, einem Hersteller von Außenbordmotoren. Strommasten recken sich auf den Hügeln dem Himmel entgegen. Dicke schwarze Kabel sind zwischen ihnen gespannt. Hin und wieder sitzt eine Elster drauf, eine Turteltaube, eine Drossel. Wir kommen an ein paar mitten im Gewerbegebiet gelegenen Restaurants vorbei. Sie richten hauptsächlich Hochzeiten und Kommunionsfeiern aus und sind von Parkplätzen umgeben, die viel größer als die Gebäude selbst sind. Diese Restaurants befinden sich im Grunde in einer Art Niemandsland, direkt neben der Landstraße, wo sie dem Staub, dem Hupen der Autos und der sengenden Sommersonne ausgesetzt sind. Nicht mal einen Spielplatz für die Kinder ihrer Gäste haben sie.

Hundert Meter vom Carrefour entfernt befindet sich eine verlassene Masía. Ich sehe das Gehöft jetzt vom Auto aus. Mit ihrem hohen Turm und umgeben von Palmen und Olivenbäumen ist die Masía zwar schön anzusehen, passt aber so gar nicht zu den Fabriken, Gewerbehallen und Einkaufszentren der Gegend. Dieses Gehöft ist weit und breit der einzige Überlebende des vorigen Jahrhunderts. Aber es fällt nach und nach in sich zusammen. Der letzte Bauer hat es vermutlich vor langer Zeit verlassen. Auf den Dächern fehlen überall Ziegel, die Türen hängen schief in den Angeln, der Hühnerstall ist nur noch ein Haufen verbogener, in sich selbst verhakter Drahtzäune und von Vogelkacke überzogener Holzplanken. Vor der Masía thront wie als eine Art Provokation eine Plakatwand, auf der in Neonfarben das Bild einer Tänzerin und die Worte »Top Models« prangen – Werbung für den Puff nebenan. Etwas weiter die Straße hoch kann man das Gebäude von La Seda de Barcelona ausmachen. Die Fassade des Recyclingunternehmens mit den vier Schornsteinen ist markant und sieht so aus, als hätte man ein Mietshaus zu einer Industrieanlage umgebaut. Die Rollläden sind, soweit ich mich erinnern kann, immer geschlossen, die Schlote speien Tag und Nacht widerlich stinkende Abgase aus. Wir sehen die Anlage nur aus der Ferne, aber der Gestank nach Kuhmist dringt trotzdem sofort ins Auto. Mein Vater sagt nichts dazu, er beschwert sich nicht über den Geruch. Stattdessen fährt er einfach im letzten Kreisverkehr ab und biegt auf die Straße zum Carrefour ein. Am Straßenrand stehen ein paar heruntergekommene Palmen, deren Früchte vertrocknet und verfault von den Kronen herabhängen wie der Bart vom Kinn eines Vagabunden.

Das alles nehme ich wahr, ohne groß darüber nachzudenken. In Wirklichkeit achte ich gar nicht auf die Landschaft. Ich denke einzig und allein daran, dass ich meinen Vater unter keinen Umständen fragen darf, was er gestern Vormittag am Sant Ramon getrieben hat, wer zum Teufel da bei ihm im Auto war und warum wir jetzt so tun, als hätte das alles nie stattgefunden. Ich denke, mein Vater hat sich dafür entschieden zu glauben, dass ich zwar auf dem Sant Ramon war, ihn aber nicht gesehen habe. Auch wenn das nicht die Wahrheit sein mag. Aber die Wahrheit über die Dinge will sowieso niemand wissen.

Beim Carrefour hält mein Vater in der Nähe eines Wasserhahns, und wir steigen aus dem Auto. Es ist nur ein weiterer Wagen zu sehen, am anderen Ende des Parkplatzes. Die Motorhaube ist offen, ein Mann fummelt im Innenraum herum, während zwei Kinder auf kleinen Fahrrädern ihre Runden drehen. Mein Vater – er trägt eine sehr kurze, blau glitzernde Turnhose und bis zu den Knien hochgezogene Sportsocken – öffnet den Kofferraum unseres Wagens und holt eine gelbe, teilweise schon von einer Moosschicht überzogene Plastikwaschschüssel heraus, die bei uns auf der Dachterrasse herumstand und von niemandem mehr benutzt wurde, nicht mal von meiner Mutter zum Bodenwischen. Er füllt die Schüssel unter dem Hahn mit Wasser und gibt ein paar Spritzer Geschirrspülmittel mit Orangenduft Marke Mistol hinzu. Die Mistolflasche macht diverse Furzgeräusche, denn sie ist fast leer. Zum Schluss lässt er einen orangefarbenen Kunststoffschwamm in die Schüssel fallen, worauf etwas Wasser auf den angewärmten Asphalt des menschenleeren Parkplatzes spritzt. Es ist Sonntag, der Supermarkt hat geschlossen. Die Aprilsonne knallt nicht besonders stark. Zum Glück, denn die Bäumchen, die hier im letzten Jahr gepflanzt wurden, sind noch nicht wirklich groß. Sie spenden noch keinerlei Schatten und müssen mit Stäben, Drähten und anderem Zeug abgestützt werden. Mein Vater schiebt die Schüssel zu mir rüber und macht eine auffordernde Geste. Ich sage nur ein Wort:

»Ich?«

Die Frage eines Vollidioten, denn auf dem zweihundert Meter langen Parkplatz ist bis auf die zwei Kinder und ihren Vater keine Menschenseele zu sehen. Mein Bruder ist mit seinen Freunden zu einem Basketballspiel von zwei Mädchenmannschaften an der Nonnenschule gegangen; meine Mutter ist zu Hause geblieben, um das zu machen, was sie immer macht, wenn sie zu Hause bleibt; und mein Vater, das war klar, denkt nicht daran, auch nur einen Finger zu rühren. Unterm Strich bleibt also nur einer übrig: ich.

»Na los. Und bitte gründlich!«, sagt er und stößt leicht mit der Fußspitze gegen die Schüssel. Der Stoß versetzt das Wasser in Bewegung, wieder schwappt ein bisschen auf den Boden. Dann stemmt mein Vater die Hände in die Hüften, und ich sehe, dass er zwar direkt vor mir steht, aber nicht mehr anwesend ist, sondern sich in seine Gedanken zurückgezogen hat.

»Was meinst du, Papa, wie wird die Sache mit den Falklandinseln ausgehen?«, sage ich, während ich mich hinhocke und eine Hand in die Schüssel stecke, um den Schwamm auszuwringen. Das Wasser ist kalt, aber nicht eiskalt. Der Schaum des Spülmittels hüllt meine Hand ein wie die seidige Puppenhaut einer Insektenlarve und bleibt selbst dann noch an ihr kleben, als ich sie herausziehe und den Schwamm ausdrücke. »Natürlich haben die Engländer eine schlagkräftigere Armee. Allein mit ihren See- und Luftstreitkräften könnten sie die Argentinier …«

»Bin gleich wieder da«, sagt er nur. Dann dreht er sich ohne weitere Erklärung um und beginnt zu joggen.

»Los, Papa, schneller!«, feuere ich ihn an, während er sich von mir entfernt.

Er läuft im Kreis um den Parkplatz, und von meiner Position am Auto kann ich ihn aus dem Augenwinkel heraus vorbeilaufen sehen. Ich zähle die Runden mit, ohne es zu wollen, und unterbreche alle paar Minuten meine Arbeit, um taktische Fußtritte, in perfektem Rhythmus und stets in gerader Anzahl, in Richtung Boden abzugeben. Hin und wieder lege ich auch den Schwamm zur Seite, um mir den immer noch steifen Hals zu massieren. Im Auto – mein Vater hat die Schlüssel stecken lassen – läuft ein Song von Supertramp, den er sehr mag. Wegen der geschlossenen Fenster klingt es ein wenig dumpf, aber man kann die Melodien trotzdem gut hören. Bei der einen oder anderen Runde um den Parkplatz, wenn er nah an mir und dem Seat vorbeiläuft, sehe ich meinen Vater lächeln. Doch er lächelt nicht wegen mir oder dem Lied, er lächelt einfach nur vor sich hin, für sich selbst. Und ich schrubbe weiter die besonders dreckigen Stellen des Wagens, was aber nicht viel nutzt, denn der Rost ist alt und bereits ein fester Bestandteil der Karosserie. Mit billigem Geschirrspülmittel lässt er sich nicht entfernen, ganz egal, wie sehr ich mich anstrenge.

Als ich etwa eine halbe Stunde später den Eindruck habe, dass der Wagen sauber ist – oder zumindest so sauber, wie er eben sein kann –, spüle ich ihn mit klarem Wasser ab, das ich mir aus dem Wasserhahn hole. Dafür muss ich die Schüssel zwei oder drei Mal vollmachen. Anschließend wische ich das Auto mit einem alten Lappen trocken, den uns meine Mutter am Morgen gegeben hat, und begutachte danach mein Werk aus allen möglichen Winkeln. Dann lege ich eine Hand an den Mund und rufe: »Papa! Bin fertig! Der strahlt jetzt wie ein Mercedes, hahaha!«

Mein Vater läuft gerade am Haupteingang des Carrefour vorbei, der heute mit einem großen weißen Metallgitter verschlossen ist. Er ist gut hundert Meter von mir entfernt, aber meine Rufe kommen trotzdem bei ihm an. Er dreht sich um, und seine Lippen formen ein »Okay«. Dazu streckt er den Daumen nach oben, wie die Amerikaner. Auf dem Rückweg hört er auf zu joggen und senkt die Schrittfrequenz, sodass er wie ein Sportgeher aussieht, was immer etwas lächerlich wirkt. An einer Telefonzelle macht er halt. Wie er da so steht, sieht man hinter ihm nur Supermarkt und Himmel. Es ist ein blauer Himmel, windstill. Hier ein paar Lichtmasten, dort eine einsame Palme und daneben eine Waschstraße, die wir eigentlich auch hätten benutzen können. Eine Handvoll Stieglitze, die in der Luft ihre Runden drehen. Ein paar Wolken wie aus einem Comic, weiß und fluffig, als wären sie einer Kinderzeichnung entsprungen. Es sieht so aus, als würden sie den Supermarkt von hinten polstern, während sie gleichzeitig den Blick auf die in der Ferne gelegene Sierra de Collserola verdecken.

Ich sehe, wie mein Vater mit einer Hand, der linken, den Hörer nimmt und die Münzen einwirft, die er zuvor aus seinem Lederportemonnaie geholt hat. Es ist eine dieser Schüttelbörsen, die man öffnet und schräg stellt, damit das Kleingeld auf eine kleine Lederschürze fällt, wo man sich dann die gewünschten Münzen heraussuchen kann. Ebenfalls mit der Linken gibt er dann die Nummer ein, mit ausgestrecktem Finger. Als er fertig ist, stützt er die rechte Hand auf dem Telefon ab, als wäre der Apparat die

Schulter eines alten Freundes, und kreuzt ein Bein über das andere.

Ich habe keine Superkräfte, und so kann ich natürlich nicht ein einziges Wort von dem verstehen, was er sagt oder was die Person am anderen Ende der Leitung ihm antwortet. Aber ich sehe, wie sich seine Haltung verändert. Am Anfang steht er aufrecht, dann beginnt er zu gestikulieren, wirkt zunehmend verärgert und aufgebracht. Am Ende scheint er wie von einer schweren Bedrücktheit erfasst, die ihn komplett zermalmt. Der Kopf hängt herunter, das Kinn liegt auf der Brust, als hätte ihm jemand die Nackenmuskeln durchtrennt. Und so steht er eine ganze Weile da, mit trauriger Miene, niedergeschlagen, während er sich mit der Hand immer wieder über die Wangen und durchs Haar fährt. Irgendwann scheint er genug Kräfte in seinem Inneren gesammelt zu haben, um noch etwas zu sagen, und es vergehen ein paar Sekunden, in denen die andere Person ihm antwortet. Und dann schreit mein Vater plötzlich etwas. Seine Stimme dringt bis zu mir durch, hat aber weder Form noch Inhalt. Nur die Hülle des Schreis kommt bei mir an. Wären sie noch auf dem Parkplatz, die Kinder auf den Fahrrädern würden es bestimmt auch hören. Dann beginnt mein Vater, mit dem Hörer auf das Telefon einzudreschen. Am Auto höre ich die Schläge scheppern, trocken und etwas metallisch klingen sie. Ich habe ihn noch nie so gesehen. Selbst wenn er zu Hause wegen uns wütend wird, ist er nicht derart außer sich. Er sieht aus wie ein Wahnsinniger und prügelt noch eine ganze Weile so heftig auf das Telefon ein, als wollte er den ganzen Apparat zerstören. Ich sehe, wie Plastiksplitter durch die Luft fliegen, kleine Teile des Telefons abplatzen. Er schlägt sehr fest zu, sein ganzer Körper zittert bei jedem neuen Hieb.

Dann hört er mit einem Mal auf. Urplötzlich, nicht etwa nach und nach. Ganz so, als hätte ihm eine Stimme in seinem Kopf etwas zugeflüstert.

Mein Vater kehrt zum Auto zurück. Den zertrümmerten Hörer hat er nicht eingehängt, er baumelt am Kabel hin und her. Dieses Mal läuft er nicht, sondern geht sehr langsam. Als er bei mir und dem 124er ankommt, schaut er den Wagen an, ist aber mit den Gedanken komplett woanders, als würde ihn das gewaschene Auto einen Scheißdreck interessieren. Einen Moment lang scheint es, als wolle er mich etwas fragen. Doch dann überlegt er es sich anders, so kommt es mir zumindest vor, und schweigt. Er murmelt ein paar abstrakte Worte der Anerkennung, öffnet die Fahrertür und holt eine Zigarettenschachtel aus dem Innenraum. Er steckt sich eine Zigarette zwischen die Lippen, zündet sie an und setzt sich ins Auto. Die Tür knallt er mit einem ordentlichen Wumms zu, denn sie schließt nicht mehr richtig. Im Radio erklingt ein Lied, ein Seufzer nur, und endet wieder.

Und dann fängt mein Vater an zu weinen.

Einen Moment lang bleibe ich draußen stehen und weiß nicht, was ich tun soll. Von der Beifahrertür aus beobachte ich ihn aus dem Augenwinkel. Er hat beide Hände am Lenkrad, obwohl das Auto steht und der Motor nicht läuft, und den Kopf gesenkt, das Kinn wieder an der Brust. Sein Oberkörper hebt und senkt sich in einem gleichmäßigen Rhythmus, und ich beginne, mir die Hände zu reiben, lasse die Fingerknöchel knacken und beschnüffele meine Fingerspitzen in einer genau festgelegten Reihenfolge, erst rechts, dann links, aber ohne sie anzusehen. Sie riechen nach Mistol. Als ich sie dann doch ansehe, ist da Blut an zwei von meinen Fingern. Es kommt von meiner Nase. Ich hebe die Hand, drücke das blutende Nasenloch zu und ziehe hoch. Eine Flüssigkeit mit metallischem Geschmack läuft mir den Rachen hinunter.

Die Schluchzer meines Vaters dringen nicht durch das Metall der Tür oder das Glas der Fenster. Doch ich vermute, es sind Geräusche, wie sie ein im Hals stecken bleibender Schluckauf verursacht. Ich kann sie spüren. Ein Wimmern, wie es Clochard hervorpresst, wenn er aus dem Badezimmer befreit werden möchte.

Ich habe meinen Vater noch nie weinen sehen. Bis vor einer halben Minute noch war ich überzeugt davon, dass Väter niemals weinen, dass es verboten ist oder so.

Damit löst sich alles auf. Wenn du deinen Vater weinen siehst, ist das in etwa so, als würden sich die tragenden Wände deiner Wohnung in Knete verwandeln. Die alles stützende Kraft verschwindet. Die Achse gerät aus dem Lot, und die Dinge fliegen durch die Luft, werden in alle Richtungen geschleudert, als würde ein Hurrikan wüten.

Geradeaus. Ich schaue geradeaus. Eine ganze Weile schaue ich einfach nur geradeaus, um nicht den kraftlosen und am Boden zerstörten Mann im Auto anzusehen. Hinter mir ist der Supermarkt, neben mir der 124er, mein Blick ist fest auf unseren Ort gerichtet. Die Silhouette der Kapelle von Sant Ramon zeichnet sich dort oben auf dem Gipfel des Hügels ab, sie ist deutlich vor dem blauen Himmel erkennbar. Die Luft scheint durchsetzt vom Geruch nach Asphalt, Metall und von einem fauligen Gestank, der vom Fluss herüberzieht. Über uns pflügt ein rumorendes Geräusch durch den Himmel. Ich richte meinen Blick nach oben – es fällt mir schwer, den Hals zu drehen, weil er durch meinen psychogenen Torticollis spasticus immer noch wie betoniert ist – und mache ein weiteres Passagierflugzeug auf dem Weg nach El Prat aus. Die Maschine hinterlässt eine perfekte Linie weißen Rauchs. Ganz ähnlich, wie es der Gegner von Mazinger Z macht – der, der wie eine Haubitzengranate aussieht.

Ich drehe die Hüfte, aber nur ein bisschen, und schaue zu meinem Vater, der mittlerweile nicht mehr schluchzt und sich mit der Innenseite der rechten Hand die Augen trocknet, erst das eine, dann das andere. Ich beschließe, die Tür der Beifahrerseite zu öffnen, und mache es so geräuschvoll wie nur möglich, um mein Kommen anzukündigen – was ganz ähnlich ist wie das Pfeifen auf einer öffentlichen Toilette, um zu verhindern, dass irgendein Idiot aus Versehen die Tür deiner Kabine aufreißt und dich beim Kacken oder Abwischen überrascht.

Mein Vater drückt mit dem Zeigefinger den Knopf an der Fensterkante herunter – der, der alle Türen verriegelt, auch meine – und dreht den Zündschlüssel um. Der Motor des 124ers erwacht stotternd zum Leben. Mein Vater schaut mich nicht an und erklärt auch nichts. Er dreht einfach nur die Lautstärke des Radios hoch, das just in diesem Moment einen sehr schlechten Song spielt, »Eye in the Sky«. Und als ich dieses Lied höre, erinnere ich mich daran, wie ich mit sechs Jahren *Mazinger Z* im Fernsehen gesehen habe, als ich bei meinem Opa war, der mitten in der Nacht losbrüllte und nach seinen gefallenen Kameraden rief, weil er glaubte, sie würden noch da sein. Jetzt, da ich meinen Vater habe weinen sehen, habe ich das Gefühl, auch weinen zu müssen, aber nur ein bisschen. Keine Ahnung, wieso. Und so hocke ich auf dem Beifahrersitz des 124ers mit dem Geruch von Kunstleder, Rost, Benzin und Zigarettenqualm in der Nase und möchte am liebsten selbst losheulen. Doch am Ende reiße ich mich zusammen und weine nicht. Stattdessen presse ich mit den Fingern der linken Hand das blutende Nasenloch zu und warte, dass es wieder aufhört.

Ich rutsche ein Stück rüber. Irgendetwas liegt da auf dem Sitz und pikst mir in die Pobacke. Ich hebe den Hintern auf einer Seite an, ziehe mit den Fingern der rechten Hand einen kleinen Gegenstand hervor und halte ihn seitlich an meinem Oberkörper, versteckt vor den Blicken meines Vaters, der gerade in einen anderen Gang schaltet und den Wagen vom Parkplatz und wieder an den zerfledderten Palmen vorbeisteuert. Ich betrachte das kleine Ding in meinen Fingern. Es ist der Ohrring einer Frau: ein feuerfarbener Anhänger in Tränenform, der an einem feinen

Ring aus Silber baumelt. Ich schließe die Faust und lasse ihn zwischen meinen Fingern verschwinden.

Mein Vater fährt uns nach Hause. Er sagt nichts, pfeift nicht mal ein Lied, und ich sage auch nichts.

Zwischenspiel Nr. 2: Albträume

Hab ich dir eigentlich mal erzählt, dass ich als Kind an einer ziemlich ernsten Hepatitis erkrankt bin? Da waren auch noch andere Sachen. Als Kind war ich wirklich oft krank. Humpeln, Allergien, Anämie, Appendizitis, Phimose, leichte Tuberkulose und als Krönung dann Hepatitis.

Gut, kann sein, dass ich mit dem Wort »ernst« etwas übertrieben habe. Ich war jetzt nicht kurz vorm Sterben oder so. Ich glaube, es gibt drei Arten von Hepatitis: Bei einer merkst du es noch nicht mal, bei der zweiten liegst du zwei Monate flach, und die dritte bringt dich um. Ich hatte die mittlere: die Hepatitis, die dich umhaut, aber nicht umbringt. Ich glaube, die heißt Hepatitis A. Ja, genau, jetzt weiß ich's wieder, das war die A. Ich hab's mitbekommen, weil ich immer ruckzuck k.o. war und außerdem grüne Pisse hatte. Ja, so ein richtig sattes Limettengrün, wie bei den Polohemden. Hab mich echt erschrocken, als ich das gesehen hab. Und die Leute meinten, ich hätte ein gelbes Gesicht und keinen Glanz, keine Farbe mehr in den Augen, sondern nur noch so einen beige-gräulichen Schimmer wie Eiter. Aber daran erinnere ich mich nicht. Sollte ich das mitbekommen haben, hab ich's irgendwann vergessen. Ich war ja sowieso ein ziemlich blasser Junge. Vielleicht ist es mir deshalb gar nicht aufgefallen. Ich meine, dass meine Leber nicht mehr funktionierte.

Ja, ich nehme noch eins. Ohne Schnaps, nur das Bier. Hörst du nicht zu, Alter? Ich hatte Hepatitis! Hab ich dir doch gerade erzählt. Die Schnäpse tun mir nicht gut. Mir egal, ob du mich einlädst. Ich hab selbst Kohle und reiß dieselben Stunden mit den Gittern runter wie du. Aber Moment mal! Warum erzähle ich dir hier eigentlich meine Krankheitsgeschichte? Du lenkst mich echt nur ab, Junge, und dann verliere ich den Fa… ach, ja, jetzt weiß ich's wieder. Die Sache ist die: Als ich Hepatitis hatte, ist meine Familie ohne mich in den Urlaub gefahren. Ja, Mann. Was? Sechs Jahre alt. Keine Ahnung, wo sie hingefahren sind, keine Ahnung, wie sie das bezahlt haben. In dieser Zeit damals war das Geld bei uns nämlich ziemlich knapp. Wir trugen abgelegte Klamotten anderer Leute und aßen nur das billige Zeug aus dem Supermarkt. Vielleicht konnten sie sich diesen Urlaub leisten, weil ich nicht dabei war, hahaha. Ein Kind weniger macht einiges möglich. Weiß auch nicht, warum sie diesen Gedanken nicht bis zu seinem logischen Schluss weiterverfolgt und mich irgendwann umgebracht haben.

Jedenfalls haben sie mich bei meinen Großeltern väterlicherseits abgeliefert. Nein, da hat keiner das Jugendamt alarmiert. Mein Opa Sebastián und meine Oma Purificación haben sich um mich gekümmert. Anderthalb Monate, im Sommer. Mein Opa war der, der so wie Clark Gable aussah. Hab ich dir doch neulich hier in dieser Bar erzählt. Weißte noch? Genau. Der Opa, der verrückt geworden ist, als die Sache mit diesem Hauptmann passierte. Oberkörper zerfetzt, aber Wirbelsäule und Schädel noch vollkommen intakt, saß der Typ oben auf der Ladefläche vom Lkw.

Mein Opa war ein netter Kerl, aber niemand hätte ihn als liebevoll oder umgänglich mit Kindern beschrieben. Er war kein Opa, wie man sie aus Märchen und Liedern kennt. Nichts mit »Abuelito, erzähl mir, wie's früher war« und dem ganzen Scheiß. Er hatte seine eigenen Probleme und lebte in einer anderen Welt, einer Welt der Erwachsenen, zu der wir keinen Zugang hatten. Ich kann mich nicht dran erinnern, dass er mich mal in die Arme genommen, mich auf seinen Schoß gesetzt oder mir Ungeheuer gemalt hätte. Nichts davon. Er stotterte, seit ihm diese Sache im Krieg passiert war und er mitten in der Schlacht operiert werden musste. Er erzählte Witze und war, das muss man sagen, ein geistreicher Kerl, hielt seine Mitmenschen aber immer auf Distanz. Wie ein Komiker, der in einer Tour dummes Zeug labert, damit die Leute nicht merken, dass er eigentlich depressiv ist. Als so eine Art Barriere, verstehste? Ich hab eigentlich nie gewusst, wie er tief in seinem Inneren wirklich war. Das wusste wahrscheinlich niemand. Er war unergründlich, umgeben von so einer Art … wie soll ich's dir erklären? Von so einer Art Membran, weißt du? Eine Schicht, die ihn von den anderen trennte und ihm einen Ort schuf, zu dem niemand Zutritt hatte. Vielleicht ist es aber auch einfach so, dass du als Enkelkind deine Großeltern gar nicht richtig kennenlernen kannst. Die Distanz ist einfach zu groß, denkst du nicht? Das sind diese Leute mit der verschrumpelten Haut, die dauernd unverständliches Zeug von sich geben und deine Eltern nervös machen. Ja, genau.

Ja. Er war ein Rechter. Was los? Deine Großeltern waren alle Anarchosyndikalisten, oder was? Na ja, er war jedenfalls nicht radikal, hatte nicht die Bude voller Franco-Porträts oder so. Und er war Fan von Barça, ist mir gerade eingefallen. Ja, Mitgliedsausweis und so weiter und so fort. Was weiß ich denn, Mann? Weil er für Recht und Ordnung war. Weil er glaubte, dass die Anarchisten von der FAI unbeherrschte Spinner waren. Weil er die Sache mit den PCE-Kommis und der Verschiffung der spanischen Goldreserven nach Moskau nicht witzig fand. Außerdem hat er immer gemeint, dass ihm niemand sagen würde, was er mit seinem Eigentum zu machen hat. Das war echt ein Satz, den ich unzählige Male von ihm gehört habe: Niemand braucht ihm zu sagen, was er zu tun hat. Ganz allgemein eben. Faschisten, Kommunisten, egal. Autorität konnte er nicht leiden. Er hasste es, wenn man ihm Befehle gab. Das war ein ernsthaftes Problem für ihn.

Hab ich schon erzählt, dass er Mönche hasste? Ja. Er brauchte bloß einen sehen und fing an, Flüche zu murmeln, sich aus Spaß zu bekreuzigen oder so zu tun, als würde er Latein sprechen. Mein Bruder und ich, wir fanden das immer witzig, aber meine Eltern, die wussten nicht, wo sie sich vor Scham noch verstecken sollten. Er weigerte sich auch, in die Kirche zu gehen. Du kannst dir gar nicht vorstellen, wie sich meine Mutter schämte, als meine Kommunion anstand. Ach, quatsch doch nicht. Er ist nicht mal reingegangen. Er war ein unheimlich starrköpfiger Typ. Ein unfassbarer Dickkopf. Er war so, wie er war, und fertig. Man konnte ihn von absolut nichts überzeugen, und im Alter wurde das nur noch schlimmer. Wenn er einen Geistlichen sah, sagte er immer nur: »Wie soll man einem Kerl trauen, der Jungfrau ist, nur in schwarzen Klamotten rumrennt und mit Leuten redet, die gar nicht existieren?« Als Kind habe ich das nicht verstanden, später dann schon. Er war ein sehr sonderbarer Typ, auf jeden Fall. Sehr eigen eben.

Wenn mein Bruder und ich bei meinen Großeltern waren, langweilten wir uns immer zu Tode, weil es da praktisch nichts für Kinder gab. Nur diese Bücher, die sie dir in Bankfilialen schenken, der Caixa de Catalunya oder so: Ratgeber für den Haushalt, Reiseführer und was weiß ich nicht noch alles. Außerdem war das Haus voller Gerümpel. Sie wohnten gegenüber vom alten Markt, und ich glaube, meine Oma litt an diesem Diogenes-Dingens. Weißt du, was ich meine? Ist so ein Syndrom, Diogenes-Syndrom, bei dem du echt alles aufhebst. Du schleppst jeden Mist, den du irgendwo findest, direkt mit nach Hause, als wäre es ein großer Schatz oder was weiß ich. Meine Oma machte das mehr als mein Opa, aber er war auch so ein Typ, der alles aufbewahrte. Er hatte sogar noch seine komplette Uniform vom Krieg und so einen Trenchcoat, der aussah wie von der Gestapo. Der Hammer, sag ich dir. Ich wünschte, ich hätte mir das Ding unter den Nagel gerissen. Ja, so Marke Terminator mit dem Gürtel hier und so, aber lang, bis runter zu den Knöcheln und mit Schulterklappen …

Ja, verstehe. Stimmt, wenn wir nicht aufpassen, müssen wir hier noch übernachten. Ich schweife immer ein bisschen ab, schon klar, aber die Kurzversion liegt mir einfach nicht. Was ich dir eigentlich erzählen wollte, hat nichts mit dem Franco-Trenchcoat und dem ganzen anderen Zeug zu tun. Aber schuld bist du, verdammt, weil du mir dauernd Fragen zu den unwichtigsten Details stellst. Was ich dir erzählen wollte, war die Sache vom Sommer 1976, den ich bei meinen Großeltern im Bett lag, verstehste? Wenn du Hepatitis hast, streikt dein ganzer Körper. Du hast nicht mal mehr genug Kraft, um aufs Klo zu gehen. Beine aus Gummi. Mein Opa, der Arme, musste mich zum Kacken und Pissen aufs Klo tragen und danach wieder zurück ins Bett. Und das machte er, obwohl er, wie ich vorhin meinte, nicht besonders gut mit Kindern konnte und so. Ich verbrachte die Tage damit, *Mazinger Z* zu schauen und Comics zu lesen. Essen konnte ich nur Nudeln ohne Soße und gekochten Fisch. Nichts anderes. Mit kräftigeren Sachen kam mein Körper nicht klar. War nicht geil, aber auch kein großes Drama. Zumindest tagsüber nicht.

Und darauf wollte ich hinaus. Das Schlimmste an diesem Sommer waren die Albträume. Tagsüber lief alles gut. Ich schmökerte in »Das atomare Sulfat« von *Clever & Smart*, schaute Zeichentrickfilme, malte meine Strichmännchen, alles ohne Probleme, wie ich es dir gesagt habe. Die Stunden vergingen schnell. Ich konnte mich schon immer gut selbst beschäftigen. Eigentlich mag ich's sogar, allein zu sein. Aber nachts legten meine Großeltern mich zum Schlafen in ein Aufklappbett in ihrem Esszimmer. Das war ein ziemlich düsterer Raum mit einem extrem realistischen Kruzifix an der Wand. Na, weil meine Oma fromm war und mein Opa sich damit abgefunden hatte. Jedenfalls das Kruzifix: Da lief dem Jesus das Blut die Brust runter, und er hatte diese feine Dornenkrone auf. Auch sein Gesicht war voller Blut, das sich mit den Tränen mischte, und dazu dann noch die Nägel in den Füßen und so weiter. Dummerweise ließen sich die Rollläden in diesem Zimmer nicht mehr richtig schließen, sodass die ganze Nacht über das Mondlicht durch die Schlitze schimmerte, wie bei einem Horrorfilm Marke *Christine.* Ich bin da tausend Tode gestorben. Nein, *Christine* ist der mit dem Auto. Du meinst *Cujo. Cujo* ist der mit dem Hund. Wie der mit dem Clown heißt? *Es.*

Das war aber nicht das Einzige, was mir Angst machte, auch wenn sich das allein schon ziemlich fies anhört. Nein. Ich starb da jede Nacht vor Angst, weil mein Opa im Schlaf schrie. Das war ein Geheul, Alter, wie du es in deinem ganzen Leben noch nicht gehört hast. Oftmals waren es nur Schreie, gefolgt von unverständlichem Gemurmel. Das Ganze kam aus dem Zimmer über mir und wurde begleitet von der Stimme meiner Oma, die versuchte, meinen Opa zu trösten, ihm klarzumachen, dass er zu Hause war, in seinem Bett. Manchmal waren seine Schreie auch deutlicher, und man verstand jedes Wort. Und weißt du, was er sagte? Er rief nach seinem Hauptmann, schrie um Hilfe und nach den Ärzten. Er rief seine toten Kameraden beim Namen und flehte seine Mutter an, ihm zu Hilfe zu kommen und ihn aus dieser Hölle mit all den Bomben, Explosionen und zerrissenen Leibern herauszuholen. Ist kein Quatsch. Er rief immer gleich eine ganze Reihe von Nachnamen, als würde er die Startelf der Nationalmannschaft runterrattern. Das passierte zwar nicht jede Nacht, aber in vielen Nächten. In diesen Nächten war er wieder an der Ebrofront, der arme Kerl.

Ich konnte danach natürlich nicht mehr schlafen, klar. Sicher doch, das denkt jeder. Ich würde dich gern mal in dieser Situation erleben. Der Mann hat Tote gesehen, Mensch! Ist ziemlich einfach, jetzt so etwas zu sagen. Aber wenn du sechs Jahre alt bist, allein in einem dunklen alten Haus, und der Opa schreit in der Nacht nach seinen im Krieg gefallenen Kameraden … Alter, dann scheißt du dir in die Hose. Diese Schreie … ist fast so, als könnte ich sie jetzt immer noch hören. Das klang nicht nach dem

Geheul aus Vampirfilmen oder so. Das war etwas ganz anderes, schien direkt aus seinem Magen oder irgendeinem anderen Kanal tief in seinem Körper zu kommen. Das waren Geräusche, die dir das Blut in den Adern gefrieren lassen. Manchmal sprach er bei diesen Anfällen auch in Pidgin-Englisch. Was? Pidgin-Englisch. Das ist so eine Art Behelfssprache, die unter anderem auf Fernando Póo gesprochen wird. Eine Insel in Äquatorialguinea. Ob ich mir das ausdenke? Spinnst du, Mensch? Kann ich doch nichts dafür, dass du ein verdammter Analphabet bist, Alter. Ja, Pidgin-Englisch. Hat mit den englischen Kolonialisten zu tun. Ja, das hab ich in einem Buch gelesen. Solltest deine Nase vielleicht auch mal in eins reinstecken. Wird dich nicht umbringen, glaub mir. Mein Opa war mal da. In Guinea, meine ich. Erinnere mich dran, dass ich dir die Story irgendwann mal erzähle. Ist der Hammer, glaub mir, da fällt dir die Kinnlade runter.

Die Sache ist die: Ich denke wirklich oft an die Menschen, die das damals alles erlebt haben und den ganzen Mist jetzt noch in ihrem Inneren mit sich rumschleppen, verstehste? Ich will keinen auf philosophisch machen oder so, aber … ach, keine Ahnung, Mann. Ich krieg schon Beklemmungen, wenn ich nur drüber nachdenke. Kann sein, dass ich auch schon etwas besoffen bin. Aber wenn ich mir vorstelle, diese finstere Scheiße in meiner Seele herumzutragen, all diesen Mist, der diese Leute von innen her auffrisst und verfaulen lässt … Mann, das muss schrecklich sein. Die Schuld und die Scham, die grauenhaften Sachen, die du gemacht hast – und damit meine ich jetzt nicht *grauenhaft* wie in »Ich hab meine Freundin verlassen« oder »Ich hab mit einer anderen rumgemacht« oder ähnliche Kinkerlitzchen, sondern wirklich grauenhafte Sachen … die Bomben, die Massakrierten, die Zerfetzten, die Kinder mit den leeren Augen, die abgerissenen Arme und Beine, die Pferde mit den heraushängenden Gedärmen. Mein Opa hat das alles erlebt, Alter, und diese Bilder in seinem Inneren mit sich rumgetragen, verstehste? Wir können uns nicht mal ansatzweise eine Vorstellung davon machen, was das bedeutet. Wir haben noch keinen Krieg gesehen. Wir haben noch gar nichts gesehen. Wir kennen nur das hier, den Frieden, das ist unsere Normalität.

Hinzu kommt, dass das eine Zeit war, in der dir niemand geholfen hat. Du musstest allein mit allem klarkommen. Logisch, die hatten keine speziellen Zentren oder Kliniken für so etwas, und der Begriff »posttraumatischer Stress« existierte überhaupt nicht. Da war nicht mal dran zu denken, was glaubst du denn, bitte schön? Wenn's hochkam, wurdest du als »Neurastheniker« abgestempelt, und fertig. Was blieb dir also anderes übrig, als auszuhalten und auszuharren, deine Dämonen herunterzuschlucken und so zu tun, als würde alles fantastisch laufen und das Leben wunderschön sein? Jeden Morgen aufstehen, deine Mitmenschen grüßen und deine Enkel an die Hand nehmen und pflegen, wenn sie Hepatitis haben. Und das Wichtigste: die ganze Zeit über so tun, als hättest du nicht gesehen, was du gesehen hast. Die Wirbelsäule, den darauf hin und her wackelnden Kopf; die Babys, leblos, mit dem Gesicht im Matsch und all den anderen Scheiß. Wundert mich überhaupt nicht, dass der Mann verrückt geworden ist.

Mittlerweile verstehe ich auch, dass ich ihn nie wirklich gekannt habe. Weißt du, was ich damit meine? Ich könnte dir vormachen, wie er aß, dir in allen Details den Geruch seiner Haarpomade beschreiben, dir die Form seiner Nägel und seiner eckigen Finger aufmalen. Ich könnte dir eine passable Imitation seiner Art zu reden liefern, inklusive seines Stotterns. Aber im Grunde weiß ich nichts über ihn, nichts von dem, was ihn in seinem Inneren ausmachte. Kann gut sein, dass das auch normal ist, oder? Nichts von irgendjemandem zu wissen, meine ich. Von den Sachen, die wir wirklich in uns tragen. Ich könnte ein großer Pudelficker sein, und du würdest nie davon erfahren. Nein. Bist du bescheuert, Mann? Das sagt man halt so. Nein, ich hab noch nie einen Pudel gefickt. Nein, noch nie. Echt jetzt. Warum sollte ich denn einen Pudel ficken, Mensch? Bist du ballaballa, oder was? Das hab ich nur gesagt, um dir ein Beispiel zu geben, was für eine Scheiße mein Opa mit sich rumgeschleppt hat und dass ihn das von innen her aufgefressen hat, Stück für Stück, bis er irgendwann den Verstand darüber verlor.

Verdammt, wie schnell ich das weggezischt habe, oder? Das sind die Anekdoten, Mann, die machen Durst. Was? Wie, du willst jetzt nach Hause gehen? Die nächste Runde geht auf mich, Mann! Wusste ich doch, dass ich dich damit kriege. Du bist und bleibst eben ein Schmarotzer. Pass auf, ich werde dir noch eine Story über meinen Opa erzählen, bei der du dich flachlegst. Ja, genau, die ich vorhin erwähnt habe. Die mit dem Pidgin-Englisch und Fernando Póo. Nein, in der gibt es keine Toten. Obwohl ... jetzt, wo du's sagst ... es gibt sehr wohl eine Tote. Ist schon witzig irgendwie: Diese Tote vergesse ich immer.

Kapitel 9

»Bravo, bravo, was für ein Angriff!«, ruft Curro, der gerade dabei ist, ein paar Pflanzen zu wässern. Er hält einen groben Schlauch aus gelbem Plastik in einer Hand, die andere hat er auf seiner Hüfte aufgestützt. Der Wasserstrahl zeichnet eine hohe und perfekt geformte Parabel in die Luft und lässt nur wenige Ausreißertropfen vor dem Ziel zu Boden fallen. Curro quetscht das Schlauchende mit Daumen und Zeigefinger zusammen, sodass sich der Strahl in einen breiten Fächer verwandelt und einen mit Gänseblümchen bepflanzten Fleck besprüht. »Sehr gut, Jungs!«, ruft er laut. Dann dreht er sich ein wenig in Plácidos Richtung und fügt mit zusammengepressten Zähnen hinzu: »Die machen das nicht besonders gut, richtig?«

»Ich fürchte, das tun sie nicht, Señor«, antwortet Plácido, der beide Hände hinter dem Rücken zusammengeführt hat und in ihnen ein kleines Buch mit festem Einband hält, das wie ein Handbuch aussieht. Obwohl das Thermometer bereits fünfundzwanzig Grad Celsius anzeigt, und das um zehn Uhr vormittags, hat er die komplette Uniform inklusive Plastron, gestreifter Weste und Jackett angelegt. Seine Glatze funkelt, wenn die Sonne darauf scheint, und seine Schuhe blitzen.

»Ich verstehe nicht viel von diesen Dingen, aber mir scheint, dass die einen wirklich haarsträubenden Murks zusammenspielen,

Plácido«, fügt Curro hinzu, während unter dem Wasserstrahl aus seinem Schlauch ein kleiner Regenbogen mit zwei oder drei verlaufenen Farben auftaucht. »Es ist schon eigenartig. Was die da treiben, sieht nicht mal ansatzweise wie eine offiziell zugelassene Sportart aus, oder? Außerdem setzen sie nicht einen der Spielzüge um, die ich ihnen vorhin auf der Tafel skizziert habe.«

Curro richtet den Schlauch weiter nach rechts und drückt dabei das Ende noch fester zusammen. Der aufgefächerte Strahl geht nun auf ein paar rechteckig geschnittene Hecken mit harten Blättern nieder, die die seitliche Grenze des Gartens bilden. Es ist ein Julitag mit strahlendem Wetter. Später wird es heiß werden, aber noch ist es angenehm. Aus einer Ecke des Himmels ziehen Wolken auf, zerrissene Streifen, die wie die Kratzspuren einer Gabel aussehen. Ein Geruch nach Minze und frischem Wind, unter den sich ausnahmsweise mal nicht der Gestank nach Fabrikanlagen und verbranntem Plastik mischt, liegt in der Luft. Der Himmel ist voller Schwalben, die fröhlich zwitschernd bewundernswerte Pirouetten vollführen. Es sind zehn oder zwölf Stück. Immer wieder scheinen sich ihre Bahnen zu überschneiden. Immer wieder rasen sie im Sturzflug nach unten, um sich just in dem Moment, in dem sie eigentlich auf den Boden aufschlagen müssten, abzufangen und wieder aufzusteigen.

»Der Bursche da, Roca, der hat, wie es gerade aussieht, ein besonders großes Talent für die brutaleren Aspekte dieser Sportart, nicht wahr?«, sagt Curro.

»Um die Wahrheit zu sagen, Señor …«, antwortet Plácido, holt dabei das Handbuch hinter seinem Rücken hervor und schlägt es auf einer bestimmten Seite auf, »… steht hier nirgendwo, dass man das Siebener-Rugby auf diese Weise spielt. Ich meine damit die Art, wie es Señor Roca praktiziert.« Er hebt den Kopf und blickt zu den Spielern hinüber, die mit kurzen Hosen bekleidet von einer Seite des Gartens zur anderen rennen und dabei so aussehen, als würden sie von einer Mischung aus purem Zufall und

Orientierungslosigkeit gelenkt. Nur einer auf dem Feld, Roca, bewegt sich koordiniert und scheint das Spiel zu kontrollieren. »Um ein Beispiel zu nennen: das Manöver, das Roca gerade durchführt, indem er diesem jungen Gegenspieler den Arm verdreht, obwohl der noch nicht mal den Ball hat.« Plácido richtet den Blick wieder auf das Buch und konzentriert sich auf einen Absatz. »Das wäre laut dieser Beschreibung hier ein … ›Foul‹, Señor. Von der Frage, ob ein ›Stürmer‹ bei dieser Version des Sports überhaupt sinnvoll ist, möchte ich gar nicht erst anfangen. Hier steht es ganz eindeutig: ›Die Mannschaften im Siebener-Rugby sollten nur aus Dreiviertel-Spielern bestehen, da sie den Stürmern und Pfeilern in puncto Schnelligkeit und Wendigkeit überlegen sind.‹ Das scheint mir eine der grundlegenden Regeln zu sein, Señor. Zumindest erklärt diese mitreißende Abhandlung es so.«

»Ich weiß, Plácido«, sagt Curro und bewegt sich ein paar Meter nach links. Er hält immer noch den gelben Schlauch in der Hand, richtet diesen aber nun auf den Rasen vor ihm und dreht mit der freien Hand den Wasserhahn ab, der am Ende einer Rohrleitung mit dem Aussehen eines hakenförmig gekrümmten Fingers sitzt. Ein heftiges Zucken geht durch den Schlauch, und der Wasserstrahl reißt ab. Curro spricht weiter, den Blick bereits fest auf seinen Butler gerichtet, und lässt den Schlauch auf den Rasen fallen. »Nun, ich war gezwungen, gewisse Zugeständnisse zu machen. Als ich vor ein paar Wochen nur eine Handvoll interessierter Patienten zusammentrommeln konnte und sie im Pavillon der Subakuten versammelte, um ihnen mitzuteilen, dass wir eine Sportart gefunden hätten und eine Mannschaft zusammenstellen könnten, war auch Roca unter den Anwesenden. Er saß in der letzten Reihe und hat uns alle überrascht, indem er sagte, er würde mitmachen, allerdings nur, wenn er als ›Stürmer‹ spielen dürfe. Sein schiefes Lächeln hat ihn schon damals verraten. Ich denke, dass er es nur gemacht hat, um das Spiel zu sabotieren, Plácido, und gleichzeitig, zumindest vorübergehend, seinen maßlosen Hunger nach körperlicher Gewalt zu stillen. Ich hatte jedoch keine andere Wahl, als sein Angebot zu akzeptieren. Es gab einfach nicht genug Mitspieler.«

»Verstehe, Señor.«

»Glaubst du, dass unser Abwehrspieler demnächst wieder zu sich kommen wird, Plácido?«

»Das halte ich für wenig wahrscheinlich, Señor. Nicht nach dem, was Señor Roca vorhin mit ihm angestellt hat.«

»Er liegt schon eine ganze Weile so reglos am Boden.«

»Stimmt. Ich würde sagen, über eine halbe Stunde bereits, Señor.«

»Er wird ihn doch nicht umgebracht haben, oder? Das wäre ein äußerst unheilvolles Omen für unsere Fluchtpläne.«

»Nein, Señor. Er atmet. Achten Sie nur mal auf die Bewegungen seines Brustkorbs. Mit großer Wahrscheinlichkeit handelt es sich lediglich um eine leichte Gehirnerschütterung. Davon erholt er sich wieder.«

»Das beruhigt mich, Plácido«, sagt Curro und atmet tief ein, während sich sein Blick in einem Punkt am Horizont verliert. »Mir gefällt es nicht, wenn die Schwachen malträtiert werden. Diese Gewalt der körperlich Aktiven gegen die Geistesarbeiter ist mir über alle Maßen zuwider. Der Marxismus hat sich geirrt, Plácido.«

»Hat er das, Señor?«

»Ohne Zweifel. Wir sind nicht alle gleich. Überhaupt nicht. Interessen und Antriebe unterscheiden sich; sie sind von Mensch zu Mensch verschieden. Wir alle haben unterschiedliche Prioritäten. Es gibt unterschiedliche Menschentypen. Verschiedene Schichten, würde ich sogar sagen wollen. Die Aristokratie, Plácido, die Aristokratie war eigentlich keine allzu schlechte Idee. Natürlich wurde die Welt in dieser Ordnung nach fehlerhaften Prinzipien strukturiert, sprich: Herkunft, Abstammung, Vermögen … allesamt Kriterien, die unweigerlich zur Endogamie, zur Korruption und zur Vorherrschaft der Idioten führen. Nein, Plácido: Die wahren Führungspersonen einer Gesellschaft kann man nur ermitteln, wenn man nach der Weite der Seele und der Güte des Herzens geht. Fantasie, Geist, Mut sind entscheidend. Auch Elan und eine gewisse, wie soll ich sagen, Sensibilität?« Er rülpst. »Unterm Strich also all die Dinge, die du und ich besitzen. Und jetzt schau dir mal an, wo wir gelandet sind.« Curro schwenkt einmal mit der Hand über das Anstaltsgelände. »In einem gottverdammten Irrenhaus.«

»Die Welt ist ungerecht, Señor, wenn Sie mir diese Bemerkung zu Ihrem exzellenten Diskurs erlauben.«

»Ja, Plácido, aber das Wetter ist fantastisch.«

Und das stimmt. Dank der geringen Höhe der doppelgeschossigen Pavillons ist ein beachtlicher Teil des Himmelsgewölbes zu bewundern. Die Terrassen auf den Dächern dieser Gebäude sind nur mit niedrigen Geländern gesichert, die eher dekorativen Charakter haben und keinen Patienten abhalten, sich in die Tiefe zu stürzen. Schmale Steinwege schlängeln sich durch die Gartenflächen der Anstalt und führen von einem Pavillon zum nächsten. Oft hüpfen Sperlinge auf diesen Pfaden auf und ab, um sich dann plötzlich zwischen den Lorbeerhecken zu verstecken oder in die Lüfte aufzusteigen und Linien in den Himmel zu zeichnen, die an Schiffsschrauben und Unendlichkeitszeichen erinnern. Bienen, Wespen und Fliegen summen zwischen den Blumen und in der Luft umher. Es riecht nach Ginster, dessen blühende Sträucher einige der grünen Flächen im südlichen Teil der Anstalt überziehen wie gelbe Farbspritzer.

»Schön zu sehen, dass unsere noch junge Mannschaft dem ausgerufenen Bannerspruch alle Ehre macht. Das Motto, das du neulich vorgeschlagen hast«, sagt Curro. »Wie lautete das noch gleich?«

»›Ad utrumque paratus‹, Señor. Frei übersetzt heißt das so viel wie: ›Seid auf alles vorbereitet.‹«

»Ein gutes Motto, Plácido«, sagt Curro und wendet sich zu dem Butler um. »Ein exzellentes Motto. Glückwunsch.«

»Vergil, Señor.«

»Wie bitte?«

»Das Zitat, Señor. Es stammt von Vergil.«

»Aha, verstehe«, sagt Curro und wirft den Kopf nach hinten. »Einer von den Senilen aus dem Pavillon D?«

»Nein, Señor«, antwortet Plácido, ohne Curro anzusehen, und hält dabei das Handbuch, das er inzwischen zugeschlagen hat, mit beiden Händen über seinem Schoß, als müsste er damit seine Nacktheit verdecken. »Ein römischer Dichter, Señor. Autor der *Aeneis*.«

»Oh, natürlich. Dann leite doch bitte meine Glückwünsche an ihn weiter.«

»Ich fürchte, das wird nicht möglich sein, Señor. Der Mann ist im Jahr 19 vor Christus gestorben. Anfänglich noch dem Epikureismus verbunden, entwickelte er sich später hin zu einem mystischen Platonismus, Señor.«

»Platonismus …?«, sagt Curro, während er den Kopf in Richtung seines Butlers beugt und den Zeigefinger auf das rechte Ohr legt.

»Mystischer Platonismus, Señor.«

»*Mystisch*. Richtig. Hervorragend, Plácido, hervorragend. Das Mystische gefällt mir. Oh …«, sagt er und zeigt auf den Garten. »Sieht so aus, als würde Roca dem Ball gleich einen Stoß versetzen wollen.«

»Kicken, Señor, er will den Ball kicken.«

»Richtig, *kicken*.«

»Ich stimme zu, Señor, es sieht ganz danach aus.«

»Jawohl. Und weißt du, was mir aufgefallen ist: Sind seine Muskeln angespannt, lässt sich das Hakenkreuz auf der Schulter noch um einiges besser erkennen. Dieses Symbol der Unmenschlichkeit ist immer wieder ein schauriger Anblick. Sieh nur. Er holt mit dem rechten Bein Schwung. Scheint so, als würde er mit diesem Bein … wie sagtest du noch gleich … *kicken* und den Ball ein paar Meter nach vorn befördern, zur anderen Seite des Gartens. Ich weiß zwar nicht, wieso, aber gut.«

»In der Tat, Señor, das wird er tun. Gut beobachtet.«

»Da fliegt er! Gute Geschwindigkeit, jawohl, gute Geschwindigkeit. Eine perfekte Parabel. Jetzt geht er wieder runter. Meine Güte, dieser Ball bleibt nicht mal ruhig liegen, wenn man ihm die Luft ablässt. Ich habe nie ganz begriffen, warum man einen Sport mit einem Ball betreibt, der auf eine derart übertriebene Weise einer Melone ähnelt – einer Melone mit Ellipsenform. Da kann man doch unmöglich wissen, in welche Richtung das Ding nach dem Aufprallen springt, oder? Schau nur, am Ende ist er kreuz und quer übers Feld gehüpft und bei diesem komischen Vogel da drüben gelandet. Moment mal. Den kenne ich doch.«

Ein paar Tage zuvor, an einem Sonntag, saß Curro in der Empfangshalle von Pavillon H. Es war Besuchstag, und die Familienangehörigen der friedfertigen Patienten kamen in die Klinik, um ihre Liebsten zu einem Spaziergang mitzunehmen. Sie gingen Kaffee trinken, schlenderten durch die Altstadt und brachten ihre geisteskranken Verwandten ein paar Stunden später wieder zurück in die Klinik. Die Patienten waren danach genauso verrückt wie zuvor, aber ihre Familienangehörigen hatten ihr Gewissen beruhigt. Bei vielen Patienten sorgte der Besuchssonntag für gute Stimmung. Nicht so bei Curro, zumindest nicht an diesem speziellen Sonntag. Ein Pfleger hatte ihn über den Anruf seines Bruders Richard informiert: Er würde ihn nicht besuchen können, weil ihm »kurzfristig etwas dazwischengekommen« sei. Curro hoffte, dass dieses *Etwas* ein bösartiger Tumor wäre, bereute aber später diesen Gedanken.

Statt Besuch zu empfangen, schmökerte Curro an diesem Sonntag in *Lecturas*. Als er das Klatschblatt weglegte, fiel ihm eine

Familie am Nachbartisch auf. Er hatte sie vorher nicht bemerkt, weil er voll und ganz mit der ihm unverständlichen Publikation beschäftigt gewesen war.

Die Familie bestand aus einem Mann, einer Frau und zwei Kindern. Ihren Kindern, zweifelsohne. Der Mann war ein Patient, ein Neuzugang. Das sah Curro sofort. Er hatte eine Brille mit sehr dicken Gläsern, die wie Lupen aussahen und seine Augen auf groteske Weise vergrößerten. Seine Haare waren zu einem Pagenschnitt frisiert, der Pony hing ihm bis zu den Augenbrauen herunter. Er trug ein purpurfarbenes Hemd, bedruckt mit Amöben, die Wellen formten und sich gegenseitig auffraßen. Die Frau war eher klein, hatte aber einen unverhältnismäßig großen Kopf und dazu eine winzige Nase. Auch die Kinder, ein Mädchen und ein Junge, hatten große, aber dafür um einiges hübschere Köpfe. Sie schienen verwirrt und verängstigt, waren sieben oder acht Jahre alt und rutschten unablässig auf ihren Stühlen hin und her. Fast sah es so aus, als würde ihnen jemand aus einem Versteck heraus kurze Elektroschocks verpassen. Sie kauten auf ihren Nägeln herum, oder besser gesagt auf ihren Nagelhäutchen, drehten sich ständig in alle möglichen Richtungen um, ohne etwas anzuschauen oder Blickkontakt mit den Männern aufzunehmen, die in Morgenmäntel gekleidet durch den Saal spazierten.

Curro beobachtete den Neuen. Seine Gesten, seine Körpersprache … die eines Verrückten, ganz eindeutig. Beide Hände vollführten verschlungene Bewegungen; erregte Gesten, die das Haar auf seinem Kopf erzittern ließen. Seine Frau trug eine fast schon feierliche Frisur, regelrecht architektonisch anspruchsvoll, die sie bestimmt einige Stunden vor dem Spiegel gekostet hatte. Sie musste sich stark zusammennehmen. Das sah man ihr an. Curro konnte spüren, dass sie am liebsten das Gesicht in den Händen vergraben und losgeheult hätte, dass sie im Begriff war, einen regelrechten Hass gegen jenen Geisteskranken zu entwickeln. Curro wusste aus eigener Erfahrung, dass es nahezu unmöglich war, die Kranken nicht zu verabscheuen, auch wenn sie, wie es allgemein der Fall war, keinerlei Schuld an ihrem Leiden hatten. Die Gesunden werteten das Leid, das Klagen und den Schmerz der Kranken stets als eine Art Erpressung, als eine Art Nötigung. Als eine Erfindung, die allein deshalb existierte, um sie, die Gesunden, zu demütigen und ihnen das Leben zu erschweren.

Die Kinder schauten ihren Vater an und verstanden die Situation offenbar überhaupt nicht. Sie wollten einfach nur nach Hause. Stattdessen warteten sie, ohne zu weinen oder sich an den Haaren zu ziehen zwar, aber man merkte ihnen doch eine gewisse, mit Ärger vermischte Traurigkeit an. Im Grunde wirkten sie eher erschöpft als betrübt. Curro wusste allerdings, dass der Kummer sie von innen her zerfraß, Minute um Minute, Besuch um Besuch. Dass er sich in ihnen einnisten und verstecken würde, wie es ihm selbst beim Tod seines Opas und seiner Mutter passiert war, nur um dann Jahre später wieder hervorzubrechen – verwandelt in Stotteranfälle, Hassgefühle und Tics, von denen du nicht weißt, was sie sind und woher sie kommen. Du weißt nur, dass du dich in genau diejenigen verwandelst, die dich früher fertiggemacht haben. Das Schema wiederholt sich. Und dann fängst du an zu saufen und machst den Menschen in deinem Umfeld das Leben zur Hölle, weil dir ja früher auch irgendwer das Leben vermiest hat. Es war ein Gedanke der besonders deprimierenden Sorte.

Curro schaute die vier weiter an, ganz unverhohlen. Er hatte sich hingestellt. Von Zeit zu Zeit machten die traurigen Kleinen den Eindruck, allein nach Hause gehen zu wollen. Sie legten beide Hände auf die Oberschenkel und hoben die Hintern von den Sitzflächen an, als wäre das Gespräch gerade offiziell beendet worden: »Auf geht's!« Aber sie konnten die Bande nicht lösen. Dazu waren sie noch zu klein. Curros Augen füllten sich mit Tränen, als er diese theatralischen und bereits während der Ausführung zum Scheitern verurteilten Fluchtversuche sah. Eine schreckliche Wut, glühend, ohnmächtig, aufgestaut über ein ganzes Menschenleben hinweg, erfasste seinen Körper. Um nicht aufzuschreien und die Kinder dadurch noch mehr zu verängstigen, schlug er sich selbst, mit der rechten Faust ins Gesicht. Dann noch einmal und noch einmal, so heftig, dass ihn die Hiebe fast zu Boden warfen. Er spürte die Hitze der schnell wachsenden Schwellung in seinem Gesicht, schlug aber trotzdem weiter auf seinen Kopf ein. Es waren dumpfe Hiebe, die klangen, als würde jemand mit einem Hammer auf einen in Schinkenstreifen eingewickelten Schädel eindreschen. Er weinte und fluchte, und als die Kinder ihn sahen, erschraken sie. Irgendwer rief die Pfleger, die Curro dann aus dem Saal schleiften, während eines seiner Augen bereits die graue Farbe eines schlecht gewordenen Beefsteaks annahm.

»Er heißt Angus, Señor«, sagt Plácido und versucht dabei, nicht das Veilchen seines Dienstherrn anzuschauen. »Manisch depressiv, schwerer Fall. Unheilbare Schizophrenie. Seine Wahnvorstellungen sind schrecklich, allerdings auch sehr detailreich. Die wahnhaften Ideen, die der Mann hat, werden von dazu passenden Halluzinationen begleitet.« Plácido spricht etwas leiser weiter. »Er baut gerade ein U-Boot aus Glas in seinem Zimmer, Señor.«

»Ein U-Boot aus Glas?«, ruft Curro und nickt begeistert. Er reibt sich die Hände und wischt sie sich anschließend mehrere Male, im Wechsel auf- und absteigend, am Brustlatz des Blaumanns ab, den Plácido ihm vor einem Monat besorgt hat und den er seither bei den Gartenarbeiten trägt. »Aber das ist ja fantastisch, Plácido. Reich mir mal bitte die Hacke da. Ich frage mich, in welchem Maßstab er wohl …«

»Es handelt sich um eine Halluzination, Señor, Phantasmagorie«, antwortet Plácido. Anschließend bückt er sich, wobei er lediglich die Hüfte beugt, die Beine aber nicht bewegt, greift nach dem

Gartengerät, an dessen Spitze Erde und Pflanzenreste kleben, und reicht es Curro. »Wir haben uns neulich schon einmal über diesen Sachverhalt ausgetauscht, Señor. Das U-Boot ist natürlich nicht da. Es existiert nur in den Gedanken von Señor Angus. Genauso wie der aufbrausende Elefant von Señor Pineda oder das Katapult von Señor Adolfo.«

Curro packt die Hacke am Griff und stößt mit dem Kopf nach vorn, wie Hühner es tun, wenn sie nach Getreidekörnern picken.

»Das Katapult von Adolfo ist eine Halluzination?«

»Ich fürchte ja, Señor.«

»Na, das ist ja ein toller Reinfall, Plácido. Eine richtige Enttäuschung ist das. Deine Worte sind wie ein … wie sagst du immer … wie ein Dolch in meinem Herzen. Eigentlich wollte ich mir das Katapult nämlich ausleihen, um es für unsere Flucht zu benutzen.«

»Ich fürchte, das wird nicht möglich sein, Señor. Denn besagtes Katapult besteht lediglich aus großen Massen atembarer Gase. Man könnte auch sagen: Es existiert nicht, Señor.«

»Gut, gut, verstehe«, sagt Curro, der nun die Hacke mit beiden Händen hält und zu dem Mann schaut. »Über einen gefällten Baum braucht man nicht weinen … oder wie das heißt. Stichwort Boabdil.«

»Verschüttete Milch.«

»Wie bitte?«

»Man sollte nicht über verschüttete Milch weinen, Señor. So lautet das Sprichwort, das Sie meinen. Wird Milch erwärmt und dann aus Versehen verschüttet, so sagt das Sprichwort, ist es sinnlos, darüber zu klagen. Auf das alltägliche Leben übertragen, rät uns dieser Spruch also, dass wir uns nicht weiter beklagen sollten, wenn das Unglück erst einmal geschehen ist, Señor.«

»Sehr gut gesagt, Plácido. Sehr gut. Wir beklagen uns nicht. Themenwechsel: Warum gibt dieser Angus den Ball nicht wieder zurück? Er scheint nicht so ganz zu kapieren, was ein Spieler auf seiner Position zu tun hat, und von Taktik hat er offensichtlich auch keine Ahnung. Ehrlich gesagt wirkt es fast so, als würde er überhaupt nicht mehr mit dem Rest der Mannschaft zusammenspielen wollen.«

»Meiner Meinung nach ist Señor Angus gerade damit beschäftigt, die nebenan gelegene Schule zu beobachten, Señor. Die Schule, die Sie selbst als Kind besucht haben. Wenn ich nicht ganz irre, hat er von seinem momentanen Standort aus, also zwischen der Ambulanz und dem Pavillon H, beste Sicht auf die Bildungseinrichtung des Salesianerordens.«

Mit einem Mal hört Curro in der Ferne das Geschrei der spielenden Kinder, wie sie sich necken, lachen, einander nachjagen. Es muss kurz nach halb elf sein, die Zeit der ersten großen Pause in seiner alten Schule. Ein paar Mädchen, heutzutage ist die Salesianer-Schule eine gemischte Schule, singen und spielen Gummitwist. Es kommen nur ein paar einzelne Töne ihres Gesangs bei ihm an, das gesamte Lied kann er nicht verstehen. Wahrscheinlich schwirren die Stimmen der Mädchen schon eine ganze Weile durch die Luft, aber Curro hat sie bislang nicht bemerkt. Er hat sich nicht darauf konzentriert. Jetzt nimmt er sie sehr wohl wahr: Er kann sie laut, allerdings nicht deutlich hören, als hätte jemand plötzlich den Volumenregler aufgedreht.

Weder Curro noch Plácido können den Schulhof sehen. Angus hingegen hat von seiner Position aus einen perfekten Blick auf das Gelände der Salesianer-Schule. Vollkommen regungslos schaut er hinüber. Nur manchmal vollführt sein Kopf eine leichte Drehung, als würde er einer Bewegung folgen. Die Arme hängen an seinem Körper herab. Curro konzentriert sich auf das Gesichtsprofil des Mannes: Es sieht aus, als würde er lächeln. Roca schreit ihn an, er solle endlich den Ball zurückgeben, und deckt ihn mit einem Schwall elaborierter Schimpfwörter ein.

Doch Angus hört ihn nicht. Seine Augen sehen etwas schlitzförmig aus, wie zusammengekniffen, seine Wangen gerunzelt, und fast wirkt es so, als würde er in Tränen ausbrechen. Ja, tatsächlich, es ist dieser unverwechselbare Gesichtsausdruck, das Gesicht eines weinenden Menschen, denkt Curro, aber auch das Gesicht eines lachenden Menschen. Beides gleichzeitig! Angus ist verrückt, kein Zweifel. Ein Irrer – in Pyjamahose, einem schwarzen Hemd mit weißen Punkten und Spaßpantoffeln, die wie die Füße eines Monsters aussehen –, der an der südöstlichen Begrenzung des Anstaltsgeländes steht und heult, während er durch die beigefarbenen Gitterstäbe hindurch die benachbarte Schule beobachtet.

»Ich denke, ich geh mal nachschauen, was mit dem Mann los ist, Plácido. Vielleicht braucht er ja Hilfe. Wenn es darum geht, einem Mitmenschen Unterstützung zu leisten, haben sich die Abads noch nie geziert.«

»Verstehe, Señor. Soll ich Sie begleiten?«

»Auf keinen Fall. Bleib du ruhig hier.«

Curro lässt die Hacke fallen, die mit dem geschäfteten Blatt im Rasen stecken bleibt, und geht dann mit betont lockerem Gang die dreißig Meter zu seinem Mitpatienten. Angus steht immer noch reglos an Ort und Stelle, beide Arme seitlich an den Körper gepresst.

Curro tippt ihm mit dem Zeigefinger auf die Schulter, worauf Angus sich umdreht. Seine Augen sind knallrot, seine Brillengläser beschlagen, sein Gesichtsausdruck ist immer noch zwischen Lachen und Heulen gefangen. Sein Mund bewegt sich, seine Lippen zittern. Sein Bart hüpft auf und ab, aber er sagt nichts. Tränen rollen unter seinen Brillengläsern hervor, was ein wenig so aussieht, als würde es aus einem halb offenen Gurkenglas lecken. Es scheint, als würde er Curro nicht wahrnehmen. Einen Augenblick später richtet er den Blick wieder auf den Schulhof und reibt die Brillengläser mit einem Zipfel seines gepunkteten Hemds trocken. Dann hebt er die Hand und winkt, grüßt jemanden durch die breiten Gitterstäbe hindurch – diese beigefarbenen

Gitterstäbe mit jeweils drei Fingern Abstand, die so hoch sind, aber nicht unter Strom stehen, und im Grunde eher so aussehen, als sollten sie die Gesunden aussperren, statt die Irren einzusperren.

Curro dreht den Kopf und folgt dem Blick von Angus. Und dann sieht er sie. Die beiden Kinder, in Schulkitteln. Ein Junge und ein Mädchen. Sie stehen neben den kleinen Basketballfeldern, etwas abseits von ihren Mitschülern, direkt am Westzaun des Schulgeländes. In der Ferne sind der Sant Ramon zu sehen, die Handvoll Türme und Häuser, die am Hang des Berges stehen, und die Kapelle, die wie ein Hütchen auf dessen Gipfel sitzt. Stumm stehen der Junge und das Mädchen auf dem Schulhof, versuchen zu lächeln und winken ihrem Vater zu. Curro winkt zurück, ohne wirklich zu bemerken, was er eigentlich tut. Es ist wie eine Art Reflex. Einen Moment lang hat er das Gefühl, er wäre eins der beiden Kinder, und Angus wäre sein Opa Sebastián. Einen Moment lang hat er das Gefühl, wenn auch aus einer anderen Perspektive, einen Teil seiner Geschichte noch einmal zu durchleben.

Plötzlich hört Angus auf zu lachen. Sein Mund zittert stark, und als er ihn dann öffnet, steigt etwas aus ihm auf, ein Schrei. Ein Schrei, der direkt aus seinem Abdomen zu kommen scheint, als wäre in seinem Inneren gerade etwas explodiert. Curro bleibt neben ihm stehen. Die Kinder fangen an zu weinen, das Mädchen bedeckt mit beiden Händen sein Gesicht. Die Schulklingel verkündet das Ende der Pause. Es ist ein pfeifender Ton, der an den Klang der Luftschutzsirenen aus Spielfilmen erinnert. Die Kinder drehen sich um und rennen zum Vordach des Schulgebäudes, wo sie sich nach Klassen getrennt in Reihen aufstellen. Angus schreit weiter, während seine Kinder zu ihren Klassen laufen. Nur zum Luftholen verstummt er kurz. Curro schreit mit ihm. Dann kommen mehrere Pfleger zu ihnen gelaufen.

»Plácido, siehst du auch, was ich sehe?« Curro stupst seinen Butler gegen den Arm, denn dieser starrt gerade in den Himmel hinauf, den Kopf so weit in den Nacken gelegt, dass sich sein Kinn dort befindet, wo normalerweise seine Stirn wäre. Die beiden stehen vor dem Eingang des Werkstattgebäudes, das sich im Süden des Anstaltsgeländes direkt zwischen Pavillon K und der Ambulanz befindet.

»Und ob, Señor! Eine Wolke mit der Form eines Gyrokopters. Erstaunlich, wie eine Ansammlung einfacher Hydrometeoren, wie diese Masse in der Luft schwebender und mikroskopisch kleiner Eiskörner oder Regentropfen eine solche Form hervorbringen …«

»Das meine ich nicht, Plácido. Beim Allmächtigen, jetzt reiß dich bitte mal zusammen! Da drüben.« Curro zeigt auf einen Punkt im Garten.

Plácido blickt auf das Spielfeld und sieht, wie Roca, den seine Mitspieler mittlerweile komplett zufriedenlassen, abermals einen kraftvollen Kick ausführt. Der Ball fliegt sauber durch die zwei imaginierten Malstangen. Nach dem Kick bleibt Roca mit in die Hüften gestemmten Armen stehen und starrt zur Tür von Pavillon K. Curro und Plácido sehen ihn im Profil. Der Mann lächelt. Dann reckt er das Kinn in die Höhe und verschränkt die Arme vor der Brust. Mussolini in Shorts.

»Was zum Henker ist denn mit Roca los?«, fragt Curro. »Hat er eine Lähmung oder was?«

»So würde ich das nicht nennen, Señor. Ich denke eher, dass er eine Art werbendes Vorspiel aufführt, ganz ähnlich dem Balzritual seiner Haubentaucher.«

»Was faselst du da, Plácido?« Curros Stimme klingt argwöhnisch. »Heute sprichst du noch kryptischer als sonst schon. Drück dich bitte klarer aus.«

»Die Haubentaucher, Señor. Podiceps cristatus. Die Vögel, von denen Señor Roca ständig redet und die er sich in nicht besonders diskreter Form auf die Brust hat tätowieren lassen.«

»Ich weiß, was Haubentaucher sind, Plácido. Auch mir hat Roca mehrfach nicht enden wollende Beschreibungen von Gewölle und Gefieder dieser vermaledeiten Federviecher aufgedrängt. Leider ist das auch das einzig ansatzweise Interessante, was aus seinem Mund kommt, von den bildhaften Beschreibungen seiner Rassenklassifikationen einmal abgesehen. Unser Freund ist nicht gerade ein beredter Zeitgenosse. Aber gut, was hat das alles mit dem zu tun, was er da jetzt veranstaltet? Ich sehe weit und breit keinen einzigen Vogel.«

»Wenn Sie mir die Bemerkung erlauben, Señor, es ist recht offensichtlich, was da gerade abläuft«, sagt Plácido. »Bei den Haubentauchern verhält es sich wie folgt: Sie schwimmen auf dem Wasser, sehen sich an und imitieren die Bewegungen des jeweils anderen. Dabei wiegen sie sich von einer Seite zur anderen, vollführen bestimmte Kopfbewegungen, spreizen den Federbusch auf dem Schädel und das Brustgefieder ab. Zum Schluss richten sie sich auf, reiben ihre Brüste aneinander und halten dabei Wasserpflanzen in den Schnäbeln, die sie zuvor vom Boden des Gewässers geholt haben. Señor Roca macht gerade genau das Gleiche.« Als wollte er jemanden einladen, zum Rauchersalon durchzutreten, weist Plácido kurz mit vier ausgestreckten Fingern seiner linken Hand aufs Spielfeld. »Er plustert sich vor seinem Weibchen auf. Der feine Unterschied: Anstatt seine Haube aufzustellen, seine Brust gegen die des Weibchens zu drücken oder sie mit Anemonen im Schnabel zu überraschen, läuft er allein übers Feld, kickt den Ball ein ums andere Mal ins Nirwana und vollführt, wie Sie jetzt beobachten können, in einem übernatürlichen Tempo Unmengen von Liegestützen.«

»Verstehe, Plácido«, sagt Curro bewundernd. »Dir entgeht aber auch wirklich gar nichts. Was für ein Scharfsinn, verdammt! Vielleicht solltest du mal drüber nachdenken, eine Detektei aufzumachen. Aber ein Puzzleteil fehlt noch: Ich kann partout nicht sehen, wer die glückliche Adressatin seiner Aufmerksamkeiten sein soll.«

»Konzentrieren Sie sich, Señor. Ich bin mir sicher, dass Sie sie entdecken, wenn Sie sich bemühen.«

Curro kneift die Augen zusammen und lässt den Blick eine Minute lang über das Gelände wandern. Ihm gefallen derartige Herausforderungen. Da sind die Pavillons mit ihren kotzgrünen Fliesenzeilen. Die Hecken, in deren Schutz die Dame sich versteckt haben könnte. Die Zäune und die Mauern. Am anderen Ende des Geländes, zur Hälfte hinter dem ansteigenden Hauptgarten versteckt, die Rezeption. Man kann nur den oberen Teil des Gebäudes sehen, ein Stück des blutenden Herzens und des Kleeblatts, mehr nicht. Im Hintergrund dann der elegante Glockenturm der alten Klinik sowie der stillgelegte und trist wirkende Glockenturm der neuen Anstalt.

»Es bringt nichts, Plácido«, gibt Curro zu. »Ich kann sie nicht entdecken. Ihre Tarnung muss meisterhaft sein. Das Einzige, was mir noch einfällt, wäre, dass sie sich vielleicht hinter dieser garstigen Frau dort drüben versteckt hat.«

»Fast, Señor.« Plácido hebt beide Augenbrauen, die ausdrucksstärkste Miene, die er zu bieten hat.

»Sie ist da? Versteckt hinter dieser menschlichen Vogelscheuche?«

»Denken Sie nach, Señor!«

»Ach du meine Güte! Ich verstehe.«

Auf der Eingangstreppe von Pavillon K sitzt eine Frau, eine der Heroinsüchtigen. Mit ihren aschfahlen Gesichtern und den hohlen Augen erschrecken die Junkies Curro jedes Mal aufs Neue zu Tode, sodass er etwaige Begegnungen um jeden Preis zu vermeiden versucht und diesen Bereich der Anstalt stets in zackigem Laufschritt durchquert. Die Frau muss ein Neuzugang sein. Curro hat sie noch nie zuvor gesehen. Er mustert sie genau. Ein schreckliches Wesen: Sie ist blond, hat Hasenzähne und die verfilzten Haare einer streunenden Katze, dazu Augenringe, die von einem ausgeblichenen Lila in ein mattes Khaki übergehen. Spindeldürre Arme voll grauer Hämatome und Pusteln, die sich wie ein Tarnmuster über die Haut legen. Ein mangelernährter Körper unter einem roten Morgenmantel, dessen bis zum Ellbogen hochgekrempelte Ärmel wie Schwimmflügel aussehen, dazu zwei unterschiedliche Pantoffeln. Sie raucht, als würde es dazugehören, nicht als würde sie es wollen. Ihre Augen sitzen tief im Schädel, sind trocken, klein und fest auf Roca gerichtet, der jetzt bereits zum vierten Mal einen Handstand vollführt. Auf nur einem Arm.

Und dann lächelt die garstige Frau auf einmal und zeigt dem Stürmer der Rugbymannschaft ihre fast schwarzen, von einer gelblichen Plaque-Schicht überzogenen Zähne. Roca tut es ihr gleich, lächelt ebenfalls breit und massiert dabei sein Gemächt. Curro kann nicht anders, als auf die SS-Runen an Rocas Hals zu starren, die durch ein prall gefülltes Blutgefäß außer Form geraten sind.

»Wir haben ein Problem, Señor«, flüstert Plácido aus dem Mundwinkel.

»Aber was erzählst du denn, Plácido?« Curro wendet sich seinem Butler zu. »Was Roca mit seiner außer Kontrolle geratenen Libido anstellt, braucht uns nicht das Geringste zu kümmern. Es kann uns anwidern, natürlich kann es das. Und es kann uns sogar dazu verführen, für die Wiedereinführung der Eugenik einzutreten – einen Bereich der Wissenschaft, den ich, bis auf extreme Fälle wie den vorliegenden, nicht gutheiße. Aber unterm Strich ist es nur schwer vorstellbar, dass die animalischen Instinkte dieses Mannes einen Einfluss auf unsere Zukunft in dieser Anstalt haben könnten, Plácido.«

»Dort nicht, Señor«, flüstert Plácido und weist mit einer kaum wahrnehmbaren Kopfbewegung nach links. »Da drüben.«

Curro dreht den Kopf und sieht Schwester Lourdes, die hinter einem der oberen Fenster von Pavillon H steht und die gesamte Szene beobachtet. Durch die eckige Haube sieht sie für Curro aus wie eine bedrohliche Sphinx aus dem alten Ägypten. Sie hat einen verdrießlichen Ausdruck im Gesicht und die Nase gegen das Glas der Fensterscheibe gepresst, sodass sie zur Seite abgeknickt ist.

»Sagte Schwester Lourdes nicht, dass Sie, Señor, für etwaige Regelverstöße in den Stunden der sportlichen Aktivitäten zur Verantwortung gezogen werden würden?«

Curro schluckt.

»Ja. Ja, das hat sie gesagt.«

Kapitel 10

Wie es aussieht, hat mir Priu den Punch, den ich ihm letzten Samstag auf dem Sant Ramon verpasst habe, nicht übel genommen. Sauer ist er jedenfalls nicht. Eigentlich ist er niemals sauer, zumindest habe ich ihn noch nie richtig verärgert erlebt. Ich glaube fast, er ist ein *Stoiker* oder so, durch nichts zu erschüttern und immer bei bester Laune.

»Geil, oder?« Ich greife den Stoff meines Trikots mit den Fingerspitzen beider Hände und ziehe ihn ein Stück von der Brust weg, als würde ich mich selbst bewundern. Das warme Licht der Morgensonne glitzert auf den roten, blauen und weißen Streifen des Nylons und fließt über die drei Löwen auf meiner Brust. Die Körper gestreckt, die Krallen ausgefahren, die Mähnen zerzaust, sehen sie aus, als würden sie jeden Moment losstürmen und ihre Beute in Stücke reißen wollen.

»Richtig geil«, antwortet Priu.

»England«, sage ich.

»Das sehe ich. Und ein paar Titten gab's wohl auch noch dazu, was?«, sagt er, und wir müssen beide lachen. Wir stehen vor dem Zaun auf der Westseite der psychiatrischen Anstalt. Ich öffne den Pinzettengriff. Die Titten verschwinden, und das Nylon legt sich wieder über meinen Oberkörper. Wir sind auf dem Weg zur Schule, im Flussbett des Basté, und haben gerade ein kleines

Päuschen eingelegt. Der Boden des Basté ist zwar trocken, aber von allerlei Unrat, Papiermüll, vergilbten Zigarettenschachteln und Schafskötteln übersät. Es gibt einen Schäfer, der seine Herde gelegentlich durch das Flussbett führt, wenn er zum Sant Ramon oder in den Parc de la Muntanyeta will. Die schwarzen Kügelchen liegen auf der Erde herum, als wären sie aus einer Pfeffermühle gefallen. Manchmal tritt man auf ein paar drauf, und sie bleiben einem an der Sohle der Turnschuhe kleben. Zum Glück riechen sie nach gar nichts, sodass man sie mit den Fingern entfernen kann.

Hinter den beigefarbenen Gitterstäben der Klinik taucht plötzlich ein Irrer auf. Er hat zwei der Stäbe mit den Händen gegriffen und presst sein Gesicht in den Spalt, als würde er jeden Augenblick »Kuckuck« rufen wollen. Aber er sieht uns nur an. Priu trägt einen Pullover aus braunem Frotteestoff mit ockerfarbenen Streifen, ich mein neues Trikot. Wir stehen uns gegenüber und greifen beide mit den Händen die Schulterriemen unserer Rucksäcke. Obwohl Priu erst zwölf ist, sind seine Handrücken stark behaart. Seine Finger sind braun und etwas fettig. Priu dreht den kahl geschorenen Kopf und schaut zu dem Irren hinüber. Der Mann hat nur drei Zähne im Oberkiefer, unten sogar nur einen. Er ist ungefähr vier Meter von uns entfernt und hat ein breites Lächeln auf dem Gesicht. Es wirft große Falten auf seine Wangen, mehrere Ringe, die seinen Mund wie Klammern umschließen.

Ich mustere ihn. Bei uns im Ort gibt es haufenweise Männer wie ihn. Sie sind harmlos, haben freien Ausgang und können durch die Straßen spazieren, wie es ihnen gefällt. Eigentlich machen sie nicht viel, außer Rauchen und Spazierengehen. Ein paar von ihnen sagen immer wieder das Gleiche, ein und denselben Satz. Unverständliches Zeug, als hätten sie eine eigene Sprache. Ich schätze mal, dass sie mit diesem einen Satz alles ausdrücken, dass er die ganze Welt zusammenfassen soll.

»Gebt'sch ihr misch ein Schigarettchen?«, fragt der Irre. Er führt zwei zu einem V gespreizte Finger an seinen Mund und berührt mit ihnen mehrere Male seine Lippen. »Ein Schigarettchen. Gebt'sch misch einsch?«

Manchmal frage ich mich, wie diese Menschen wohl früher waren, bevor das mit ihnen passiert ist. Zur Welt gekommen sind sie so jedenfalls nicht. Haben sie jemals gedacht, dass es so kommen könnte? Sicherlich nicht. Niemand kann sich eine solche Zukunft vorstellen. Einer dieser zerbrochenen Typen zu sein, die sabbernd unter den Platanen auf den Bänken der Rambla sitzen oder eine Zigarette nach der anderen rauchend vor dem Eingang der Anstalt herumstehen oder in der Sonne am Klinikzaun, um mit komischen Grimassen den Zigarettenqualm in die Luft zu blasen. Einer dieser Typen, die mit trübem Blick und gelben Fingern im Kreis herumlaufen und die Passanten befragen. Oder mit Gott diskutieren. Oder sich für Gott halten. Ohne irgendjemanden, der sie liebt; keine Mutter, keine Freundin. Weil, logisch, niemand kann dich liebhaben, wenn du so bist. Mein Opa sang hin und wieder ein Lied, das er im Krieg gelernt hatte:

»Wenn du zerbrichst, dann zerbrichst du
Und niemand will einen Zerbrochenen
Früher flogen mir die Frauen nur so zu
Jetzt wenden sie sich ab wie von einem Besoffenen.«

»Aber du findest das Trikot doch gut, oder?«, sage ich zu Priu.

»Ja, du Nervensäge, ich find's gut.«

Es ist ein wunderschöner Tag mit einem strahlend blauen Himmel und ohne Wind. Heute Morgen kam bei uns zu Hause ein Paket an. Der Briefträger des Viertels brachte es. Als er »Paket« schrie, presste ich die Nase durch die Gitterstäbe an meinem Fenster und sah ihn mit seiner grauen, leicht schief gestellten Mütze an der Tür. Er lächelte, als wäre es eine wunderschöne Zeit, um auf der Welt zu sein, und hatte etwas in der Hand, das aussah wie ein in Plastikfolie gewickeltes Tablett.

Ich rieb mir ausgiebig die Hände und machte mit den Fingern ein paar Bewegungen, als würde ich Kastagnetten spielen. Dann öffnete ich die Haustür und holte das Paket. Es wog fast gar nichts. Ich musste nicht mal unterschreiben. Der Briefträger lächelte immer noch. Wahrscheinlich mag er einfach seine Arbeit sehr, gerade jetzt, im Frühling. Vielleicht ist er auch verliebt. Ich schloss die Tür und lief mit dem Päckchen in der Hand ins Esszimmer. Ich konnte gar nicht glauben, dass das wirklich geschah. Es war ein ganz besonderer Moment, denn bei uns zu Hause kommen eigentlich nie Pakete an, nur Briefe von der Bank, vom Stromanbieter, vom Wasserversorgungsunternehmen, Werbung von Carrefour oder von Todo-Todo und manchmal auch *Der Wachtturm*, die Zeitung der Zeugen Jehovas. Meine Mutter saß am Tisch und aß.

»Schau mal, hier! Ein Päckchen! Was kann das wohl sein?«, sagte ich und streckte zögerlich die Arme aus, um ihr das Paket zu zeigen.

»Ist für dich«, sagte meine Mutter und blickte von der Tasse auf, deren Inhalt einen breiten Milchbart, Stil Pancho Villa bis runter zum Kinn, in ihrem Gesicht hinterlassen hatte. »Zu deinem Namenstag.«

»Juhu!«, rief ich und starrte das Päckchen an, als wäre es neu, ein anderes als das, das ich gerade vom Postboten bekommen hatte. Denn jetzt gehörte es mir, es war meins, und das änderte alles. Ich schüttelte es, aber es war absolut nichts zu hören. Es war biegsam und leicht. Auch der Geruchstest ergab nichts: Es roch nur nach der Plastikfolie der Verpackung. Meine Mutter trank noch einen Schluck Milch aus der Tasse. Ihr Hals dehnte sich, zog sich wieder zusammen und gab Geräusche von sich, die nach ablaufendem Badewannenwasser klangen. Ihr Gesicht passte wieder genau in das schwermütige Stillleben an der Wand hinter ihr: Um ihre Ohren legten sich ein paar stümperhaft gemalte Feigen und eine überreife Banane. Als sie die Tasse zurück auf den

Tisch stellte, wackelte dieser ein wenig. Wahrscheinlich hatte sich der Keil wieder gelöst.

Mein Bruder kam ins Esszimmer. Er war im Bad gewesen. Er verbringt dort sehr viel Zeit, um sich die Haare mit einer Hingabe zu trocknen, die er, soweit ich es bisher beobachtet habe, nichts und niemandem sonst zukommen lässt. Ob sich vor der Badezimmertür eine Schlange bildet, ist ihm egal. Er benutzt die Spülung meiner Mutter, die nach Brombeere und Heidelbeere riecht. Jetzt schwitzte er, vielleicht wegen seiner Klamotten: Er trug einen marineblauen Kapuzenpullover Marke Karhu (die mit dem Bären im Logo) mit hellblauen Streifen an den Unterarmen, dazu eine zerschlissene Jeans von himmelblauer Farbe und ein Paar neue Nike Wimbledon, die Low-Tops, ganz weiß mit hellblauem Swoosh. Das Outfit eines Jungen aus besserem Hause – zusammengeknickert mithilfe der Nebenjobs meines Vaters.

»Hey, was'n das?«, sagte er und zeigte auf mein Päckchen. Er setzte sich an den Tisch, ohne zu fragen, ob er etwas aus der Küche mitbringen sollte, oder auch nur guten Morgen zu wünschen.

»Heute ist der Namenstag von deinem Bruder«, sagte meine Mutter. Ihr zitterte ein wenig die Stimme, und sie klang, als würde sie mit jemandem sprechen, der gerade ein Nickerchen hielt und sehr behutsam geweckt werden musste. Dann wischte sie sich mit einer rot-weiß karierten Stoffserviette den Milchbart ab und sagte zu mir: »Na los, Curro, mach auf.«

Ich tat, was sie sagte, und riss mit beiden Händen die Plastikfolie auf. Durch die Öffnung war ein Stück Stoff zu sehen, weiß, synthetisch und so glänzend wie kosmischer Staub. Einen Augenblick lang hatte ich Angst, dass es ein Gatchaman-Kostüm oder so etwas in der Art sein könnte. Ich riss das Loch ein Stück weiter auf und entfernte nach und nach die gesamte Verpackung, bis sich das Geschenk schließlich in meinen Händen entfaltete und sich über sie legte. Da war es: oben an der Brust die horizontalen Streifen in Rot und Blau, darüber der V-Kragen, links das aufgedruckte Markenzeichen von Admiral, rechts das Emblem mit den drei Löwen in Angriffsposition. Ich legte das Trikot vorsichtig über meine linke Hand und drehte es herum, sodass der Stoff zu beiden Seiten meines Unterarms herunterfiel. Auf der Rückseite, sehr auffällig und sehr schön geschrieben, die Nummer 10.

»Das Trikot der englischen Nationalmannschaft! Genau wie das von Kevin Keegan!«, schrie ich. Mit den Fingern griff ich das Trikot an den Schultern und hielt es hoch. Der Stoff fiel gerade nach unten. Ich grinste.

»Was für eine Scheiße!«, schnaubte Richard und nahm sich eine Madeleine aus der Tüte. »Die Deutschen werden denen schon zeigen, wo es langgeht. Hast du mal gesehen, wie dieser Rummenigge den Ball führt?«

»Aber wir haben doch gar kein Geld für so etwas«, sagte ich zu meiner Mutter, ohne auf den Kommentar meines Bruders zu achten. »Ich bezahle euch das.«

»Nicht nötig. Das Trikot ist von Yoplait, du weißt schon, der Joghurtfirma«, sagte meine Mutter. Dann griff sie sich auch noch eine Madeleine aus der Tüte und begann, mit ihren dicken Fingern den Faltenrock aus Papier von dem Gebäck zu pulen. »Man musste nur fünfzig Joghurtdeckel einsenden, und schon haben sie's einem nach Hause geschickt. Aber es ist genauso wie das richtige Trikot!«

»Ja!« Ich war glücklich.

»Wie bitte? Das Ding sieht ganz und gar nicht aus wie die echten Trikots«, sagte mein Bruder, während er seine Madeleine kaute. »Was für ein Lumpenkostüm.«

»Die Katzen haben sie auch umgebracht, Curro!«, sagt Priu.

Wir stehen immer noch vor der Klinik. Wir sind den üblichen Weg gegangen: Start bei mir zu Hause, dann die Calle Vermell runter und an der Druckerei vorbei, mit dem Klack-klack-klack der Druckwalzen, dem Geruch nach Druckerschwärze und Chemikalien und Prius Spiderman-Nummer auf dem Sims des Gebäudes. Anschließend die Calle Nou mit der Bar La Murtra, vorbei am Bestattungsinstitut mit den Särgen, die sich bis zur Decke stapeln, und schließlich der kleine Platz der Junkies, wo schon früh am Morgen ein paar abgezehrte Quinqui dösen.

Während er spricht, zeigt Priu auf eine Katze im Flussbett. In unserem Ort gibt es unzählige Katzen mit grau, schwarz und weiß gestreiftem Fell, hässlich anzusehen und knochig, fast immer einäugig oder lahmend – aber die hier ist komplett schwarz. Auf der linken Seite hat sie unterhalb der Rippen eine fleischfarbene Wunde. Sie beschnüffelt das Unkraut am Boden des Anstaltszauns. Sie wirkt ängstlich, und die Schulterblätter ragen aus ihrem Rücken nach oben, als wäre das Tier in seinem Inneren entzweigebrochen.

»Was?«, sage ich.

»Der Genozid an den Katzen, Curro! Der Deutsche Tierschutzverein hatte das Mitteilungsblatt ›Deutsches Katzenwesen‹, das durch die Gleichschaltung Parteiorgan geworden war. Und in diesem Blättchen stand irgendwann, dass Haustiere für Juden verboten wären. Kein Platz mehr für ›artvergessene Kreaturen‹, hieß es da. Es dauerte nicht lange, und die Nazis nahmen den Juden all ihre Haustiere weg und ließen sie töten.«

»*Gleich*… was?«

»*Gleichschaltung*, Mensch. Die synchronisierte Nazifizierung der gesamten Gesellschaft.«

»Die synchronisierte Nazifizierung?«, sage ich. Dann bücke ich mich, greife einen Kieselstein und werfe ihn nach der Katze, die sich so etwas in der Art schon gedacht hat und dem Geschoss problemlos ausweicht, um anschließend, ohne Blick zurück, geschmeidig zwischen ein paar hohen Gräsern zu verschwinden.

»Synchron? Wie in diesem Wasser-Musical, *Badende Venus*, oder was?«

»Ich spreche von Katzen, Curro. Katzen, Mensch!«

»Du weißt doch genau, dass mir Tiere schnurzpiepegal sind«, sage ich und schiebe die Hände in die Hosentaschen, wo meine Finger einen Gegenstand ertasten. »Hey, schau mal hier, was ich in unserem Auto gefunden habe. Sind deine unwürdigen Augen bereit?« Ich warte ein paar Sekunden, um die Spannung zu steigern. Als ich sehe, dass Prius Aufmerksamkeit voll und ganz mir gehört, ziehe ich den Ohrring mit der Feuerträne aus der Hosentasche und halte ihn, mit zwei Fingern am Silberverschluss gegriffen, in die Höhe. Der Ohrring baumelt ihm vorm Gesicht herum. Ein Punchingball in Miniaturgröße.

»Ist von deiner Mutter, oder?«, sagt Priu und schenkt dem Ohrring nur mäßig Beachtung. Kein Wunder, denn die Angelegenheiten des Herzens sind nicht gerade seine Paradedisziplin.

»Ich hab das Ding noch nie an ihr gesehen«, sage ich. »Und ich schwöre dir, dass ich jede Schublade in unserer Wohnung durchsucht habe. Ich weiß sogar von der Stelle im Schuhschrank, an der mein Vater diese französischen Zeitschriften mit nackten Frauen versteckt. *Lui*, *Valentina* und was weiß ich, wie die noch alle heißen.«

Ein leerer Ausdruck legt sich auf Prius Gesicht, seine Augen starren ins Nichts. Ich glaube, das liegt an den »nackten Frauen«. In der Ferne ist ein Zug zu hören. Die Gleise sind gute zweihundert Meter entfernt, nahe beim Fluss, aber die Geräusche werden von den Anstaltsmauern und dem zementierten Flussbett verstärkt zurückgeworfen, sodass es einen Augenblick lang so scheint, als würde der Zug gleich über uns hinwegrollen. Wir schrecken kurz zusammen.

»Das Ding gehört einer anderen Person, verstehst du?« Ich halte ihm den Ohrring noch näher vors Gesicht, etwa einen Zentimeter von seiner glänzenden Nase entfernt, sodass ich ihm die

Spitze fast ins Nasenloch drücke. Priu reagiert mit einem komischen Grinsen. »Es gehört der Person, die mit meinem Vater in seinem Auto war. Verstehst du jetzt, Mann, oder soll ich's dir vielleicht noch buchstabieren? Ich glaube, mein Vater ist mit einer anderen Señora zusammen. Einer anderen Frau. Wie sagen die in den Filmen immer? Eine ›Affäre‹, genau, das ist es. Er hat eine *Affäre*!«

»*Dein* Vater?« Priu verzieht den Mund, sodass sich seine Lippen an der Seite runzeln.

»Ich sag's dir!«

»Eine *Affäre*?«

»Und ob. Ich dachte immer, mein Vater wäre einfach nur verrückt, weil mein Opa ja auch den Verstand verloren hat und solche Sachen schließlich vererbt werden. Aber jetzt ist klar, dass er doch nicht verrückt ist. Nicht so wie der da.« Ich zeige mit dem Daumen auf den Irren, der immer noch hinter dem Anstaltszaun steht, das Gesicht in die Lücke zwischen den Gitterstäben gepresst, und ohne konkreten Anlass Furzgeräusche von sich gibt. »Nicht verrückt«, sage ich. »Mit meinem Vater ist nichts, außer dem Seitensprung.«

»Gebt'sch ihr misch ein Schigarettchen, bittscheen?«, fragt der Verrückte hinter dem Zaun erneut und wiederholt die Geste mit den zum V gespreizten Fingern. »Schigarettchen, bittscheen?«

»Seitensprung?«, sagt Priu und ignoriert den Verrückten. Sein Interesse an meiner Geschichte wird allmählich größer.

Ich drehe mich noch mal zu dem Mann um und erinnere mich daran, wie wir meinen Opa hier immer gegrüßt haben. Er stand genau an dieser Stelle am Zaun. Zum einen, weil sie sich sehr nah bei seiner Station – dem Pavillon H – befand. Zum anderen aber auch, weil er von dort aus das Flussbett sehen konnte, ebenso die Kinder, die es durchquerten, und den Pausenhof der Schule. Es war die Zeit, in der er schon nicht mehr sprach. Er sollte nie wieder sprechen, sondern winkte nur noch mit der Hand, ein gebrochenes Lächeln im Gesicht. An einem dieser Tage damals kam eine Nonne zum Zaun gelaufen, eine sehr hässliche, mit verschrumpelter Visage, und schrie uns an. Es sei verboten, vor dem Klinikzaun herumzustehen, und wir sollten zusehen, dass wir abdampften. Richard erwiderte ihr auf Katalanisch, dass, soweit er wisse, der Weg im Trockenflussbett nicht ihr gehöre. Die Nonne sagte, sie würde seine Barbarensprache nicht verstehen, und er solle doch bitte anständig sprechen, worauf Richard der Nonne in einem glorreichen Moment den Stinkefinger zeigte. Die Nonne packte unseren Opa am Arm und zerrte ihn vom Zaun weg. Der Alte starrte den ganzen Weg zum Pavillon weiterhin in unsere Richtung. Ich war sehr traurig und musste plötzlich dringend auf Toilette. Ich glaube, dass mir diese Sache auch eine Aphte im Mund bescherte. Auf einmal war sie da. BÄNG! Einfach so aufgeplatzt und gewachsen wie eine dieser magischen Bohnen aus den Märchen.

»Wir rauchen nicht, Mensch!«, schreie ich den Irren nach einem Weilchen an. Dann sage ich zu Priu: »Richtig gehört, mein Freund. Seitensprung. Die Hörner aufgesetzt, kann man auch dazu sagen, glaube ich.«

»Und, was wirst du machen? Willst du es deiner Mutter sagen?«

»Weiß noch nicht. Macht mir auf jeden Fall Kummer, die ganze Sache. Also das mit den Hörnern, meine ich.« Ich stecke den Ohrring wieder in die Hosentasche und versuche zu lächeln. »Aber ich bin auch etwas beruhigt, dass es eine normale Erklärung gibt. Dass niemand in meiner Familie gerade den Verstand verliert, weißt du? Das wäre nämlich mal richtig scheiße.«

Wir kommen bei der Schule an und überqueren den Pausenhof. Wir sind etwas spät dran, denn die anderen sind schon alle dabei, sich nach Klassen geordnet in Reihen aufzustellen. Die Frische des Morgens kriecht mir in die Nase und runter bis in den Rachen.

Das Sonnenlicht im Mai ist ganz besonders. Es ist jung, noch nicht so verbraucht wie im August. Es ist ein unbeschwertes Licht. Auf den Balkonen der Wohnungen gegenüber der Schule haben die Leute Wäsche aufgehängt. T-Shirts und Laken in unterschiedlichen Farben hängen reglos wie die Flaggen der UNO in Reih und Glied an den Leinen. Ich schaue in die blendende Sonne, und kurz kommt es mir so vor, als würden kleine Feuer auf den Innenseiten meiner Augenlider tanzen. Das Gurren einer Turteltaube ist zu hören. Es hat einen klaren Rhythmus, klingt wie eine Art Gluckern in drei Stufen, kurz-kurz-lang, das sich unverändert wiederholt.

Priu und ich gehen zur Reihe der siebten Klasse. Die Lamellen der Fensterrollos im Schulgebäude sind alle waagerecht gestellt, damit möglichst viel Sonnenlicht in die Klassenräume strömt. Noch haben sich die Kinder nicht in alphabetischer Reihenfolge aufgestellt, sondern stehen in einer großen, aber ungeordneten Gruppe zusammen. Sie unterhalten sich, spielen Schere, Stein, Papier, tauschen Sammelkarten. Aus der Masse der Kinder ragen der Oberkörper und der Kopf eines Lehrers hervor. Er heißt Alejandro. Er trägt einen weißen Kittel, der ihm ein bisschen zu klein ist und ihn deshalb leicht bescheuert aussehen lässt. Alejandro ist Galicier und immer schlecht rasiert. Sein Unterkiefer ähnelt einem Ziegelstein, und er riecht nach Anis, aber nicht nach Anisbonbons. Wenn wir die Hausaufgaben in Spanisch nicht gemacht haben, beordert er die Rechtsbrecher unter uns nach vorn. Dann müssen wir uns in einer Reihe auf das Podium stellen, auf dem der Lehrertisch thront, und bekommen einer nach dem anderen im Fließbandmodus eine Ohrfeige verpasst.

Alejandro wendet den Kopf und schaut in unsere Richtung. Priu und ich gehen nebeneinander. Wir haben gerade den Weg zwischen den beiden Hartplätzen hinter uns gebracht und die Asphaltfläche des Basketballfelds betreten, auf dem die Schüler gerade Reihen bilden. Er erkennt uns, seine Pupillen fokussieren uns wie die Linse einer Kamera.

»Schaut nur, der da!«, ruft er den anderen Kindern zu und zeigt dabei in meine Richtung. »Ein Engländer! Ein Imperialist! Tod den Invasoren!«

Ich drehe mich um, will nachschauen, ob da noch jemand steht, aber da ist niemand. Einen Augenblick lang denke ich, dass Priu gemeint ist, aber dann muss ich mir eingestehen, dass Alejandro *auf mich* zeigt, ohne jeden Zweifel.

»Los, den lassen wir jetzt mal richtig hochleben!«, brüllt er. »Rache für die Belgrano!«

»Was faselt der denn da?«, fragt Priu.

Die Jungs rennen auf uns zu. Alle lachen, ein paar schreien. Dorca, ein Junge mit blonder Mähne, die beim Laufen auf und ab hüpft, hält mich am Arm fest, als ich versuche, die Flucht zu ergreifen. Ich habe gerade mal sechs Schritte gemacht und bin lediglich bis zum Hartplatz gekommen. Der harte Ruck seines Griffs stoppt meine Vorwärtsbewegung. Mein ganzer Körper spannt sich an, ich falle auf den Hintern. Ich spüre Hände, diese vielen Hände, die an meiner Kleidung zerren und mich festhalten. Die Arme der Kinder bilden eine Art Ring um mich herum, und als ich nach oben schaue, sehe ich ihre Gesichter. Ihre Gesichter und im Hintergrund den Himmel. Einen wunderschönen blauen Himmel mit einer gleichmäßigen Färbung, keine Wolkenschlieren, keine Kondensstreifen. Mir tut das Bein weh; ein gleichmäßiger Schmerz.

Dann heben sie mich auf und werfen mich hoch. Ich schwebe in der Luft. Und falle wieder in ihre Arme. Mein Magen verkrampft sich. Ich bete, dass ich mir nicht in die Hose kacke. *Lieber Gott, bitte nicht jetzt!* Wieder schwebe ich drei Meter oder mehr über dem Erdboden, spüre den Brechreiz im Kehlkopf. Ich drücke die Pobacken zusammen, so fest ich kann, die Jungs lachen alle aus vollem Hals. So viele Münder, die sich öffnen und schließen, öffnen und schließen. Wenn ich hochfliege, kann ich jedes Mal aus dem Augenwinkel das Schulgebäude sehen, die weißen Rollos, die roten Mauersteine der benachbarten Wohnhäuser, die Antennen auf den Dachterrassen. Verschwommene Objekte, die Umrisse nur angedeutet.

Da, etwas abseits der Gruppe, steht Priu. Er hat sich den braunen Pullover ausgezogen. Das Hemd darunter ist smaragdgrün und aus glänzendem Nylon, ein Hemd, wie es niemand mehr trägt. Er blickt zu Boden, seinen Gesichtsausdruck kann ich nicht erkennen. Ich sehe ihn nur für einen kurzen Augenblick. Eine Sekunde später bin ich wieder von unzähligen Gesichtern umgeben, die sich über mir schließen wie ein Schlund.

»So lernst du, was passiert, wenn man die Schiffe anderer Länder versenkt, Thatcher!«, schreit der Lehrer, den ich im Moment nicht sehen kann. Dann fügt er hinzu: »Okay, ist gut jetzt. Lasst ihn runter.«

Die Hände geben mich frei. Sie lassen mich auf den Boden gleiten, aber unkoordiniert, eine nach der anderen, sodass ich halb fallend, halb rollend, zuerst mit dem Bauch, dann mit dem Hintern, auf dem Ton-Erde-Gemisch des großen Fußballfelds lande.

Und dort verharre ich, auf dem Boden sitzend. Ich wische mir kleine Steinchen und Staub von den Händen. Unter meinen Fingernägeln stecken Sandkörner, hier und da habe ich eine Schramme abbekommen. In meinem Mund knirscht es. Irgendjemand muss mir, mit Absicht oder ohne, eine Ladung Dreck ins Gesicht gekickt haben. Die Steinchen werden von meinen Zähnen zermahlen. Ich spucke aus, die Zunge klebt an meinen Lippen. Dann fahre ich mir mit der rechten Hand über den Mund, wische die Spucke ab und reibe die Hand an der Hose trocken.

Einer der Jungs aus meiner Klasse tritt an mich heran. Er ist einer von denen, die zur Katechese gehen und an den Domund-

Aktivitäten zum Weltmissionssonntag teilnehmen. Er heißt Manzano, ist klein und ein Kriecher, und seine Frisur sieht aus wie ein Champignon. Seine Eltern beten in einer Tour. Ich weiß es, denn ich war mal für eine Schularbeit bei ihm zu Hause. Er trägt ein Trikot der argentinischen Nationalmannschaft, das genauso wie meins aussieht. Es ist auch aus Nylon, auch ein Imitat, auch von Yoplait.

»Ein U-Boot aus deinem Land hat heute vor den Falklandinseln einen argentinischen Kreuzer versenkt«, sagt er. »Die Belgrano. Dreihundertdreiundzwanzig Tote!«

»A-aber ich bin doch in Wirklichkeit gar kein Engländer.« Meine Augen beginnen zu brennen. »Das ist doch nur … ein Trikot.« Ich schaue an mir herunter. Ich habe das Jersey gerade erst geschenkt bekommen. Jetzt ist es voller Staub und halb trockenem Matsch, die Naht im Schulterbereich aufgerissen, weil irgendwer so heftig daran gezogen hat.

Die anderen lachen alle. Dann klingelt es. Es ist ein lautes Geräusch, eine Sirene, wie bei einem Luftschutzalarm.

Cruz lacht nicht. Vorhin habe ich ihn nicht gesehen, keine Ahnung, ob er erst jetzt gekommen ist. Er macht einen irgendwie verblüfften Eindruck, runzelt die Stirn. Ich erkenne ihn sofort in der Masse, mit seinen rostroten Scheuerschwammhaaren und den müden Augen. Er steht direkt neben dem Lehrer, die schlechte Hand – die Hand, die niemand sehen soll – in die Hosentasche gesteckt. Er sieht erst mich, dann den Lehrer an, und als sich unsere Blicke wieder treffen, zuckt er mit den Schultern, verzieht den Mund und presst ein Wutschnauben hervor. Der Lehrer merkt, dass Cruz ihm jetzt einen scheelen Blick zuwirft, und versetzt ihm mit der flachen Hand einen Schlag auf den Hinterkopf, so heftig, dass man hört, wie die Hand gegen den Nacken klatscht. Cruz' Kopf schnellt ein Stück nach vorn, aber seine Miene verändert sich kein bisschen. Er weint nicht, er weint niemals, nicht mal, wenn er in der Klasse vom Lehrer geohrfeigt wird. Alejandro packt Cruz zwischen den Schulterblättern am T-Shirt und schiebt ihn wütend zu den anderen. Cruz wehrt sich gegen die Hand in seinem Rücken, rudert mit den Armen, um vom Lehrer loszukommen. Dann geht er von allein zum Schulgebäude, mit hängenden Schultern und in den Hosentaschen vergrabenen Händen. Alejandro folgt ihm und stößt in einem fort Drohungen aus, dass er ihn schon kleinkriegen werde und so weiter, bis ich ihn nicht mehr hören kann. Ich merke, wie mein Blick glasig wird und ein Seufzer in meiner Brust entsteht, aber ich ersticke ihn, bevor er aufsteigen und an die Luft kommen kann. Auch die anderen drehen sich jetzt um und gehen zur Klasse zurück.

Als ich um fünf aus der Schule komme, besteht meine Mutter darauf, dass ich sie zum Friedhof begleite, um Blumen zum Grab meines Opas zu bringen. Zum Grab ihres Vaters. Der Friedhof befindet sich neben der Klinik, zwischen den Vierteln Cooperativa und Marianao, inmitten von Brachflächen und Baugrundstücken mit halb fertigen Gebäuden. Er ist von einer Handvoll kranker Feigenbäume und ein paar noch jungen, aber bereits ruinierten Ulmen umgeben. Wie eine Burg aus dem Mittelalter thront ein Strommast über der Gegend. Am Himmel sind ein paar Wolken zu sehen, wie in Kästchen gemalt, blass und fast aufgelöst. Sie verringern die Kraft der Sonnenstrahlen. Es ist ein matter, fast schon hässlicher Tag, ohne Wind. Die Luft ist schmutzig.

»Wie war's in der Schule?«, fragt sie mich.

Ich betrachte die lilafarbenen, celluliteartig aufgequollenen Ringe um ihre Augen, schaue dann aber wieder weg. Es ist schwierig, einen Landepunkt für meinen Blick zu finden, denn egal, zu welcher Stelle ihres Körpers ich hinsehe, sie wird sich immer kritisch beäugt fühlen. Am Ende fixiere ich den oberen Teil eines ihrer Ohren. Nicht lange, und sie betastet es.

»Gut«, sage ich.

»Das Trikot ist ja schon vollkommen schmutzig.«

»Vom vielen Fußballspielen. Heute hab ich echt alles gegeben, Mama. Hättest mich sehen sollen, wie ich um den Ball gekämpft habe, eine Grätsche nach der anderen …«

Meine Mutter versucht zu lächeln und nimmt meine Hand, während wir über das freie Grundstück hinter meiner Schule laufen, das direkt zum Eingang des Friedhofs führt. Der Boden ist gerillt und von überraschenden Unebenheiten und gut anderthalb Meter großen Schlaglöchern überzogen, denen man hier und da ausweichen kann, durch die man manchmal aber auch hindurchlaufen muss. Es ist rote Tonerde, übersät von Gesteinsbrocken und Unkraut. Außerdem liegen da zerschlagene Xibeca-Flaschen; eine verdreckte Maurerkelle; ein geflochtener Korb, ebenfalls mit getrockneten Zementspritzern paniert; sowie Holzpaletten, splittrig und mit teilweise zerschlagenen Brettern. Neben einer der Paletten entdecke ich eine tote graue Katze, deren Körper mit kleinen weißen Würmern und grünen Fliegen überzogen und zur Hälfte von Zeitungspapier bedeckt ist. Der Kopf des Tieres ist nicht zu sehen, liegt zerquetscht unter einem runden Stein. Es sieht aus, als hätte die Katze sich zum Schlafen unter einer Decke verkrochen. Durch das Gewimmel der Würmer und Fliegen könnte man fast auf die Idee kommen, in dem Kadaver wäre noch Leben.

Bei jeder kleinen Erhebung, die wir überqueren, keucht meine Mutter. Die Hand, mit der sie meine hält, schwitzt stark. Unter ihrem zum Bersten gespannten Polyesterkleid reiben ihre fleischigen Beine aneinander. Ich höre das scheuernde Geräusch ihrer Oberschenkel. Frit-frat-frit-frat. Aus beiden Schuhen quillt ihr der Fußrücken heraus und sieht dabei aus wie Marmelade, die aus einem Brötchen tropft, wenn es zu dick bestrichen ist. Die großen Zehen, die an den Spitzen ihrer Schuhe zu sehen sind, wirken wie reines Fleisch, fast ohne Zehennagel. Auch dort hat das Fett den Kampf gewonnen. Ihr Gesicht glänzt, das Haar an ihrem Hinterkopf ist verklebt.

Zwei Quinqui aus dem Barrio von Priu, die ständig da herumsitzen und uns oft die Sammelkarten abziehen, glotzen uns an. Einer von ihnen – er trägt eine Trainingsjacke der spanischen Armee und eine abgewetzte Cordhose – zwitschert die Melodie vom Elefantenmarsch, die aus dem Film. Ich versuche, mich von der Hand meiner Mutter zu lösen und auch weniger zu humpeln. Einen Moment lang fürchte ich, dass die beiden jetzt auch noch mit dem Trikot anfangen, wegen des versenkten argentinischen Kreuzers und so, aber die Quinqui haben entweder schon länger keine Nachrichten mehr gesehen oder interessieren sich nicht sonderlich für den Falklandkrieg.

Schließlich kommen wir auf dem Friedhof an. Strahlend weiße Kalkwände, ohne Schmierereien. Laminierte Aushänge mit Öffnungszeiten an der Wand am Eingang, befestigt mit je einer Reißzwecke pro Ecke. Ein paar halbwegs grüne und unten beschnittene Kiefern. Marineblaue Türen, die mich an Strandhütten erinnern, an die Imbissstände von Gavà. Hier und da Geranien und Hortensien. Wir gehen an den Grabnischen vorbei. Ich schaue mir die Blumen an, die teils aus Plastik sind, und auch die verstörenden Fotos, so alt und vergilbt, mit den harmlosen Namen darunter, den schwarzen Anzügen und den Gesichtern, die so aussehen, als hätten diese Menschen ihren Zeitgenossen das Leben stets zur Hölle gemacht. Unweit der Zypresse neben uns sitzen ein paar Turteltauben und gurren, geben diese Laute von sich, die sich wie irgendetwas zwischen Pfeif- und Abflussgeräuschen anhören.

Als wir vor dem Grab meines Opas stehen, mit dem sich meine Mutter übrigens sehr schlecht verstand, machen wir beide ein bekümmertes Gesicht. Bevor mein Opa vor ein paar Jahren an einer Angina Pectoris starb, weigerte sich meine Mutter sogar, seinen Namen auszusprechen. Für sie war er nur »der Alte«. Beispiel: »Ihr könnt von Glück sagen, dass ich euch um diese Uhrzeit noch fernsehen lasse. *Der Alte* hätte den Gürtel aus der Hose gezogen, das kann ich euch versichern, und euch so lange verwimmst, bis euch der Hintern blutet.«

Wir legen einen traurig anzusehenden Strauß weiße Nelken vor dem schmucklosen Grabstein der Colets ab. Wir führen die Bewegung gleichzeitig aus, wie beim Ballett. Mein Opa liegt im untersten Bereich der Wand mit den Grabnischen. Ein richtiges Loch, er hat wirklich die schlimmste Parzelle abbekommen. Irgendwann hat mir meine Mutter mal davon erzählt, wie Opa reagierte, als er von ihrem ersten Freund erfuhr. Sie war siebzehn, und er verpasste ihr eine derart heftige Ohrfeige, dass einer ihrer Schneidezähne kaputtging und sie sich eine Krone anfertigen lassen musste, die sich mit den Jahren schwarz gefärbt hat.

»Ruhe in Frieden, Papi«, murmelt sie mit ihrer schönsten Betschwesternstimme.

Meine Oma – gefühlskalt, aber kein schlechter Mensch – war gerade mal zwei Tage Witwe, als sie eine Beziehung mit einem anderen Mann einging, einem alten Jugendfreund, der zudem noch mehrere Geschäfte und Unternehmen hatte und eine prokatalanische Zeitung für die gesamte Comarca herausgab. Meine Oma wirkte glücklich, glücklicher als zuvor – glücklicher, als sie der Verstorbene zu Lebzeiten je gemacht hatte. Doch dieses Glück der Oma verärgerte meine Mutter so sehr, dass sie fortan nicht mehr mit ihrer eigenen Mutter sprach. Die von ihr vorgebrachten Gründe, die Oma habe das Andenken *Papis* befleckt, habe ich bis heute nicht verstanden. Und trotz allem und entgegen jeder Erwartung stehen wir jetzt hier, sie und ich, im Schatten einer Kiefer, und gedenken ihres Vaters.

»Glaubst du, dass alle Menschen am Ende in den Himmel kommen, Mama?«, frage ich. Meine Mutter hat die Augen geschlossen, und fast scheint es, als würde sie sich eine Siesta gönnen. Das macht sie immer so, wenn sie teilnahmsvoll wirken will.

»Na klar. Gott vergibt allen Sündigern«, sagt sie, öffnet die Augen und blickt auf die Grabnische meines Opas, so schmal, so schlecht gelegen, so düster. »Wenn du um Vergebung bittest, kommst du in den Himmel. Bringen euch das die Lehrer in der Salesianer-Schule nicht bei?«

»Ja, machen sie, klar. Aber kommen wirklich alle in den Himmel? Wirklich *alle Menschen*?«

Meine Mutter runzelt die Stirn.

»Natürlich, mein Junge.«

»Dann ist auch der Opa im Himmel.«

»Das ist er«, erwidert meine Mutter und klingt dabei weniger überzeugt, als ich es erwartet hätte.

»Und Hitler?«, frage ich. Seit mehreren Tagen schon diskutiere ich diese Frage ausführlich mit Priu, ohne bisher eine klare Antwort gefunden zu haben. »Wenn Hitler um Vergebung gebeten hat, dann ist er auch im Himmel, oder? Eigentlich kann Gott da keine Unterschiede machen. Alle in den Himmel und fertig. Theoretisch könnte man da sogar die Frage stellen, ob es möglich ist, dass Hitler, falls er wirklich und wahrhaftig Reue gezeigt hat, nicht sogar heiliggesprochen werden könnte, nicht wahr? Ist doch möglich, findest du nicht?« Ich mache eine kleine Pause und lege einen Finger auf die Lippe. »Der heilige Hitler. Stell dir das mal vor. Der Schutzpatron der Massenmörder und Tyrannen, hahahaha.«

Meine Mutter wendet sich mir zu, allerdings nur das Gesicht. Sie wirkt wie vor den Kopf geschlagen, beschämt, verwirrt. Sie schaut mich einen Moment lang an, wobei ihre kleinen dunklen Augenbrauen immer weiter absinken und mit den Augenlidern zu verkleben scheinen.

»Tatsache ist allerdings, dass er nie um Vergebung gebeten hat. Also Hitler, meine ich.« Mit dem Fuß kicke ich ein Steinchen weg, das auf dem mit Kiefernnadeln bedeckten Boden ein paar Hüpfer macht, und pule anschließend den Dreck unter einem meiner Fingernägel hervor. »Und nicht nur das! Noch ein paar Tage vor seinem Tod bedauerte er in seinem Bunker unter der Reichskanzlei, nicht noch mehr Menschen getötet zu haben. Zum Beispiel ein paar vom gemäßigten Bürgertum, die er nicht ausstehen konnte. Hat mir Priu erzählt. Er meinte auch, Hitler hätte zu seinen Generälen gesagt: ›Da bereut man richtig, so anständig gewesen zu sein.‹ Hahaha! Der Wahnsinn, oder? So *anständig*. Hitler, ein anständiger Mensch! Tja, niemand kennt sich selbst. Ist wirklich so.«

»Warum musst du immer solche Sachen sagen, Curro? *Niemand kennt sich selbst. Der heilige Hitler.*« Als sie meine Worte wiederholt, imitiert sie meine Art zu sprechen, mit heller Stimme und affektiert, sodass es wie bei einem Mädchen klingt. »Damit spuckst du den Guten und Anständigen ins Gesicht! Weißt du das eigentlich? Kannst du denn nicht einfach normal sein? Oder wenigstens so tun, als wärst du normal?«

»Was machen wir hier eigentlich, Mama?«, erwidere ich. »Der Opa war kein so guter Mensch. Er hat dich schlecht behandelt. Hast du mir nicht erzählt, dass er dich mal einen ganzen Tag lang in einem Kleiderschrank eingesperrt hat? Weil du einen Minirock anhattest?«

»Sag nicht so etwas. Er war mein Vater. Ein bisschen altmodisch vielleicht, aber das war's auch. So spricht man jedenfalls nicht über seinen Opa.«

»Und wenn schon! Was macht es denn, dass er dein Vater war oder mein Opa?«, entgegne ich neugierig auf die Antwort. Dann reibe ich mir die Hände und tippe mit den Fingerspitzen an meine Hacken, erst an den einen, dann an den anderen. Dabei lösen sich ganz sanft ein paar Kiefernnadeln von den Sohlen meiner Schuhe und fallen lautlos auf den Nadelteppich am Boden. »Er war ein schlechter Mensch, oder etwa nicht?«

»Das eigene Blut gibt man nicht auf, Curro. Familie ist Familie. Du kannst dich nicht einfach so von ihr abwenden. Du kannst dich von allem und jedem trennen, aber nicht vom eigenen Blut.«

»Also, ich müsste hier jetzt langsam mal zusperren, Señora«, sagt der Friedhofswärter mit einem sehr scheinheiligen Gesichtsausdruck und zeigt auf die Ausgangstür. Sein Finger ist voller Schwielen und am äußersten Glied auf eigenartige Weise gekrümmt, sodass man meinen könnte, er hätte in letzter Sekunde seine Meinung geändert und würde uns zu einer anderen Tür schicken wollen.

Meine Mutter schluckt einen – ebenfalls falschen – Seufzer herunter, schüttelt den Kopf und straft den Mann vor ihr mit einem herablassenden Blick – diesen abgehalfterten Andalusier, der den ganzen Tag die Launen und das Gejammer der Witwen und Waisen erträgt und es jetzt nicht abwarten kann, endlich in seine Bar zu verschwinden, um ein paar Partien Remigio zu spielen und ranzigen Wein zu trinken, aber noch ausharren muss, weil es eben seine Pflicht ist.

»Er war ein guter Mensch, wissen Sie?«, sagt sie zu dem Alten und drückt dann meine Hand so fest in ihren dicken, feuchten Fingern zusammen, dass sich ihre Nägel biegen. »Ein herzensguter Mann. Der liebe Herrgott hab ihn selig.«

Beim Abendessen läuft der Fernseher, wie immer. Im zweiten Programm werden die ersten Gegner der spanischen Auswahl bei der WM 82 vorgestellt: Jugoslawien, Irland und Honduras. Nachher werde ich sie mir in meinem Buch etwas genauer betrachten. Mal schauen, wie ihre Gesichter aussehen. Viele haben eine zermatschte Nase. Keine Ahnung, wieso. Vor allem die Jungs aus Osteuropa.

Niemand schimpft, niemand schreit am Tisch. Waffenruhe: Es ist der Geburtstag meines Vaters. Er selbst scheint allerdings überhaupt nicht in Feierstimmung. Mit herabhängenden Augenbrauen starrt er auf den Fernseher, hat den Löffel in dem nach Gras schmeckenden Zucchinipüree auf seinem Teller abgelegt und wirft hin und wieder einen flüchtigen Blick auf sein Aquarium. Würde er richtig hinsehen, dann hätte er längst entdeckt, dass da wieder zwei Fische, die letzten Überlebenden unter den Goldfischen, tot im Wasser schwimmen. Später werde ich sie mit dem grünen Plastikkescher, einem billigen, von Schleim überzogenen Modell, das an der rechten Scheibe des Aquariums lehnt, herausholen müssen. Ich schätze mal, die Straßenfeger harren weiter auf dem Grund des Beckens aus, unversehrt und schwer beschäftigt, standhaft und allzeit bereit.

Richard schaut sich die Fußballnachrichten an. Hochkonzentriert. Er hat ein blaues T-Shirt von Nike mit einem durch zwei Malstangen fliegenden Rugbyball an. Meine Mutter isst begierig ihr Püree. Ich tippe mit einem Messer wieder und wieder gegen die Siphonflasche. Das macht zwar nicht viel Krach, sondern ist eher ein fast lautloses, nach Plastik klingendes und konstantes Getrommel, aber es dämpft die Essgeräusche meiner Mutter.

»Hör auf damit«, brummt mein Vater, ohne mich anzusehen. Ich höre auf.

»Gehst du heute auch wieder laufen?«, fragt meine Mutter plötzlich meinen Vater. Ihre Stimme klingt angespannt, als würden links und rechts von ihr Männer stehen und sie auseinanderziehen. Sie hat ihre Kittelschürze an, die leichte ohne Ärmel für Frühjahr und Sommer mit dem rot-weißen Karomuster. An den Achselhöhlen hängen drei große Fleischfalten.

Mein Vater antwortet nicht gleich, sondern starrt mit leeren Augen vor sich hin, sodass meine Mutter die Frage wiederholen muss.

»Nein«, sagt er schließlich und dreht dabei den Kopf zu ihr. Er versucht, sich ein Lächeln abzuringen, und bohrt sich, betont beiläufig, mit dem Finger im Ohr. Beide Manöver scheitern auf ganzer Linie. »Heute Abend nicht. Ich bin ziemlich k. o.«

»Weiß irgendwer, was auf den Falklandinseln passiert ist?«, sage ich. »Scheinen sich ganz schön zu fetzen da unten … oder, Papa?«

Mein Vater taucht den Löffel ein und schiebt sich die grüne

Paste zwischen die Lippen. Sein Mund verzieht sich, und auf seinem Gesicht erscheint wie üblich diese Mischung aus Entsetzen und Gewissensbissen. Aber heute sagt er nichts dazu, obwohl er meiner Mutter jetzt normalerweise einen Kommentar aufdrücken würde. Ich fange wieder an, leise mit dem Messer die Siphonflasche zu bearbeiten.

Dann herrscht erneut Stille.

Meine Mutter seufzt, steht auf und verlässt das Esszimmer. Man hört, wie sie den Kühlschrank öffnet und dann wieder schließt. Es folgt eine Reihe von Geräuschen: das Rascheln von Papier, Schubladen, die aufgezogen und wieder zugeschoben werden. Am Ende dann Schritte. Als sie ins Esszimmer kommt, schaltet sie das Licht aus. »Ey!«, ruft Richard. Wir drehen uns um und sehen eine Biskuitrolle mit zwei Kerzen darauf, die dicken Hände, die den Kuchen halten, ihr glänzendes Kinn und den Rest ihres Körpers im Halbdunkel. Dann singen wir:

»Moltes felicitats,
moltes felicitats,
et desitge-em, papa …«

Meine Mutter stellt das süße Gebäck im Rhythmus des Liedes schaukelnd auf den Tisch, direkt vor meinen Vater. Der schiebt sein Gesicht nach vorn und holt Luft, um die Kerzen auszublasen. Seine Wangen blähen sich auf. Dann pustet er, wir klatschen, meine Mutter schaltet das Licht wieder ein, und wir schauen ihn an. Er scheint verwirrt und hat feuchte Augen, als wüsste er nicht recht, was eigentlich los ist. Er blickt auf seine Hände runter und linst unter seinen Augenbrauen hervor zu uns.

»Hier, nimm«, sage ich. »Für dich.«

Mein Vater hebt den Blick und sieht in meine Richtung. Ich ziehe ein Päckchen hervor, das ich auf meinem Schoß versteckt habe, und reiche es ihm über den Tisch. Es ist mit Geschenkpapier eingewickelt (Planeten, Sonnen, Sterne). Er lächelt gezwungen, nimmt das Geschenk, stellt es vor sich hin und starrt es an, als wüsste er nicht, was er als Nächstes tun soll. Wieder befallen mich Zweifel an seiner Geistesgesundheit. Ich beginne, mit den Fingern zu schnipsen. Erst eine Hand, dann die andere, eine Hand, dann die andere. Als ich fertig bin, lasse ich die Finger knacken, einen nach dem anderen, alle zehn. Mein Vater schimpft nicht.

»Na los, mach auf«, sagt meine Mutter. Sie nimmt die Kerzen vom Kuchen und leckt sich die Finger. »Haben die Kinder ausgesucht.«

»Schau mal, was ich zum Namenstag bekommen habe«, sage ich und ziehe in Brusthöhe an dem Admiral-Trikot, sodass sich die drei Löwen vom Emblem verformen. Mein Vater hält immer noch das Paket in den Händen, niemand achtet auf mich. Niemand außer Richard.

»Ist doch eh nur nachgemacht«, sagt er, ohne den Blick vom Fernseher abzuwenden. Es läuft gerade Werbung. Hola, Radiola. Cointreau. Núñez y Navarro. Segur de Calafell – die besten Ferienwohnungen und Ferienhäuser. Soberano – reine Männersache.

Vorsichtig wickelt mein Vater das Geschenk aus, indem er zuerst am mittleren Klebestreifen zieht. Anschließend legt er das zusammengefaltete Papier zur Seite. Es ist ein Modellbausatz: ein Geländewagen der Wehrmacht vom Norwegenfeldzug 1940 mit sechs deutschen Soldaten in Schneetarnanzügen. Das Bild auf der Schachtel zeigt zwei von ihnen, wie sie hinter einem schweren Maschinengewehr auf dem Boden liegen. Zwei andere sitzen im Jeep, und zwei rücken gerade zu Fuß vor, mit Skiern auf dem Rücken und Gewehren in der Hand. Sie schauen sehr ernst. Sie sind auf dem Weg, um Norwegen zu besetzen.

Mein Bruder dreht sich um und wirft einen kurzen Blick auf den Modellbausatz. Dann schaut er wieder zum Fernseher. Nichts auf der Welt könnte ihn weniger interessieren als ein historisches Armeefahrzeug in Miniaturgröße mit Montageanleitung. Im Hintergrund ist der Ton der Sendung zu hören. Nicht lange, und es folgt wieder Werbung.

Mein Vater starrt den Bausatz an, studiert ihn eingehend, als müsste er eine verschlüsselte Botschaft dechiffrieren. Es ist noch nicht lange her, dass er Modellbausätze liebte. Er hat den großen C-3PO und das Raumschiff aus dem Regal im Esszimmer selbst zusammengebaut, außerdem eine De Havilland DH.98 Mosquito der Royal Air Force. Ich habe ihm bei den Rädern geholfen, die ziemlich schwierig anzubringen waren. Als das Flugzeug fertig war, freute sich mein Vater sehr. Er hat mir keinen Kuss gegeben oder so, aber fast. Die Hände noch voller Klebstoff, drückte er meinen Unterarm und raufte mir das Haar, was mich so glücklich machte, dass ich fast einen Freudenschrei ausgestoßen hätte.

»Gefällt's dir?«, frage ich ihn, während meine Mutter, die sich wieder gesetzt hat, die Biskuitrolle anschneidet.

Im Fernsehen beginnt gerade die Nachrichtensendung *Telediario*. Gleich die ersten Bilder sind von der Belgrano: ein Kriegsschiff, das qualmend mit Schlagseite im Wasser liegt, eingeschlossen von kleinen Flammen, die auf dem Ozean zu tanzen scheinen. Es geht gerade unter. Langsam. Dann ist es ganz verschwunden. Es sind Männer in Rettungsbooten zu sehen, Szenen der Panik gibt es nicht.

Die Augen meines Vaters werden immer feuchter, bis sich schließlich eine Träne bildet, die über seine Wange rollt. Mit einer raschen Bewegung der rechten Hand wischt er sie weg. Er zieht die Nase hoch, und ich glaube, es ist nicht wegen der Belgrano. Vielleicht stimmt es am Ende ja doch, dass er den Verstand verliert, wie sein Vater vor ihm. Meine Mutter und ich können seine feuchten Augen sehen. Richard nicht, der schaut weiter Nachrichten, wo jetzt Simonsen, der Skandinave von Barça, mit einem ziemlich zufriedenen Gesichtsausdruck gezeigt wird. Sein Akzent hat etwas Komisches an sich und ist relativ leicht nachzumachen. Er verwechselt das Geschlecht mancher Substantive und kommt mit der Stellung des Prädikats durcheinander. Eine im unteren

Bildschirm eingeblendete Zeile informiert, dass Núñez den Vertrag des Spielers verlängert hat.

»Ach, nun schaut ihn euch an. Jetzt ist er doch ganz gerührt«, sagt meine Mutter. Sie spricht von meinem Vater, nicht von Simonsen. Dann schiebt sie ihm einen Teller mit einem Stück Biskuitrolle hin.

»Gefällt's dir?«, frage ich meinen Vater noch einmal. Ich beschnüffele meine Fingerspitzen. Sie riechen nach Clochard, der vorhin an meiner Hand geleckt hat.

Ich erwarte keine Antwort. Ich weiß, dass mein Vater sich nicht über das Geschenk freut. Nicht mal ein bisschen. Irgendetwas geht ihm im Kopf rum, quält ihn und uns, hat ihn umzingelt wie eine Heerschar von Zulukriegern, die unser Lager umstellt haben. Es gibt keine Möglichkeit mehr zu fliehen, und so bleibt uns nichts anderes übrig, als auf den Angriff im Morgengrauen zu warten. Zu warten, zu warten, zu warten …

»Die sind von der 21. Armee, 3. Gebirgsdivision«, erkläre ich. »Frische Truppen, Papa! Die kamen in Norwegen zum ersten Mal zum Einsatz. Stell dir das mal vor! Was für ein Glück die hatten, nicht an die Ostfront zu müssen, oder? Weißt du, wie viele Deutsche in Dänemark umkamen? *Einer*. Hahaha! Ein einziger deutscher Pilot. Was das für eine Szene gewesen sein muss, als das Flugzeug mit den Gefallenen gelandet ist und dann nur ein Sarg rausgeholt wurde! Nur ein einziger Sarg! Was für eine Pleite für die Familie, oder? Was für ein Fiasko, dass es ausgerechnet deinen Jungen trifft! WAS FÜR EIN ALBTRAUM, ODER?«

Mein Vater reagiert nicht, obwohl ich ziemlich laut geworden bin. Ich habe ihm quasi ins Ohr geschrien. Seine Augen glänzen. Ich schaue zum Aquarium, weg von den Tränen, um ihn nicht weiter zu beschämen. Die zwei toten Fische schwimmen mit dem Bauch nach oben im Wasser, wie vergessene Köder. Ich bin der Einzige, der sie sieht.

»Ich d-d-denke, ich gehe jetzt doch noch mal laufen«, sagt mein Vater mit stockender Stimme. Er versucht, das nach oben drängende Schluchzen zu unterdrücken. Dann steht er auf und schiebt den Stuhl zurück, was ziemlich viel Lärm macht, da die Beine über den Boden schaben. Er bedankt sich nicht für das Geschenk und rührt auch den Kuchen nicht an, sondern umkurvt stattdessen den Tisch, ohne jemanden zu berühren, und verschwindet im Eilschritt aus dem Esszimmer. Kurz darauf hören wir das Geräusch der Wohnungstür. Wie es aussieht, hat er sich weder die kurze Laufhose noch die langen Socken angezogen. Mein Bruder fragt in den Raum, was denn mit dem los sei, aber meine Mutter sagt keinen Pieps, sondern schaufelt sich stattdessen einen Löffel Biskuitrolle nach dem anderen in den Mund. Sie ist noch stiller als die toten Fische im Aquarium, und auf ihren Augen liegt nun auch diese glasig spiegelnde Schicht. Ich senke den Blick und sehe, dass da neben dem Tisch noch die Schuhe von meinem Vater stehen.

»Ist er etwa barfuß joggen gegangen?«, frage ich und zeige mit dem Finger auf die Schuhe, in der Hoffnung, dass irgendjemand über meinen Kommentar lacht oder einen Witz macht, aber nichts da. »Willkommen im Reich der Mysterien«, sage ich und ahme dabei die Stimme von Professor Jiménez del Oso nach, dem Moderator einer Sendung über paranormale Phänomene. Es klingt fast genauso wie im Fernsehen, aber niemand lacht. Vielleicht hab ich's nicht mehr drauf.

Ich stehe auf.

»Ich bring sie ihm«, rufe ich. Mit einer schnellen Bewegung beuge ich mich nach unten, greife beide Schuhe und laufe zur Tür hinaus, fest entschlossen, ihm dorthin zu folgen, wo er Abend für Abend hingeht, fest entschlossen, ihm nachzuspionieren und herauszufinden, was zum Henker in diesem Haus eigentlich los ist. Ich höre, wie meine Mutter schreit: »Komm sofort zurück, Curro!« Aber ich gehorche nicht, schon zum zweiten Mal heute, und fühle mich nicht mal besonders schlecht deswegen. Eine Sekunde später habe ich die Wohnungstür hinter mir gelassen, ohne groß nachzudenken, was ich eigentlich mache, und bin auf der Straße. Draußen.

NEUROLOGISCH-PSYCHIATRISCHE KRANKENGESCHICHTE

Psychiatrische Klinik Santa Dympna, Sant Boi de Llobregat, 13.03.1994
Arzt: Avelino Quincoces

ANGABEN ZUR PERSON
Name: Curro Abad Colet
Geschlecht: Männlich
Alter: 24
Geburtsdatum und -ort: 27. Juli 1970, Sant Boi del Llobregat
Hautfarbe: Weiß
Konfession: Katholisch
Beruf: Ungelernter Arbeiter
Schulabschluss: Sekundarstufe, mittlere Reife

HINTERGRUND DER ERSTBEHANDLUNG (1993)

Der dreiundzwanzigjährige Patient wird aufgrund eines wahnbedingten homizidalen Ausbruchs eingeliefert und zeigt fremdaggressives Verhalten, mangelnde Urteilskraft und Anzeichen eines schizoiden Wahns. Nach Unterbringung in der Klinik für Forensische Psychiatrie [redacted] wird er nach drei Monaten in das psychiatrische Krankenhaus seines Geburtsortes verlegt.

GEGENWÄRTIGER ZUSTAND

Der Beginn der gegenwärtigen Erkrankung lässt sich grob auf das Jahr 1982 datieren. Als Kind litt der Patient unter einer Reihe familiärer Probleme und zeigte Symptome des Tourette-Syndroms sowie Zeichen einer Depression, einer bipolaren Störung und einer Zwangsstörung. Es ist davon auszugehen, dass der Tod der Mutter am [redacted] der ausschlaggebende Faktor für den Ausbruch einer paranoiden Schizophrenie und einer Borderline-Persönlichkeitsstörung war. Nach dem Ableben der Mutter treten beim Patienten Symptome unterschiedlicher Phobien auf, und er verbringt die folgenden neun Jahre in Behandlung. Dafür wird er für in der Regel kurzzeitige Aufenthalte in den Jugendabteilungen unterschiedlicher psychiatrischer Kliniken in der Comarca Baix Llobregat untergebracht. Zeitweilig steht er unter der Obhut des Vaters, aber dem Patienten gelingt es wiederholt, sich der väterlichen Aufsicht zu entziehen. Als junger Erwachsener wird er in die Fürsorge des Sozialdienstes der Comarca Barcelonès gegeben.

Der für die aktuelle Verfassung verantwortliche Krankheitsschub beginnt, als der Patient wieder in Sant Boi in der [redacted] wohnt und sich von seiner Partnerin trennt. In der Folge zieht er sich in seine Wohnung zurück und zeigt Symptome von Verfolgungswahn. Familienangehörigen und Nachbarn zufolge gibt der Patient an, »überwacht« zu werden und über das Fernsehen »Befehle« zu erhalten. Er verrichtet seine Notdurft in Plastikflaschen, die er auf dem Balkon seiner Wohnung sammelt, und geht nur noch vollständig bekleidet unter die Dusche. Mehrere Nachbarn geben an, ihn mit durchnässter Kleidung auf dem Balkon gesehen zu haben. Zu diesem Zeitpunkt manifestiert sich auch die Autoskopie des Patienten: Er gibt an, sich in dieser Zeit regelmäßig selbst bei der Verrichtung alltäglicher Tätigkeiten zugesehen zu haben. Des Weiteren sucht er in seinen Fäkalien nach Mikrofonen und führt lange Gespräche mit seiner verstorbenen Mutter [redacted]. Die hebephrenen Episoden, die mit hysterischen und gegenstandslosen Lachanfällen einhergehen, scheinen sich ebenfalls in dieser Zeit einzustellen und setzen sich bis Ende Juni 1993 fort. Der Patient erklärt, dass die »Terrorbande ETA« ihn über das Fernsehen »rekrutiert« habe, um »in Katalonien Terrorangriffe durchzuführen«. Im Juli desselben Jahres kommt es zu einem psychotisch bedingten homizidalen Ausbruch, und der Patient begeht eine Amoktat in [redacted]. Nach dem Angriff fällt der Patient in Ohnmacht. Nachdem er noch am Tatort das Bewusstsein wiedererlangt, wird er in eine Klinik für Forensische Psychiatrie überstellt, wo er drei Monate verbleibt. Die außerordentlich starke Desorientierung des Patienten in diesen drei Monaten wird von Phasen geistiger Klarheit durchbrochen, in denen eine überdurchschnittliche Intelligenz evident wird. Noch in der Forensischen Psychiatrie entwickelt der Patient visuelle und olfaktorische Halluzinationen. In Gesprächen gesteht er Teile des Gewaltausbruchs ein und berichtet, nach dem Tod seiner Mutter eine tiefe Depression erlitten zu haben. Am Tag des Amokangriffs sei sie ihm »als Gespenst erschienen«, das gerade aus einem Imbiss kam. Die Erscheinung habe ihn dann [redacted].

Später berichtet der Patient, dass er sich mit »regelmäßigen Erscheinungen« des »Gespensts seiner Mutter« konfrontiert sieht und dass diese die Schuld an seiner Erkrankung tragen. Die Erscheinungen provozierten laut Aussage des Patienten Ohnmachtsanfälle, die aber abgesehen von einer leichten Migräne und Niedergeschlagenheit folgenlos blieben.

Der Patient zeigt weiterhin Symptome von Autoskopie und Hebephrenie sowie von Tourette und Zwangsstörungen. Zeichen für Abulie oder melancholische Depression liegen nicht vor. Parallel zu dem die Mutter des Patienten betreffenden Wahn hat sich ein sekundäres Wahnsystem aufgebaut. Diesem vergleichsweise gering strukturierten System zufolge befindet sich der Patient in einer »Irrenanstalt des Dritten Reichs«, der ihn behandelnde Arzt Avelino Quincoces ist in Wirklichkeit der SS-Offizier »Doktor Skorzeny«. Andere Insassen berichten, dass der Patient gelegentlich davon spricht, Opfer der »Aktion T4« zu sein, eines Programms der Nationalsozialisten zur systematischen Ermordung von Menschen in psychiatrischen Kliniken.

FAMILIENANAMNESE:

Familiäre Vorerkrankungen: Bei der Mutter des Patienten wurde [redacted] diagnostiziert. Sie stirbt [redacted] in der Endphase ihrer [redacted]. Der Vater neigt zu verbaler Gewalt und [redacted], allerdings wurden keine Beweise für von ihm ausgehende körperliche Gewalt gefunden. Bei dem Großvater väterlicherseits wurden nach dem Bürgerkrieg posttraumatische Störungen diagnostiziert, zudem zeigte er Symptome einer Schizophrenie und einer neurotischen Depression mit zahlreichen dazu passenden Wahnvorstellungen. Er wurde ebenfalls in diese Klinik (psychiatrische Klinik Santa Dympna) eingeliefert und über zwei Jahre hinweg bis zu seinem Tod behandelt. Mehrmals wurden bei ihm Elektrokrampfbehandlungen durchgeführt.

Der Patient hat einen zwei Jahre älteren Bruder, der ihn seit der Einlieferung regelmäßig einmal im Monat besucht.

UNTERSUCHUNG

Erscheinungsbild und Verhalten: männlicher Patient, altersentsprechender Allgemeinzustand. Bemerkenswerte Körperhygiene. Aufmerksam und interessiert, mit kooperativer Grundeinstellung. Blickkontakt mit dem Gesprächspartner wird größtenteils vermieden. Er erkennt sich selbst und andere (wobei bestimmte Personen in Wahnsysteme eingeordnet werden). Zeitlich und örtlich orientiert, allerdings ist mit gelegentlichen wahnbedingten Störungen zu rechnen.

Seit der Kindheit liegen klare Symptome einer Zwangsstörung und für das Tourette-Syndrom vor. Eine durch die Eltern veranlasste psychiatrische Untersuchung im Kindesalter führte fälschlicherweise zur Diagnose einer bipolaren Störung. Tatsächlich lagen lediglich Hinweise auf eine Zwangsstörung und das Asperger-Syndrom vor, welche sich beide mit persönlichen und/oder familiären Traumen erklären lassen und nicht erblich bedingt oder angeboren sind. Beim Sprechen hängt sich der Patient gelegentlich an einzelnen Wörtern auf und stößt sporadisch Flüche und Beschimpfungen aus. Er leidet an motorischen Tics im Bereich der Augenlider, der Extremitäten und unterschiedlicher Gesichts- und Halsmuskeln. Zudem liegen Pareidolie und verschiedene Zwänge vor; (1) taktil (Lichtschalter, Gesprächspartner, Oberflächen usw. müssen in bestimmten rhythmischen Sequenzen angetippt werden); (2) olfaktorisch (häufiges Riechen an den Fingerspitzen).

Der Patient äußert sich klar und kultiviert, benutzt aber mit einer gewissen Affektiertheit hochtrabende Ausdrucksweisen, die als Folge seines schizoiden Wahns und [redacted] zu werten sind und offenbar durch die Medikation abgeschwächt werden. Bei wachem Bewusstsein, keine Hinweise auf Somnolenz oder Benommenheit. Auch keine Anzeichen für Abulie, nervöse oder melancholische Depression. Der Patient drückt sich klar und verständlich, wenn auch teilweise gespreizt aus und folgt einem in sich logischen (allerdings wahnhaften) Ideensystem mit kohärenten Bezügen und Erklärungen.

Seine sensorische Wahrnehmung ist von Pareidolie und Autoskopie beeinflusst. Hinzu kommen häufige Halluzinationen – sowohl visuell (das Gespenst seiner Mutter) als auch olfaktorisch (ein starker Geruch nach »Pommes frites«) – vor jeder seiner [redacted]. Die Erinnerung des Patienten weist deutliche Lücken in Bezug auf den gewalttätigen Ausbruch am [redacted] auf. Eine vollkommene Amnesie jedoch scheint weder über kurze noch lange Zeitabschnitte vorzuliegen. Diverse Phobien: Iatrophobie, Dishabiliophobie, Agateophobie usw.

DIAGNOSE

Gemäß DSM-IV und der Prognose [redacted] lässt sich die Symptomatik des Patienten klar dem Krankheitsbild einer schizophreniformen psychotischen Störung zuordnen. Die Probleme mit der Primärgruppe (Eltern) und bei der Verarbeitung eines nachfolgenden Traumas (Tod der Mutter) wurden verschärft durch [redacted] und das Asperger-Syndrom. Entsprechende kognitive Wahnvorstellungen, Phobien und Halluzinationen. Gelegentlich, aber nicht häufig aggressives und/oder gewalttätiges Verhalten möglich, wie bereits beobachtet.

BEHANDLUNG

In der akuten Phase werden Chlorpromazin und Haloperidol gegeben, um Halluzinationen und Wahnvorstellungen zurückzudrängen und einen Rückfall in fremdaggressives Verhalten zu vermeiden. Die Medikamentengabe erfolgt oral, alle sechs Stunden im Wechsel. Die Einzeldosis beträgt 25–50 mg. In der stabilen Phase wird, auch im Falle sporadisch auftretender Wahnvorstellungen und Halluzinationen, zweimal täglich Clozapin gegeben, ebenfalls oral. Sorgfältige Überwachung durch Pflegepersonal und zwei Mal wöchentlich Arztgespräche.

Kapitel 11

»Ich versichere dir, Plácido, die Frau geht mittlerweile schon wie ein Cowboy«, sagt Curro. »Ihre Beine sehen aus wie zwei Klammern mit Leerzeichen dazwischen. Heute erst habe ich sie gesehen, wie sie aus dem Pavillon K kam. Sicherlich gibt es bestimmte Muskeln am menschlichen Körper, deren Dehnungsfähigkeit als außerordentlich bezeichnet werden muss, aber beim Anblick des Körpers dieser Frau wird offensichtlich, dass ihr Organismus nicht auf die Extremkräfte vorbereitet wäre, denen Roca sie unterwerfen würde.«

»Verstehe, Señor.«

Die beiden laufen auf dem asphaltierten Weg, der einmal durch das Anstaltsgelände führt. Sie passieren den Pavillon A, die Station für Neuaufnahmen mit in der Regel kurzer bis mittlerer Behandlungsdauer. Curro und Plácido treffen auf eine Personengruppe, die gerade die Klinik besichtigt. Die Besucher werden von einer Nonne begleitet, die in ihrem komplett weißen Aufzug samt Habit, Guimpe und Haube wie eine Erscheinung wirkt. An einer feinen Kette trägt sie ein silberfarbenes Kruzifix um den Hals, das sanft auf einem Oberkörper ohne Höhen und Tiefen hin und her baumelt. Es gibt verschiedene Organisationen der katholischen Kirche, die täglich ihre Vertreter in die Anstalt schicken und die Kranken mit Predigten über Glauben, Nächstenliebe, Barmherzigkeit und die Botschaft Jesu Christi behelligen. Die Traube sammelt sich am Gebäudeeingang, wo die Nonne erklärt und erläutert. Mehrere Mitglieder der Gruppe, die aus jungen Seminaristen und frisch ordinierten Mönchen besteht, schenken Curro und Plácido ein herablassendes Lächeln. Alle tragen sie einen Seitenscheitel, einige nach rechts, andere nach links, Pullover mit Rundkragen, Jeans mit Bügelfalten. Curro bläht die Backen auf und atmet aus. Für einen Moment sieht er dabei aus wie ein Fisch.

»Auch meine Geduld hat Grenzen, Plácido«, sagt Curro plötzlich und hält an. Sie stehen vor dem Pavillon A, mit dem Rücken zu der circa zehn Meter entfernten Besuchergruppe. »Niemand wird je behaupten können, ein Abad wäre nicht bereit, einer anderen Kreatur des Herrn seine Schulter zum Trost anzubieten, um Unglück und Einsamkeit zu überwinden. Aber das, was hier passiert, Plácido, das geht eindeutig zu weit! Seit zwei Wochen tue ich mir das jetzt schon an, und ich komme an die Grenzen des Ertragbaren. Ganz zu schweigen von den Verzögerungen, die diese … diese *Würdelosigkeit* für unsere Fluchtpläne bedeutet.«

»Beziehen Sie sich darauf, dass Sie Wache stehen, während Roca … während Roca …«

»Ja, genau, Plácido. Während Roca diese garstige Frau vom Pavillon K, wie er selbst es ausdrückt, ›zum Schielen bringt‹. Die Bemerkung, dass diese Frau bereits von Natur aus schielt und sein Vorhaben deshalb etwas absurd ist, habe ich mir natürlich verkniffen. Da ist es noch eher möglich, dass er sie mit seinen Aktivitäten von ihrem Schielen heilt, wie Jesus Christus es mit den Kranken getan hat.«

»›Und sie brachten zu ihm alle Kranken, mit mancherlei Leiden und Qualen behaftet, Besessene, Mondsüchtige und Gelähmte; und er machte sie gesund‹«, sagt Plácido. »Matthäus Kapitel 4, Psalm 24, Señor.«

»Ganz genau, Plácido.« Curro rauft sich die Haare. Danach

sieht sein Kopf aus wie eine Aloe-Vera-Pflanze. »Ich bin ein einziges Nervenbündel, wie man so schön sagt. Zum Donnerwetter noch eins, fast zöge ich es vor, dass mir meine Mutter wieder erscheint.« Plötzlich schreit er Plácido an: »*Beim Allmächtigen, du reißt mich ja entzwei!*« Die Augenbrauen des Butlers schnellen in die Höhe, einige der Mönche und Seminaristen der Besuchergruppe drehen sich um und starren die beiden an. »Solche Sachen schreit die garstige Frau, während ich Wache stehe. Kannst du dir das vorstellen, Plácido?«

»Ich versuche es gerade, Señor.«

»*Wehe, du hörst jetzt auf, du verdammter Bastard! Los, härter, du Mistkerl! Schlitz mich auf!*«, schreit Curro und schaut dabei mit festem Blick zu Plácido. »*Ertränke mich in deinem Samen!!!*« Jetzt blickt die gesamte Gruppe zu Curro und Plácido. Beim Großteil der Mönche haben sich die Wangen rot gefärbt. Ganz anders im Fall der Nonne: Ihre Gesichtsfarbe hat sich in das vergilbte Weiß alten Zeitungspapiers verschoben. Ein junger Mönch hält sie am Arm gestützt und fächert ihr mit einer Ausgabe von *Joia*, einem Magazin für Geistesgesundheit, Frischluft ins Gesicht. »Das musste ich heute Morgen schon ertragen. *Ertränke mich* ... ich kann's gar nicht noch mal aussprechen, so sehr beschämen mich diese Worte. Die letzten Lustschreie waren derart monströs, dass sie sogar durch die Wattebäusche drangen, die ich mir so tief es nur geht in die Gehörgänge gedrückt hatte. Ich wünschte, man würde gegen diese Triebe vorgehen, Plácido. Es ist einfach ekelhaft, eine regelrechte Erniedrigung. Ich frage mich, warum man uns so geschaffen hat. Der Geschlechtsverkehr scheint mir eine obsolete Praktik, ein Vorgang, den wir als Spezies längst hinter uns gelassen haben sollten. Ein Überbleibsel unserer Zeit im Tierreich, ein Atavismus, ganz ähnlich wie unsere Körperbehaarung, die wir vielleicht damals brauchten, als wir noch unter freiem Himmel lebten, aber doch jetzt nicht mehr. Hätte die Menschheit nicht zu einem

System der asexuellen Fortpflanzung übergehen können ... wie den Sporen?«

»In der Tat, Señor. Warum nicht einfach Sporen?«

»Meine Gesundheit leidet stark durch das Treiben der beiden: Meine Tics haben sich multipliziert, meine Diarrhö ist derart heftig und überraschend, dass ich es meist nicht rechtzeitig auf die Toilette schaffe, und mein Torticollis fühlt sich an wie das Resultat eines Aneurysmas und nicht wie das eines einfachen Muskelkrampfes. Schau nur hier ...« Curro führt zwei Finger zum Mund und zieht die Unterlippe nach unten, während er gleichzeitig sein Gesicht an das seines Butlers heranschiebt. »Aphten. Genauso wie ich sie als Kind hatte. Und als Zugabe: Magenkrämpfe.«

»Tut mir leid, das zu hören, Señor.«

»Das Problem ist, dass ich nicht weiß, wie ich mich meiner Pflichten als Wachmann entledigen soll, ohne mich der ungebremsten und ganz sicher mit faustkämpferischen Mitteln ausgelebten Wut von Roca auszusetzen oder mich in einen erbärmlichen Verräter zu verwandeln«, sagt Curro und versucht dabei, eine der Schulterklappen an seinem Hemd glatt zu drücken. Er trägt heute eine etwas unglückliche Kombination aus einem weißen Hemd mit Rüschenkragen und Schulterklappen, wie es 1983 mal Mode war, einer türkisfarbenen Haremshose und Lederstiefeln. Es waren die einzigen passenden Stücke, die Plácido aus dem Fach mit den Kleiderspenden fischen konnte. »Überflüssig zu erwähnen, dass eine anonyme Anzeige der beiden bei der Anstaltsleitung undenkbar ist.«

»Nur Verräter und Henker verbergen ihre Gesichter, Señor. Das ist natürlich nur meine Meinung zu dem Thema, aber ich hoffe, dass Sie sie teilen, Señor.«

»Das tue ich, Plácido. Nichts ist feiger als ein anonym handelnder Mensch. Das ist wirklich das Unmännlichste, das mir einfällt.«

»Wenn es nur darum gehen sollte, die Außengeräusche zu

blockieren, Señor«, fügt Plácido hinzu, »dann erlauben Sie mir bitte den Vorschlag, den Walkman und die Kopfhörer von Señor Angus zu diesem Zweck auszuprobieren.«

»Den Walkman?«, sagt Curro. »Exzellente Idee, Plácido! Ich werde gleich zu ihm gehen und ihn um das Gerät bitten.«

»Immer zu Ihren Diensten, Señor.«

Und es funktioniert. Die Schwalben sind immer noch da, ziehen ihre spiralförmigen Bahnen am Himmel über dem Ort und der Anstalt, aber sie tun es nun lautlos. Curro hört weder die Schwalben noch die Sperlinge oder die Turteltauben, noch nicht mal die Fahrzeuge auf der Straße nach Colonia Güell. Auf geheimnisvolle Weise flutet die Musik das Innere seines Schädels. Im Walkman von Angus, der Curro beim Ausleihen des Geräts kaum wahrnahm, steckte eine alte Kassette mit der Aufschrift »Surf«. Jetzt hört Curro ein paar hohe männliche Stimmen, die den Hauptsänger mit Chören begleiten und sich in perfekten Harmonien übereinanderlegen.

Plácido empfahl ihm, »für maximalen Hörgenuss« die Stiefel auszuziehen und sich barfuß in den Sandhaufen zu stellen, der vor Kurzem nahe der Werkstätten abgeladen worden war. Eine sensationelle Idee. Curro folgt dem Ratschlag. Nachdem er sich die Haremshose bis zu den Knien hochgekrempelt hat, stellt er sich auf den Sandhaufen, schließt die Augen und drückt die Wiedergabetaste des japanischen Apparats. Die Musik breitet sich in seinem Kopf aus wie der Sand eines Stundenglases, der in den unteren Kolben rieselt. Curro muss an früher denken; an den Strand von Gavà, wo er und sein Bruder auf einer gelben Luftmatratze liegen und die Arme als Ruder ins Wasser tauchen, während ein paar sanfte Wellen das Gefährt wiegen. Beide lachen sie, schreien laut, versuchen sich in der Sprache der Piraten.

Für die Dauer einer Kassettenseite fühlt sich Curro gut. So gut wie schon lange nicht mehr. Fünfundvierzig Minuten Frieden. Es ist einige Zeit her, dass ihm seine Mutter zum letzten Mal erschienen ist. Vielleicht wirken die immer komplexeren Medikamentencocktails ja doch, mit denen Skorzeny experimentiert. Vielleicht ist er ja … geheilt? Fast traut er sich nicht, dieses Wort zu benutzen. Geheilt zu sein – das ist nicht die Normalität, die er kennt. Und trotzdem ist es nicht zu leugnen: Es geht ihm schon seit längerer Zeit gut. Für einen Augenblick vergisst er das Verlangen zu fliehen, die Erscheinungen des Gespensts seiner Mutter, seine Kindheit, seine Schmerzen. Er hat nie viel Musik in seinem Leben gehört, jetzt bereut er das. Irgendetwas zwingt ihn dazu, die Zehen durch den Sand zu ziehen, und er denkt daran, dass die Musik ihm vielleicht aus seinem Schneckenhaus hätte helfen können. Aber er hörte damals keine Musik, achtete nicht auf Töne und Klänge. Stattdessen schob er sie von sich, redete sich ein, Musik sei banal und unnütz, und steckte seine Nase lieber in Bücher, immer mehr Bücher. Er klammerte sich an ihnen fest und zog sich mit der Zeit immer weiter in sich selbst zurück, immer tiefer hinein in die spiralförmigen Windungen des Schneckenhauses, bis er an der Spitze angekommen war und feststeckte, mit dem Rücken zur Wand, in der Klemme. Und dazu all die Albträume, die ihn peinigten: die tote Mutter im Hochzeitskleid, die enthaupteten Kakerlaken, die blinden Rasereien, die Wut. Tod, Wahnsinn und Blut. Strahlen von Blut, die zum Himmel emporschossen und sich in der Höhe fontänenartig öffneten wie die Blütenblätter einer außerirdischen Pflanze.

Und dann der Alkohol. Der Alkohol schien ihm, manchmal zumindest, zu helfen: Er löste ihm die Glieder, lockerte ihm die Zunge, brachte ihn dazu, den Kopf herauszustrecken und nach draußen zu sehen. Aber der Alkohol war auch wie der treulose Verbündete in den Filmen: der Typ, der dir am Abhang die helfende Hand reicht, nur um dich wieder loszulassen, wenn du gerade Vertrauen gefasst hast, wenn du mit einem Lächeln auf den Lippen glaubst, in Sicherheit zu sein. Beim jugendlichen

Curro sorgte der Alkohol für eine Achterbahnfahrt im Kopf. Es war, als würden seine Gedanken La Yenka tanzen: zuerst ein Schritt nach vorn, eine wackelige Verbesserung, ohne Frage, aber dann einer zurück. Und noch einer und noch einer. Eins, zwei, drei, bis er irgendwann seinem Nebenmann das Gesicht mit einer Flasche zerschlagen wollte. Man sagte ihm, schuld seien die Medikamente, und man dürfe Antidepressiva nicht mit Alkohol mischen. Doch daran lag es nicht, das wusste Curro. Es war wegen dem, was er in seinem Inneren trug: der ihm eingeimpfte Hunger nach Zerstörung. Diese Raserei, die *niemals* verschwindet.

Aber jetzt ist es anders. Die Lieder haben ihn gezwungen, einen Schritt zurückzutreten. All diese Leute, die ihm Dinge über Kalifornien ins Trommelfell säuseln. Curro wippt mit dem Kopf, versucht, dem Refrain zu folgen und die Worte zu verstehen. *Ca-li-for-nia.*

Dann hört er ein scharfes Klicken, und die Musik stoppt. Die A-Seite ist zu Ende. Curro öffnet die Augen und blickt sich um. Er ist immer noch in der Klinik, natürlich. Auch verrückt ist er noch, kein Zweifel. Genauso wie die da drüben: ein Typ, der durch den Garten galoppiert und sich dabei auf die Oberschenkel klopft; ein anderer, der sich mit aller Kraft an den Ohrläppchen zieht. Wieder andere wirken derart sediert, dass sie nicht mal mehr sprechen können und nur noch einen weit entfernten Punkt anstarren, einen Punkt irgendwo hinter den östlichen Begrenzungszäunen des Anstaltsgeländes, hinter denen der Fluss liegt. Ihre Gesichter wirken wie geschmolzen, die Augen dunkel und ausdruckslos wie zwei Löcher, die mit dem Daumen in einen Klumpen Ton gedrückt wurden.

Das Dumme an den guten Zeiten, das sagt sich Curro immer wieder, ist, dass sie die Vorboten schlechter Zeiten sind. Der unveränderliche Kreislauf des Lebens.

Ein gespenstischer Schrei reißt ihn aus den Gedanken. Er

kommt, wie in diesen Situationen üblich, von einem Ort hinter der großen Hecke, wo die Statue der heiligen Dymphna steht.

»Beim Herrgott, was machst du denn mit mir?«, schreit die garstige Frau. »Aber was tust du da? Was tust du, du Tier? Was … du wirst mich in Stücke reißen, du Bestie!«

Curro greift den Walkman, der an seinem Gürtel befestigt in Höhe der rechten Hüfte hängt. Er öffnet die Klappe, zieht die Kassette heraus, dreht sie um und schiebt sie wieder in den Apparat. Er drückt die Wiedergabetaste. Aber kurz vorher, nur eine Sekunde vorher, überkommt ihn ein Gefühl, das er aus seinen wiederkehrenden Träumen kennt: Es ist, als würde der Boden unter seinen Füßen verschwinden. Erst kommen die Risse im Asphalt, dann öffnet sich die Erde und verschlingt alles und jeden: Busse, Kioske, Menschen. Alles geht unter. Er merkt, wie er den Halt verliert, und mit einem Mal ist alles leer unter ihm. Es gibt nichts mehr, woran er sich festhalten könnte, und er beginnt zu fallen.

Eine Personengruppe ist auf den Fluren des Ambulanzgebäudes unterwegs. Alle sind angespannt, Curro ist einer von ihnen. Seine Lederstiefel klackern auf den Bodenfliesen wie in einem Western. Kata-klop, kata-klop, kata-klop. Ebenfalls dabei ist Roca, der von drei Pflegern festgehalten und geführt wird. Eigentlich wäre das gar nicht nötig, denn er trägt eine Zwangsjacke, genauso wie Curro auch. Seit mehr als zwei Jahrzehnten wurden diese Schutzjacken nicht mehr in der Klinik verwendet. Die neuen Behandlungsmethoden haben sie überflüssig gemacht und in beschämende Erinnerungsstücke der barbarischen Praktiken dunkler Jahrhunderte verwandelt. Und trotzdem kommen sie jetzt zum Einsatz. Doktor Skorzeny hat sie vom Dachboden holen lassen. In gewisser Weise sind es Museumsstücke, sie riechen nach Naphthalin und Mäusekot. »Außergewöhnliche Umstände«, lautete die Begründung des Doktors, als er die Verwendung der Zwangsjacken anordnete.

Curro wird nur von einem Pfleger geführt, der ihn reichlich unmotiviert am linken Arm festhält. Der Vorfall mit den Pommes frites mag zwar minutiös in Curros Krankenakte dokumentiert sein, liegt im kollektiven Anstaltsgedächtnis aber weit zurück. Auch wenn er – hauptsächlich aus administrativen Gründen und ein bisschen auch aus Gewohnheit – nach wie vor im Pavillon H untergebracht ist, geht Curro davon aus, dass er mittlerweile nicht mehr als gefährlich gilt. Sein Verhalten in den letzten vierundzwanzig Jahren schwankte zwischen irritierend und nervenaufreibend, war klinisch gesehen sicher auffällig, doch er stellt keine Gefahr dar, und alle Welt weiß das. Curro blickt zu einem der alten Bilder an der Wand. Es zeigt eine blonde Krankenschwester, die wie eine Schwedin oder eine Deutsche aussieht und mit einem senkrecht über die Lippen gelegten Zeigefinger um Ruhe bittet. Die Zeit, in der sich Menschen auf Bildern, und diese Frau im Besonderen, direkt an ihn gewendet haben, ist schon eine ganze Weile her.

»Aber was ist denn überhaupt passiert, Señor?«, fragt der rechts neben Curro herlaufende Plácido im Flüsterton. Er trägt keine Zwangsjacke, sondern sein komplettes Butler-Outfit inklusive der Taschenuhr, deren Kette bei jedem Schritt rasselnd gegen seinen Bauch stößt. Seine Schuhe sind so blank poliert, man könnte sie als Spiegel benutzen, um sich die Haare zu kämmen. »Wurde etwa Ihr Fluchtplan entdeckt?«, fragt Plácido noch etwas leiser.

»Vergiss die Flucht. Am besten für immer. Es ist alles im Eimer, Plácido. Alles!«, sagt Curro, der sich in der Zwangsjacke selbst umarmt. »Es ist genau das passiert, was wir befürchtet haben, Plácido. Als ich sie erblickte, war sie keine fünfzig Meter mehr entfernt. Ich hatte so getan, als würde ich an einem Blumenbeet arbeiten, unterbrach diese Tätigkeit aber für einige Momente. Als ich mich kurz darauf aufrichtete, sah ich sie, wie sie mit voller Geschwindigkeit, und wie üblich scheinbar ohne die Füße zu bewegen, auf mich zuraste.«

»Wen meinen Sie, Señor?«

Curro spannt die Nackenmuskeln an, um den Kopf nach vorn zu schieben und mit der Stirn in Richtung der Person an der Spitze der Prozession durch die Gänge des Ambulanzgebäudes zu weisen. Plácido folgt seinem Blick. Zwei kantig aus dem Rücken hervorstehende Schulterblätter, die aussehen, als hätte man dort ein paar Fledermausflügel ausgerissen. Die Haube auf dem Kopf ähnelt einer Schaufel, die Schritte sind weit und energisch. Es ist eine Nonne. Wie viele andere in der Klinik stammt auch sie aus Navarra. »Navarra muss die zentrale Produktionsstätte für Spaniens Mönche und Nonnen sein«, hatte Curro beim Abendessen einmal zu Plácido gesagt. »Die Nachfrage übersteigt ganz offensichtlich das Angebot. Ich schätze mal, dass die Verantwortlichen in Pamplona Ehepaare unter Vertrag haben, die im Akkord kopulieren müssen, um den immensen Bedarf der Irrenhäuser an frischen Nonnen und Kaplanen befriedigen zu können.« Plácido hatte nicht gelacht. Er lachte nie. Seine Unempfänglichkeit für Humor war im höchsten Maße … *irritierend.*

»Schwester Resurrección?«, sagt der Butler.

»Nein, Plácido.« Curro atmet ein, atmet aus, unterdrückt seine Ungeduld. »Die nicht. Auch du müsstest mitbekommen haben, dass Schwester Resurrección ebenjene Schwester ersetzt hat, die ich meine und die sich momentan auf der Intensivstation befindet: Schwester Lourdes. Sie war es, die im Garten auf mich zukam, und ich kann dir versichern, dass ich schon glücklichere Gesichter gesehen habe, mein Freund. Sie ruderte beim Gehen wild mit den Armen und murmelte mit verkniffenem Mund etwas vor sich hin, das ich aber auf die Entfernung nicht verstehen konnte. Es war ein schrecklicher Anblick. Eine ihrer Brauen und das zugehörige Auge zuckten wie von einem unkontrollierbaren Spasmus gepackt. Als ich sie erblickte, war sie noch ziemlich weit weg, verkürzte die Distanz aber mit einer für ihr Alter unfassbaren Geschwindigkeit. Ich drückte die Stopptaste des

Walkmans, doch es war schon zu spät. Und es machte alles noch schlimmer.«

»Schlimmer, Señor?«

»Ja, Plácido, schlimmer. Denn als ich die Musik ausgeschaltet hatte, hörte ich wieder die Geräusche hinter der Hecke, die nur anderthalb Meter von mir entfernt war. Die garstige Frau und Roca, man hörte sie immer noch. Sie schrien, Plácido. Lauter als je zuvor. Und sie waren überall auf dem Klinikgelände zu hören. Ich drehte den Kopf ...« Curro legt eine dramatische Pause ein und spricht dann noch leiser weiter, während die Gruppe um eine Ecke biegt. »Schwester Lourdes war nur noch zwanzig Meter entfernt, und kurz kam mir der irrationale Gedanke, dass sie vielleicht Rollschuhe anhaben könnte. Es war offensichtlich, dass sie die Schreie gehört hatte. Und so musste ich in Sekundenschnelle eine heikle Entscheidung fällen: Sollte ich Roca mit einem Pfeifen warnen und mich einer Bestrafung durch Schwester Lourdes aussetzen? Oder sollte ich nicht pfeifen und riskieren, dass Roca mir die Schuld für die Katastrophe gibt?«

»Wie haben Sie sich entschieden, Señor?«

Roca versucht, sich aus dem Griff der Pfleger zu lösen. Er schüttelt und windet den Oberkörper wie ein großer Fisch, der gerade aus dem Wasser gezogen wurde und nun versucht, den Händen des Anglers zu entwischen. Die Pfleger lassen eine koordinierte Salve von Faustschlägen auf sein Gesicht und seine Arme niedergehen. Roca stellt den Widerstand ein und speit eine Reihe rassistischer Beleidigungen aus.

»Was denkst du denn, Plácido? Schau ihn dir nur an. Der Kerl ist ein Killer. Wenn er komplexe Entscheidungen fällen muss, tut er das mit den Muskeln in seinem Hals und in seiner Leiste. Ich schrubbe liebend gern für den Rest meines Lebens Latrinen, wenn ich dadurch ein feindseliges Zusammentreffen mit diesem Mann vermeiden kann.«

»Dann haben Sie also gepfiffen, Señor?«

Curro blickt zu Boden, bleibt aber nicht stehen. Seine Augen sacken in seinen Schädel ein wie bei jemandem, der sich an etwas Schreckliches erinnert, das er am Vorabend im volltrunkenen Zustand gesagt hat.

»Ich habe es versucht.« Es folgt eine weitere Pause. Er wendet sich Plácido zu. »Das soll heißen: Ich habe die Hand an meinen Mund geführt und Daumen und Zeigefinger in diese Hufeisenposition gebracht, wie ich es früher so oft bei den anderen Jungs gesehen habe.« Curro hält inne. »Ich dachte, es wäre einfach. Aber aus meinem Mund wollte kein Pfiff emporsteigen, Plácido.«

»Also kein Pfiff, Señor?«

»Nein, Plácido. Alles, was aus meinem Mund emporstieg, war ein in Speichel gebadetes Furzgeräusch, das zu nichts zu gebrauchen war, außer meine Finger und mein Kinn mit Spucke zu überziehen. Der Herrgott steh mir bei! Ich hatte tatsächlich vergessen, dass ich gar nicht pfeifen kann. Andernfalls hätte ich dich sicher irgendwann mal gebeten, mir diesen Pfiff zu zeigen, den du immer machst. Den Ruf der Eule, oder wie er sich nennt. Den mit den Fingern und dem Resonanzraum und so weiter. Aber das ist jetzt auch schon egal. Jedenfalls konnte ich Roca nicht vor der Ankunft von Schwester Lourdes warnen. Sie stürmte an mir vorbei und verpasste mir dabei noch einen Fausthieb auf die Brust, der mich zu Boden warf. Eine beachtliche Kraft für ihre siebzig Jahre hat die Frau, das kann ich dir sagen, Plácido. Ich rate dir, sie nie zum Armdrücken herauszufordern. Während mir die Spucke vom Kinn tropfte, bog sie um die Hecke, und genau in diesem Moment, in dem Moment, als sie hinter dem Grün verschwand, hörte ich die garstige Frau schreien. *Na los, mach schon! Spritz mir die volle Ladung ins Gesicht, du Moooon…!*«

»Ach du meine Güte«, sagt Plácido. Es ist das erste Mal, dass Curro erlebt, wie sein Butler sich voll und ganz von seinen Emotionen leiten lässt. Wären die Umstände nicht derart trübselig, würde er sich für ihn freuen.

»Ich schätze mal, die garstige Frau wollte so etwas sagen wie ›du Moooo…nster‹«, fährt Curro fort. »Die Sache ist aber die, Plácido, die garstige Frau kam nicht dazu, den Satz zu beenden. Und ich sage dir noch etwas: Wenn jemand pfeifen kann, dann Schwester Lourdes. Es ist ein hoher Ton, voller Autorität und noch in beachtlicher Entfernung zu hören. Sogar lauter als dein Pfiff, würde ich meinen. Keine zwei Minuten später erschienen zwei Pfleger an der Hecke, diese beiden Kerle aus Navarra, deren Visagen wie die Steinstatuen der Osterinsel aussehen. Weißt du, wen ich meine?« Plácido nickt und senkt dabei die Lider. »Die mit den absurd dimensionierten Unterkiefern. Müssen Brüder sein oder so. Oder vielleicht haben alle Menschen aus Navarra ein derartiges Kinn. Ist auch egal. Sie verschwanden jedenfalls auch hinter der Hecke. Ich stand auf und folgte ihnen.«

Zwei der Pfleger, die Roca festhalten, drehen sich um und schauen Curro an. Schwester Resurrección, immer noch an der Spitze der Gruppe, mahnt mit einem einfachen Zischen zur Stille, ohne sich dazu umzuwenden. An Plácidos Anwesenheit stört sich niemand. Die Pfleger beachten ihn kaum. Dafür packt der für Curro zuständige Mann jetzt härter zu. Mit einem »Aua!« schaut Curro auf seinen linken Arm herunter. Die Gruppe nähert sich dem Büro von Doktor Skorzeny, das hinter der nächsten Ecke liegt. Curro hat sein halbes Leben in diesen Gebäuden verbracht und weiß, wie viel Zeit ihm auf diesem Weg noch bleibt.

»Das Erste, was ich auf der anderen Seite der Hecke sah«, fährt Curro fort, »war die garstige Frau. Mit herunterhängenden Schultern stand sie da, nackt von der Hüfte abwärts und das Gesicht beschmiert mit einer weißlichen Paste. In Augenbrauen und Nase, auf Lippen und Kinn, sogar auf den Wangen klebte das Zeug. Ich denke, du weißt, um welche Substanz es sich handelt. Hinter der Paste war in ihrem grau-bleichen Gesicht aber nicht das geringste Anzeichen für Beunruhigung oder auch nur ein Schimmer der Besorgnis auszumachen. Gut möglich, dass sie

Derartiges als alltäglich zu akzeptieren gelernt hat. ›Zieh dich an, du Stück Vieh!‹, knurrte Schwester Lourdes den ebenfalls halb nackt vor ihr stehenden Roca an. Es ist schon komisch, wie bestimmte Dinge nicht in deine Hirnrinde vordringen, solange du nicht ein zweites Mal hinschaust, Plácido. Bei meinem ersten Blick auf Roca hatte ich den BH auf seinem Kopf, zweifelsohne der von der garstigen Frau, gar nicht wahrgenommen.«

»BH, Señor?«

»Ja, beim zweiten Mal allerdings, als ich bewusst das Ding zwischen seinen Beinen zu übersehen versuchte, da erblickte ich den BH. Der Büstenhalter verlieh Roca ein fast schon komisches Aussehen, wie bei einem Maurer, der sich zum Schutz gegen die Sonne ein Taschentuch auf dem Kopf festknotet.« Der Hauch eines Lächelns taucht auf Curros Lippen auf, aber sofort zeigen seine Mundwinkel wieder nach unten, und erneut legt sich der bekümmerte Ausdruck von kurz zuvor auf sein Gesicht. »Jedenfalls zitterte ihm die Lippe, und seine Zähne klapperten. Aus seinem Rachen stieg eine Art Brüllen hervor, das wie bei einem Stier klang, dem der Torero gerade eine Banderilla in den Nacken gejagt hat. Dann kam Verstärkung, zwei weitere Pfleger aus Navarra, vom Pavillon K. Die beiden packten die Frau auf ziemlich grobschlächtige Weise und schleiften sie förmlich weg, was genau genommen nicht nottat, da sie in diesem Augenblick die Sanftmut selbst war. Dieser Anblick und diese unnötig grobe Art gefielen Roca jedenfalls ganz und gar nicht. Mit einem Mal spannte sich sein Körper an, und aus seinen Armen, seinem Hals und seinem Rücken traten Dinge hervor, Plácido … Dinge, die wir beide nicht haben. Muskeln einer ganz anderen Art. Venen, die vorher gar nicht zu existieren schienen, wölbten sich mit einem Mal nach oben. Fast wirkte es so, als würde hinter Roca jemand stehen und ihn mit einer Fahrradpumpe aufpumpen. Er wurde größer und größer, und parallel zu seinem Körper schwoll auch das Knurren aus seinem Mund an.«

Die Gruppe erreicht das Büro des Doktors. Schwester Resurrección klopft an die Tür. Ihre Fingerknöchel klingen, als würde jemand mit einem Schlagring gegen das Holz hämmern. Alle warten.

»Und dann packte Schwester Lourdes den da und …« Curro weist mit dem Kinn auf Roca, der mit aufeinandergepressten Zähnen vor sich hin murmelt und dabei so wirkt, als würde er sich selbst von innen her zerkauen. »Und sie sagte zu ihm: ›Du verdammtes Scheu…!‹ Aber auch dieser Satz wurde nicht beendet, denn vorher raste Rocas Faust in den Unterkiefer der Schwester.« Plácidos Augen weiten sich um ein paar Millimeter. »Diese Faust kam von sehr weit her, Plácido. Und ich meine von wirklich sehr weit her. Diese Faust begann ihre Reise an seiner Hüfte. Diese Faust hatte Unmengen Hass getankt, war befeuert von all den schrecklichen Momenten in seinem Leben. Die Kraft, die Roca in diesen einen Schlag legte, sorgte dafür, dass der obere Teil seines Körpers um seine Hüfte rotierte. Ich hoffe, du kannst dir ein Bild machen. Schwester Lourdes bezahlte für alles. Unter anderem auch für die Sache mit Rocas Vater. Für das Sitzenlassen der Familie, die Sonnenbräune, den Toyota, die neue Frau und natürlich auch für den erbärmlichen Unterhalt, den der Vater Rocas Mutter zukommen ließ. Sie bezahlte für das Gelächter der Mitschüler, die ihn *Nancy* nannten und auf dem Schulhof nackt auszogen. Für seine Lese-Rechtschreib-Schwäche. Für all das, was du mir neulich erzählt hast. Diese Wut, Plácido, sie verschwindet niemals. Und in dieser Hinsicht empfinde ich eine Art Mitgefühl für unseren impulsiven Freund.«

»Dann hat er sie also niedergestreckt?«, fragt Plácido.

Hinter der Bürotür erklingt eine leicht hysterisch klingende Stimme und ruft: »Herein!« Die Nonne dreht den Türknauf und betritt das Arbeitszimmer. Alle anderen folgen ihr. Plácido, Curro und der Pfleger an seiner Seite bilden das Schlusslicht.

»Nein«, antwortet Curro, der einen Moment auf der Schwelle

stehen bleibt. »Sie ist *geflogen*, mein Freund! Schwester Lourdes wurde Teil eines Wunders, Plácido. Sie wurde Teil des Wunders Menschenflug.« Curros Augen werden feucht. »Sie flog zwei oder drei Meter weit. Es war ein fantastischer Anblick, Plácido. Einfach fantastisch. Ich hatte noch nie zuvor eine fliegende Nonne gesehen und hätte am liebsten vor Begeisterung applaudiert.«

»Und, haben Sie, Señor?«

»Leider nein. Die Projektile der Elektroschockpistole, die einer der Herren aus Navarra mir rechtsseitig in den Hals schoss, machten das unmöglich. Ich fiel um wie ein gefällter Baum, mein Freund. Kurz bevor ich ohnmächtig wurde, ich lag schon am Boden, sah ich, wie auch Roca diese Spezialbehandlung zuteilwurde. Er fiel mit dem Gesicht voran direkt neben mir auf die Erde. Mir blieb noch ein Augenblick, um ein letztes Mal zu Schwester Lourdes zu schauen. Es war zu komisch: Der gesamte Kiefer stand in einem derart bizarren Winkel von ihrem Gesicht ab, dass man hätte meinen können, sie wolle eine besonders groteske Fratze ziehen. Als würde sie sich gerade kaputtlachen. Aber sie lachte natürlich nicht, logisch.«

Plácido bereitet einen Koffer mit den notwendigsten Utensilien für seinen Herrn vor. Unterhosen, Pyjama, Zahnbürste, Wechselkleidung. Er schließt den Koffer, indem er die Verschlüsse mit den Daumen nach innen schiebt, nimmt ihn in die linke Hand und trägt ihn zur Tür, wo sie bereits von zwei Pflegern erwartet werden. Skorzeny hat Curro und Roca mit zwei Monaten Einzelunterbringung in der Gummizelle und der in diesen Fällen üblichen Behandlung mit kalten Duschen bestraft. Außerdem: kein Zugang zur Bibliothek, Mahlzeiten in der Zelle, Verdreifachung der Medikamentendosis, Besuch nur mit Sondergenehmigung.

Plácido und Curro verabschieden sich mit einem nüchternen Handschlag.

»Hast du mir ein Buch eingepackt, Plácido?«

»Ja, Señor. *Der Pirat* von Harold Robbins. Es ist das einzige, das Sie haben.«

»Harold Robbins gefällt mir nicht besonders, Plácido«, sagt Curro. »Ich hätte es nie aus der Bibliothek ausleihen sollen. Seine Bücher enthalten einfach zu viele Sexszenen, die ich dann immer erst aufspüren muss, um sie weiträumig zu umschiffen. Zum Glück kann man sich ganz gut an den typischen koitalen und postkoitalen Wendungen orientieren. ›Er befriedigte‹, ›sie spreizte‹, ›er schwang das Schwert der Lust‹ und so weiter.« Beim letzten Wort versagt Curro die Stimme.

»Sie müssen jetzt stark sein, Señor«, sagt Plácido, während er Curro energisch die rechte Hand schüttelt und fest in die Augen sieht. Danach überreicht er ihm den Koffer und fügt hinzu: »Denken Sie an Churchill: *Wir werden an den Stränden kämpfen* und so weiter und so fort.«

»Das werde ich, Plácido. Auf Wiedersehen.«

»Auf Wiedersehen, Señor.«

Kapitel 12

Der Schäferhund bellt und bellt. Selbst als der Psychiater die Tür schließt und das Tier aussperrt, hört der Hund nicht auf. Das Sprechzimmer ist etwas schummrig, und meine Mutter ist draußen geblieben, im Wartezimmer, wo sie unter schwachem Neonröhrenlicht die *Diez Minutos* liest und sich einen Handteller bunter Gummibonbons nach dem nächsten in den Mund schaufelt. Es sind kleine Bärchen, Schlangen, Erdbeeren, Äpfel, mit Zucker überzogene Coca-Cola-Fläschchen und jede Menge Beeren, die roten und die schwarzen. Ich kann das hartnäckige Kläffen des Schäferhunds im Garten noch durch die Wände hindurch hören. Und ich kann ihn mir bildlich vorstellen: seine Eckzähne, das raue Knurren und Bellen aus seiner Kehle, seinen von Speichel überzogenen Unterkiefer, die steif aufgestellten Ohren. Es ist kein beruhigendes Geräusch. Nichts, was man mit der Praxis eines Facharztes für Geist und Seele assoziiert.

»Was siehst du hier?«, fragt mich der Psychiater.

Es ist das Erste, was er in der bereits seit fünfzehn Minuten laufenden Sitzung sagt. Ich dachte eigentlich, der Kollege würde mich kurz anschauen – einmal Zunge raus, husten, »A« sagen! – und danach eine genaue Diagnose zu meinem Leiden stellen. Aber wie es aussieht, funktioniert es nicht ganz so, wenn es um Kopfsachen geht.

Ich werfe einen Blick auf die Bildtafel, die er mir hinhält. Sie ist Teil des sogenannten Rorschachtests. Das weiß ich, weil er selbst es mir mit Zirkusdirektorstimme angekündigt hat. Ich konzentriere mich auf die verwässerten Tintenkleckse mit den dunklen Formen, die so aussehen, als hätte er einen Käfer in einem mittig gefalteten Blatt Papier zerquetscht und es danach wieder aufgeklappt, um mich mit einem besonders ekelerregenden Anblick zu ärgern.

»Das ist Doctor Doom«, antworte ich. »Oder nein, doch nicht. Das ist Doctor Strange, der gerade eine Beschwörung ausspricht, um diese Dimension zu öffnen und mit einer anderen zu verbinden. Und das hier, das sind natürlich keine Flügel, nein, das ist der interdimensionale Nebel, der immer dann erscheint, wenn dein körperloser Geist die unterschiedlichen Hüllen des, ähm, des Bewusstseins durchbricht.«

»Langsam, langsam«, sagt der Arzt und runzelt die Stirn. »Ich habe das vielleicht etwas schlecht erklärt. Du kannst dir nicht einfach etwas ausdenken, sondern musst eine der folgenden Antworten auswählen. Pass auf: Es ist a) ein Marinewappen, b) eine Fledermaus, c) zwei Personen beim Sexakt, d) ein Becken, e) eine Röntgenaufnahme, f) ein Teil deines Körpers, g) ein Fleck ohne Form, h) etwas anderes, noch nicht Genanntes.«

Einen Augenblick lang gehe ich noch mal in Gedanken die Liste durch.

»Antwort h). Es ist nichts von dem, was Sie aufgezählt haben. Es ist Doctor Strange, wie ich gerade schon sagte.«

Der Arzt nickt, als würde er tatsächlich wissen, wovon ich spreche, und macht sich dann ein paar Notizen in einen Ringblock. Er trägt eine Brille mit ovalen Gläsern, hat lange Haare sowie einen Kinnbart und sieht dadurch aus wie Quevedo, der Schriftsteller aus dem 16. Jahrhundert, von dem uns unser Spanischlehrer letztes Jahr ein Bild gezeigt hat. Hinter ihm, fast so, als handele es sich um einen nahen Verwandten, hängt ein riesiges Bild von Sigmund Freud an der Wand. Brille mit runden Gläsern, weißer Bart. Ich weiß, dass es Freud ist, weil Priu es weiß. Neulich hat er nämlich bei einer Partie *Flucht aus Colditz* fast eine halbe Stunde über die Deutung von Träumen geredet. Wegen der ganzen Theorie und seines In-die-Faust-Hüsteln wäre ich fast eingeschlafen.

Es folgen fünf weitere Schaubilder mit Tintenklecksen. Alle sehen aus wie Superhelden, galaktische Monster oder irgendwelche fantastischen Wesen, und genau das sage ich dem Doktor auch jedes Mal, wenn er mich fragt, was ich sehe.

»Und, habe ich das gut gemacht?«, will ich wissen. »Ach ja, was sind eigentlich ›zwei Personen beim Sexakt‹? Ist mir nicht ganz klar.«

»Hier gibt es keine richtigen und keine falschen Antworten«, sagt er selbstzufrieden und ignoriert die Sache mit dem Sexakt. »Jetzt werde ich dir noch eine Reihe sehr einfacher Fragen stellen. Bist du bereit?«

Ich nicke, er beginnt vorzulesen. Als er den Kopf senkt, rutscht ihm die Brille bis zur Nasenspitze. Er schiebt sie wieder an ihre ursprüngliche Position zurück. Am Ende seiner dünnen Finger sitzen saubere, vielleicht ein bisschen zu lange Fingernägel. Ich schätze mal, er reinigt sie mit einer Pinzette.

»Schreist du, wenn du dich erschreckst?«

»Ja. Sie etwa nicht?«

»Fühlst du dich wohl dabei, im Beisein anderer Menschen zu pupsen?«

»Was für eine Frage. Nein.« Ich lache, bin verwirrt und merke, wie meine Wangen warm werden. »Außer bei Priu. Bei Priu macht es mir nichts aus. Einmal hat er so heftig einen fahren lassen, dass das Spielbrett von *Flucht aus Colditz* gewackelt hat und ein paar Franzosen umgefallen sind, die gerade mit dem Auto des Kommandanten fliehen wollten …«

»Isst du viel Gebäck?«, unterbricht er mich.

»Normal, würde ich sagen. Vor allem Chuchos de crema. Einmal hab ich drei hintereinander gegessen und mir damit den Magen verdorben. Nie wieder! Was ich auch nicht leiden kann, ist Quark. Das gab auch Magenprobleme. Einmal hab ich mich übergeben müssen, fünf Mal ...«

»Interessierst du dich für Astronomie?«

»Das mit den Sternzeichen und Horoskopen?«

»Das ist die Astrologie. Astronomie ist eine Wissenschaft, die sich mit dem Universum und den Himmelskörpern beschäftigt.«

»Ja, die interessiert mich, die andere nicht. Ich verwechsle die andauernd. Meine Mutter interessiert sich mehr für Astrologie. Sie liest sich immer ihr Horoskop im *Vale*-Magazin durch. Meistens steht da was von wegen ›das Beste kommt erst noch‹. Oder dass ihr ›persönliches Wachstum in den vergangenen Monaten groß war‹.«

Noch während ich das sage, merke ich, dass ich gerade einen unfreiwilligen Witz gemacht habe, und ich frage mich, ob der Psychiater wohl auch an das große »persönliche Wachstum« meiner Mutter denken muss, die draußen im Wartezimmer sitzt, die leere Gummibonbontüte in den Händen, die Lippen vom Zucker verklebt. Wieder glühen meine Wangen. Ich wische mir das Gesicht und beide Seiten der Nase ab. Danach schnüffele ich an meinen Fingern. Nach süßem Mais und Öl riechen sie, wie der scharfe Schweißgestank, den Prius Klamotten an warmen Tagen verströmen.

Es folgen weitere fünfzehn Minuten Stille. Eigentlich ist das eine schlaue Taktik, denn am Ende dieser Viertelstunde bin ich bereit, alles Mögliche zu gestehen.

»Ich kann die Franzosen nicht leiden«, sage ich. Es ist der erstbeste Gedanke, der mir einfällt, um das Schweigen zu beenden. »Gestern haben sie im Fernsehen gezeigt, wie ein paar streikende Arbeiter aus Frankreich oben an der Grenze in La Jonquera spanische Lkws umwerfen und auf die Salatköpfe und Zwiebeln treten, die auf die Straße gerollt sind. Haben Sie bestimmt auch gesehen, oder? Keine Ahnung, aber ich hatte sofort eine schlechte Meinung über die Brüder. Allerdings kann es auch sein, dass sie recht haben. Mein Freund Priu sagt, dass Streiken ein ›unveräußerliches Recht‹ sei. Vielleicht waren es auch die spanischen Lkw-Fahrer, die irgendetwas falsch gemacht hatten. Ich weiß es nicht genau. Nachts habe ich dann davon geträumt: Lkws, Salatköpfe auf der Straße, Menschen, die Zwiebeln durch die Gegend kicken …«

»Was könnte das deiner Meinung nach bedeuten?«, fragt er. »Was ist der Grund dafür, dass du ausgerechnet davon geträumt hast? Davon, dass andere Menschen gegen Zwiebeln treten und sie durch die Gegend schießen.«

»Ach das. Ähm, weiß nicht. Weil ich Zwiebeln hasse?«

»Woran denkst du noch, wenn du eine Zwiebel siehst?« Er hat sich entschieden, mir zu helfen. »Überlegen wir mal gemeinsam. Wie sagt man auf Katalanisch zur Zwiebel?«

»*Ceba?*«

»Und? Woran erinnert dich das Wort *Ceba*?« Seine Stimme klingt jetzt etwas ungeduldig. Mit zwei Fingern streicht er sich über den Kinnbart, was ein wenig so aussieht, als würde er ein Meerschweinchen streicheln. »*Ceba*, *cebes*?«

»Sebas? Mein Papa heißt so.«

Der Psychiater strahlt zufrieden und muss sich zusammennehmen, um nicht Beifall zu klatschen. Anschließend macht er ein paar Notizen, was mehrere Minuten dauert. Ich höre, wie er hin und wieder dabei »der Vater« murmelt.

»Ich verstehe das nicht«, sage ich, während er sich lächelnd erhebt und mir damit zu verstehen gibt, dass die Sitzung beendet ist. »Soll dieser Traum bedeuten, dass ich auch gern mit Zwiebeln schießen will? Sind die streikenden Franzosen mein Vater? Oder vielleicht die Zwiebeln? Ah, ich bin die Zwiebel, stimmt's? Oder er? Quatsch. Ich bin der umgekippte Lkw. Ich bin die Grenze zwischen den Ländern. Oder bin ich Frankreich? Bin ich im Streik? Was ist eigentlich ein ›unveräußerliches Recht‹?«

»Was hat der Arzt zu dir gesagt?«, schreit mich meine Mutter an, als wir durch den Garten vor der Praxis gehen. Sie schreit nicht, weil sie wütend ist, sondern weil der Deutsche Schäferhund immer noch bellt. Das Tier sitzt auf der anderen Seite eines Gitters, außer sich vor Wut und mit gebleckten Zähnen. Die Praxis des Psychiaters befindet sich in einem Einfamilienhaus. Das Grundstück wird von weißen Mauern eingeschlossen, in deren Kronen scharfe Glasscherben einbetoniert sind. Die Rollos an den Fenstern haben Holzlamellen und sind alle heruntergezogen. Der Garten wirkt ungepflegt, überall wuchert Unkraut, in den Beeten rotten abgestorbene Pflanzen vor sich hin. Das ganze Haus macht einen irgendwie zwielichtigen Eindruck und hat etwas von einem Horrorfilm. Das Gitter, hinter dem der Hund wütet, sieht stabil aus, aber wir beeilen uns trotzdem.

Bevor der Psychiater uns an der Tür verabschiedete, kassierte er seinen Lohn – viele Scheine für eine Liste mit bescheuerten Fragen und lange Schweigepausen, fand ich. Dann nahm er meine Mutter beiseite, um ihr ein paar Dinge zu erzählen, die sie dazu brachten, ihre Augenbrauen in die Position zu verschieben, in der sie sich gerade befinden. Sie fallen an den äußeren Seiten nach unten, sodass ihre Stirn wie ein A aussieht und ihr Gesicht den Eindruck macht, als müsste man ihr kondolieren.

»Weiß nicht. Er hat mir ein paar bescheuerte Fragen gestellt und gesagt, dass ich Frankreich bin oder eine Zwiebel oder so etwas.«

Meine Mutter runzelt die Stirn noch etwas mehr. Fast sieht sie jetzt so verschrumpelt aus wie das Lammhirn, das meine Oma früher immer gemacht hat – panierte Leckerbissen, die einem auf der Zunge zergehen. Vor Kurzem hat meine Mutter angefangen, sich die Haare zu färben, platinblond, aber ihre Augenbrauen sind immer noch dunkel. Mit einer raschen Bewegung schiebt sie sich den Riemen ihrer abgewetzten schwarzen Kunstlederhandtasche über die linke Schulter. An ihrem Körper wirkt das Ding wie ein kleines Portemonnaie. Immer noch klebt ihr Zucker an der Unterlippe. Ihr Haar ist zerzaust, weil sich ein unangenehmer, ein ganz und gar garstiger Wind erhoben hat. Hin und wieder muss sie sich mit einer ihrer dicken Hände die Strähnen aus dem Gesicht wischen.

Wir gehen auf der Avenida Carrilet entlang in Richtung des Bahnhofs von Cornellà de Llobregat. Es wird langsam heiß, sogar unter den weiten Kronen der Maulbeerbäume am Straßenrand. Die Gebäude hier sind alle ziemlich hoch, haben sechs oder sieben Stockwerke. Auf den Balkonen der Häuser ist niemand zu sehen. In dieser Gegend arbeiten alle, auch die Frauen. In regelmäßigen Abständen läuft man an Kfz-Werkstätten vorbei, dann an einer kleinen Fabrik mit Spitzdach. In der Fassade des Gebäudes sitzen viele kleine Fenster, die meisten davon sind allerdings eingeworfen. Trotzdem dringen Geräusche aus der Fabrik, die auf Aktivität schließen lassen. Der Ventilator eines Rauchabzugs dreht sich, sehr langsam, und scheint keinerlei Funktion zu erfüllen.

Es ist der 24. Mai, elf Uhr vormittags. Ein Wochentag. Ich musste die Schule ausfallen lassen, um zum Arzt gehen zu können.

»Der Psychiater hat gesagt, drei deiner Antworten werden normalerweise nur von Personen mit psychischen Störungen gegeben. Er meint, es gebe Hinweise auf ein ›bipolares Syndrom‹. Geht's dir denn nicht gut, Junge? Hast du was? Machst du dir Sorgen? Hast du ein bipolares Syndrom?«

Ich sehe sie an. Ihre Frisur ist vollkommen durcheinander, ihre Haarspitzen sind gespalten, die wasserstoffblonde Farbe wirkt dreckig, die Augenbrauen wie die eines Clowns, und dann sind da noch die aufgedunsenen lila Ringe um ihre Augen. Ich denke an das zweite Geheimnis meines Vaters, das ich für mich behalte, um ihr nicht wehzutun. Ein Geheimnis so groß und schwer, dass es mich fast zerreißt. Ich kann an nichts anderes mehr denken. Ich mahle mit den Backenzähnen, was ein nerviges Quietschen verursacht.

»Ich weiß nicht, Mama«, sage ich und schaue zu den Brachflächen neben den Gleisen. Gestrüpp und Gras. Ein platt gedrückter Pappkarton, der sich in einer Pfütze auflöst wie ein Keks in einer Tasse warmer Milch und im Wasser zu einer Art Paste zerfließt, die es braun färbt. Die Strommasten, einer sehr weit entfernt vom nächsten, mit den rechteckigen Aussparungen, dem aus grobem Zement gefertigten Fundament, den rechtwinklig vom Körper abgespreizten Armen, die sie wie gigantische Korkenzieher aussehen lassen. Ein paar Jungs im Alter meines Bruders, bekleidet mit schwarzen T-Shirts, auf denen in metallisch glitzernden Buchstaben ACCEPT und DIO steht. Sie sind bewaffnet mit einer großen Bierflasche, in der nur noch weißer Schaum zu sein scheint, und stehen im Schatten von hochgewachsenem Röhricht, das von Staub und Supermarkttüten überzogen ist. Der Wind hat die Tüten hergetragen, jetzt hängen sie an den Spitzen der Pflanzen, flattern mit knatternden Geräuschen wie Fähnchen im Wind. »Wie viele solcher Antworten hätte ich geben müssen, um verrückt zu sein?«

»Sieben, glaube ich«, sagt meine Mutter.

»Na also. Da hast du's!«, sage ich und streife wie nach getaner Arbeit zweimal die Hände aneinander ab. »Ich habe nur drei. Damit bin ich ja noch nicht mal halb verrückt«, füge ich hinzu, um sie zum Lachen zu bringen. Aber ich habe einen Frosch im Hals, und meine Mutter lächelt nur wie diese Depressiven, wenn man ihnen sagt, sie sollen nicht den Mut verlieren. »Ich weiß nicht genau, was das heißen soll, ›bipolar‹. Aber für mich klingt es wie zwei Pole, und das kann doch nicht schlecht sein, Mama. Batterien haben doch auch zwei Pole, oder?«

»Außerdem hat er mir noch gesagt, dass die Sache mit den Händen und das mit den Tics von Angst und Beklemmungen kommt. Dass du Angst hast. Hast du Angst wegen irgendetwas?«

»Nein.«

»Und bipolar? Bist du bipolar?«

Ich reibe mir die Hände, tippe ihren Ellbogen an, tippe meinen Ellbogen an und rieche an meinen Fingern. Oben an der Spitze einer Rohrstange schlägt eine Plastiktüte Alarm.

»Nein.«

»Dein Vater und ich, wir schuften uns beinahe zu Tode, Curro«, sagt sie und betastet dabei ihre verwirbelte Frisur. »Und das machen wir nur für euch, mein Junge. Ihr müsst euch auch etwas Mühe geben und artiger sein.«

»Weiß ich doch, Mama.« Ich reibe mir das Auge. »Tut mir leid.«

Meine Mutter seufzt laut, und wir gehen in eine Bar. Ich sage nichts weiter zu dem Thema. Meine Mutter meint, dass wir uns ein Frühstück gönnen sollten. Heute Vormittag bräuchte ich eh nicht mehr zur Schule zu gehen – und überhaupt, einmal sei keinmal! Aber ihre Begeisterung klingt etwas gezwungen.

»Zwei Bikinis bitte«, sagt sie dem Mann hinter dem Tresen, und wir setzen uns hin. Die Hocker sind mit Kunstleder bezogen und derart abgewetzt, dass man an den aufgerissenen Stellen bereits den grünen Schaumstoff sehen kann. Der Hocker meiner Mutter ächzt unter ihrem Gewicht. »Und einen Milchkaffee für mich. Die Milch bitte warm. Was möchtest du trinken, Curro?«

»Fanta.«

»Fanta … und wie geht's weiter? Wie heißt das Zauberwort?«

»*Orange*?«

Meine Mutter schaut mich an und runzelt wieder die Stirn.

»Ah … *bitte*«, korrigiere ich mich.

»Na also.«

Die Bar ist leer und riecht nach altem Frittierfett. Im Radio läuft ein angesagtes Lied aus Italien, aber der Sender ist nicht gut eingestellt. In der Glasvitrine gibt es nur zwei in Plastik verpackte Madeleines, daneben schwimmen ein paar marinierte Sardinen in einer weißlichen, nach Eiter aussehenden Ölsuppe. An der Wand hinter dem Tresen hängt über den Likör- und Schnapsflaschen – Cynar, Ponche, Dyc, Orujo Blanco – ein Poster von Real Madrid. »Campeón de liga 1979-1980«, steht darauf. Ich schaue es so angewidert an, als wären die abgebildeten Spieler elf meiner schlimmsten Feinde. Dabei habe ich gar keine Ahnung von Fußball. Hier in der Gegend wird der Hass auf Real Madrid vererbt, vom Vater auf den Sohn. Mit Sport hat das eigentlich nicht viel zu tun.

Von da, wo wir sitzen, können wir durch die bunt bemalte Glasfront der Bar auf die Straße schauen. Neben halb verwischten Illustrationen der Speisen – Pulpo, Paella und Bocadillo, die allesamt aussehen, als hätte sie jemand mit der linken Hand gezeichnet – steht da »Tapas Variadas« und »Menú del Día« auf der Scheibe. Es ist ein strahlend heller Tag, warm, aber durch den scharfen Wind doch etwas ungemütlich. Plastiktüten werden vorbeigeweht, blähen sich auf, tanzen durch die Luft, werden von kleinen Wirbeln und Böen durchgeschüttelt und drehen sich über einem Gully, bis der Wind einen Moment nachlässt, sodass sie formlos auf den Boden sinken. Ein paar Staubwolken ziehen vorbei, die Kronen und Äste der Maulbeerbäume zittern ohne Pause und verlieren ein paar große Blätter, die sogleich davonfliegen und aus meinem Sichtfeld verschwinden.

Der Mann hinter dem Tresen, er ist sehr nachlässig rasiert und trägt ein von Fettflecken übersätes Hemd in Falange-Blau, serviert uns die Getränke und sagt meiner Mutter, dass sein Sandwichtoaster ausgefallen ist. Aber er könne das Brot auch über der Flamme des Gasherds rösten. Als meine Mutter widerwillig zustimmt, legt der Mann mit seinen von getrocknetem Hähnchenblut überzogenen Wurstfingern die Zutaten für die Sandwiches bereit und macht sich daran, die mit einer Kochzange gegriffenen Brotscheiben über einer kleinen Gasflamme zu toasten. Er lässt sich alle Zeit der Welt dabei, dreht die Brotscheiben ein paar Mal hin und her und hält auch die Ecken in die Flamme. Möglich, dass er etwas beschämt über die mangelnden Ressourcen ist, aber er wirkt fest entschlossen, sich den regulären Preis für die Sandwiches zu verdienen.

»Aber dann erklär mir doch mal, was neulich Abend eigentlich in dich gefahren ist«, sagt meine Mutter und schluchzt fast dabei. Der Barbesitzer stellt uns die Bikinis auf den Tresen: zwei erbärmlich anzusehende Käse-Schinken-Sandwiches, kalt, das Brot fast nicht getoastet, aber dafür hier und da mit leichten Verbrennungen. Meine Mutter sieht fast genauso traurig aus wie die Sandwiches auf unseren Tellern. »So etwas hast du noch nie gemacht. Du warst immer ein anständiger Junge.«

»Ach, Mama. Ich weiß auch nicht. Lass mich zufrieden, damit.«

Ich stehe mitten auf der Straße vor unserem Haus, die Schuhe meines Vaters in meiner rechten Hand, aufgehängt an Zeige- und Mittelfinger. Es sind Schuhe aus braunem Wildleder – hübsche Brogues, allerdings keine echten, mit diesen Lochverzierungen am Schaft. Meine Mutter hat sie irgendwann mal in die Waschmaschine gesteckt, und das war's dann mit dem Wildleder. Hübsch sind sie auch nicht mehr.

Für einen Augenblick überlege ich, in welche Richtung ich gehen soll. Die Straße hoch, wie ich es mache, wenn ich mit Priu zur Schule laufe, oder die Straße runter, nach Osten, Richtung Rambla und Bahnhof.

Die Straße ist vollkommen ruhig und wird von zwei an den Häuserwänden angebrachten Laternen erhellt. Wie die Hälse von pflanzenfressenden Dinosauriern, an deren Ende diese platt gedrückten Mäuler sitzen, ragen sie auf die Fahrbahn. Es ist gerade mal zehn Uhr. Von der Calle Nou her hört man dumpf klingende Geräusche: Kinder, die Verstecken spielen; Erwachsene, die sich lautstark unterhalten; der Lärm von Fernsehern und schlechter Musik, der aus offenen Fenstern auf die Straße dringt. Ich erkenne eins der Lieder. Es ist ein italienischer Song, den meine Mutter sehr mag. »Sarà perché ti amo« oder so heißt er. Meine Mutter singt immer nur die eine Stelle, »vola que vola que vola con me«, meistens auf dem Weg zur oder von der Küche.

Auf dem Balkon eines Hauses in der Nähe steht die Alcaldesa, die »Bürgermeisterin«, und hält von ihrem Festungsturm aus Wache. Die Straße riecht nach Geranien. Die Hauswände fühlen sich kalt an, die Temperatur ist gesunken.

»Is da drübn lang, dein Papa«, ruft sie mir zu. Sie ist Andalusierin und trägt einen gesteppten Morgenmantel, grün, der ihr fast bis zu den Knöcheln reicht. Im Haar hat sie einen Haufen Lockenwickler, die wie die Minireaktoren eines Raumschiffs aussehen und mich immer daran denken lassen, wie es wohl wäre, wenn sich mit einem Mal ihr Kopf vom Körper losreißen und, Blut in die Milchstraße hinausspritzend, ins Weltall fliegen würde.

»Danke!« Mit den Schuhen in der Hand laufe ich los, die Straße runter. Wahrscheinlich ist er unten am Fluss joggen gegangen, unter den Platanen.

Ich komme keine fünf Meter weit, als ich am Haus der Hurtados die kratzige Stimme meines Vaters höre. Ich halte an.

»Da isser!«, ruft die Alcaldesa. Ich schaue zu ihr hoch, und sie zeigt mit dem Finger auf den Hauseingang der Hurtados. Dann tritt ihr Ehemann zu ihr auf den Balkon, das Gesicht wie erstarrt, eine Zigarette an der Unterlippe klebend. »Den Eingang isser rein, mein Junge!«

Das italienische Lied läuft weiter. Es ist ziemlich eintönig, »vola que vola que vola con me«, mit leicht mitklatschbarem Rhythmus. Hat etwas von einem Marschlied.

Die Tür zum Haus der Hurtados ist einen Spaltbreit offen. Sie besteht aus einer dicken Mattglasscheibe, die gerillt ist wie ein gewellter Kartoffelchip, damit man nicht hindurchsehen kann. Aber da ist Licht hinter der Tür, da sind Schatten, die sich bewegen, die Stimme meines Vaters, sodass ich mal annehme, dass auch der Rest seines Körpers und seine nackten Füße in diesem Haus sind.

»Papa?«, frage ich und schiebe dabei langsam die Tür mit einer Hand auf. Die Stimmen verstummen, und ich stecke den Kopf durch den Spalt. »Papa, deine Schuhe.«

Mein Vater ist auf dem zweiten Treppenabsatz. Das Geländer besteht aus kalkverputztem Stein, sodass ich seine Füße nicht sehen kann. Seine Augen sind rot, aus einem seiner Nasenlöcher läuft ihm der Rotz. Er taumelt rückwärts, als hätte er einen eiligen Satz nach hinten gemacht, um ein paar Treppenstufen hinunterzuspringen. Bei der Landung setzt er den Fuß schlecht auf und schwankt einen Augenblick lang ziemlich heftig, aber dann erlangt er das Gleichgewicht wieder und greift nach dem Handlauf aus hellbraunem, fast ockerfarbenem Holz. Er wischt sich mit dem Unterarm über die laufende Nase und reibt sich die Augen trocken. Er weint oder hat geweint. Dann schreit er mich an. »Curro!«, brüllt er, nichts weiter, als wolle er mir drohen. Ich schaue zu der zweiten Person auf der Treppe. Es ist Luisa, hübsch wie immer und die Arme vor der Brust verschränkt. Auch ihre Augen sind etwas rot. Sie hat eine weiße Bluse an, mit weiten Ärmeln, wie man sie von Piratenhemden kennt. Die Ohrreife trägt sie heute nicht. Sie trägt überhaupt keinen Ohrschmuck. Der Pony hängt ihr bis zu den Augenbrauen herunter, was sie mit einem Kopfschütteln korrigiert, ihr Lidschatten ist blau-türkis. Mit einem Mal muss ich an den Anhänger denken, der im Auto meines Vaters lag, eingeklemmt in einer Ritze vom Beifahrersitz. Der feuerrote Anhänger in Tränenform, der sich in meinen Hintern gebohrt hat und den ich seither in meiner Hosentasche umhertrage. Ich betaste ihn mit den Fingern und stelle mir dabei seine Form vor.

»Hallo, Curro«, sagt sie mit dünner Stimme.

»Hallo, Luisa«, sage ich. Dabei tippe ich meine Fersen an, erst die eine, dann die andere, und rieche anschließend an meinen Fingern. Als ich fertig bin, schaue ich wieder zu meinem Vater und lächele ihn schräg an. »Hallo, P-p-papa: Du hast deine Sch-schuhe vergessen!«

»Was zum Henker hast du hier zu suchen?«, schreit er mich an.

»D-d-die Schuhe«, sage ich und halte sie hoch. Mit der freien Hand stütze ich mich an der Wand ab. Der Kalkputz fühlt sich feucht an, genau wie in meinem Zimmer. Ich beginne, mit den Fingern auf dem Putz zu trommeln, das Trompetensignal des 7. US-Kavallerie-Regiments.

»Schrei ihn nicht an, Sebas«, sagt Luisa zu meinem Vater. Dann schaut sie zu mir, mit ihrem sanften Gesicht und einem überzeugenden, aber trotzdem irgendwie traurigen Lächeln, und sagt: »Gut, dass du gekommen bist, Curro. Dein Vater ist ziemlich zerstreut. Eines Tages wird er noch mal seinen Kopf vergessen.«

Mein Vater kommt mit zusammengekniffenen Augen zu mir und reißt mir barsch die Schuhe aus der Hand.

»So, jetzt hab ich die Schuhe! Danke. Und jetzt zisch ab, verdammt! Oder muss ich dir erst was hinter die Löffel geben, damit du dich vom Acker machst?« Mit einer bedrohlichen Geste beugt er sich zu mir nach vorn. »Hörst du schlecht, Junge? Mach, dass du nach Hause kommst!«

Ich trommele weiter mit den Fingern gegen die Wand. Dann höre ich auf. Denn mit einem Mal verstehe ich es. *Alles*. Das hier. Die Sache mit dem Anhänger. Die Sache mit Luisa.

Ich drehe mich um und will so schnell wie möglich nach Hause laufen, aber da höre ich einen Automotor. Das Geräusch schwillt an, wird riesig, dann schwenkt ein Scheinwerferpaar über die

Straße. Die Treppen im Flur der Hurtados verstärken den Motorenlärm und lassen auch das Scheinwerferlicht intensiver wirken. An den kalkverputzten Wänden sind plötzlich unsere Schatten zu sehen, die Schatten von uns dreien. Sie werden größer, nahezu gigantisch, aber sie sind buckelig, irgendwie monströs. Ich halte inne. Der Motor wird abgeschaltet, und es ist still, still wie nach einem Husten. Dann hört man, wie Autotüren geöffnet und wieder zugeschlagen werden, Schritte auf der Straße, Schritte vor der Haustür der Hurtados, und dann steht er da. Hèctor. Schmerbauch, heitere Miene, das gewellte Haar feucht vom Gel, den Kragen des Leinenjacketts aufgestellt, wie es jetzt modern ist, die Ärmel bis zum Ellbogen hochgekrempelt. Sein breites Lächeln erstreckt sich über den gesamten unteren Gesichtsbereich, beide Mundwinkel zeigen nach oben, auf seinen Wangen erscheinen Grübchen.

»Mensch! Sebas, Curro! Was für eine Überraschung! Toll, euch zu sehen! Das muss gefeiert werden!«

Ich nippe an meinem Glas, Johannisbeersirup mit kaltem Wasser. Das Gemisch schmeckt ziemlich widerlich, aber die Kinder in anderen Ländern trinken es wohl sehr gern. Luisa kauft immer so komische Sachen aus dem Ausland ein und fährt dafür extra nach Barcelona. Sie macht das, »weil sie sich für etwas Besseres hält«, wie meine Mutter meint. Ihr Sohn Mateo, den ich immer schon nur so lala fand, sitzt neben mir auf dem Sofa und drückt nervös mit den Daumen auf seinem neuen Game & Watch herum. Auf der Spielkonsole läuft *Donkey Kong*, es ist die erste im ganzen Viertel. Außer Mateo kenne ich niemanden, der noch so eine Wunderkiste besitzt. Bisher habe ich nur andere Jungs auf dem Schulhof davon erzählen hören. Ehrfurchtsvolles Flüstern, als handele es sich um eine Legende.

»Kann ich mal spielen?«, frage ich.

»Weiß nicht«, antwortet Mateo, ohne den Blick von der Konsole zu nehmen. »Ist ziemlich kompliziert. Außerdem kennst du dich mit den Knöpfen nicht aus.«

Mateo ist dreizehn, ein Jahr jünger als mein Bruder, ein Jahr älter als ich. Er trägt eine Brille und hat sehr kleine Zähne. Klein wie Milchzähne sind die Dinger, die unteren wirken wirklich winzig. Außerdem hat er einen Leberfleck auf der Wange, eine Nase, die – ganz ähnlich wie bei seiner Mutter auch – einem i-Punkt ähnelt, breite Hüften und dicke Knöchel. Seine Hände sind sehr zart, mit Fingernägeln, die gefeilt und nicht geschnitten scheinen. Wenn er dir die Hand gibt, hast du das Gefühl, er hätte dir einen toten Vogel in die Hand gelegt. Er geht auf eine Privatschule, das Colegio Llor, und bekommt nur gute Noten. Oft erteilt er Ratschläge zu Dingen, von denen er keine Ahnung hat, und einmal hat er mir ein Gedicht gezeigt, das er zum Tag des Sant Jordi geschrieben hat. Ich hab's gelesen und musste fast kotzen. Mateo meint, er würde später gern mal Geschäftsführer eines Unternehmens sein, genauso wie sein Vater.

Wir sitzen am Tisch im Esszimmer, über dem ein prunkvoller, aber nicht zum Rest der Wohnung passender Kronleuchter hängt. Da ist mein Vater, und da ist Hèctor, der noch etwas dicker geworden ist und mittlerweile wie ein See-Elefant aussieht. Sein Hemd spannt so sehr, dass es sich zwischen den Knöpfen öffnet und an das Modell eines DNA-Strangs erinnert. Und da ist Luisa, anmutig und aufrecht auf ihrem Stuhl, wie man sie kennt. Der Rücken kerzengerade, die Hände auf den Knien. Die Augen meines Vaters sind immer noch rot, er schwitzt wie verrückt. Auch Luisa schwitzt, dass ihre wachsfarbene Haut glänzt. Sie spielt mit ihrem Feuerzeug und hat sich gerade eine Chester angezündet. Mein Vater und Hèctor ebenfalls. Alle drei rauchen sie jetzt. Die Balkontür zur Straße ist offen, zum einen, weil es so heiß ist, zum anderen wegen des Qualms.

Hèctor wirkt glücklich. »Mensch, wie lange wir uns nicht gesehen haben! Verdammt, eigentlich kann das doch nicht sein. Los, sag deiner Frau, sie soll auch rüberkommen«, hat er gesagt und danach drei kleine Bierflaschen geholt. Als mein Vater das mit meiner Mutter gehört hat, musste er heftig husten, und fast schien es so, als würde er ersticken, aber dann hat er sich ein Bier genommen und es in ein oder zwei Zügen ausgetrunken.

Der Einzige, der spricht, ist Hèctor. Er ist ein anständiger Kerl, denke ich mal. Aber er ist – für den Geschmack meiner Eltern – einfach zu zufrieden, hat zu viel Glück und zu viel Geld. Außerdem ist er ein kleiner Gernegroß. Mein Vater nennt ihn so: »Gernegroß.« Er hat einen honiggelben Ford Taunus, ein großes und gepflegtes Haus mit einer faulen Landschildkröte im Garten und eine wunderschöne Ehefrau, die sich die Fingernägel gelb lackiert, sich im Bikini in der Sonne aalt und *Deseo* liest, dazu noch einen Sohn, der zwar ein schrecklicher Lackaffe ist, den er aber lieb hat. Hèctor und mein Vater waren mal Geschäftspartner, aber irgendetwas ist vorgefallen. Es gibt unterschiedliche Versionen zu dem Thema, und so ist die Angelegenheit ziemlich unklar. Fest steht, dass die beiden keine Partner mehr sind und ihr Unternehmen für Sanitäreinrichtungen nicht mehr existiert.

Mein Vater sehnt sich nach vielen Sachen, die er nicht hat, ganz besonders nach einer – und gerade die gehört leider seinem ehemaligen Geschäftspartner.

Ich folge seinem Blick, der aus dem Esszimmer zu flüchten scheint und bei einem Bild im Eingangsbereich des Hauses landet. Dort hängt ein Gemälde an der Wand, gezeichnet mit einem granatroten Bleistift oder Kohle. Auf dem Bild ist Luisa zu sehen, nackt, liegend. Einen Arm hat sie über den Kopf gelegt, sodass er die Stirn und einen Teil der Augen verdeckt. Das linke Bein ist über das rechte gelegt und bedeckt so die Scham, aber ein Stück ihres Hinterns liegt frei. Ihre Brüste streben in entgegengesetzte Richtungen, als wären sie miteinander verfeindet. Sie sind groß und sehr rund, vielleicht ein bisschen zusammengedrückt am Ansatz.

Meine Mutter spricht nur mit einem Schwall gärender Wut in der Stimme über dieses Bild und nennt es »die neue Freizügigkeit«. Mir selbst sind stets die Ohren heiß geworden, wenn ich die Wohnungstür der Hurtados öffnete und als Erstes auf den Hintern und die Brüste von Luisa schaute.

Mein Vater wendet den Blick vom Bild ab und zieht dabei ein Gesicht, als hätte er Essig getrunken. Er hasst das alles hier. Er ist neidisch darauf. Er ist *so* neidisch … ganz speziell auf dieses Bild. Dieses vermaledeite Bild. Was gäbe er, um ein solches Bild in seiner Wohnung zu haben. Oder um das Motiv der Zeichnung in Fleisch und Blut in seinem Leben zu wissen. Am liebsten würde mein Vater all das vernichten, es vom Angesicht der Erde tilgen, damit es ihn nicht mehr an sein eigenes Leben erinnert, oder zumindest nicht mehr an das Leben, das er zu haben glaubt. Im Moment allerdings bleibt ihm nichts anderes übrig, als die Klappe zu halten und weiter seinen ehemaligen Geschäftspartner anzulächeln.

»Mateo! Na los, lass deinen Freund auch mal spielen!«, ruft Hèctor lebhaft, aber Mateo rührt sich nicht. Ich schätze, es liegt daran, dass wir keine Freunde sind, und wir beide wissen es.

»Hier, nimm und spiel damit, Curro«, sagt Hèctor, nachdem er kurz das Zimmer verlassen hat und mit einer Madelman-Actionfigur in der Hand zurückgekehrt ist.

Es ist der Astronaut. Er trägt einen silberfarbenen Anzug und einen Helm, der aussieht wie ein Zerkleinerer von Moulinex. Ich nehme ihm das Ding vom Kopf. Er hat rote Haare, genauso wie Cruz und sein Vater. Ob beim Madelman auch eine schwierige häusliche Situation vorliegt, weiß ich nicht. Ich schaue mir die Actionfigur an. Ich bin zwölf Jahre alt, fast dreizehn. Eigentlich schon etwas alt, um mit Gliederpuppen zu spielen. Außerdem bin ich ein bisschen traurig, und ich würde gern endlich nach Hause gehen.

»Und das Raumschiff?«, frage ich Hèctor, der sich wieder an

den Tisch gesetzt hat. Doch eigentlich will ich damit nur die Stille füllen. Ich will sie bis zu den Rändern ausfüllen, restlos sozusagen, sodass keines ihrer Worte, nichts von den schrecklichen oder traurigen Dingen, die die anderen sagen könnten, mehr hineinpasst und sie schweigen und diese Dinge wieder hinunterschlucken müssen.

»Der hat kein Raumschiff«, antwortet er, denn sein Sohn ist weiterhin in das Geschehen auf dem Bildschirm seiner Spielkonsole vertieft. »Den gab's so, wie er ist.«

»Ein Astronaut ohne Raumschiff?« Hastig stülpe ich dem Madelman den Helm auf und quatsche weiter, damit meine Worte den Raum füllen. »Dann ist er im All verloren gegangen, oder? Armer Bursche. Was soll nur aus ihm werden? Allzu viel Sauerstoff bleibt ihm jedenfalls nicht, das ist klar. Keine Ahnung, wie lange man in diesem Anzug durchhalten kann. Ist nicht gerade von der NASA, das Ding. Eher von den Russen. Mit anderen Worten also der letzte Murks. Jetzt stellt euch das mal vor: Der Typ schwebt ganz allein im Kosmos umher, Lichtjahre von seinem Zuhause entfernt, und wartet auf den Tod. Und wenn er Russe ist, kann man davon ausgehen, dass er besoffen ist. Tut mir richtig leid. Hat er nicht wenigstens ein paar Kollegen? Jemanden zum Quatschen oder um sich mal auszusprechen?«

»Nein«, sagt Hèctor, der bereits leicht beunruhigt von der Entwicklung des Gesprächs scheint. »Er ist der einzige Madelman-Astronaut, den es gibt.«

»Aber Kinder oder eine Frau wird er doch haben, oder?«

»Nein. Madelmans haben keine Kinder. Außer die Indianer-Madelmans. Bei denen gibt es Kinder.«

»Ein Haus?«

»Der Astronaut hat kein Haus.«

»Was für ein mieses Leben!«, sage ich etwas traurig. »Allein im All und niemand, der auf dich wartet. Keine Frau, kein Freund, kein Kind. Nicht mal ein kleiner Cherokee-Sohn. Armer Astronaut.

Woher kommt er denn überhaupt? Ist er Russe? Sicher ist er Russe. Sieht ganz danach aus.«

»Er kommt nirgendwoher. Die Madelmans haben ihr eigenes Land.«

»Ach du Scheiße!« Ich schlage mir mit der flachen Hand gegen die Stirn, erwische dabei aber auch das Auge und einen Teil meiner Wange. Es tut weh. »Was für ein armes Schwein. Aber logisch, lieber aus gar keinem Land sein, als aus Spanien kommen. Besser, auf ewig durch den Kosmos zu …«

»Curro!«, schreit mein Vater. »Hör auf, solchen Mist zu faseln! Du klingst ja wie ein Irrer!«

Mateo hebt für einen Moment den Blick von seiner Konsole und schaut mich kurz an. Hèctor lächelt, aber sein Lächeln wirkt nicht besonders natürlich, sondern eher gezwungen. Mein Vater legt den Kopf in die Hände und reibt sich übers Gesicht. Es sieht so aus, als würde er jeglichen Ausdruck aus seiner Miene tilgen wollen. Das Gesicht von Luisa kann ich nicht sehen, weil sie uns den Rücken zugewandt hat, um in die Küche zu gehen. Sie hat irgendetwas von »Kuchen« gesagt und ist dann aufgestanden.

Mein Vater beginnt zu reden, ganz leise, und wirft dabei ab und an verstohlene Blicke in die Richtung von Mateo und mir. Dann wendet er uns den Rücken zu. Ich tue so, als würde ich mich voll und ganz auf das Donkey-Kong-Spiel konzentrieren. Luisa hat mir einen Teller mit einem Stück Sahnekuchen und einer kleinen Gabel gereicht, der jetzt auf meinen Oberschenkeln ruht. Ich traue mich nicht zu sagen, dass ich keine Sahne mag. Mateo hat noch zwei Leben. Auf dem unteren Bildschirm sind Balken zu sehen, an deren Enden brennende Mülltonnen stehen. Fast so wie auf den Brachflächen am Ortsrand. Der Gorilla ist aus irgendeinem Grund verdammt sauer und schleudert ein Fass nach dem anderen nach dem kleinen Kerlchen mit dem Schnurrbart, der so lustig, aber auch irgendwie verzweifelt auf den Balken herumspringt.

»Ich habe mit Luisa darüber ge-ge-ge-gesprochen, dass es gerade mit der Frau nicht so gut läuft«, sagt mein Vater. Es klingt, als würde er dabei seufzen, und er stottert ein wenig. Ganz so, wie mein Opa es getan hat. Dann räuspert er sich. »Ich wollte sie um Rat fragen, verstehst du? Aus der Perspektive einer anderen Frau quasi. Ka-ka-kann ich noch ein Bier haben?«

Luisa nickt und fummelt weiter mit dem Feuerzeug in ihrer Hand herum. Sie hat es zwischen den Spitzen von Daumen und Zeigefinger eingeklemmt und stößt es immer wieder an, wodurch sich das Feuerzeug wie ein Olympiaturner am Reck dreht. Dann steht sie auf, dankbar für die Möglichkeit, die Runde zum zweiten Mal zu verlassen, und holt meinem Vater noch ein Bier.

»Warum bist du ohne Schuhe unterwegs?«, will Hèctor wissen, aber er hat dabei ein strahlendes Lächeln im Gesicht. Er freut sich darüber, mit meinem Vater an einem Tisch zu sitzen, sich mit ihm zu unterhalten, nach so vielen Monaten, Jahren ohne Kontakt. Er macht sich Sorgen um die nackten Füße meines Vaters auf der Treppe in seinem Haus und die Erkältung, die daraus folgen könnte, nichts weiter. Er ist ahnungslos. Vielleicht glaubt er, dass sich alles wieder geben könnte, dass sie wieder Freunde werden, dass alles wieder ins Lot kommt, dass sie bald schon Alben mit Fotos von gemeinsam verbrachten Urlauben füllen werden.

Luisa kommt zurück und gibt meinem Vater das Bier. Die Bemühungen der beiden, sich nicht anzusehen oder gar zu berühren, sind sehr offensichtlich, und für einen Moment habe ich Angst, dass Hèctor gleich schreiend aufspringt und wutentbrannt um sich schlägt. Aber nichts da. Hèctor bemerkt es nicht.

Die Konsole von Mateo piepst weiter vor sich hin. Gerade wurde der kleine Mann von einem Fass erwischt.

»Die drücken einfach zu sehr«, sagt mein Vater nach einer Weile mit schmerzgeplagtem Gesicht und zeigt auf seine Füße.

Dann zieht er den Mund so breit, dass sein Lächeln einer dieser griechischen Theatermasken ähnelt.

Hèctor nickt und beginnt zu flüstern. Ich kann nicht verstehen, was er sagt. Die Atmosphäre war vorhin schon angespannt, wie elektrisiert, als stünden wir unmittelbar vor einer Katastrophe, und sie ist es immer noch. Mein ganzer Körper juckt. Ich streiche mir über die Hose, drücke den Stoff glatt, wieder und wieder, immer wieder, immer weiter.

»Zeigst du mir mal die anderen Madelmans?«, frage ich Mateo.

»Jetzt nicht. Ich hab noch ein Leben.«

»Ach komm schon. Bitte. Ich würde gern den Rest der Sammlung sehen. Ist bestimmt der Hammer.«

»Nein hab ich gesagt, du Nervensäge.«

Mateo spielt nicht mehr mit Actionfiguren, denn er ist fast vierzehn und fängt nächstes Jahr mit der Oberstufe an. Er hat schon ein paar Haare an den Wangen und einen Flaum über dem Mund. Muss eigentlich schrecklich sein, jetzt, wo ich drüber nachdenke: Da bist du gerade mal vierzehn Jahre alt, und aus ist es mit dem Spielen. Vielleicht schenken sie mir ja dann die Madelmans. Andererseits spiele ich selbst schon nicht mehr so richtig mit Actionfiguren und verstelle auch nicht mehr die Stimme, wenn der Polizist spricht. Meine Güte, was mir die Arme jetzt jucken, und diese bescheuerte Hose wirft immer wieder neue Falten.

»Los, Papa, lass uns nach Hause gehen«, sage ich. »Mama macht sich bestimmt schon Sorgen.« Mein Vater tut so, als hätte ich gar nicht gesprochen.

»Sie soll rüberkommen. Los, geh sie holen!«, ruft Hèctor und kratzt sich an der Wange. »Wie in den alten Zeiten. Ich hol gleich den Whisky raus, Cheli!« Dann lacht er.

»Es geht ihr gerade nicht so gut«, sagt mein Vater mit piepsiger Stimme. »Ich denke nicht, dass das so eine gute Idee ist. Ich glaube, sie hat gerade ihre … du weißt schon.«

Seine Hand zittert.

»Mateo, los, geht in dein Zimmer. Wir wollen hier über Erwachsenenthemen sprechen«, sagt Hèctor.

»Ach nö, Papa«, antwortet Mateo. »Hab ich echt keine Lust. Ich spiele doch gerade Donkey Kong, Mensch!«

»Hört sich an wie King Kong, oder? Donkey Kong, King Kong«, sage ich in die Runde, ohne jemanden konkret anzusprechen. Dabei nicke ich mit dem Kopf, lege ein riesig breites Lächeln auf, damit alle zufrieden sind, damit alle entspannt sind, und zeige auf die Konsole. »Hitler zum Beispiel liebte ja *King Kong*. Hat mir ein Freund erzählt, Priu, ein wahres Genie. Und das ist jetzt kein Witz! Hitler hat es sich abends oft in seinem Privatkino am Obersalzberg gemütlich gemacht und sich den Streifen angeschaut. Hahaha! Muss man sich mal vorstellen: Hitler, wie er sich *King Kong* anschaut! Also ich denk mir das immer so, dass er sich mit ein paar Chips in den Sitz fläzt und dann die Mütze abnimmt oder sie vielleicht verkehrt herum aufsetzt, sodass der Schirm nach hinten zeigt, und dann den Film ansieht. Und am Ende von *King Kong*, wenn die Flugzeuge kommen und so, ist er ganz aus dem Häuschen und applaudiert.«

Die anderen schauen mich an. Vielleicht fanden sie das jetzt unangemessen. Vielleicht sollte ich nicht so oft von Hitler erzählen. Manche Leute irritiert das.

»Hitler!«, rufe ich, trampele dabei mit den Füßen auf den Boden und verliere die Kontrolle. »DeseoKingKongJazmínSchuheHitlerHitlerHitlerHitlerHitlerGelbeFingernägelHitlerHitlerHitlerBildMöpseMöpse … HITLER!«

»Macht er das öfter?«, flüstert Luisa nervös. Sie lächelt mich zwar an, spricht aber eigentlich mit den anderen.

»Hat er gerade *Möpse* gesagt?«, fragt Hèctor.

»Nein«, sagt mein Vater und versucht zu lachen, aber heraus kommt nur eine ziemlich schlecht gemachte Fratze. »Das ist das erste Mal. Keine Ahnung, was mit dem Jungen in letzter Zeit los ist. Kommt mir wie verblödet vor.«

Verblödet also. Was für ein verdammter … ohne dass ich es will, zuckt mein Ellbogen durch die Luft und knallt gegen den rechten Arm von Mateo.

»Pass doch auf, du Blödmann! Deine Faxen haben mich gerade das letzte Leben gekostet. Bist du bekloppt, oder was ist los?«

»Erklärst du mir jetzt vielleicht mal, warum du das gerade gemacht hast?«, schreit mich mein Vater an. Wir stehen auf der Straße, sein Gesicht ist sehr nah vor meinem. Sein Atem riecht nach Bier und Panik. Er hat mich aus der Wohnung der Hurtados bugsiert, hat mein T-Shirt gepackt und mich dann die Treppenstufen halb hinuntergehievt, halb hinuntergezerrt. »Bist du verrückt geworden oder was?«

Wir stehen neben dem honiggelben Ford Taunus von Hèctor. Ein tolles Auto. Und eine verdammte Schande, was gerade damit passiert ist. Die Windschutzscheibe ist von einem Spinnennetz an Rissen überzogen. Auf der nun verbeulten Motorhaube liegen die Reste des Donkey-Kong-Spiels, die in zwei Teile zerbrochene Konsole von Mateo. Ich dachte eigentlich, dass sie beim Aufprall Funken sprühen würde wie im Film, aber nichts ist passiert. Es sind einfach nur zwei dunkle Bildschirme, ein paar lose Kabel und ein schwarzes Loch im Gehäuse, wo vorher das Steuerkreuz saß.

Mein Vater verpasst mir mit der flachen Hand von oben einen Schlag auf den Kopf. Mein Gesicht schießt durch die Wucht des Hiebs nach vorn. Energisch reibe ich mir die Hände.

»HitlerHitlerHitlerHitlerHitler«, stoße ich zwischen aufeinandergepressten Zähnen hervor.

»Und hör mit diesem Mist auf, oder ich schwöre, dass ich dir …«, schimpft er und erhebt erneut die Hand.

»Lass ihn, Sebas!«, sagt Luisa. Sie stehen auf dem Balkon, die drei Hurtados, ungefähr sechs Meter über uns. Mateos Augen sind hinter den Brillengläsern sehr weit aufgerissen, auch der

Mund steht ihm halb offen, und mit der Hand hält er sich das Bein.

Vielleicht muss ich noch sagen, dass ich die Kuchengabel von meinem Teller genommen und in seinen linken Oberschenkel gerammt habe, bevor ich ihm das Videospiel aus der Hand riss. Eine Sekunde oder so hat die Gabel in der Seite seines Beins gesteckt, dann ist sie runtergefallen. Ich habe die drei kleinen Blutflecken auf dem Stoff seiner Hose gesehen und etwas Sahne von meinem Kuchen auch. Mateos Gesicht sah sehr lustig aus, wie schockgefroren.

Die drei stehen immer noch auf dem Balkon und haben alle den gleichen geschockten Ausdruck im Gesicht. Von der Straße aus kann ich unter dem grünen, mit Kreisen bedruckten Kleid von Luisa ein weißes Unterhöschen hervorschimmern sehen. So weiß wie das Kerngehäuse einer Mispel, wenn du kräftig in die Frucht beißt.

»Genau, Sebas, ist doch alles halb so schlimm«, sagt der ehemalige Geschäftspartner meines Vaters mit lauter Stimme. Er klingt sehr viel weniger zugetan als zuvor, aber immerhin noch zivilisiert. »Das lass ich über meine Versicherung laufen. Und wegen der anderen Sache, das war doch gar nichts. Stimmt's nicht, mein Junge?« Er legt die Hand auf die Schulter seines Sohnes, aber Mateo hält sich nur weiter den verletzten Oberschenkel und starrt seinen Vater mit verweinten Augen an, als hätte dieser den Verstand verloren, so etwas zu sagen. »Ein Streit unter Kindern, nichts weiter. Jeder hat doch mal einen schlechten Tag.«

Die Geräusche sich öffnender Rollläden und Balkontüren sind zu hören. Moskitos und Motten schwirren um die Straßenlampen herum. Sie attackieren die Glühbirnen, stoßen mit voller Wucht dagegen und weichen taumelnd zurück, nur um kurz darauf neue Angriffe zu fliegen, scheinbar ohne etwas aus dem vorherigen Aufprall gelernt zu haben. In einiger Entfernung sehe ich ein älteres Ehepaar, dessen Namen ich vergessen habe, wie es sich vor der Haustür ein paar Campingstühle auf die Straße stellt, um auch ja nichts zu verpassen.

»Von wegen halb so schlimm!«, brüllt mein Vater, aber dann fällt ihm ein, dass meine Mutter uns hören und auf die Straße kommen könnte. Er senkt die Lautstärke, flüstert fast. »Er soll sich wenigstens entschuldigen! Hey, du Rotzblage, los, bitte deinen Freund und seine Eltern gefälligst um Verzeihung! Schau doch nur, was du angestellt hast.«

Ich sehe ihn an, wie er da mitten auf der Straße vor mir steht. Ich spüre, wie meine Augenbrauen sich vor reiner Neugier nach oben schrauben. Ich fasse sie an. Sie haben sich aufgerichtet, und als ich mit den Fingerspitzen über das Haar der Brauen fahre, fühlt es sich einen Moment lang so an, als würde ich einen Hamster streicheln.

»Ich werde nicht um Entschuldigung bitten«, sage ich und lasse die Augenbrauen los, die nun völlig unkontrolliert auf und ab zucken. Die Tics haben mich im Griff. Kleine Bewegungen in fieberhaftem Rhythmus. Finger, die sich öffnen und schließen; ein Hals, der zur Seite zuckt; Fußspitzen, die auf den Boden tippen; Lieder, die im Inneren meines Schädels ablaufen; Zahlen und Buchstaben in einem heillosen Durcheinander, die alle darum kämpfen, nach draußen zu gelangen, ganz gleich wie chaotisch das Ergebnis auch sein mag.

»Wie bitte?« Wieder hebt er die Hand, lässt sie über meinem Kopf in der Luft schweben und kommt mit seinem Gesicht ganz nah an meins heran. »Sag das noch mal!«

»Ich habe gesagt, ich werde mich nicht entschuldigen. Und wenn du mich noch einmal schlägst, werde ich das alles hier Mama erzählen. Mal sehen, was die dazu sagt. Oder willst *du* es ihr vielleicht erklären?« Dann schiebe ich die Hand in die Hosentasche und ziehe den Ohrring hervor, den ich auf dem Beifahrersitz des 124ers gefunden habe, der tränenförmige Anhänger von Luisa. Wie Weihnachtsschmuck baumelt er jetzt an meinen Fingern.

Die Hand meines Vaters schwebt weiter über meinem Kopf in der Luft. Seine Augen, weit aufgerissen und voller Angst, haben sich in mein Gesicht verkeilt. Er starrt mich mit einem Ausdruck an, der mich noch lange begleiten wird. Und auch wenn ich nicht in seinem Mund hocke, weiß ich doch genau, dass seine Zunge staubtrocken ist, und ich weiß auch, dass aus seinen Achselhöhlen gerade eine Art Säure läuft, die nichts mit normalem Schweiß zu tun hat und nur dann entweicht, wenn einen die pure Angst packt.

Mein Blick wandert zu seiner Stirn, zu der Stelle, an der sein schwarzes Haar beginnt, das er in zwei seitlich am Schädel herabfallenden Wellen nach hinten kämmt. Am Ende der Straße taucht der Müllwagen auf und schlägt die Vorderräder ein, um in unsere Richtung zu fahren. Die Kegel seiner Scheinwerfer erfassen uns, und fast ist es so, als stünden wir auf einer Bühne, bei den Aufführungen in der Salesianer-Schule kurz vor den Ferien zum Beispiel, wo die Lichter so blenden, dass man irgendwann das Publikum nicht mehr sehen kann. Ein langer Schatten kriecht unter meinen Füßen hervor. Der Müllwagen hält, die Hubmechanismen am Heck des Fahrzeugs setzen sich in Bewegung, ein Müllcontainer steigt in die Höhe. Ich sehe, wie die mit Unrat vollgestopften Müllsäcke nach unten in den Müllwagen purzeln und dabei gegeneinanderschlagen. Ich muss an meine Mutter denken. Wie sie eine große Tüte mit geröstetem Mais leert, indem sie die Öffnung der Packung über ihrem Gesicht in die Höhe hält, sodass auch noch die letzten Maiskörner zusammen mit dem Salz in ihren Mund fallen. Ein süßlicher Duft schwebt zu uns herüber, der Geruch von verdorbenem Gemüse, ausgequetschten Zitronen, vergammeltem Fisch, in abgestandenem Xibeca ertränkten Fortuna-Kippen, Asche und weggeschüttetem Wein – ein ranziges, nach Essig stinkendes Aroma.

Die Hand meines Vaters senkt sich fast im selben Augenblick wie die Hubarme des Müllwagens.

»Los, nach Hause, verdammt!«, kapituliert er schließlich.

Ich sehe, wie er in Richtung unseres Hauseingangs davonmarschiert. Sein Schritt wirkt entschlossen, die Bewegungen seiner Arme und Beine sind von einer unbändigen Wut erfüllt, seine Hände zu Fäusten geballt. Unter seinem Hemd zeichnen sich die Schulterblätter ab. Er trägt das mit den chinesischen Schriftzeichen, bei dem er die Ärmel, die ihm sonst bis zu den Ellbogen reichen, noch mal hochschlägt, sodass in Bizepshöhe kleine Würste sitzen.

Hey, das da bin ja ich! Es dauert nur eine Sekunde, aber für einen kurzen Moment kann ich mich selbst sehen, von draußen sozusagen, wie ich von Tics geschüttelt auf der Straße stehe, die Fußspitzen in gleichmäßigen Abständen auf den Gehweg tippe und an meinen Fingern schnüffle. Ich sehe mich, als würde ich von einem Balkon hinabblicken, sehe meinen Kopf von oben, aus einer völlig neuen Perspektive. Diese Sinfonie aus zuckenden Hand- und Fußbewegungen, Zwinkerattacken, Schimpfwörtern und »HitlerHitlerHitler«-Rufen erfüllt mich mit Abscheu, und doch empfinde ich unheimliches Mitleid mit dem armen Irren da unten.

Aber es dauert wirklich nur eine Sekunde. Dann bin ich wieder in meinem Körper, rieche an meinen Fingern und gehe meinem Vater hinterher nach Hause.

Zwischenspiel Nr. 3: Fernando Póo

Stimmt, ich hatte ja versprochen, dir die Geschichte zu erzählen. Weißt du, wo Fernando Póo liegt? Nein? Kein Problem, weiß eigentlich niemand. Bist also nicht überdurchschnittlich doof. Soll heißen, eigentlich bist du's schon, aber nicht deswegen. Aua! Mann, das hat echt wehgetan. Also, soll ich's dir nun erzählen oder nicht? Gut, los geht's: Fernando Póo ist eine Insel im Golf von Guinea, am Arsch der Welt sozusagen, und ungefähr zweitausend Quadratkilometer groß. Eigentlich sind es sogar zwei Inseln, aber die andere, Annobón, bringt's gerade mal auf fünfzehn Quadratkilometer oder so. Auf der Karte sieht die aus wie ein Steinchen. Wie ins Meer gespuckt. Ach, Quatsch, Mensch! Die ist kleiner als Formentera.

Gut, jedenfalls war mein Opa Sebastián auf dieser Insel. Das war der, dem im Krieg … gut, du erinnerst dich also. Cool, denn ich mag's nicht besonders, alles dreimal zu erzählen. Hab eh schon einen ganz trockenen Mund, was mich daran erinnert, dass … korrekt, Junge, dieses Mal bist du dran. Ja, ein mittelgroßes, bitte. Danke, Mann. Prost. Wo war ich? Ach ja, also mein Opa war auf der großen der beiden Inseln, Fernando Póo. Die war früher mal eine spanische Kolonie, und was das heißt, wirst du ja wohl wissen, oder? Gut. In der Geschichte dieser Insel ging es dauernd hin und her: Erst war sie portugiesisch, später holländisch, dann spanisch. Ich glaube, irgendwann waren noch mal die Briten am Drücker und dann wieder die Spanier. Ich hab das jetzt aus dem Gedächtnis aufgezählt, aber so ungefähr muss die

Reihenfolge gewesen sein. Was ich sagen will: Die Insel hat sehr oft den Besitzer gewechselt. Jedes Mal, wenn irgendein dahergelaufener Seefahrer durch die Gegend schipperte, nahm er diese Insel ein. Aus Langeweile quasi, um etwas Abwechslung in die lange Fahrt durch den Atlantik zu bringen.

Als Kind habe ich übrigens mal in einem Geschichtsbuch etwas über die Insel gelesen, bei dem ich mir fast vor Lachen in die Hose gepisst hätte. Da stand so etwas in der Art, dass die Spanier »in Abwesenheit der Einheimischen formell Besitz von der Insel ergriffen«. Ist doch der Wahnsinn, oder? Wie es aussieht, haben die Inselbewohner also erst später mitbekommen, dass es eine Invasion auf ihrem Eiland gegeben hatte … wahrscheinlich als ihnen beim Spazierengehen ein paar bescheuerte Spanier mit Perücken und Schwertern über den Weg gelaufen sind.

Was? Nein, Mann, natürlich war mein Opa keiner von diesen Spaniern. Aber was redest du denn, Mensch? Hast du denn überhaupt keine Ahnung von Geschichte, oder was? Merkt man. Die Sache mit meinem Opa war zweihundert Jahre später. Er kam so um 1950 rum auf der Insel an und sollte da Baracken auf den Kakaoplantagen bauen. Er blieb zwei Jahre. Sein Sohn, also mein Vater, war schon geboren, als der Alte sich auf den Weg machte. Bei seiner Rückkehr war der Junge dann zwei. In meiner Familie galt der Opa immer als Held, weil er zum Arbeiten nach Afrika gereist war, damit zu Hause Essen auf dem Tisch stand.

Ja, ja, ich mach ja schon. Jetzt kommt der spannende Teil der Story.

Was in diesen zwei Jahren tatsächlich auf Fernando Póo geschah, erfuhren wir erst sehr viel später, 1978 bei einem Tischgespräch. Es war ein Sonntag. Familienessen. *Heilig*, sag ich nur. Meine Mutter sagte immer: »*Hier* setzen wir uns gemeinsam an den Tisch.« Als ob das etwas Gutes gewesen wäre. Als ob unsere Nachbarn, die Zugezogene waren, sich mittags auf den Boden gesetzt oder zu anderen Uhrzeiten gegessen hätten oder so.

Keine Ahnung, Mann, aber meine Mutter tickte auch nicht ganz richtig. Hab dir ja schon erzählt, was später mit ihr passierte.

Ich war damals acht Jahre alt. All die heiklen Details hab ich natürlich erst sehr viel später kapiert. Mit acht verstehst du nur grob, was vor sich geht. Du siehst die Verpackung, nicht das Bonbon.

Okay, wie erklär ich dir das am besten? Also bei diesem Tischgespräch herrschte so eine Atmosphäre … als stünde eine Katastrophe bevor. Genau. Man konnte das Debakel quasi riechen. Hatte was Macbethisches. *Macbethisch*, Mensch! Das heißt, dass … na ja, man merkte halt, dass irgendetwas passieren würde. Beim Nachtisch legte mein Opa wieder mit seinen Anekdoten los, die er trotz seines Stotterns zum Besten gab. Er kam immer wieder mit den ollen Kamellen aus seiner Zeit in der ehemaligen Kolonie. Von wegen, was für komische Wörter es in der Kreolensprache gab. Vom Pidgin-Englisch hab ich dir ja letztes Mal erzählt, oder? Von wegen, was für ein eigenartiges Essen; was für Affen, was für Insekten, was für Tiere. Von wegen, die Ureinwohner sind wie Kinder. Von wegen dies, von wegen das.

Aber an diesem Tag war irgendetwas anders. Es war, als ob … keine Ahnung, Mann. Kennst du das, wenn du in einem Swimmingpool bist und der Typ neben dir ins Wasser pisst? Wenn du dann diesen leichten Temperaturanstieg an deinen Beinen spürst? Das hättest du mir jetzt nicht extra sagen müssen. Hatte ich mir schon gedacht. Du bist genau der Typ Mensch, der ins Schwimmbad geht und ins Wasser pinkelt. Du bist echt ein verkommenes Individuum. Aber wie wär's, wenn du mich jetzt mal weitererzählen lässt, hä? Jedenfalls starrte Opa urplötzlich ins Leere, als hätte er einen Anfall erlitten oder so, verstehste? Wie versteinert saß er da: die Augen zusammengekniffen, den Mund voller Haselnüsse, alle fünf Finger der rechten Hand um ein Weinglas geklammert, als würde er es zerdrücken wollen. Und dann sagt er: »Ach, und all die hü-hü-hübschen Schwarzen da …«

Ich schwöre, Mann. Genau so hat er's gesagt. Das war … du machst dir keine Vorstellung. Mit einem Mal war alles mucksmäuschenstill. Das Besteck schwebte quasi über den Tellern. Ich konnte sogar hören, wie mein Vater einen Bissen Melone runterschluckt. Das Geräusch von einem Stück Fruchtfleisch, wie es durch seinen Rachen und seine Speiseröhre flutscht. »Glucks«, Alter. Wie im Comic. Meine Mutter fing sofort an zu husten, um den dann einsetzenden Wortschwall des Alten zu übertönen.

»Was haben die ge-ge-getanzt, Mensch! Und dann die blanken Ti-ti-titten! Immer hin- und hergeschwungen haben sie, diese Ti-titten. Jeden Tag das Gleiche. Das war ihr Stammestanz. Die Titten in einer T-t-tour von links nach rechts und die Röcke hoch. Aus Lianen waren die und drunter nur der na-na-nackte Arsch. All diese Ärsche, Mensch! Unmengen von ÄRSCHEN, verdammt! Und immer hin- und hergeschwungen haben sie die, die Ti-ti-titten und die Ä-ä-ärsche, hin und her und hin und her. Und wir rennen da-da-da in dieser Affenhitze rum, schwi-schwi-schwitzen uns zu Tode unter unseren Tropenhüten, weil wir diese Bo-bo-bohlen für die Baracken durch die Gegend wuchten. Zwei Ze-ze-zentner haben die gewogen. Und na ja, ein Mann ist eben ein Ma-ma-mann und kein Stein. War sehr schwer, sich zu-zu-zurückzuhalten. Wie auch? So wei-wei-weit von zu Hause weg und direkt vor der Nase all die-die-diese Versuchungen … all diese br-br-br-braun gebrannten Ärsche, verdammte Scheiße!«

Genau so hat er's erzählt. Mein Mutter fing gleich an zu lachen. Ich sehe sie noch, als wäre es gestern gewesen. Die pure Hysterie, das sag ich dir. Lachen war das absolut Letzte, was die Frau in dieser Situation machen wollte.

Ach was, die Geschichte geht natürlich noch weiter. Sag mal, warum stellen die uns in dem Laden hier immer so wenig Erdnüsse zum Bier hin, hä? Aber egal, vergiss es. Bestell noch mal eins von denen hier, und fertig. Unglaublich, das mit dem Knabberzeug, könnte man echt glauben, die müssten jede Erdnuss einzeln bezahlen.

Also gut. Wo war ich stehen geblieben? Ja, richtig. Auf einmal sagt mein Vater dann: »Mama, alles in Ordnung mit dir?« Und ich schau rüber zu meiner Oma, die sich gerade mit weit aufgerissenen Augen von ihrem Platz erhebt. Im nächsten Moment dreht sich die ganze Familie zu ihr um, zu meiner Oma Purificación, mein ich, die hatten nämlich alle ignoriert, während Opa seine Geschichte erzählte. Okay, jedenfalls sieht die Gute aus wie ein Papagei, den du eben an den Füßen gepackt und ein paarmal mit dem Kopf gegen den Schrank geschlagen hast. Sie stand einfach nur da und hämmerte sich mit den Fäusten gegen die Brust. Ja, genau, wie es die Gorillas im Zoo tun, nur mit dem Unterschied, dass bei ihr eine Hälfte des Gesichts knochenbleich, die andere knallrot war. Und mein Opa immer weiter mit seinem Film.

»Oh, da bist du ja«, meinte er und starrte dabei auf einen Punkt am Kamin, dass man fast dachte, er könnte durch die Ziegelsteine hindurchsehen. »Weißt du noch? Unter den Ko-ko-kokospalmen? Wie du dich auf mich ge-h-h-hockt hast, immer hoch und runter, und dein A-a-arsch immer bäm, bäm, bäm? Da habe ich nach den Ste-ste-sternen gegriffen!« Dann hat er angefangen, sein Becken zu bewegen und nach vorn zu stoßen. Er hielt sich an jemandem fest, der gar nicht da war, als würde er mit einem Gespenst tanzen. Aber er muss seine Geliebte in diesem Augenblick vor sich gesehen haben, nach all diesen Jahren. »Ach, du mit deiner Wo-wo-wo-wollüstigkeit und deinem guineischen Feuer. Und dann diese Hi-hitze, der Lärm des Dschu-dschungels und dein A-a-arsch, wie er auf meinen Lenden hoch- und ru-runterhüpft. Die wilden Schre-schre-schreie aus deinem Mund, als wir dem Höhepunkt entgegenritten. Bäm, bäm, bäm!«

Klar kannst du darüber lachen. Kein Problem. Die Tote? Natürlich, kommt jetzt. Passiert mir immer wieder, dass ich diesen Part um ein Haar vergesse. Muss so eine Art unterbewusste

Blockade sein oder so. Als wir kapierten, dass etwas nicht stimmte, wankte sie schon aus dem Esszimmer. Sie schlug sich immer noch gegen die Brust, und auf einer Seite ihres Mundes hing die Zunge raus, als ob sie sie dort vergessen hätte. Meine Mutter versuchte noch, mir die Ohren zuzuhalten, damit ich das Gefasel von dem Alten nicht mehr hörte, aber es brachte nichts. Überhaupt nichts. Außerdem sah ich ja sowieso, wie er das Becken schwang und seinen Hintern vor und zurück schob, während er diesen Geist fickte.

Mein Vater war mit einem Satz aufgesprungen und seiner Mutter nachgestürmt. Die Gute schaffte es noch ins Schlafzimmer, wo sie aufs Ehebett fiel und starb. Blitzschnell. Herzinfarkt. Ob sie ein schwaches Herz hatte? Keine Ahnung, Mann. Vielleicht war es der Schreck. Soll wohl manchmal passieren.

Die letzten Worte meines Opas haben sich auf meiner Festplatte eingebrannt. »Das sind die Jahre, die n-n-n-nie wiederkommen, Curro.« Er sagte es nur zu mir, und es sah ganz danach aus, als wäre die schwarze Schönheit in seinem Kopf wieder verschwunden. »Wo zum Henker sind denn jetzt auf einmal alle hin?«, meinte er dann. »Will denn keiner mit mir ein Gläschen Schampus trinken oder was? Den Tortell kriegt man so trocken doch nicht runter, verdammt. Was ist mit dir, Currito, bist du dabei oder was? Jetzt glotz mich nicht so an. Mir scheißegal, ob du erst acht bist. Willst du ein Gläschen Champagner oder nicht? Was ist denn jetzt auf einmal los? Warum heult das Kind, verdammte Scheiße? Ist das 'n Junge oder 'ne Heulsuse?« Ich schwöre dir, Alter, genau das hat er gesagt. »Und ihr, was glotzt ihr alle?«, rief der Irre dann. »Bei der nackten Jungfrau Maria, ihr zieht ja Fressen, als wäre hier jemand gestorben! Scheiß die Wand an, was für eine bucklige Sippe ich doch habe. Jetzt mal ein bisschen Frohsinn am Tisch, Leute! Man könnte denken, wir sitzen hier auf einer Beerdigung! O Mann, schon gut, meinetwegen könnt ihr alle zur Hölle fahren! Auf meine schwarze Schönheit!«

Wenn ich's dir doch sage! *Auf meine schwarze Schönheit!*, genau. Ohne mit der Wimper zu zucken. Dann hat er das Glas in die Höhe gereckt, das Ding in einem Zug geleert, so, und danach einen mörderischen Rülpser losgelassen. Warte, so einen … Ja, ich weiß selbst, dass der heftig war, Kumpel.

Was meinst du? Ach was! Erzähl's, wem du willst, Mann. Mir egal. Die Leute aus der Geschichte sind alle tot. Nein, kein Ding. Ist halt so. Mein Vater? Keine Ahnung. Manchmal ruft er an, aber ich hab echt keinen Bock ranzugehen. Auf seine Textnachrichten antworte ich auch nicht. Der kann mich echt mal. Nein, brauchst dir keinen Kopf machen. Mir macht das wirklich nichts aus. Hab mich dran gewöhnt. Wenn ich ehrlich bin, weiß ich noch nicht mal, wo der heutzutage wohnt. Ich glaub, in einem dieser Käffer, die sich für den Nabel der Welt halten. Santa Cugat oder so was in der Art. Ein Ort mit großen Autos und kleinen Ambitionen. Eins dieser Dörfer, in die du dich zurückziehst, wenn es Zeit zum Sterben ist. Ein beschissener Elefantenfriedhof, verstehste? Er hat sich da »ein neues Leben aufgebaut«. Sagt man doch so, oder? Hat sich eine neue Frau gesucht, eine neue Familie gegründet. Ich glaube, er hat sogar wieder Kinder bekommen. Ja, genau, er hat einfach eine neue Filiale der alten Bäckerei hochgezogen. Ich schätze mal, er hat das ganz gut hinbekommen, uns zu vergessen, meine ich, und mit uns all die Sachen, die passiert sind. Als wäre das alles nur ein Albtraum gewesen, den er hinter sich gelassen hat. Verstehst du, was ich meine?

Mein Vater hat sich immer davor gedrückt, sich mit Problemen auseinanderzusetzen. Stattdessen hat er lieber den Kopf in den Sand gesteckt, genauso wie es dieser Galicier in der Fabrik macht. Weißt du, welchen ich meine? Der hat echt geglaubt, dass die Probleme einfach so verschwinden, wenn er nur lange genug so tut, als würden sie nicht existieren. Zumindest war er davon überzeugt, dass er sie so vergessen würde. Und ich schätze mal, so war's dann auch. Es gibt Menschen, die haben diese Fähigkeit zu vergessen. Ich denke, es ist ein Talent wie andere auch. Tore schießen, Romane schreiben oder diese Sache mit den Fingern, bei der du eine Münze auf den Fingerknochen wandern lässt … ja. Talent und Übung, stimmt. Aber ich sag dir was: Ich konnte das nicht. Diese Option ist in meinem System nicht vorgesehen. Ich vergesse niemals. Du kennst doch diesen Satz von wegen »Ich kann verzeihen, aber ich kann nicht vergessen«. Ich mache keins von beidem. Ich verzeihe nicht, und ich vergesse nicht. Meinem Alten wünsche ich, dass er später mal in der Hölle schmort. Wenn er stirbt, werd ich hingehen und auf seinem Grab tanzen. Keine Ahnung, was für einen Tanz. Das überleg ich mir noch. Irgendetwas, das ihn auf die Palme bringen würde. Eine Jota vielleicht. Oder besser noch irgendwas aus dem Süden. Er war nämlich regelrecht besessen von diesen Leuten, sagte dauernd, die aus dem Süden würden nur wissen, wie man Siesta macht und sonst gar nichts, und dass wir sie mit unseren Steuergeldern aushalten.

Hör mal, siehst du diesen Kerl da, am Ende vom Tresen? Der glotzt mich doch komisch an, oder? Nein? Verdammt, hat aber ganz so ausgesehen. Bist du sicher?

Was aus meinem Opa wurde? Einen Monat später haben sie ihn eingewiesen. Psychiatrie auf Lebenszeit. Er ist nämlich kurz nach der Sache mit meiner Oma noch mal durchgedreht. Aus der Klapse kam er erst wieder raus, als er tot war, 1980. Weißt du, was das Gute an der Sache war? Dass er da drinnen sehr wahrscheinlich noch ein paar Mal glaubte, wieder auf Fernando Póo zu sein und es Tag und Nacht mit dieser schwarzen Schönheit zu treiben. Wie irre der war! Rund um die Uhr lief dieser Film in seinem Kopf. Bäm, bäm, bäm, mit der Schönheit von der Insel. Aber klar, wenn du schon durch bist, dann doch lieber so leben, in deinem Kopf. Der Realität entsagen und sich die ganze Scheiße da draußen ersparen. Einfach nur vergessen.

Eine Partie Billard? Ach, ich weiß nicht, Mann. Diese ganzen

Kneipenspiele sind nicht so mein Ding, außerdem treffe ich jetzt sowieso keine Kugel mehr. Mit den Medikamenten und dem Bier obendrauf ist mein Puls so hoch, dass meine Hände zittern wie Espenlaub. Dann doch lieber an den Flipper. Da muss man nicht gut sein oder so. Der Flipper gefällt mir echt gut. Da drückst du einfach nur auf die Knöpfe, ohne selbst die Kugeln durch die Gegend schießen zu müssen. Ja, ich bestell die nächste Runde. Geh du schon mal los und such uns einen Platz. Sag mal, und du bist sicher, dass der Typ da mich nicht doof anglotzt?

Kapitel 13

»Ich finde es einigermaßen schwer verständlich, Plácido«, sagt Curro und tritt näher an die kleine Luke in der Tür heran. »Meiner Meinung nach sind die Charaktere mangelhaft ausgearbeitet. Da wird uns zum Beispiel der Protagonist vorgestellt, ein arabischer Magnat namens Baydr, wie er in einer Privat-Boeing hockt, eine Sache namens ›Amylnitrit‹ schnieft und Analverkehr mit zwei Prostituierten hat. Und für so einen Kerl soll der Leser Empathie empfinden? Eigentlich ist dieser Baydr ja der *Held* der Geschichte, aber ein paar Seiten später *vergewaltigt* er seine Ehefrau. Ein ganz und gar abstoßendes Individuum, wie mir scheint. Und seine Tochter, Leila, ist eine Terroristin, die … einen Moment.« Er blättert mit dem Daumen der rechten Hand durch das Buch in seiner linken, bis er zu der Seite mit der umgeknickten Ecke gelangt. »Hier ist es. Während Leilas Liebhaber also, und ich zitiere, ›die Kraft der Leidenschaft in ihren Schenkeln spürte, die ihn förmlich in sie hineinsog‹, wimmert sie in einem fort: ›Papi, Papi, Papi!‹« Curro schaut von der Seite auf und blickt Plácido mit weit aufgerissenen Augen an. »*Papi!* Irgendjemand sollte Doktor Skorzeny davon berichten. Für mich macht es ganz den Anschein, als würde die gute Leila unter einer nicht gelösten ödipalen Fixierung leiden.«

»Verstehe, Señor«, antwortet Plácido, der auf der anderen Seite der gesicherten Tür steht. Da die Luke sehr schmal ist, kann Curro lediglich den Mund, die Nase und die Augen des Butlers sehen, das Zentrum von Plácidos Gesicht. »Das ist das grundlegende Problem von Harold Robbins, Señor. Gute Handlungsstränge mit geopolitischen Aspekten, ein hervorragendes Verständnis für das Spiel der weltpolitischen Kräfte in den Sechzigerjahren, ganz besonders in Bezug auf den Nahen Osten, aber auch eine ausgeprägte Tendenz, die Verdorbenheit seiner Charaktere mittels expliziter Sexszenen von eher … na sagen wir ruhig … *groteskem Charakter* darzustellen.«

»Sehr gut analysiert. Wieder ein paar Seiten weiter begeht die Frau von Baydr dann Ehebruch mit einem bisexuellen Schwarzen, der …«, sagt Curro und spricht dann, ohne es selbst zu merken, leiser weiter, »… sich *Kokain* auf den *Penis* streut. Grundgütiger! Ich wusste gar nicht, dass eine solche Perversion überhaupt existiert, Plácido. Warum erniedrigen sich die Leute eigentlich derart?«

»Ich fürchte, das Ganze ist ein Mythos, Señor.« Ein Hauch von Stolz legt sich auf das Gesicht von Plácido. »Pudert man das männliche Glied mit Kokain ein, so passiert eigentlich nichts weiter, außer dass der entsprechende Bereich unempfindlich für Reize wird. Zu einer vermehrten Durchblutung des Sexualorgans, wie es bei den Alkaloiden der Fall ist, führt dieses Vorgehen jedenfalls nicht. Viel eher würde ich die beschriebene Praktik als eine Art Wette ansehen, bei der es um alles oder nichts geht. Wird das Kokain im richtigen Moment, sprich im Augenblick maximaler Erregung, auf das Glied gestreut, kann es sein, dass der Penis dadurch längere Zeit unempfindlich für äußere Reize bleibt. Wendet man die Droge allerdings bei einem kleiner werdenden oder unzureichend erigierten Penis an, wird der betäubende Effekt des Kokains nur die Phase der Schlaffheit des Gliedes verlängern.«

»Aha! Nimm das, Harold Robbins!« Curro schlägt mit der Hand, genauer gesagt mit der Rückseite seiner Fingerspitzen, auf den Buchdeckel. »Das passiert, wenn du nicht sorgfältig genug recherchierst, du Schundliterat.« Dann schiebt er das Buch schräg gestellt durch die Luke. »Hier, nimm, Plácido. Du kannst es zurückgeben. Ganz ehrlich, mein Bester, ein drittes Mal kann ich *Der Pirat* nämlich ganz gewiss nicht lesen. Ach, hätte ich doch nur *Die Galgenvögel* hier, aber noch habe ich Bibliotheksverbot.«

»Haben Sie, von diesem Ärgernis einmal abgesehen, denn einen angenehmen Tag verlebt, Señor?«

»So angenehm, angenehmer geht's nicht, Plácido, wobei man bedenken muss, dass ich seit drei Wochen in einer Gummizelle hocke. Einmal am Tag komme ich raus und darf einen kleinen Spaziergang machen, sicher, aber insgesamt gibt es hier nicht allzu viel zu tun.« Curro tritt ein Stück von der Tür zurück, damit sein Butler das Innere des Raums in Augenschein nehmen kann. »In den ersten Tagen habe ich mir die Zeit damit vertrieben, mich gegen die gepolsterten Wände zu werfen, aber das ist mir bald langweilig geworden. Wusstest du eigentlich, dass Gummizellen so aussehen, ich meine, dass sie so bunt sind?«

Plácido betrachtet das Innere der Zelle. Die Wände sehen aus wie aneinandergefügte Luftmatratzen in Blau, Rot und Gelb. Es gibt eine Pritsche, deren Gestell zur Polsterung mit aufblasbarem Material überzogen ist, und einen Stuhl, ebenfalls gepolstert, in Neongrün. Es riecht nach weichem Plastik, wie in den kleinen Läden am Meer, die Strandartikel verkaufen. Wenn Curro sich in der Zelle umsieht, muss er immer an die Klebefolie von Aironfix denken, in die er zu Schulzeiten seine Lehrbücher einschlug. Die Einrichtung hat nichts mit den weiß gepolsterten Räumen zu tun, die oft in Horrorfilmen gezeigt werden. Plácido stimmt Curro zu: Das Innere der Zelle gleiche tatsächlich eher einem Kindergarten als einem Zimmer in einer Nervenheilanstalt.

»Richtig, Plácido. Ein Kindergarten. Schau dir nur mal diese Schaumstoff-Bausteine an.« Curro zeigt auf ein paar zu einer Pyramide aufgetürmte Softbausteine. »Ich habe versucht, den

Eiffelturm nachzubilden, aber mit acht Quadern, einem Dreieck und einer Brücke kann man natürlich keine Wunder vollbringen. Außerdem bin ich nicht mehr vier Jahre alt. Mir mit Großbausteinen aus Schaumstoff die Zeit zu vertreiben, fällt mir einigermaßen schwer. Mein Gehirn ist das eines Erwachsenen und braucht wenigstens etwas intellektuelle Stimulation.«

»Kaspar Hauser hat sich zehn Jahre lang mit einem Holzpferdchen und ein paar Stoffbändern vergnügt, Señor.«

»Kaspar *wer, bitte schön*?«

»Hauser, Señor. Der verwahrloste Findling von Nürnberg. Nachdem der Junge einen Großteil seines Lebens eingesperrt in einem Kerker, übrigens sehr viel kleiner als der Ihrige, verbracht hatte, tauchte er 1828 in der besagten süddeutschen Stadt auf. Er kannte nur fünfzig Wörter.«

»Ist es denn wirklich nötig, dich daran zu erinnern, dass ich kein verwahrloster Junge bin und auch nicht aus Nürnberg komme? Ich bin ein Mann mittleren Alters, geboren im Baix Llobregat und nervenkrank, und ich kenne sehr viel mehr Wörter als dein kleiner Boche.«

»Natürlich, Señor. Das ist offensichtlich. Entschuldigen Sie bitte. Es war nicht meine Absicht …«

»Nein, schon klar. Mach dir keine Gedanken. Die Schuld liegt allein bei der Leitung dieser Anstalt. Diese Damen und Herren können doch unmöglich erwarten, dass ich mich bis in alle Ewigkeit mit einem mickrigen Häufchen bunter Schaumstoffbausteine vergnüge.«

»Selbstverständlich nicht, Señor. Das ist eine regelrechte Schande.«

»Ja, das ist es. Nun ja … ›Beschwer dich nicht …‹ und so weiter und so fort, wie schon der gute Disraeli sagte. Nur gut, dass du gekommen bist, Plácido. Der Austausch mit dir ist seit mehreren Wochen die erste akzeptable Unterhaltung für mich. Mein Zellennachbar ist, wie du sehr wohl weißt, nicht gerade mit

Eloquenz gesegnet. Außerdem leidet er im Moment wieder einmal unter Depressionen.«

»Zellennachbar, Señor?«

»Ja. Roca. Er weint und heult mit einer zermürbenden Regelmäßigkeit, Plácido. Außerdem beschimpft er Gott und die Welt. Seinen Vater in erster Linie, aber auch ›die Weisen von Zion‹ und die ›Untermenschen‹. Seine von Rassenlehren durchsetzten Fantasien sind wirklich sehr interessant. Natürlich versuche ich, was in meiner Macht steht, um die Moral des Jungen zu stärken. Das ist das Mindeste, was ich für ihn tun kann.«

»Aber, Señor …«

»Nein, Plácido. Ich weiß, was du dazu sagen wirst. Dass ich zu gütig bin. Aber ich kann dir versichern, mein Bester, dass es niemals heißen wird, ein Abad habe einen Weggefährten im Stich gelassen. Aber das weißt du bereits. Ein jeder von uns ist dazu verpflichtet, sein Sandkörnchen zur Erlangung des menschlichen Glücks beizutragen. Aus diesem Grund erzähle ich meinem niedergeschlagenen Mitstreiter nebenan auch von meinen Träumen. Kurz bevor du gekommen bist, Plácido, hat der Ärmste wieder einen schweren Heulkrampf durchgemacht, sodass ich mich an die Zellenwand geschmiegt und ihm von meinem neuesten wiederkehrenden Traum berichtet habe. In diesem Traum bin ich in einer Welt, die schwarz ist. Die Bäume sind schwarz, die Tiere sind schwarz, der Himmel ist schwarz, die Sonne ist schwarz. Ich bin schwarz. Aber nicht so ein bisschen schwarz wie Sidney Poitier, sondern richtig schwarz. Komplette Dunkelheit sozusagen. Ich nenne diesen Traum … bist du bereit?« Curro öffnet die Hände und schiebt sie auseinander, als würde er eine Schriftrolle ausbreiten. »*Der große schwarze Traum*.«

»Faszinierend, Señor. Wie sollte auch ein Thema wie dieses, das seit Anbeginn der Kunst der gepflegten Konversation so sehr das Interesse der Gesprächspartner gefesselt hat, in diesem Fall nicht seine Magie entfalten? Die Träume der *anderen*. Ich würde sogar sagen, dass es kein zweites Sujet gibt, das die Vorstellungskraft des Publikums derart in seinen Bann zieht wie dieses, Señor. Ganz besonders, wenn der Inhalt derart schaurige Details aufweist wie die von Ihnen soeben dargelegten, Señor. Was ich Ihnen aber eigentlich zu sagen versuche …«

»Genau das habe ich mir auch gedacht, Plácido. Und damit man nicht sagen kann, meine Entscheidungen seien die Früchte vorübergehender Launen, erzähle ich ihm jeden Tag einen meiner Träume.«

»O mein Gott! Jetzt verstehe ich. Eine zweifelsohne bewundernswerte Initiative Ihrerseits, Señor, aber wenn Sie mir erlauben, möchte ich Ihnen gern mitteilen, dass Sie gar keinen … dass die benachbarte Zelle leer ist. Señor Roca wurde vor anderthalb Wochen verlegt. Sein Allgemeinzustand war derart, dass man um seine Gesundheit fürchtete. Noch nie hat er einen so schlechten Eindruck gemacht. Er stand quasi neben sich, Señor. Er hat sogar selbst darum gebeten, an einen anderen Ort gebracht zu werden, egal wohin. Andernfalls, so drohte er, würde er sich das Leben nehmen. Er sagte, dass er es nicht mehr aushalte, neben Ihnen … nun, dass er es nicht mehr ertrage.«

Curro tritt von der Tür zurück, wendet den Kopf zur Seite, ohne wirklich in diese Richtung zu schauen, und dreht sich einmal um sich selbst. Die Arme hinter dem Rücken, tritt er wieder an die Tür. Plácido hat sich nicht gerührt und schaut seinen Dienstherrn an.

»Beim besten Willen, Plácido, ich habe keine Ahnung, was du da für einen Quatsch redest.« Er kneift die Augen zusammen, wie er es oft tut, wenn er seinem Gegenüber misstraut. »Heute Morgen erst habe ich mit ihm gesprochen. Um genau zu sein, habe eigentlich nur *ich* gesprochen. Er hat nicht geantwortet.« Curro führt einen Finger zum Mund. »Aber es war ein donnerndes Gepolter zu hören. Für mich klang es, als würde Roca mit aller

Kraft seinen Kopf gegen die uns trennende Wand rammen. Als Zeichen der Zustimmung sozusagen.«

»Nebenan ist *niemand*, Señor«, erwidert Plácido. »Um es ganz deutlich zu sagen, Señor: keine Menschenseele.«

»Nein, natürlich nicht!«, erwidert Curro spöttisch und lacht. »Ich rede nämlich mit mir selbst. Vielleicht existierst du ja auch nicht, Plácido. Vielleicht bist du ja auch nur eine Konstruktion meines Geistes, nicht wahr? Würde dir das vielleicht gefallen? Ein Produkt meiner übermäßig stimulierten Imagination zu sein? Eine weitere dieser vermaledeiten Wahnvorstellungen? Eine Fantasie, mit der ich mir die Zeit vertreibe, um hier drinnen nicht noch verrückter zu werden?«

Plácido senkt unterwürfig den Blick.

»Nein, sicher nicht, Señor.«

»Als Nächstes wirst du mir wahrscheinlich weismachen wollen, dass mein Bruder gestern auch nicht da war, was? Das war wohl auch eine Halluzination, oder wie?«

»Aber Señor …«

Dabei hat sein Bruder ihn sehr wohl besucht. Gestern erst. Curro erinnert sich noch ganz genau daran. Die Sache lief nicht sehr gut, um die Wahrheit zu sagen. Nachdem die Pfleger ihn aus der Gummizelle geholt und ihn ins Außengelände gebracht hatten, setzten Richard und er sich dort auf eine Bank mit Blick auf den Pavillon A, direkt neben etwas, das einen Teich darstellen sollte. Das Wetter war schön, nicht kalt. Curros Erinnerungen sind noch frisch und klar: Die Sonne schien, der Himmel war in ein perfektes Hellblau getaucht und ohne Wolken. Der Wind hatte sie am Vormittag davongetragen. Durch das Thorazin war sein Körper matt, wie eingeschlafen, hin und wieder lief ihm ein angenehmes Kitzeln über die Unterarme. Es roch, wie es an einem verdreckten See riecht, aber im Wasser des Tümpels regte sich ab und an noch etwas. Es waren Flossenbewegungen. Ein Anblick, bei dem er an die Straßenfeger im Aquarium seines Vaters denken musste.

Er beobachtete seinen Bruder, wie dieser mit beiden Daumen auf seinem Handy herumtippte und ihm dabei allgemeine Fragen stellte, die für Curro jedoch keinerlei Relevanz besaßen und unbeantwortet verpufften. Er hatte zugenommen, und obwohl sein Haar, wenn auch etwas lichter im vorderen Bereich, immer noch lang war, hatte er nicht mehr viel Ähnlichkeit mit dem hübschen, athletischen und grausamen Burschen aus seiner Schulzeit.

Irgendwann ließ sein Bruder vom Handy ab und schaute ihn an. Dabei legte er lächelnd den Kopf zur Seite, als würde er eine kleine Katze anschauen. Er begann zu erzählen. Dass er sich einen »Van« gekauft habe, damit auch das dritte Kind noch reinpasse. Dass die »halböffentliche« Schule seiner Kinder sehr gut sei, dort eine angenehme Atmosphäre herrsche und es keine »Muslime oder so Sachen« gebe. Dass seine Frau sich für die »Batucada-Gruppe« der Schule angemeldet habe. Dass seine Hallenfußballmannschaft »in Flammen stehe« oder so etwas in der Art. Curro verstand bei fast keiner dieser Bemerkungen, worum es eigentlich ging.

Später – Curro nahm an, sein Bruder glaubte, es könnte ihn interessieren – begann Richard zu tratschen. Über ehemalige Mitschüler von der Salesianer-Schule, Leute aus seiner Klasse oder ganz allgemein aus ihrem Ort. Er bombardierte ihn mit Namen, allesamt mit schwachem Nachhall und aus einer längst vergangenen Zeit, die wie masse- und gesichtslose Geister durch Curro hindurchrasten. Curro wollte keinen Streit mit Richard und sagte ihm deshalb nicht, dass er die Existenz all dieser Menschen früher nur peripher wahrgenommen hatte. Dass er die Welt immer als einen trüben, eintönigen Ozean gesehen hatte, vollgestopft mit Unmengen an form- und geistlosem Krill, aus dem nur eine Handvoll Personen mit ihrem Glanz herausstach.

Dass es sicher ungerecht, um nicht zu sagen schrecklich eitel war, so zu denken, aber dass er einfach nicht anders konnte. Einige Leute hinterließen Spuren, andere nicht. Die Menschen waren nicht gleich, *ganz und gar nicht*. Priu hatte Spuren hinterlassen. Plácido würde es ebenfalls tun. Der Rest … nun ja. Er war sicher, dass die Normalen eine nützliche Funktion im Weltgefüge erfüllten. Irgendjemand musste ja schließlich die Kühe schlachten, die Dokumente abstempeln, den Teer auf die Fahrbahn schütten. Oder etwa nicht?

Exakt fünfundvierzig Minuten nach seiner Ankunft ging sein Bruder wieder. Die Verabschiedung erfolgte mittels wütend hinausgebrüllter Worte, dabei hatte Curro an diesem Tag genau das vermeiden wollen. Es hatte damit begonnen, dass Curro völlig unvermittelt erzählte, er müsse oft daran denken, wie er früher den Opa in der Nervenklinik besucht hatte. Da Richard sich für gewöhnlich vor diesen Visiten gedrückt hatte, berichtete Curro ihm von seinen Erlebnissen. Festgeklammert an der Hand der Mutter, den Kopf gesenkt, das Kinn auf die Brust gepresst, hatte er das Klinikgelände betreten und dann versucht, den klebrigen Küssen der verrückten Männer und Frauen auszuweichen, die im Garten umherirrten und sich auf die Besucher stürzten. Viele von ihnen hielten Curro und seine Mutter für Geister aus ihrer eigenen Vergangenheit: verstorbene Töchter, verschwundene Ehemänner, Jugendlieben. »Das war ein sehr eigenartiges Gefühl, mit einem Mal die liebste Erinnerung all dieser Menschen zu sein.«

Dann sagte er Richard in einem bereits lauteren Ton, dass er als Kind sehr oft große Ängste wegen derartiger Dinge ausgestanden und unter regelmäßigen Albträumen gelitten habe, dass er geschlafwandelt und von unterschiedlichen Tics geplagt worden sei. Dass es »doch wohl offensichtlich war, dass mit mir etwas nicht stimmte, verdammt!«. Und dass er Richard oft um Hilfe gebeten habe, denn schließlich sei er, Curro, der Kleinere der beiden gewesen. Aber Richard habe ihm lediglich ins Gesicht gelacht, ihn ignoriert und als Weichei beschimpft. »Natürlich nur, wenn du nicht gerade damit beschäftigt warst, mir die Lippe blutig zu schlagen«, ergänzte Curro.

Richard erwiderte, dass er das alles anders erinnere. Dass Curro »ein ziemlich nerviger Bursche« gewesen sei und »arrogant« noch dazu. An dieser Stelle fing Curro an zu schreien: Das sei alles Selbstverteidigung gewesen. Sie hätten ihn in den Wahnsinn getrieben, all die anderen. Dass er zwar krank, aber diese Krankheit ihre Schuld sei. Und überhaupt, warum zum Henker müsse ausgerechnet er und nicht Richard dauernd das Gespenst seiner toten Mutter sehen? Das alles sagte er ihm, die Hände zu Fäusten geballt. Richard wurde rot und stand auf. »Du bist nicht der Alleinerbe, was Leid und Kummer angeht!«, schleuderte er Curro entgegen. »Dir hat es doch schon immer gefallen, die Aufmerksamkeit auf dich zu ziehen, etwas Besonderes zu sein, und wenn nötig dafür den Verrückten zu spielen.« Während er das sagte, trat er einen Schritt zurück, denn er hatte Curros Augen gesehen. Sie standen in Flammen, waren aus ihren Höhlen getreten. Curros Nasenflügel blähten sich, stellten sich auf wie die Landeklappen eines Flugzeugs.

Nicht nur Richard hatte Curros Körpersprache richtig interpretiert. Im Laufschritt waren zwei Pfleger herbeigeeilt. Richard hatte danach nichts mehr gesagt. Doch kurz bevor er ging, warf er Curro noch einen letzten Satz an den Kopf: »Es ist offensichtlich, dass du keine Hilfe von mir willst.« Curro ballte darauf die Fäuste so heftig, dass ihm wegen der unterdrückten Durchblutung fast die Hände einschliefen. Darauf wendete sich Richard von ihm ab, um gemeinsam mit den Pflegern zu gehen. Vorher legte er noch einen in Geschenkpapier eingewickelten Gegenstand neben Curro auf die Bank. Während einer der Pfleger Richard zum Ausgang begleitete, blieb der andere noch einen Augenblick bei Curro, um sicherzustellen, dass dieser, wie man ihm einmal gesagt hatte, »weder sich selbst noch Dritte verletzt«. Curro lächelte ihn an, sagte »keine Bange« und »alles in Ordnung«. Als der Pfleger dann nach einer Minute wegging, begann Curro, sich selbst zu schlagen. Heftige Hiebe mit der Faust auf das rechte Auge und die Schläfe, die einen schrecklichen Schaden anrichteten. Fünf, sechs, sieben Mal hintereinander. Bei der Kraft, die Curro in die Schläge legte, hätte man meinen können, dass es ihm gleich den Kopf vom Hals reißen würde. Die getroffenen Stellen schwollen an und verfärbten sich fast augenblicklich dunkelviolett. Dann hörte er auf. Die Hände auf den Knien, spürte er seine pulsierende Schläfe und fragte sich, was zum Henker mit ihm los war und warum er von all diesem Hass, dieser unauslöschlichen Wut erfüllt war. Warum er außerstande war zu verzeihen.

Er hob den Kopf. Sein Bruder verließ gerade das Anstaltsgelände. An der Rezeption vorbei und am blutenden Herz der heiligen Dymphna, anschließend nach rechts – und weg war er, ohne sich noch einmal umzudrehen. Immer noch wütend und vor sich hin murmelnd, öffnete Curro die Verpackung des Geschenks. Er erkannte sofort, was es war. Sein altes Buch: *Copa del Mundo de Fútbol España 1982*. Curro klappte es auf und las auf der zweiten Umschlagseite seinen Namen. »Curro Abad, Klasse 7B.« Geschrieben mit einer kindlichen Handschrift, die sehr viel ausladender war als seine jetzige. Ganz so, als würden mit dem Alter die Buchstaben schmaler werden. Er blätterte durch die Seiten, und kurz darauf begannen Tränen über seine Wangen zu fließen. Er konnte sie nicht zurückhalten. Sie streiften seine Mundwinkel und flossen weiter Richtung Kinn. Als sie auf seinen Lippen zu jucken begannen, leckte er sie ab.

Im Kapitel »Idole« suchte er die Seite von Kevin Keegan. Und da war er. Keegan, »der kleine Gigant«. Ein Foto, das ihn im Trainingsanzug beim Autogrammeschreiben zeigte, mit nettem Gesicht und Kragenspitzen so groß wie Deltasegler. Curro rieb sich die Tränen aus den Augen, um weiterlesen zu können. Seine Fingerspitzen hinterließen feuchte Flecken auf den Seiten. Es tat ihm nun leid, die Geduld mit seinem Bruder verloren zu haben, und er spürte eine schwere Schuld auf seinen Körper niedersinken. Er stand auf und rannte zur östlichen Begrenzung des Anstaltsgeländes, hinter der er Richard vermutete. Dort angekommen, presste er das Gesicht an den Gitterzaun, legte die offene Hand an den Mundwinkel und rief mit aller Kraft: »Danke, Richard! Du bist ein toller Bruder!« Mehrere Passanten drehten sich erschrocken um, aber Richard war nicht dabei.

»Hier, schau's dir an, Plácido«, sagt Curro und dreht den Hals nach links. »Wie du siehst, war mein Bruder sehr wohl hier. Das hier …«, erklärt er und zeigt dabei auf sein Auge, das die Farbe einer Edel-Pflaume hat, »… dürfte wohl Beweis genug sein. Ich würde es wirklich begrüßen, wenn du in Zukunft deinen Hang, den Oberschlauen zu geben, unterdrücken könntest.«

Plácido blickt ihn mit bekümmerter Miene an. Durch die Luke in der Zellentür kann Curro sehen, wie sich der Mund seines Butlers zu bewegen beginnt.

»Señor, ich freue mich, Ihnen bestätigen zu können, dass der Besuch tatsächlich stattfand. In diesem Punkt haben Sie vollkommen recht, und es ehrt Ihren Bruder natürlich, dass er sich seinen familiären Pflichten stellt. Allerdings wurde bei dem Zusammentreffen von Ihnen und Ihrem Bruder kein Wort gesprochen, Señor. Wie immer eigentlich. Ich habe die Szene von einem diskreten Punkt aus beobachtet und mich dazu in den Schatten der Weide gestellt. Señor Richard gab hin und wieder Textnachrichten in sein Mobiltelefon ein, wie mir schien. Und Sie haben während des Treffens eine Melodie gesummt, die ich aber aufgrund der Entfernung nicht erkennen konnte. Nach fünfundvierzig Minuten gab Ihnen Ihr Bruder einen Kuss auf die Stirn und verabschiedete sich. Ich habe Sie die ganze Zeit über aus der

Ferne beobachtet, Señor, für den Fall, dass Sie meine Dienste benötigen sollten. Die Pfleger sind zu keinem Moment der Begegnung in Erscheinung getreten. Auch haben Sie keinerlei Geschenk, weder ein Buch noch einen anderen Gegenstand, von dem Besuch mitgebracht. Die von Ihnen erwähnten Faustschläge hingegen haben Sie sich tatsächlich verabreicht.«

»Aber was erzählst du denn da, Plácido?«, sagt Curro. Obwohl gerade eins seiner Augenlider zu zucken beginnt, starrt er den Butler mit festem Blick an.

»Wünschen Sie, dass ich es noch einmal wiederhole, Señor?«

»Nein«, sagt Curro nach einer Pause. »Entschuldige bitte, Plácido. Ich bin gerade ein wenig verwirrt.«

»Das ist nur allzu verständlich, Señor.«

»Ich denke, ich werde mich etwas hinlegen. Ich fühle mich erschöpft.«

»Sehr gute Idee, Señor. Churchill war ein großer Befürworter der Siesta. Für gewöhnlich legte er sich täglich für ein Nickerchen aufs Ohr, meist zwischen fünf und sechs Uhr nachmittags. Sogar während der Luftschlacht um England hat er das getan. Er benutzte speziell auf die Größe seiner Gehörgänge angepasste Ohrstöpsel. Wünschen Sie vielleicht, dass ich … einverstanden, Señor. Mit Ihrer Erlaubnis würde ich mich dann zurückziehen. Bis später, Señor. Ich wünsche einen angenehmen Schlaf.«

Die heilige Dymphna steht mit dem Rücken zu ihm. Curro schaut jeden Tag aus dem Fenster und sieht die Statue der irischen Patronin aus einer Perspektive, die er vor seiner Unterbringung in der Gummizelle noch nicht kannte. Es sind nur die Rückseite ihrer Tunika zu sehen, die Umrisse des Tuchs auf ihrem Kopf, der kreisförmige Heiligenschein über ihrem Schädel.

Durch das Fenster seiner Zelle kann er auch die Gegend hinter der südlichen Begrenzung der Klinik sehen. Jenseits einer breiten zweispurigen Straße, die früher einmal ein mit Ziegenkötteln,

Unrat und Schlamm gefülltes Flussbett war, befinden sich dort die architektonischen Zeugen seiner Kindheit, die sich im Laufe der Jahre allerdings so stark verändert haben, dass sie zu einer neuen Stadt zu gehören scheinen. Zu einem anderen Ort. Zu den Erinnerungen einer anderen Person. Er fragt sich oft, was der siebenjährige Curro mit dem dreizehnjährigen Curro zu tun hatte, dem Curro, als alles schon passiert war. Nicht viel. Zwei unterschiedliche Personen in ein und demselben Schneckenhaus. Vielleicht auch nicht mal das, denn alle zehn Jahre sterben und erneuern sich sämtliche Zellen des Körpers, wie er neulich erst in *Muy Interesante* gelesen hat.

Trotzdem sind es nicht die Erinnerungen eines anderen Menschen, auch wenn seine Zellen nur zehn Jahre alt sein mögen. Es sind seine Erinnerungen. Liebend gern würde er sich von einigen trennen, aber nicht von allen. Curro sieht zu Can Jordana hinüber, einem markanten Gebäude mit pagodenartigen Dächern und grünen Holzrollläden vor den Fenstern. Als er noch ein Kind war, nannte man dieses Gebäude »die Junkievilla«. Es stand leer, sämtliche Fenster waren eingeworfen, obszöne Schmierereien bedeckten die Wände. Aber jetzt scheint es renoviert, mit sauberem Gewand, wie neu. Der Glanz, der nun von dem Bauwerk ausgeht, verhindert, dass die Erinnerungen an die eigene Kindheit so intensiv sind, wie er sie erwartet hatte.

Er denkt an den Schulweg, den er zusammen mit seinem alten Freund Priu jeden Morgen gelaufen ist. An die Calle Ebro, die damals noch nicht asphaltiert und oftmals matschig und voller Schlaglöcher war, sowie an die Zwischenstopps vor dem Beerdigungsinstitut mit dem Lager voller Särge. Es waren gute Zeiten, in gewisser Weise zumindest. Manchmal wünscht sich Curro, die Phase vor der Katastrophe besser genutzt zu haben. Mit dem Wissen, dass alles einmal so schlecht enden würde, wäre er die Jahre zuvor anders angegangen. Er hätte die Zeit nicht so verschwendet. Es ist Quatsch, das weiß er, aber manchmal verflucht er die Minuten, in denen er an nichts denkend aus dem Fenster des 124ers hinausstarrte; die er mit Fernsehprogrammen füllte, die ihm nicht einmal gefielen; in denen er sich mit Menschen unterhielt, die nicht … *elementar* waren. Stattdessen hätte er sich fokussieren, all seine Kraft darauf ausrichten sollen, zufrieden und glücklich zu sein und sich nur mit dem wirklich Wichtigen zu beschäftigen. Dem Essenziellen. Und genau diese Aspekte mit maximaler Intensität wahrzunehmen. Und zwar die ganze Zeit über und in Echtzeit.

Curro hat an diesem Morgen nichts Besseres zu tun, und da Plácido noch nicht aufgetaucht ist, hängt er seinen Gedanken nach. Auf der Straße, die das alte Flussbett ersetzt hat, sind viele Menschen unterwegs, aber Curro nimmt sie nicht wahr. Eigentlich war seine frühe Kindheit sogar idyllisch, wenn man sie mit den folgenden Jahren – dem, was dann kam – vergleicht. Zumindest bis er elf Jahre alt war und sein Vater mit dem Joggen anfing. Wenn man die anhaltenden wirtschaftlichen Schwierigkeiten der Familie und den Beginn seiner Tics – die genau genommen zwar vor der Katastrophe einsetzten, durch diese aber verschlimmert wurden – beiseitelässt, so glaubt Curro heute, dass er ein glückliches Kind war oder zumindest hätte sein können. Vielleicht war er gerade auf dem Weg, ein glückliches Kind zu werden, es sprach vieles dafür, aber klar, dann versauten die anderen ihm alles. Sie verdarben ihn. Sie nahmen sich das Beste von ihm und ließen ihn so zurück: innen ganz und gar hässlich. Es quält ihn, so über diese Dinge zu denken, und oft sagt er sich dann, dass eine andere Familie vielleicht in der Lage gewesen wäre, ihn aus seinem Schneckenhaus herauszuholen. Ihm diesen kleinen Schubser zu geben, um wie die anderen zu sein, ein bisschen wenigstens, gerade genug, um ein glückliches Leben zu führen. Er wollte kein großes Auto und auch keine Reichtümer. Nur ein wenig Frieden, nur ein kleines Gefühl der Zugehörigkeit, das Gefühl einer emotionalen Verbindung mit seinen Mitmenschen. Und diese Verbindung wollte er spüren, nicht simulieren.

Aber er bekam die Familie, die er bekam. Seine Familie. Curro fragt sich, was für eine Art Mann sein Vater war und was für eine Art Vater dieser Mann war. Der Verschwundene. Vor dem Desaster schien er ein mehr oder weniger vernünftiger Typ zu sein, bei vollem Verstand. Curro kann sich zwar nicht daran erinnern, dass sein Vater ihn mit Küssen und Umarmungen überhäuft oder je seine schulischen Erfolge gefeiert hätte. Aber irgendwo, irgendwann muss er sie doch geliebt haben, ihn und Richard. An irgendeinem Punkt in ihrer Kindheit muss er doch gerührt und voller Liebe für sie gewesen sein. Bei ihren ersten Schritten, ihren ersten Worten. Und seine Mutter genauso. Was war mit diesen Menschen passiert? Wie konnte es dazu kommen, dass sie ihre eigene Familie nicht mehr über ihre Gelüste stellten? Wie konnte sein Vater sich derart von ihnen abwenden? Wie konnte sich ein Mensch so verändern?

Und dann seine *Mutter*. Siebenundvierzig Jahre ist Curro alt, die Hälfte davon hat er in der Psychiatrie verbracht, und immer noch gibt er ihr die Schuld an dem, was passiert ist. Während er darüber nachdenkt, fährt er mit zwei Fingern der rechten Hand über die Konturen seiner neuen Falten und über sein trockenes Gesicht. Seine Haut hat sich in Leder verwandelt, er selbst in harten Stein, innen und außen. Es gibt keine weichen Stellen mehr. Er hat in so vielen Sitzungen mit Doktor Skorzeny über seine Mutter geredet, dass er irgendwann mit dem Zählen nicht mehr hinterherkam. Er weiß nicht, warum es so ist. Schließlich war *er* der Ehebrecher gewesen, der die Familie verlassen hatte. Ein unlösbares Paradox. Wahrscheinlich handelt es sich um eine in den Genen verankerte Verbindung mit dem Vater, hervorgegangen aus dieser Art unbedingter Loyalität, die schon in frühen Jägergemeinschaften über Leben und Tod entschied. Andernfalls käme es ihm sicherlich kriminell vor, das Verhalten dieses Mannes zu entschuldigen.

Curro denkt weiter über seine Mutter nach und stößt auf eine Erkenntnis, die er schon vor einiger Zeit akzeptiert hat: Er empfindet nichts. Besser gesagt empfindet er Abscheu und Angst, auch Wut und eine vage Verachtung. Aber er fühlt weder Liebe noch Zuneigung, und er kann sich nicht daran erinnern, diese empfunden zu haben, als sie starb, so schrecklich die Umstände ihres Todes auch gewesen sein mögen. Was er damals allerdings fühlte, während all das passierte, war Trauer. Er hatte mehrere Tage lang geweint. Aber nach diesen Tagen verschloss sich die blutige Wunde dieser Trauer, verschorfte und verschwand irgendwann. Anstelle einer Narbe blieb etwas anderes zurück, etwas, das Curro beschämte, mit Gewissensbissen füllte, ihn innerlich verzehrte und ihn während der zehn Jahre zwischen dem Tod seiner Mutter und dem Ausbruch seiner eigenen Geisteskrankheit dazu zwang, sich mit Unbekannten in Bars zu betrinken und fremden Menschen wehzutun. Ja, anstelle dieses Schmerzes blieb etwas anderes zurück: *Erleichterung*. Heute kann er daran denken, ohne dass es ihn erschüttert. Irgendwann musste sich in seinem Inneren eine Art Feder gespannt haben, die sich im Moment des Todes seiner Mutter löste und dafür sorgte, dass er ihr Ableben wie eine Entlastung empfand. Es war zwar kein Anlass gewesen, um ausgelassen zu tanzen und »Ding Dong! Die Hexe ist tot!« zu singen. Sehr wohl aber einer, der ihn, wenn auch nur vage, ahnen ließ, dass sich alles zum Besseren wenden würde. Dass diese Frau sich in seine Feindin verwandelt hatte, so hirnrissig sich das auch anhören mochte. Dass vielleicht das Gegenteil von dem, was seine Mutter gesagt hatte, der Fall war und dass man sehr wohl das eigene Blut *aufgeben* musste. Die Nabelschnur durchschneiden, um selbstständig und frei atmen zu können.

Curro ist erschöpft vom vielen Nachdenken. Die Medikamente tun ihr Übriges. Er ist plötzlich sehr müde. Der Abend legt sich über das Klinikgelände. Noch sind die Septembertage lang, und die Sonne zieht sich erst gegen sieben zurück. Bald schon wird sie untergehen. Der Himmel ist von Flecken in zart granatroter Farbe sowie rosa- und lachsfarbenen Tönen überzogen und einfach wunderschön. Der Regen der vergangenen Nacht hat die Atmosphäre gereinigt und den Dreck aus der Luft gewaschen. Er hat sie geklärt. Die Wärme des Tages ist verschwunden. Die ausladenden Kronen der Bäume am Straßenrand sind grün und dicht. Auf der Fahrbahn sind rote und blaue Autos zu sehen, große und neue Wagen, die in den Kreisverkehr einfahren und dann in die Straße zur Schule einbiegen und verschwinden. Von dem Fenster seiner Zelle aus kann er das Schulgelände nicht so gut sehen wie von seinem Zimmer im Pavillon H. Selbst wenn er die Wange an die Scheibe drückt, erhascht er nur einen flüchtigen Blick auf eine von Kletterpflanzen bedeckte Ecke der Pausenhofmauer. Auch den Sant Ramon kann er von seiner Zelle aus nicht sehen. Im Zentrum des Kreisverkehrs ragt ein Monument in die Höhe: zwei große Betonblöcke, rot und blau. Auf dem Fußweg ist ein Junge zu sehen, der an der Hand seines Vaters geht. Beide tragen Caprihosen und lachen über irgendetwas.

Curro hat genug aus dem Fenster geschaut. Die Gespenster aus seiner Kindheit scheinen von Mal zu Mal schwächer und weiter entfernt. Es kostet ihn zunehmend Anstrengung, sie heraufzubeschwören. Er richtet den Blick auf den Anstaltsgarten. Die Statue der heiligen Dymphna wird mittlerweile vollkommen vom Schatten des Gebäudes eingehüllt. Curro betrachtet sie, wie sie da scheinbar geduckt im Halbdunkel steht, als würde sie nur auf den richtigen Moment warten, um sich auf einen Passanten zu stürzen.

Er lässt das Rollo herunter, das Zimmer verdunkelt sich. Ein paar gebrochene Lichtstrahlen fallen auf die abgepolsterte Wand und die weiße Tagesdecke. Ein Klopfen an der Tür sagt ihm, dass die Zeit für die Medikamenteneinnahme am Abend gekommen ist. Wenn er sie geschluckt hat, wird er schlafen. Curro schläft viel, mehr als jemals zuvor, mehr als Churchill. Als Kind stellte er sich den Schlaf wie eine Zeitmaschine vor. Du gehst ins Bett, und während du schläfst, läuft die Zeit weiter, ohne dich. Ohne dass du es bewusst miterlebst. Und so kann es sein, dass sich die Dinge von selbst regeln, während du selbst nicht dabei bist. Acht Stunden voll wunderbarer Träume und nicht enden wollender Abenteuer, und wenn du aufwachst, bist du plötzlich in der Zukunft, in der wieder schöne Dinge passieren können.

Curro macht sich nicht allzu große Hoffnungen, dass das jetzt noch passieren wird. Dann geht die Luke an der Tür auf, und eine Hand, die einen Plastikbecher hält, erscheint. Curro steht auf und geht zu dem Becherchen mit seiner Medizin, als wäre sie das Licht am Ausgang eines Kinosaals.

Kapitel 14

»Und welcher von denen ist nun Dino Zoff?«, fragt Priu, der sich mit seinen dunklen, behaarten Armen am Ast einer Kiefer festhält. Er hat eine kurze Hose an, so kurz, wie sie die Kinder auf alten Fotos aus dem Bürgerkrieg tragen. Seine Oberschenkel, mit denen er fest den Baumstamm umschlungen hat, sind von dunklen Büscheln aus gekräuselten Haaren mit der Form von Kontinenten übersät. Er trägt dunkelblaue Socken und seine grauen Tórtolas. Hoch oben über der Kiefer und über der weit entfernten Silhouette von Barcelona thront ein strahlend blauer, nur von einer Handvoll zerfetzter weißer Wolken durchzogener Himmel. Es ist Samstag. Heute ist keine Schule.

»Gute Frage. Ich hab keine Ahnung.« Ich hänge an einem anderen Ast der Kiefer, kneife die Augen zusammen und spähe zum Garten des Hotels hinüber. Den Fuß auf einem der unteren Äste aufgesetzt, habe ich ein wackliges Gleichgewicht gefunden, eine Position, von der ich einen guten Blick auf alles habe. »Schwierig zu sagen von hier aus.«

Das Hotel heißt El Castillo und sieht wie eine echte Burg aus. Es ragt aus der Silhouette des Ortes heraus und ist dem hinteren Bereich des Deltas zugewandt. Von hier aus kann man Barcelona sehen, diese riesige Stadt, in der es so viele Dinge gibt. Die Gegend hier ist nicht besonders hübsch, aber die Aussicht ist ganz akzeptabel. Da ist zum Beispiel der Torre de Collserola, der Fernsehturm in Barcelona, und gleich daneben der Tibidabo, einer der zwei Hausberge der Stadt. Mehrere Gebäude mit Ferienwohnungen grenzen an den Zaun des Hotelgeländes. Alle sehen irgendwie gleich aus. Fast kahle Pergolas, von deren Querlatten nur hier und da matte Kletterpflanzen herunterbaumeln. Veranden mit Schaukelstühlen aus splittrigem Korb. Fenster im Kolonialstil, die an mexikanische Haciendas erinnern. Zerbrochene Dachziegel und Blumentöpfe. Johannisbrotbäume und viele Geranien, ein paar blühende Lorbeerhecken, krumm gewachsene Kiefern, deren Harzgeruch den Gestank nach verbranntem Plastik übertüncht, der in diesem Teil des Ortes steht. Der Fluss ist nicht weit weg und verströmt oft noch einen ganz anderen Geruch, je nachdem, welche Art Müll stromaufwärts ins Wasser gekippt wurde. Faulig, sauer und nach Abfällen stinkend, klebt dieser dann in der Luft, kriecht in die Häuser und Straßen und sogar in die Kleidung.

Der Boden ist von Kiefernnadeln bedeckt. Braun gefärbt liegen sie da ineinander verkeilt und bilden einen trockenen, fast gleichmäßigen Teppich auf dem Hügel unter uns. Ich habe Clochard an einer dicken Kiefernwurzel festgebunden, die wie der Arm eines Kraulschwimmers aus dem Boden ragt und ein Stück weiter wieder in die Erde taucht.

»Ist es der da? Der mit der verspiegelten Sonnenbrille?«

»Nein. Der ist zu jung. Dino Zoff ist vierzig.«

»Vierzig? Echt jetzt?«

Priu tut so, als würde es ihn interessieren. Aus Freundschaft zu mir. Dabei hat Priu keine Ahnung von Fußball. Viel weniger als ich auf jeden Fall, und ich bin auch nicht gerade ein Experte. Für ihn sehen die Spieler alle gleich aus. Und das, obwohl ich sie ihm hundert Mal in meinem Buch *España 1982* gezeigt habe, einen nach dem anderen, mit Namen und allem. Aber Priu merkt sich so etwas nicht. Stattdessen legt er dieses Wissen in der Schublade

»Nicht elementar« ab, und wenn ich weg bin, schüttet er alles in die Müllverbrennungsanlage. So funktioniert sein Kopf eben, aber ich gebe nicht auf und werde ihm später wieder die Fotos zeigen. Das Buch habe ich auf dem Boden abgelegt, um auf den Baum klettern zu können. Ich habe mir vorgenommen, Dino Zoff um ein Autogramm zu bitten. Er ist der Torhüter. Ich habe noch nie jemanden um ein Autogramm gebeten, aber ich bin fest entschlossen, es zu tun. Dino Zoff habe ich mir einzig und allein wegen seines Alters und seines Namens ausgesucht. Ehrlich gesagt, weiß ich nicht mal, ob er überhaupt gut spielt oder eher ein Blindgänger ist, aber das habe ich Priu nicht verraten.

»Und die alle da sind von der italienischen Auswahl?«, fragt Priu. *Zind. Auzwahl.* Seine Nase ist wieder mal von Schweiß überzogen. Er hält die Faust vor den Mund und hüstelt hinein.

»Schätze schon«, sage ich, um etwas zu antworten. »Lass das mit der Faust, Priu. Ich werde sonst müde und falle vom Baum.«

Priu senkt die Hand und streckt dann seinen Hals aus, schiebt das Gesicht nach vorn, als würde er einen ausfahrbaren Teil seines bionischen Körpers über die weiße Mauer des Hotelgeländes leiern, und späht zum Swimmingpool. Er hat einen wirklich langen Hals, den Adamsapfel eines Erwachsenen. Der Flaum über seiner Oberlippe sieht jeden Tag ein bisschen mehr wie ein echter Schnurrbart aus, nur dass er weicher wirkt, wie aus Samt. Neben dem Swimmingpool liegen ein paar mit winzigen Badehosen bekleidete Männer auf einem Rasen, der sehr grün ist, saftig, jung, gut gepflegt – und offenbar selten betreten wird. Die bunten Badehosen auf dem grünen Grund lassen mich an die Kugeln auf einem Billardtisch denken.

»Ich kapiere nicht, was die da machen«, sagt Priu, als würde er mit sich selbst reden.

»Na, was werden die wohl machen? Sich ausruhen, oder etwa nicht? Die wollen schließlich die Weltmeisterschaft gewinnen.«

»Ich meine, was die hier im Ort machen.«

Ich schnalze mit der Zunge gegen meinen Gaumen, um Priu mitzuteilen, dass seine Frage albern ist. Dabei hat er recht. Es ist wirklich komisch, dass die Italiener hier sind. Am Anfang wollte es niemand so recht glauben, nicht mal die Kinder. Alle Welt hielt die Sache für einen Aprilscherz aus Barcelona, mit dem man sich über uns, die armen Würstchen vom Llobregat, lustig machen wollte. Erst als es in mehreren überregionalen Zeitungen stand, fingen die Leute an, es zu glauben, und pilgerten zum Hotel, um sich die Italiener anzusehen, sie um Autogramme zu bitten, um Turnschuhe, um Küsse und darum, uns mitzunehmen. Nach Italien oder sonst wohin. Dass sie jetzt hier sind, ist ein historisches Ereignis. Ich glaube nicht, dass sie wiederkommen, weder sie noch irgendeine andere Mannschaft. Früher oder später werden sie die Wahrheit über diese Comarca herausfinden.

Einer der Italiener steigt die Leiter zum Sprungbrett hinauf und macht auf dem schmalen Kunststoffstreifen zwei große Schritte nach vorn. Er trägt eine rote Badehose, die wenig Haut bedeckt und, ganz ähnlich wie die von meinem Vater, eigentlich nur dekorativen Charakter hat. Vorn am Sprungbrett angekommen, geht er mit angespanntem Körper in die Knie und holt zweimal Schwung. Das Brett biegt sich unter seinem Gewicht nach unten und katapultiert ihn in die Höhe. Das federnde Geräusch des Sprungbretts ist bis zu uns zu hören. In der Luft rollt sich der Italiener zusammen wie eine Assel und vollführt einen wunderschön anzusehenden Salto, um dann mit vor der Brust gekreuzten Armen und den Füßen voran fast ohne Spritzer ins Wasser einzutauchen. Ein paar der Jungs auf den Ästen der Kiefern neben uns klatschen und pfeifen. Es müssen so um die dreißig sein, alle von anderen Schulen. Ich sehe nicht einen von den Salesianern. Wir sind alle aus demselben Grund hier. Allerdings sind die anderen nicht besonders diskret. Ich hoffe nur, dass ihr Lachen, ihre Rufe und ihre Pfiffe nicht den Wachmann des Hotels anlocken.

Clochard beginnt zu bellen. Seine Aufmerksamkeit gilt einem Vogel, der aus dem Nest gefallen ist. Er beschnüffelt ihn, stupst ihn mit der Pfote an. Es ist ein noch sehr junger Vogel. Wir haben ihn vorhin schon gesehen. Wie er da so liegt – ganz ohne Federn, mit rosafarbener Haut und offenem Schnäbelchen, als würde er keine Luft kriegen –, wirkt er eigentlich unfressbar, aber bei Clochard kann man nie wissen. Seine an den Spitzen abgeknickten Ohren stehen kerzengerade nach oben. Immer wieder bellt er laut, wirkt wie zwischen Freude und Verwirrung gefangen.

»Hör mal, willst du deiner Mutter nun eigentlich die Sache mit deinem Vater und der Nachbarin stecken?«, sagt Priu, ohne den Blick von Garten und Swimmingpool des Hotels abzuwenden.

»Was? Bist du irre, Mann?« Ich schaue ihn nicht an. »Natürlich nicht. Meinem Vater habe ich das bloß gesagt, damit er mich zufrieden lässt. Mit seinen bohrenden Blicken hat er mich echt wahnsinnig gemacht. Wenn ich das aber meiner Mutter erzähle, dann stirbt sie. Oder sie bringt ihn um. Oder sie vergiftet uns alle und bringt sich dann selbst um. Meine Mutter ist gefährlich, du kennst sie ja. Und was sie Luisa antun würde, das will ich mir gar nicht erst vorstellen. Sie hasst diese Frau bis auf den Tod, *ohne dass sie was gemacht hätte*. Jetzt stell dir mal vor, was passiert, wenn ich ihr sage, dass sie allen Grund dazu hat. Nein, nein, nein. Ich sag's ihr auf keinen Fall. Wo denkst du hin?«

»Vielleicht stirbt deine Mutter ja vorher. Möglich, oder? Dann kriecht sie als menschenfressender Zombie aus ihrem Grab, um deinen Vater zu killen. Mit den Zähnen reißt sie ihm die Aorta aus dem Hals, als wäre es eine rohe Butifarra, und lacht mit vollem Mund im Mondlicht … so ungefähr: GLRLRLRLRLRLRARGH.« Priu schüttelt den Kopf. »Und dann schwenkt sie die blutende Aorta in ihrem Mund hin und her, sodass das Blut in alle Richtungen spritzt. Und du und dein Bruder, ihr müsst eine der alten Flinten von deinem durchgedrehten Falangisten-Opa holen und deiner Mutter den Kopf wegballern.«

»Genau«, sage ich und schaue ihn jetzt an. »Das könnte natürlich auch passieren. Ist durchaus möglich, will ich sagen, und nicht unwahrscheinlich.« Ich lächele Priu an. »Mal im Ernst, Priu, ich glaube, meine Mutter hat schon Lunte gerochen. Zumindest weiß sie die Sache mit dem kaputten Auto der Hurtados, mit der Kuchengabel und diesem beschissenen Donkey-Kong-Spiel, das ich vom Balkon geworfen habe. Hèctor hat's ihr erzählt. Wie eine scheiß Petze ist er angelaufen gekommen, weil er ja ›nur mein Bestes‹ will. Und dann musste ich zum Psychiater. Der hat gesagt, dass ich ›bipolar‹ bin. Weißt du vielleicht, was das bedeutet?«

»Nein«, sagt er.

»Na, dann ist es bestimmt irgendetwas Tödliches«, erwidere ich. »Junge, Junge, hättest mal das Gesicht von meinem Vater sehen sollen, als Hèctor am nächsten Morgen zu uns nach Hause kam und zu meiner Mutter meinte: ›Es gibt da eine Sache, über die wir sprechen müssen.‹ Ich hab echt gedacht, mein Vater kackt sich in die Hose. Die brennende Chester ist ihm aus dem Mund gefallen und hätte um ein Haar das Wachstuch angesteckt. Jetzt ist da ein schwarzes Loch an seinem Platz.«

Priu lacht und baumelt an seinem Ast wie eine überreife Pflaume. Eine schwarze Pflaume. Er ist einfach ein *sehr* dunkler Typ. Man würde nie darauf kommen, dass er hier geboren wurde, in Katalonien, als Kind hellhäutiger Eltern. In einem Apartheidstaat würde er es keine zwei Tage lang machen.

»Ich fasse zusammen«, sagt er. »Deine Mutter weiß nur die Sache mit der Zerstörung von Privateigentum, aber nichts von der Geliebten deines Vaters, Luisa Hurtado, und deshalb haben sie dich zum Psychiater geschleppt.«

»Genau. Vollkommen ungerecht, aber so ist es«, sage ich. Eine Turteltaube setzt sich in einigem Abstand zu mir auf einen Zweig meiner Kiefer und gurrt, ohne mich wahrzunehmen. »Kann man nichts machen.«

»Meinst du, dass du Elektroschocks bekommst?«

»Ich hoffe nicht, Mann.«

Clochard bellt jetzt lauter. Priu und ich schauen nach unten. Er bellt aus Freude, nicht aus Ärger. Ein verrückter Hund, der einfach nichts kapiert und nicht mal Freund und Feind auseinanderhalten kann.

»Ist das deins?«, fragt Torras mit meinem WM-Buch in der Hand. Als er dabei lächelt, kommen seine Hasenzähne zum Vorschein. Sein Hintern ist echt riesig, obwohl er aus meiner Perspektive betrachtet eigentlich kleiner wirken sollte. Hinter ihm stehen Cruz und Vidal. Clochard ist außer sich. Er bellt und springt in die Höhe, als würde ihm jemand ein Würstchen hinhalten, stranguliert sich fast an der Leine. Vidal lacht. Die Haare seines Topfschnitts, mit dem er wie eine Marionette aussieht, schaukeln vorn am Pony und an den Seiten hin und her. Cruz starrt uns nur an und raucht dabei eine Zigarette, die er mit Daumen und Zeigefinger in der gewölbten Hand, der gesunden, geschützt hält. Die Zigarette glüht an der Spitze. Er atmet ein, füllt beide Wangen mit Qualm und lässt dann einen – zumindest für sein Alter – ziemlich beeindruckenden Rauchring aufsteigen. Aber er lacht nicht, sondern wirkt eher abwesend. Einen Augenblick später fügt Torras hinzu: »Das ist ein wirklich schönes Buch. Könnte mir echt gefallen.«

Priu lässt sich vom Ast auf den Boden fallen. Die Sohlen seiner Stoffschuhe verursachen ein sanftes Geräusch auf den Kiefernnadeln, und seine Knie federn den Aufprall ab, sodass er nicht hinfällt. Im nächsten Augenblick wirbelt er herum und rennt los, die Calle Joan Bardina runter in Richtung Kreuzung. Es geht alles so schnell, dass keiner der drei anderen etwas machen kann. Festhalten, Bein stellen, anspucken, nichts davon.

Nach ein paar Minuten ist Priu nur noch eine Silhouette, die etwas ungelenk, aber schnell – sogar sehr schnell – davonläuft.

Ich seufze und beschließe, mich der neuen Realität zu stellen.

Mein Hals wird steif und erschwert das Gestikulieren. Ich steige von der Kiefer herunter, einen Ast nach dem anderen, und kratze mir dabei den Oberkörper und die Innenseite der Unterarme an der Baumrinde auf. Als nur noch zwanzig Zentimeter zum Boden fehlen, lasse ich mich fallen. Aber selbst so verliere ich um ein Haar das Gleichgewicht, lande fast mit dem Hintern auf dem Boden. Dann tippe ich meine Fersen an, reibe mir die Hände und rieche an meinen Fingern. Scheiße. Sie sind mit Baumharz beschmiert. Einen Moment lang bleiben meine Finger an der Nase kleben. Mit einem Ruck ziehe ich sie weg und spüre dabei, wie sich die Haut dehnt und dann wieder zusammenzieht.

»Schenkst du es mir?«, sagt Torras. Dabei hält er mein WM-Buch hoch, stellt den Kopf schräg und macht einen auf Mädchen. Dann schiebt er sich das Buch unter die Achselhöhle. »Oh, danke. Das finde ich wirklich suuuuper nett von dir.«

Was für Zähne er hat. Sie sind wirklich riesig. Als er den Mund schließt und lächelt, stehen die beiden Hauer immer noch hervor. Früher ging ich noch ab und an zum Spielen zu Torras nach Hause. Seine Mutter fragte mich jedes Mal, ob meine Mutter bei anderen Leuten sauber machen würde. Sie bräuchte nämlich eine Putzhilfe. Auch sie hat riesige Zähne und dazu den Körper eines Huhns, mit breiter Brust, zierlichen Beinen und einer kurvigen Haltung. Die Sache mit dem Saubermachen fragte sie mich bei jedem Besuch, als wäre sie nicht in der Lage, sich meine Antwort zu merken. Wenn ich dann sagte, nein, meine Mutter sei Hausfrau, lächelten die beiden, zeigten ihre Riesenzähne und warfen einander amüsierte Blicke zu. Später erzählte Torras auf dem Pausenhof den anderen aus meiner Klasse, dass meine Familie arm sei. Und überhaupt, was für unmögliche Klamotten ich tragen würde, wo ich die wohl herhätte, vom Zirkus oder vom Museum oder was.

Torras trägt einen Scheitel und hat weiße Pumas mit blauen Streifen an, dazu ein Basketballtrikot von Nike aus grauem Glitzerstoff. Er ist kein harter Kerl. Niemand kann ihn ausstehen, weil er sich für reich hält. Seine Eltern singen in einem Chor. Bis vor Kurzem hat auch er noch in einem Kinderchor geträllert. Er macht mir keine Angst.

Aber er hat Cruz dabei, der scheinbar vorübergehend die logistische Unterstützung übernommen hat. Er steht hinter Torras, hat eine lange, verschorfte Narbe auf der Wange und einen weiteren Ratscher auf der Stirn. Mit tief hängenden, immer schläfrig wirkenden Augenlidern und diesem Alles-egal-Ausdruck im Gesicht rollt ihm der Zigarettenqualm aus Mund und Nase.

Cruz tritt einen Schritt nach vorn und nähert sich dem erstickenden Vögelchen auf dem Boden. Er hebt den rechten Fuß, aber nur die Spitze, der Hacken bleibt auf dem Nadelteppich. Dann lässt er langsam den Ballen sinken. Ein gedämpftes Knacken ist zu hören. Und ich stelle mir vor, wie das Herz des Vögelchens mit einem Schlag stehen bleibt, wie plötzlich keine Luft mehr in seine Lungen kommt.

Der dicke Vidal spuckt auf den Boden, um allen zu zeigen, dass ihm die Sache mit dem Vogel nicht das Geringste ausmacht. Seine Art zu spucken ist nicht so leicht nachzumachen. Der Speichel schießt wie eine Patrone durch seine Zähne. Er tritt an Clochard heran. Der Hund leckt ihm die Hand, setzt sich auf den Boden, hebt die Pfoten und wedelt so wild mit dem Schwanz, dass sein Hinterteil beinahe wie ein Windrad aussieht. Alle lachen. Ich auch. Dann löst Vidal den Knoten der Leine. Clochard schaut mich kurz an und läuft los. In unregelmäßigen Abständen bellt er vor Freude über die neu gewonnene Freiheit. Ich hoffe nur, dass er nicht überfahren wird. Es verbinden mich keine unzertrennlichen Bande mit ihm, aber sein Tod würde eine ganze Reihe komplexer Konsequenzen mit sich bringen und dem ohnehin schon instabilen Familiengefüge abermals zusetzen.

»Ich hab’s mir überlegt«, sagt Torras, der alle anderen für Abschaum hält, nur weil sein Vater drei Drogerien betreibt. Er öffnet mein WM-Buch, sucht die Seite mit der englischen Nationalmannschaft, packt grinsend das Papier mit allen Fingern und tut so, als würde er es aus dem Buch reißen wollen. »Mit diesem Kackhaufen hier drin kann ich das Buch nicht mitnehmen. All diese verschissenen Engländer, ekelhaft.«

»Hey, Mann, hör auf«, sage ich. »Lass gut sein, Kumpel. Okay?«

Und dann meldet sich eine gelangweilte Stimme aus dem Hintergrund und sagt: »Los, gib's ihm zurück.«

Cruz wirft seine Kippe auf den Nadelteppich und nimmt damit bereitwillig in Kauf, dass der ganze Ort in Flammen aufgeht. Dann zermalmt er den Glimmstängel mit der Sohle eines seiner schwarzen Schuhe. Die Dinger sehen verdammt nach ein paar orthopädischen Modellen aus und wirken fast ebenso hässlich und billig wie die Stoffflitzer von Priu. Der Unterschied: Cruz wird deswegen nicht aufgezogen.

Torras dreht sich um und hat dabei dieses langsam zerbröckelnde Lächeln auf den Lippen, das man von Kindern kennt, wenn sie ein Geschenk auspacken, das ihnen überhaupt nicht gefällt.

»Was quatschst du da, Cruz? Bist du irre oder was? Ich reiß jetzt diesen englischen Scheißhaufen aus dem Buch hier raus. Danach ziehen wir dem Spinner die Klamotten aus, verpassen ihm eine Abreibung und lassen ihn nackt nach Hause laufen …«

»Du sollst es ihm zurückgeben«, erwidert Cruz. Er lacht nicht. Er schaut Torras noch nicht mal an, sondern starrt nur auf das zerquetschte Vögelchen vor seinen Füßen. Den Schnabel nach oben gerichtet, die Flügel und die Beine vom Körper abgespreizt, den Hals verdreht und den Kopf auf dem Boden platt gedrückt, sieht der kleine Bursche aus wie ein in der Sonne eingeschlafener Tourist.

»Kommt überhaupt nicht in die Tüte«, gibt Torras zurück und zieht dabei die Augenbrauen zusammen, als wäre er selbst nicht ganz sicher, was er eigentlich gerade tut. Er greift wieder die Seite aus dem Buch, holt mit dem Arm etwas Schwung und zieht. Ich glaube, das Geräusch von reißendem Papier zu hören; Papierfasern, die auseinanderbrechen.

Dann liegt das Buch am Boden – aufgeschlagen, aber unversehrt –, während Torras einen halben Meter von seiner ursprünglichen Position entfernt steht und seine blutende Lippe betastet. Cruz hat ihm einen unglaublichen Treffer verpasst. Ohne Ankündigung oder Warnung, direkt mit der Faust auf die Zwölf. Sein Arm ist nach vorn geschnellt, als wäre er mit Druckfedern bestückt. Gerade wie ein Strich, die mittleren Fingerknöchel voran.

Torras ist nicht umgefallen, aber seine Augen füllen sich mit Tränen. Er wird doch jetzt nicht etwa heulen, oder? Doch, es sieht ganz so aus, als würde er gleich anfangen. Gleich. Entweder flennt er jetzt los, oder er fängt an zu singen wie in einem Musical.

»Was soll das, Mann? Bist du verrückt geworden?«, presst Torras zwischen geschlossenen Zahnreihen und seinen Fingern hervor. Ein dünner Faden Blut läuft an seinem zitternden Kinn nach unten. Er klingt, als würde er gerade einen Schluchzer unterdrücken. Singen wird er nicht. Das steht jetzt fest.

»Hey, A-alter«, sagt Vidal, der sich keinen Millimeter vom Fleck bewegt hat. Seine Haare schaukeln nicht mehr hin und her. Er spricht mit großen Pausen zwischen den Wörtern. Einen Augenblick hat er überlegt, auf wessen Seite er sich schlagen soll. Jetzt scheint er sich entschieden zu haben. »Was fällt dir ein, Cruz?«

»Willste auch eine?«, sagt Cruz zu Vidal. Es ist eine so ruhig vorgebrachte Drohung, dass sie sich wie eine Einladung zum Kino anhört. Vidal senkt sofort den Blick und murmelt ein kaum hörbares »Nein«. Dann schaut er auf seine Fingernägel hinab. Die Finger hat er dazu eingeknickt, sodass die Spitzen in seinem Handteller liegen. Fast sieht es so aus, als würde er gerade ernsthaft über eine Maniküre nachdenken. »Verpisst euch. Los, macht schon!«, sagt Cruz. Dann beißt er sich auf die Unterlippe und hebt die Faust. Und nun schaut sie euch an, die beiden, Meister Hasenzahn und der Fettwanst, wie sie die Straße runterlaufen, dieselbe Fluchtroute, die auch Priu und Clochard genommen haben.

Cruz bückt sich, hebt mein Buch auf und reicht es mir. Ich spüre den Druck der flüssigen Masse in meinem unteren Darmtrakt, merke, wie sie sich dort sammelt und kurz davorsteht, sich ihren Weg zu bahnen.

»Wegen denen brauchst du echt nicht den Flattermann kriegen. Die sind nichts und niemand«, sagt er. »Sei nicht blöd, Mann.«

Dieses Wort habe ich noch nie gehört. Den *Flattermann* kriegen. Ich speichere es ab.

»Lass dich von diesen Clowns nicht ins Bockshorn jagen.«

Bockshorn. Ebenfalls notiert.

»Ich hol mir jetzt einen Gerstensaft. Kommst du mit?«, sagt er und dreht sich ein Stück, um zu gehen. Vom Hotel her ist ein lautes Klatschen zu hören. Wahrscheinlich ist noch jemand in den Pool gesprungen. Dem Gelächter nach zu urteilen, hat derjenige eine Arschbombe gemacht. Auf einem Zweig weiter oben meldet sich eine Turteltaube mit ihrem nach feuchter Kehle klingenden Gurren. Aus einem der Gebäude mit den Ferienwohnungen erklingt ein Lied von Mecano. Es ist das mit »sombra aquí, sombra allá«.

»*Gerstensaft*?«, sage ich.

»Na, Bier, Kollege.« Er lacht. »Was ist los, Mensch? Noch nie eins getrunken?«

»Nein. Na ja, ich bin ja erst zwölf. Im Sommer werde ich dreizehn. So oder so zu jung. Manchmal kippt mir mein Vater einen Schluck in den Zitronensprudel.«

»Das ist doch egal. Ich bin auch erst vierzehn. Na und?«

Vierzehn. Manchmal vergesse ich, dass Cruz ein Sitzenbleiber ist.

»Wenn ich ein ganzes Bier trinke, ohne Zitronensprudel, dann bringt mich mein Vater um. Deiner sagt nichts dazu, oder wie?«

»Mein Vater ist ein Säufer, der mich tagein, tagaus vertrimmt. Meine Mutter ist eine arme Sau. Was die beiden sagen, geht mir komplett am Arsch vorbei. Das sind doch alles Heuchler. Dein Alter bestimmt auch. Der wird dich runterputzen, ganz gleich, was du machst. Was ist nun? Kommst du mit oder nicht?«

»Ich kann die Heuchler auch nicht leiden. Aber eigentlich muss ich jetzt zur Schule. In einer Stunde beginnt die Abschlussvorführung vom Sportunterricht. Musst du da nicht auch hin?«

»Die sollen sich ihren Sportunterricht gefälligst sonst wohin stecken. Und die Schule gleich mit. Eines Tages werde ich das ganze Ding abfackeln, mit all den Mönchen und Schülern drinnen. Hast du vierzig Peseten? Ich hab vierzig. Wenn wir's zusammenschmeißen, reicht's für ein Xibeca.«

Ich habe fünfundsiebzig Peseten und Aphten auf der Mundschleimhaut. Süßigkeiten fallen also aus. Eigentlich wollte ich mir einen *Clever & Smart*-Comic kaufen. Das sage ich Cruz auch so und zeige ihm die Münzen.

»*Clever & Smart*? Das ist doch was für Hosenscheißer.« Er streckt den Arm aus, die Handinnenfläche nach oben. »Los, her mit der Kohle. Und auf dem Weg erzählst du mir Horrorstorys von den Nazis. Die anderen sagen, du kennst da ein paar gute Geschichten.«

Ich blicke auf meine Hände. Sie sind ruhig. Meine Finger schnellen nicht zur Nase hoch, um beschnüffelt zu werden. Nein, sie bleiben da, wo sie sind, vor meinen Augen, unbeweglich und ausgestreckt. Meine Knie schlackern nicht. Meine Fußspitzen tippen nicht ein, zwei, drei, vier Mal auf den Boden. Neben der Eingangstür der Umkleide gibt es einen Lichtschalter, aber ich fühle keinen Drang, hinzugehen und ihn in schneller Folge ein- und auszuschalten, um ein bisschen Ruhe zu finden.

Ich bin ruhig.

Ich bin betrunken.

Eigentlich hatte ich es mir anders vorgestellt. Im Fernsehen sieht es immer ziemlich lustig aus, wenn die Betrunkenen im Western sich kaputtlachen und vom Pferd fallen. Das, was wirklich toll an der Sache ist, bekommst du im Film nicht zu sehen. Die Veränderung, die sich in dir einstellt.

Ich höre nichts von dem, was in meiner Umgebung passiert. Dabei wuseln unheimlich viele Leute um mich herum, meine ganze Klasse. Diese Idioten mit ihren Fußbällen. Schweine, Ochsen und Esel. Ein ganzer Bauernhof, hahaha. Der Bauernhof der Normalen, wo sie sich im Dung ihrer Normalität wälzen. Mein Gesicht brennt, meine Brust weitet sich. Ich bin die menschliche Fackel. Genau, die bin ich. Flamme an! Oder Flamme aus? Hahaha. Nein. *Lass den Quatsch und schau dir meine Finger an, Mann. Schau sie dir an, sag ich. Sie gehorchen mir. Siehst du's? Siehst du's? Sie sind ganz still. Der Wahnsinn. Der Wahnsinn.*

Ich bin frei. Und es ist ein verdammt starkes Gefühl. In meinem Kopf dreht sich alles, als säße ich in einem Riesenrad. Aber da ist keine Übelkeit, nur dieses wohlige Vakuum im Bauch. Ein neues Gefühl erfüllt mich: Gut drauf sein, keine Angst haben.

»Hitler!«, schreie ich, einfach so, weil ich will. Es ist kein Tic. »Hitler, verdammte Scheiße! Scheiße, Mann, Hitler!«

Die anderen aus der Klasse drehen sich um und starren mich an. Ein paar stecke ich mit meinem Lachen an. Sie gackern, ohne zu wissen, warum. Es riecht nach Ärschen und Käsefüßen, nach Achselschweiß, Duschgel mit Lavendelduft und feuchten Bodenfliesen. Die Luft ist voller Wasserdampf. Die Jungs aus der Klasse vor uns duschen sich gerade. Noch nie bin ich so glücklich gewesen. Vielleicht als Kind mal, als wir mit meinem Vater das Moos für die Krippe vom Sant Ramon holten, als meine Eltern sich vor meinen Augen umarmten und küssten, als die Hacken an den Schuhen meiner Mutter sich noch nicht nach innen durchbogen, als wir gemeinsam die Weihnachtskrippe aufbauten. Aber daran kann ich mich fast nicht mehr erinnern. Es kommt mir so vor, als wäre das alles vor sehr langer Zeit passiert.

»Ey, was ist mit dir los?«, flüstert mir Priu zu. Er lächelt beunruhigt, aber ich habe seine Duckmäuserei echt satt. Er trägt eine weiße Unterhose, die genau genommen aber nicht mehr weiß, sondern dreckig grau ist und sich an den Rändern sogar gelb verfärbt hat.

Ich breche in schallendes Gelächter aus. Mein Gott, ich bin durch die Welt gegangen, als würde ich auf Scherben laufen. Scherben, wie sie die Leute bei uns im Ort oben in den Zement ihrer Grundstücksmauern stecken, damit niemand hinüberklettert und Sachen aus dem Hof klaut. Als würde es da irgendwelche Schätze geben. Glasscherben und Zement. Glasscherben und Zement. Glasscherben und …

»Mensch, sei still, Curro«, presst Priu durch seine Zähne hervor. Er hat kleine Schweißperlen auf der Nase. Mir wird klar, dass ich laut gesprochen habe. Die anderen starren mich an.

»Priu, du bist ein netter Kerl und ein wahres Genie, aber gleichzeitig auch der größte Feigling, den ich je im Leben gesehen habe«, sage ich immer noch lachend. »Aber für mich ist damit Schluss. Schaut euch doch nur mal den da an!« Ich zeige auf Torras, dessen knallrote Lippe so stark geschwollen ist, dass sie seine Zähne bedeckt. »Das sind ja Lippen wie von einem Jazztrompeter, Junge! Los, spiel uns was, Torras! Übrigens scheißen wir hier auf deine Geburtstagsfeier. Hier kann dich eh keiner leiden, aber das weißt du schon, oder?«

Alle aus der Klasse lachen über Torras. Genauso wie sie gestern über mich gelacht haben. Der Mob ist unberechenbar. Sich auf die Instinkte der Masse zu verlassen, ist ein Fehler. Ich stehe auf und schwinge meinen Hintern, als würde ich tanzen. »Alle hassen Torras«, singe ich. »La-lala-la.« Nur in Unterhose stehe ich auf der Bank. Torras schaut auf den Boden, aber bevor er es tut, erhasche ich noch einen Blick auf sein Gesicht. Seine Wangen sind rot, seine Augen glänzen. Sieht so aus, als würde er gleich weinen. *Von mir brauchst du kein Mitleid erwarten, Torras.* Der Groll ist heilig, wie meine Mutter sagt. Als Hitler von dem Pakt zwischen Großbritannien und Polen erfuhr, und das habe ich von Priu, meinte er: »Denen werde ich einen Teufelstrank brauen.«

Priu sieht sich um und geht schweigend zu seinem Platz auf der Bank zurück. Er geht rückwärts, wie die Langfinger in den Komödien es tun, mit hurtigen Schritten und irgendwie würdelos.

Ich bleibe eine Weile auf der Bank stehen und schaue zu Cruz rüber. Er hat jetzt eine kurze Hose an, trägt aber immer noch diese pseudoorthopädischen Schuhe. Wie es aussieht, haben seine Eltern vergessen, ihm die Turnschuhe in den Rucksack zu stecken, aber ihm ist das egal. Oft schläft er im Unterricht ein, die Arme ausgebreitet auf dem Tisch, die Wange gegen das Holz gepresst, ein Speichelfaden im Mundwinkel. Möglich, dass seine Eltern sich die ganze Nacht hindurch anbrüllen. Cruz lächelt mich an. Ich lächele zurück. Seine Augenlider hängen etwas tiefer als sonst.

»Na los, Kinder!«, ruft der Sportlehrer, als er in die Umkleide kommt, und klatscht zweimal theatralisch in die Hände. Seine Gesten wirken wie die einer Frau, lächerlich. Die Schüler nennen ihn Maripili, was für María Pilar steht, und äffen ihn dauernd nach. »Wir wollen doch, dass eure Eltern heute stolz auf euch sind, oder nicht? Also strengt euch an und zeigt mir ein paar perfekte Bocksprünge! Ich will heute nur glückliche Familien da draußen sehen!«

Cruz und ich schauen uns an. *Glückliche* Familien. Unser Lachanfall ist so heftig und lang, dass viele der anderen schon zur Tür rauslaufen, während wir uns immer noch die Bäuche halten. Von draußen hört man den Applaus, als die ersten Kinder in die Halle laufen. Maripili wartet eine Weile und mustert uns misstrauisch. Dann hat er genug und sagt: »Beeilung, ihr beiden. Na los, wir haben nicht den ganzen Tag Zeit.« Einen Augenblick später verlässt auch er die Umkleide. Der Beifall hält an, aber Cruz und ich hocken immer noch auf der Bank und können nicht aufhören zu lachen. Ich blicke auf meine Finger. Es ist unglaublich. Einfach unglaublich.

Der Mann, der uns das Xibeca verkaufte, wird von allen nur Indio genannt. Er trug eine Art Perücke, ein ekelhaftes und ziemlich großes Ding. Es war voller Spinnweben, von gräulicher Farbe, hatte an den Seiten sehr lange Haare und obendrauf etwas, das wie ein Storchennest aussah.

Der Laden des Mannes hieß einfach nur La Bodega del Indio. Das stand zwar nicht über dem Eingang, und ich möchte bezweifeln, dass das Geschäft bei seiner Eröffnung tatsächlich auf diesen Namen getauft wurde. Aber Cruz meinte, dass alle den Laden so nennen und dass der Inhaber Alk an jeden und jede verkauft, ohne nach dem Alter zu fragen oder sich den Ausweis zeigen zu lassen.

Cruz reichte ihm die achtzig Peseten, die wir zusammengelegt hatten, und behielt den Rest meines Beitrags für sich. Der Ladeninhaber gab uns eine gelblich-orangefarbene Flasche. Sie war halb durchsichtig, auf dem Glas prangte ein weißer Stern. Die Flüssigkeit war so kalt, dass sich auf der Flasche eine Reifschicht bildete. Indio schaute die ganze Zeit über nur nach draußen auf die Straße. Ich glaube, er wollte jeglichen Blickkontakt vermeiden, so wie ich es auch immer tue. Der Laden roch nach feuchtem Pappkarton, nach Moos, nach dem Plastik der Siphonflaschen und Getränkekisten und nach verdreckten Waschbecken. An der Wand standen sechs Kühlschränke, die mit Linoleum in Holzoptik beklebt waren.

Xibeca, las ich auf der Flasche. Als wir den Laden verließen, läutete über uns eine kleine Türglocke. Draußen strahlte die Junisonne vom Himmel, aber die Luft war noch frisch. Wenn ein Wind ging, kühlte er den Schweiß an Hals und Stirn ab. Schwalben huschten durch die Luft und schlüpften in die Löcher ihrer Pappmaschee-Nester unter den Dachkanten der Häuserecken. Ein Pekinese mit großen und haarigen Ohren pinkelte gerade an ein Metallgitter, das einen jungen Baum schützte. Eine alte Frau schob einen Einkaufswagen vor sich her, als wäre er ein Babybuggy. Ein Stück weiter weg stand ein Polizist auf der Straße und regelte den Verkehr. Körper und Arme des Mannes sahen aus wie eine Vier. Cruz machte keine Anstalten, die Flasche zu verstecken. Er hatte sie am Hals gepackt und trug sie vor seinem Körper. Die Eisschicht auf dem Glas verwandelte sich in kleine Wassertropfen. Ich hätte die ganze Welt umarmen können.

Wir trinken das Bier gemeinsam mit dem Bruder von Cruz und drei von dessen Freunden. Dass Cruz einen Bruder hat, ist mir neu. Nie hat jemand von ihm gesprochen. Rote Haare, lang im Nacken, kurz an den Seiten, die Lider so tief, dass die Augen nur noch Schlitze sind, ein paar Eiterpickel auf den Wangen, ein dämliches Lächeln im Gesicht. Er sitzt auf dem Platz der Junkies mit seinen Kollegen auf einer Bank. Die Bank steht vor der unbewohnten Villa mit den vielen Türmen und den fünf Dächern, deren Gesimse und Vorsprünge an Pagoden erinnern. Alle Wände des Gebäudes sind mit Graffiti überzogen. Namen, Beschimpfungen, nicht beantwortete Liebesbotschaften. Vom weißen Putz der Mauern ist kaum noch etwas zu sehen.

Der Bruder von Cruz trägt ein T-Shirt, auf dem die Buchstaben MSG stehen. In der Mitte ist eine Gitarre in Form eines Raumschiffs. Auch er ist das Kind von Fremden.

Ein Kollege des Bruders von Cruz rülpst so laut, dass es klingt, als wäre in seinem Hals etwas entzweigebrochen. Er trägt ein schwarzes T-Shirt mit den Lettern »Iron Maiden« und »Killers«, die die Zeichnung eines Zombies mit einer kleinen Axt in der Hand einrahmen. Der zweite Kumpel hat eine Plastiktüte, in der sich eine Flüssigkeit befindet, über Nase und Mund gestülpt. Es riecht nach Klebstoff, aber da ist noch ein anderer Geruch in der Luft, der an Küchenkräuter erinnert. Er kommt von der dicken Zigarette, die der dritte Freund von Cruz' Bruder gerade raucht. Er nimmt einen Zug und gibt das glimmende Ding dann weiter. So geht es immer reihum, wie bei den Indianern.

Ich schaue sie mir an, als Gruppe. Kein Zweifel, es sind dieselben Typen, die mir an dem einen oder anderen Morgen, als ich auf dem Weg zur Schule hier vorbeikam, Angst eingejagt haben. Aber jetzt nicht mehr. Ich habe keine Angst mehr, dass sie mich abziehen und mir die Sammelkarten von *Kampfstern Galactica* klauen könnten. Ein Citroën Tiburón fährt vorbei. Es sieht aus, als würde er durchs Meer gleiten, die Strömung mit diesem platt gedrückten Maul teilen. Nach dem Citroën kommt ein Bauer auf einem Mofa, einer roten Torrot. Ich sehe ihn oft durch den Ort fahren. Hinten hat er mit Gummizügen einen Plastikkorb auf seinem Gefährt befestigt. Er trägt Espadrilles, ein weißes Hemd mit kurzen Ärmeln und ist ein ziemlich hässlicher Vogel. Er fährt sehr konzentriert, das Gesicht so angestrengt, als würde er über die Autobahn fliegen.

Die Freunde von Cruz' Bruder lachen über den Bauern. Sie lachen viel, eigentlich die ganze Zeit über, und scheinen alles superwitzig zu finden. Sie haben einen großen Kassettenrekorder aus deutscher Produktion dabei. In dem metallicfarbenen Gerät läuft ein Tape, man kann die beiden Räder sehen, wie sie sich drehen, und aus den Boxen quillt ein krachig-aggressiver Sound. Der dritte Kumpel von Cruz' Bruder, ein Typ mit dunkler Haut, Knollennase und Pockennarben im Gesicht, steht auf und tut so, als würde er Gitarre spielen. Dabei lässt er die Finger in einem irren Tempo durch die Luft schwirren, schüttelt seine halblange Lockenpracht und hebt ein Knie in die Höhe wie ein Flamingo – und das alles mitten auf dem kleinen Platz unter den Bäumen. Dann kommt die Xibeca-Flasche nach einer kleinen Runde durch die Gruppe ein zweites Mal zu mir. Ich setze an und merke, dass das Bier jetzt ein bisschen warm ist, aber was soll's. Der Schaum kitzelt mir im Rachen, und so schlucke ich ihn runter und gebe die Flasche anschließend weiter an den Bruder von Cruz, so wie ich es bei den anderen gesehen habe. Kein Brechreiz, kein Schwindelgefühl, ich bin gut drauf.

Dann erscheint Angi. Ich erblicke sie hinter der Junkievilla. Sie durchquert gerade das trockene Flussbett, als würde sie von meiner Schule oder der Irrenanstalt herkommen. Angi verschwindet kurz in einer Bodensenke, wie die Panzer in den Kriegsdokus, aber ihr Kopf taucht gleich wieder auf, als sie aus der Vertiefung aufsteigt. Sie geht sehr aufrecht, mit hoch erhobenem Kopf. Das tut sie immer. Als würde sie etwas nach hinten ziehen. Sie trägt eine hellblaue Jeansjacke mit Aufnähern von Musikgruppen, dazu rote Leggings und schwarze J'haybers. Die Hände hat sie in die Jackentaschen gesteckt, an ihrem linken Handgelenk prangt ein Nietenarmband. Im Nacken und auf beiden Seiten des Gesichts wiegen ihre langen schwarzen Haare hin und her. Manchmal taucht eins ihrer Ohren aus den dunklen Lianen hervor.

Sie kommt zu uns.

»Sieh an, sieh an, der Curro«, sagt sie, die Hände immer noch in den Jackentaschen, und nickt in meine Richtung. Dann blickt sie zu den anderen und pustet sich eine Strähne aus dem Gesicht. »Ist ein Kollege von meinem Mongobruder, scheint aber um einiges fitter zu sein.« Wieder schaut sie mich an und sagt: »Hast einen Wachstumssprung gemacht und willst jetzt zu den Großen, oder was ist los, Kleiner? Die Brettspielchen mit den Soldaten, Würfeln und Kärtchen bringen's wohl nicht mehr?«

Ich spüre die Hitze in meinen Wangen. Angi hat in Höhe der Wangenknochen zwei oder drei entzündete Pickel im Gesicht, ihr Haar glänzt und ist etwas schmierig. Die Jeansjacke spannt in Brusthöhe, denn ihr Busen ist mächtig gewachsen. Sie stellt sich neben mich und verpasst mir mit ihrem Hintern einen Stoß gegen mein Becken. Das hat noch nie jemand bei mir gemacht, und ich taumele glatt einen halben Meter zur Seite. Sie lacht.

»Ach, Curro, du weißt echt noch nicht, wie die Sachen laufen … und dabei bist du so ein Süßer.« Sie greift mein Kinn mit zwei Fingern und schüttelt meinen Kopf hin und her, dass mir ein bisschen schwindelig wird. Dann lässt sie mich wieder los und wendet sich an den Rest der Truppe. »Hey, gebt mal die Pulle rüber. Ich bin echt durch. Meine Alten nerven ohne Ende.« Sie greift das Xibeca, trinkt aber nicht gleich, sondern schwingt erst mal die Flasche wie einen Taktstock durch die Luft. »Fehlt nur noch, dass mein Vater anfängt, mich zu begrabschen. Ich schwör's euch, ist die Härte.« Angi nimmt einen Schluck aus der Flasche, langsam und erhaben, und spuckt das Bier sofort danach in tausend kleine Tröpfchen zerstäubt in die Luft. Sie reißt sich die Flasche vom Mund und hält sie mit steif ausgestrecktem Arm so weit wie möglich von ihrem Körper weg. »Scheiße, verdammt! Was für eine Eselpisse ist das denn, ihr Wichser? Kocht ja fast, die Brühe. Los, Cruz junior, alte Duracell-Birne, du machst dich jetzt in die Spur und holst 'ne neue Pulle!«

»Schick doch deine Mutter, du Euter-Eule«, erwidert Cruz, der keinerlei Anstalten macht, ein neues Bier zu holen.

»Wie bitte? Dir zieh ich gleich das …«

Angi versucht, Cruz einen Tritt in den Hintern zu verpassen, aber als sie das Bein ausfährt, springt Cruz einen Meter zur Seite und entwischt ihr. Durch die Bewegung gerät bei Angi alles in Schwingungen.

»Hey, hört mal, was ist eigentlich mit Curro los? Irgendwie ist der merkwürdig, oder?«, sagt Angi und vergisst darüber den Tritt, den sie Cruz noch schuldig ist. Dann dreht sie den Kopf zur Seite und stemmt sich die am Hals gegriffene Flasche mit dem warmen Xibeca in die Hüfte. »Merkwürdiger als sonst, meine ich.«

»Ja, wie ein Irrer mit den Fingern rumfuchteln und dem Kopf zucken tut er jedenfalls nicht mehr«, sagt Cruz und zieht die Schultern hoch. »Wird wohl am Bier liegen. Außerdem ist er nicht *merkwürdig*. Ich würde sagen, er ist einfach ruhig. Siehst du das denn nicht?«

Angi schaut mich an. Ich erwidere ihren Blick. Wie ihre Mutter hat auch sie einen feinen schwarzen Schnurrbart, aber ihren sieht man fast gar nicht. Er steht ihr gut.

»Echt jetzt? Verdammt, stimmt! Diese Zappeleien und so, einfach weg. Komisch, oder?«, sagt sie. »Man könnte meinen, dem hätten sie ein paar Schrauben im Oberstübchen festgezogen.«

Die anderen fangen an, sich zu unterhalten. Ihre Stimmen höre ich nur im Hintergrund. Mit einem Mal läuft alles in Zeitlupe ab. Angi dreht den Kopf, und ich sehe ihr Haar, das sich wie in dieser Shampoo-Werbung von Timotei hin- und herbewegt; von einer Seite zur anderen wiegt es sich ähnlich einem Weizenfeld, über das der Wind streicht. Dann fischt sie eine Packung Fortuna aus ihrer Jackentasche. Sie schüttelt das Softpack, bis eine kleine weiße und etwas zerknitterte Zigarette herauslugt, die sie sich direkt aus der Packung in den Mund schiebt und mit der glühenden Kippe von Cruz' Bruder anzündet. Der Typ mit der Plastiktüte streckt ihr die Hand entgegen. Seine Augenlider sind fast vollständig geschlossen, in seinen Mundwinkeln klebt eine weißliche Paste.

»Nee, lass mal«, sagt Angi und schüttelt den Kopf. »Aus Kleber mach ich mir nichts, Pablillo. Das Zeug frittiert dir das Gehirn, Junge.«

Pablillo zuckt mit den Schultern, als würde er sagen wollen: »Du weißt ja gar nicht, was du verpasst!« Dann stülpt er sich die Tüte wieder über Mund und Nase. Cruz senior ist mittlerweile damit beschäftigt, den Zement der Bank mit einem Feuerzeug zu bearbeiten. Mit der Flamme formt er Buchstaben aus Ruß. Das erste Wort ist *Judas*. Doch dann verbrennt er sich die Finger, schimpft irgendetwas von wegen »Verdammte Kackscheiße!« und kühlt die verletzte Stelle durch Pusten. Ich beginne zu schwanken und taumele ein Stück nach hinten.

»Wiumeieundinsein!«, schreie ich und schiebe das Gesicht ganz nah an das von Angi.

»Ey, Junge!«, erwidert sie erschrocken und tritt einen Schritt zurück. »Was hast du gesagt, Kleiner?«

»WIUMEIEUNDINSEIN!«, schreie ich jetzt so laut, dass mir Speicheltropfen aus dem Mund spritzen. Ich wische sie mir mit dem Ärmel ab.

Angi schiebt die Unterlippe am Mundwinkel zur Seite und bläst durch das Loch den Zigarettenqualm aus.

»Hey, Cruz, was zum Henker soll das bedeuten, was der Junge sagt?« Sie dreht sich zu Cruz um, der mit seitlich abgespreizten Beinen auf der Bank sitzt und dadurch wie ein Zirkel aussieht. Er streckt die Unterlippe vor und zieht ein Gesicht, das »keine Ahnung« sagt.

»Vielleicht war das ja Touri-Lingo«, meldet sich der Bruder von Cruz, der gerade das Wort *Priest* mit der Feuerzeugflamme auf die Bank gezaubert hat, allerdings nicht ohne sich dabei noch einmal die Finger zu verbrennen und abermals laut »Verdammte Kackscheiße!« zu schimpfen. »Ihr kapiert auch gar nichts, ihr Trottel. Das ist ein Trinkspruch, Mann.« Er sieht zu mir rüber und nickt mit dem Kopf, um mir zu sagen, dass er mich verstanden hat. Dann erhebt er sich aus seiner Hockstellung vor der Bank, greift das Xibeca und reckt es in die Höhe. »Wiumeieundinsein, Alter!«

»WIUMEIEUNDINSEIN!«, rufen die anderen.

»Nein, nein, nein.« Ich schließe die Augen und schüttele den Kopf. Dann wende ich mich zu Angi. »Willu-mei-reun-din-sein?«

»Ich glaube, er fragt, ob du seine Freundin sein willst«, sagt der Typ mit dem Iron-Maiden-T-Shirt lachend. Seine Nase legt sich in Falten, seine Nasenlöcher schließen sich. Er wirkt zufrieden. Dann rülpst er und streicht sich eine Haarsträhne aus dem Gesicht, die ihm über Nase und rechtem Auge hängt.

Angi bricht in prustendes Gelächter aus und hebt beide Hände hoch, als würde sie ein Klatschspiel spielen wollen.

»Verdammt, Curro! Du bist echt süß. Ernsthaft jetzt.« Dann streicht sie mir durchs Haar. »Aber ich glaube, du spinnst ein bisschen. Du bist in der Siebten, Junge! Los, gebt ihm noch mehr Bier. Mal sehen, ob er dann wieder klarkommt.«

»Hitler ha-ha-hasste Bier, wusstet ihr das?«, werfe ich in die Runde und greife mir die Flasche von Angi. Mein Gesicht fühlt sich an, als würde es in Flammen stehen, und meine Ohren, als würden sie sich gleich von meinem Kopf trennen. »Hat mir dein Bruder erzählt. Es heißt, er hätte es öfter auf Siegesfeiern probiert, aber immer ekelhaft gefunden und am Ende Wasser bestellt. Legendär sind auch seine W-w-w-utanfälle, bei denen er sich auf den Boden warf und in den Teppich biss. So wird es zumindest berichtet. In Deutschland nannte man ihn deswegen auch den ›Teppichbeißer‹.«

Der Bruder von Cruz und seine Kumpels lachen mit mir. Es ist zwar nicht besonders witzig, aber sie sind betrunken. Auch Angi krümmt sich vor Lachen.

»*Teppichbeißer*! Curro, du bist echt 'ne Type«, sagt Angi und versetzt mir mit der flachen Hand einen Stoß gegen die Brust. »Wusste ich doch gleich, dass du nicht so ein zurückgebliebener Spacko wie mein Bruder bist.«

Der Kerl im Iron-Maiden-Shirt nickt. »Wo hast du diesen Kollegen eigentlich aufgetrieben, Cruz? Alle Achtung, vielversprechende Neuverpflichtung.« Die Zähne in seinem Mund stehen alle schief und sind lila verfärbt. Er hat trotz seines Alters ein labbriges Doppelkinn, fast keine Schultern und extrem lange Arme, die wie Gummischläuche aussehen und ihm beinahe bis zu den Knien reichen.

»Hab ich euch doch gesagt, oder nicht?«, antwortet Cruz nickend und schaut mich dabei an, als wäre ich ein neues Fahrrad. Irgendetwas, das er gerade geklaut hat.

Ich sehe zu Angi. Aber da stehen plötzlich zwei Angis. Ich kneife die Augen einmal fest zusammen und öffne sie wieder. Jetzt ist es nur noch eine Angi. Ich fixiere sie.

»Gibsumireinkuss?«

»Übertreib's nicht, du Zwerg. Ich gebe dir einen Kuss, wenn du *so* groß bist.«

»Dnngibmirnandenkn.«

»Ein was?«

»Andenkn. Andenkndeiliebe.«

»Ein Andenken?«

»Andenkndeiliebe!«

»Andenken an deine Liebe?«

Ich nicke. Dann mache ich die Augen zu. Angi gackert wieder los. »Verdammt, der Bengel ist echt raffinierter als ein Fuchs.« Sie löst das Nietenarmband von ihrem Handgelenk, greift meinen Arm, legt es mir an und schließt die Druckknöpfe mit einem Klicken. Ich schaue mir das Ding an, versuche, mich auf die Details zu konzentrieren. Das schwarze Leder, die silberfarbenen Nieten.

»So, da hast du dein Andenken. Das wird dich beschützen.« Dann schaut sie zu ihren Freunden. »Los, gebt dem Kleinen die Flasche. Vielleicht hört er ja dann auf, Gespenster zu sehen.«

Auf dem Schulhof. Die Rolle vorwärts. Wenn man sich nach einer Rolle vorwärts aufrichtet, fühlt sich das immer so an, als würde man wieder in seinen Körper zurückkehren, nachdem man ihn kurzzeitig verlassen hat. Als Erstes schaut man sich die Umgebung an, um sich zu vergewissern, dass man noch in dieser

Welt und nicht im Limbus gelandet ist. Und dann prüft man rasch, dass man in die richtige Richtung sieht.

Ich sehe nie dorthin, wo ich hinsehen soll. Nach einer halben Rolle verliere ich meist das Gleichgewicht, purzele von der Matte und lande, mich auf einem Knie abstützend, auf dem Boden, ohne zu wissen, wo zum Henker ich eigentlich bin und was der Fehler gewesen ist.

Von der Szene, die ich gerade beschrieben habe, gibt es sogar ein Foto. Es zeigt mich bei einer Schulsportveranstaltung am Schuljahresende 1979. Meine Eltern rahmten es ein und hängten es bei uns zu Hause im Flur auf. Wieder ließen sie jedes Feingefühl vermissen, denn die Aufnahme ist alles andere als schmeichelhaft. Das Foto zeigt mich mit einem Knie abgestützt auf einer khakifarbenen, vor Kinderschweiß glänzenden Turnmatte, die eigentlich eine raue, aber durch die übermäßige Nutzung glatt polierte Oberfläche hat. Ich habe eine elektroblaue Nylon-Turnhose und ein paar labbrige Turnschuhe an. Auf meinem Gesicht mischt sich ein Ausdruck der Benommenheit mit Schamgefühl. Noch eine abgebrochene Rolle vorwärts.

Bei der Veranstaltung vor drei Jahren, von der das Foto stammt, schaute ich nach meiner missglückten Kapriole sofort zu der Sitzreihe hinüber, in der meine Eltern hockten. Beide starrten auf den Boden, leichenblass vor Scham. Ich korrigiere: Mein Vater war der, der sich schämte, meine Mutter überspielte ihr Leiden. Dann klatschten sie sogar Beifall. Mein Vater allerdings erst, nachdem meine Mutter ihn mit dem Ellbogen in die Seite gestoßen hatte.

Als Krönung hatte Priu damals seine Rolle vorwärts ganz passabel zu Ende gebracht. Ich sah, wie er sich mit einem Satz aufrichtete. Er drehte sich nicht zu mir um, wollte nicht sehen, was mit mir passiert war, wollte nicht lächeln müssen. Er hatte die Rollen geübt, ohne mir Bescheid zu sagen. Ganz sicher. Sport interessierte ihn genauso wenig wie mich, aber er hatte es einfach satt, dauernd ausgelacht zu werden. Auch ich hatte genug davon, aber in meinem Fall lag die Sache anders: Eine Verbesserung war nicht möglich.

Die Jungs vor mir laufen nacheinander auf die Turnmatte zu, die in der Mitte des kleinen Fußballfeldes liegt. Das verdammte Ding sieht aus wie eine Toastbrotscheibe, die du so lange im Kühlschrank vergessen hast, dass sie irgendwann von einer grünen Schicht überzogen ist. Nur eben viel größer. Dieses Mal spüre ich nichts von der altbekannten Angst, die mir sonst immer die Eier zusammenquetscht, und auch nichts von diesem mörderischen Drang im Enddarm. Ich fühle mich gut.

Es gibt noch eine zweite Reihe von Jungs, die auf den Bock zulaufen. Die Klasse wurde geteilt, damit die Sache nicht den ganzen Vormittag dauert. Cruz steht in der anderen Reihe. Nach der Vorwärtsrolle muss ich mich da auch noch anstellen. Ich kann sein Gesicht nicht sehen, nur das Profil seiner roten, wie eine Baumkrone in die Höhe ragenden Haare. Sie zittern, als würde er gerade lachen. Und tatsächlich, er lacht vor sich hin.

Und dann diese Hitze. Es ist Anfang Juni, und die Sonne knallt heftig. Ein paar der Zuschauer tragen Strohhüte, mehrere Mütter wedeln, eine jede in ihrem Rhythmus, mit Fächern vor ihren Gesichtern herum, während wieder andere die flache Hand an die Stirn legen, um die Augen vor der Sonne zu schützen. Etwas weiter entfernt sieht man grüne Markisen auf den Balkonen. Es sind neue Wohngebäude, gebaut aus roten Mauersteinen und kürzlich erst fertiggestellt. Neben den Markisen sind auf den Balkonen auch Unmengen verdreckter Fahrräder zu sehen, außerdem zusammengeklappte Wäscheständer, hier und da ein Vogelkäfig, ein paar ältere Damen im Nachthemd, die rauchen und, auf das Geländer aufgestützt, zur Straße hinunterschauen, sowie eine Luftmatratze in den Farben von Barça, die irgendein Faulpelz einfach dort deponiert hat, ohne die Luft abzulassen. Hinter den Wohngebäuden kann man in der Ferne den Sant Ramon sehen und das Auge der Kapelle, das uns beobachtet. Am Schulgebäude sind die grauen Plastikrollos der Klassenräume weiterhin nur zur Hälfte geöffnet. Die Eltern der Schüler sitzen gedrängt auf der improvisierten Tribüne. Viele von ihnen machen Fotos vom Nachwuchs. Einige lächeln, wirken zufrieden mit dem, was sie sehen, aber die Mehrheit der Erwachsenen unterhält sich mit den Nachbarn über ihre Angelegenheiten.

Ich kneife die Augen zusammen, weil die Sonne so blendet, und lasse den Blick über die Sitzreihen schweifen. Meine Eltern kann ich allerdings nicht auf der Metalltribüne entdecken. Sie werden doch wohl nicht etwa … ah, nein, da sind sie ja. Sie haben sich noch nicht gesetzt, sondern stehen ein paar Meter von der Tribüne entfernt am Eingang auf dem asphaltierten Weg und streiten sich. Mein Vater gestikuliert erregt, das Gesicht immer wieder von Wut verzerrt, meine Mutter hat den Blick gesenkt und weint. Aus der Ferne betrachtet und ohne zu wissen, worum es bei dem Streit geht, würde wohl jeder sagen, dass *sie* die alleinige Schuld an allem hat. Sie sieht riesig aus, selbst von hier. Die beiden wirken wie Lebewesen unterschiedlicher Spezies. Ein Kindermärchen mit einem Mäuschen und einem Elefanten. Eine dieser Geschichten, die auf den letzten Seiten immer einen makabren Verlauf nehmen.

»Junge, mach schon. Du bist dran!«

Jemand schubst mich von hinten. Mit beiden Händen. Ich kehre wieder in mich zurück.

Und ich sehe, was los ist: Ich stehe ganz vorn in der Reihe. Wahrscheinlich habe ich schon eine Weile so rumgestanden und ins Nichts gestarrt. Jemand schreit etwas von der Tribüne, um mich zur Eile anzuhalten. Der Zuruf hat nichts Ermutigendes. Es ist eine gebrüllte Aufforderung, etwas in der Art von »Jetzt mach die Rolle oder scher dich aus der Reihe, du lahmarschige

Memme!«. Ich bin kurz davor, mir die Hände zu reiben, aber dann mache ich es doch nicht. Ich blicke auf das Nietenarmband an meinem Handgelenk. Es gibt mir Mut.

Ich schaue zur Matte: ein dunkler Sumpf, der mich verschlingen wird. Der Alkohol brennt immer noch in meinen Eingeweiden, strömt immer noch durch meinen Körper, bis in die Zehen hinein. Die wenigen Haare an meinen Unterarmen stehen steil nach oben.

Dann laufe ich los, aber da ist keine Spannung in meinem Körper, sodass ein Bein hierhin, das andere dorthin ausreißt. Die Spitze meines rechten Fußes zieht immer wieder zur Mitte. Meine Mutter droht mir schon seit Monaten mit orthopädischen Schuhen, und ich sage ihr seit Monaten, dass mir das gerade noch fehlen würde.

Ich strauchele, aber ich falle nicht hin. Keine Ahnung, ob es jemand mitbekommt. Ich versuche, den Fehltritt mit einer nicht sonderlich plausiblen Seitwärtsbewegung zu überspielen. Am Himmel schiebt sich eine geriefte Wolke vor die Sonne, und ich stelle mir vor, dass gleich ein Raumschiff aus der Wolke kommt und auf dem Schulhof landet, um mich zu entführen und mich zu retten. Es klingt wie der perfekte Plan, aber es wird nicht passieren. Die Wolke zieht weiter, und die Sonne scheint wieder hell und heiß. Die Strahlen brennen auf meiner Haut, und keine Sekunde später zücken die Damen auf der Tribüne schon wieder ihre Fächer und öffnen sie mit knallenden Geräuschen, die wie Pistolenschüsse klingen.

Die Matte nähert sich. *Scheiße, da ist sie ja schon!* Wie konnte das so schnell gehen? Irgendjemand muss sie in meine Richtung geschoben haben. Vielleicht wurde sie auch aus einer anderen Dimension herbeigebeamt? Ich fahre die gestreckten Hände aus, beuge den Kopf nach vorn, wie man es mir hundert Mal gezeigt hat, stoße mich mit den Beinen ab, sodass mein Körper nach vorn katapultiert wird. Für einen Moment scheint es so, als würde die Rolle klappen, aber dann, ohne dass ich weiß, wie oder warum, hocke ich neben der Matte auf dem Asphalt. Ich spüre die kleinen Steinchen in meinem Hintern und an den Innenseiten meiner Hände. Ich schaue sie an und schüttele sie. Dann wische ich den Staub und die Steinchen ab, die sich in die weichen Hautareale meiner Hände gedrückt haben und dort kleine weiße Punkte hinterlassen.

Ich richte mich auf. Desorientiert und mit einem Schwindelgefühl im Kopf drehe ich mich um und sehe zur Tribüne, zum rechten Rand der Sitzreihen. Meine Mutter ist noch da, mein Vater nicht. Sie klatscht mir Beifall und versucht zu lachen, aber ihre Augen scheinen in Flammen zu stehen. Sie sind feucht, voller Tränen, und glitzern bis zu mir rüber. Meine Mutter sieht aus wie jemand, der den Verstand verloren hat, wie eine der Irren aus der Anstalt, in deren Gesichtern oft zwei widersprüchliche Empfindungen auf einmal zu sehen sind.

Meine Mutter lächelt und weint auf der Tribüne. Vielleicht hat sie ja endlich etwas kapiert, auch wenn es bereits viel zu spät ist, um uns noch zu retten. Um mich noch zu retten. Arme Mama. Was haben sie nur mit dir gemacht? Was hast du nur mit mir gemacht?

»Wie bitte? Gestorben?«, sagt meine Mutter in die Sprechmuschel des Telefonhörers. Wir sind zu Hause, es ist zwei Uhr nachmittags. Sie ist jetzt schon gefasster, aber ihr Gesicht, so rot und verschwitzt, mit den dunklen Brauen über dem blutunterlaufenen Weiß der Augen, wirkt immer noch verwirrt, obwohl sie mittlerweile zum siebten Mal sagt: »Danke, Doña Remedios, aber mein Mann ist nicht tot. Wer hat Ihnen das denn erzählt?«

Novedades y Complementos Remedios. So heißt eines der Geschäfte, in die Cruz und ich auf dem Rückweg von der Schule gegangen waren, um den dort versammelten Damen zu erzählen, dass mein Vater gestorben sei. Ich hatte das Gesicht zur Hälfte mit einem Halstuch bedeckt und tat so, als würde ich heulen wie ein Schlosshund.

»Bei einem imposanten aber sehr blutigen Gartenunfall ist es geschehen« – so sollte er es den Damen sagen, hatte ich Cruz eingeschärft. In meinem alkoholisierten Zustand war mir dieser Satz unheimlich witzig vorgekommen. (In meiner Fantasie hatte eine Mähmaschine meinem Vater den Fuß abgetrennt. Ich stellte mir sein Gesicht vor, wie er auf den abgerissenen, noch im Schuh steckenden Fuß hinunterblickt, der in einer Blutlache auf dem Rasen steht, und kurz darauf ohnmächtig umfällt.) Cruz musste sich den Satz ein paar Mal laut vorsprechen, um ihn zu behalten. Er ist nicht der Schnellste, wenn es um Formulierungen geht, und war außerdem um einiges betrunkener als ich.

Im Geschäft der Señora Remedios bemitleideten mich die dort versammelten Quasselstrippen und äußerten großes Bedauern über das Ableben meines Vaters, obwohl sie ihn eigentlich nur vom Sehen kannten und er sie – Unsympath, der er war – niemals grüßte. In den Wandregalen lagen Unmengen von Wollknäueln, alle fein säuberlich nach Farben und Tönen geordnet, fast wie in dem Kreis des Farbspektrums, den wir irgendwann mal im Kunstunterricht gemalt hatten. Am Ladentisch hingen neue Reißverschlüsse an einem Kleiderbügel, die ohne die dazugehörigen Jacken ziemlich komisch aussahen und mich an Türen ohne Wände denken ließen. Unter der Glasplatte des Ladentischs standen kistenweise Knöpfe in allen nur vorstellbaren Formen und Farben. Außerdem gab es dort Schlupfmützen und Bruchbänder, Feinripp-Unterhemden und Haarreife sowie Kämme aus braun geflecktem Kunststoff.

»Wir suchen den Fuß noch«, sagte ich zwischen gespielten Schluchzern zu Señora Remedios. Sie machte ein Gesicht wie ein nervöser Wellensittich, und ihr Dekolleté schwang beim Kichern hin und her. »Meine Mutter hat Angst, dass unser Hund den Fuß gefressen haben könnte. Wenn Sie ihn also mit einem Fuß in der Schnauze sehen, dann seien Sie doch bitte so lieb und nehmen ihm das Ding weg. Wir würden den Fuß nämlich gern wieder an den Körper meines Vaters annähen, bevor wir mit den Vorbereitungen der Beerdigung beginnen.«

Als sie das hörten, unterbrachen die Señoras ihre Strickarbeit und hielten sich die Hand vor den Mund, als würden sie gleich »Jesus, Maria und Josef!« rufen wollen. Eine von ihnen bekreuzigte sich sogar. Hätte ich in diesem Moment ein Glas Cacaolat getrunken, wären mir zwei perfekt geformte Strahlen mit einem Gemisch aus Kakao und Popelmasse aus den Nasenlöchern geschossen. Es war fantastisch.

Fast glaube ich, dass mein Vater wirklich tot ist, als meine Mutter zum neunten Mal den roten Hörer auf die Gabel legt. Sie setzt sich an den Tisch, und ihr Kopf ist wieder ein Teil des tristen Stilllebens an der Wand. Dann sieht sie mich mit diesem Gesicht an, das sie manchmal macht. Das Gesicht eines Menschen, der ein schweres Kreuz zu tragen hat. Ich spiele derweil mit dem Besteck Schlagzeug auf dem Tisch und trällere dabei ein Lied, das aus dem Kassettenrekorder von Cruz' Bruder und dessen Freunden dröhnte und sich in meinem Kopf festgesetzt hat. »Resistiré, resistiré hasta el fin.« Wem da widerstanden werden soll, weiß ich nicht. Wie der Text weitergeht, auch nicht. Das Armband von Angi tanzt an meinem Unterarm, manchmal hoch, manchmal runter. Es ist mir zu groß. Ich schaue zu einer gravierten Holztafel, die über dem Türrahmen an der Wand hängt: das Kreuz des heiligen Georg und daneben die vier blutroten Streifen.

Einen Moment lang schließe ich die Augen. Ich brauche kurz Ruhe, bevor meine Mutter anfängt. Der Restalkohol fühlt sich wie ein Stück Schleifpapier auf der Innenseite meines Schädelknochens an. Im Fernsehen läuft *D'Artagnan und die drei MuskeTiere*, eine Zeichentrickserie, in der ein paar Hunde die Abenteuer der

Musketiere erleben. Gerade stehen ein paar der Fellkugeln auf einem Burghof und schwingen die Schwerter. Ich bin eigentlich zu alt für diesen Kram. Clochard ist auf der Dachterrasse und bellt.

Meine Mutter geht zum Fernseher, schaltet ihn mit einer ruppigen Bewegung aus und sagt: »Ich glaube, ich werde die Sache besser nicht deinem Vater erzählen, Curro. Du weißt ja, wie er sich immer aufregt. Aber eigentlich müsste ich es machen. Was hast du dir nur dabei gedacht?«

»Bäh«, erwidere ich. »*Deinem Vater*? Wer ist der Mann denn überhaupt? Kenn ich den vielleicht? Ein entfernter Verwandter oder so? Hat er wenigstens Geld?«

»So hast du früher nie geredet, Curro. Seit wann bist du mit diesem Cruz unterwegs? Der wird dich auf die schiefe Bahn bringen. Diese Fremden und ihre Töchter, die sich wie Prostituierte aufdonnern und nachts auf den Straßen rumlungern und Pipas kauen …«

Sie spricht das Wort »Pipas« ebenso explosiv aus wie das Wort »Prostituierte«. Ich murmele etwas zu mir selbst und lege dann mit Gabel und Messer einen langen Trommelwirbel hin. Vom Tisch auf die Siphonflasche und von der Siphonflasche auf die braune Plastikzierleiste an der Wand. Es ist ein wirklich langer Trommelwirbel, und als ich dabei die Arme hochhebe, rutscht mir das Nietenband bis zum Ellbogen.

»Wie bitte? Wenn du mit geschlossenem Mund sprichst, verstehe ich nichts. Und lass das Getrommel, hörst du? Was hast du da eigentlich am Arm? Wer hat dir dieses Ding mit den Nieten gegeben?«

»Ich habe gesagt, dass ich Cruz ganz nett finde. Er ist nicht so schlimm, wie es vielleicht scheint.«

»Du bist immer nur mit so schrägen Vögeln unterwegs. Kannst du dir nicht normale Freunde suchen? Und mit diesem Ding da am Arm siehst du aus wie ein … damit siehst du aus wie ein

Quinqui. Und jetzt hör endlich auf, mit dem Besteck zu trommeln! Priu ist auch so ein Typ … meine Güte! Den ganzen Tag verbringst du mit dem. Man könnte denken, du …«

Sie bricht den Satz ab, und ein unangenehmes Schweigen stellt sich ein. Ich weiß, was jetzt eigentlich kommen soll. Meine Mutter will mich fragen, ob ich Priu vielleicht mehr mag als meine eigenen Eltern. Das wollte sie schon einmal von mir wissen. Dieses Mal spricht sie es nicht aus, bringt den Satz nicht zu Ende. Ich antworte nicht, aber ich sehe plötzlich, dass meine Mutter weiß, was mir in diesem Moment durch den Kopf geht.

»Es ist alles meine Schuld«, sagt sie. »Ich habe euch schlecht erzogen. Ach, ich Ärmste, ich bin schuld.«

Das ist der Moment, in dem ich sonst immer versucht habe, sie zu beruhigen. *Nein, Mama. Das stimmt nicht. Es ist nicht deine Schuld, sondern unsere, weil wir uns so schlecht benehmen.*

Stattdessen stehe ich auf und gehe, aber nicht ohne mich mit einer knallenden Tür zu verabschieden. Die Glasscheiben der Esszimmertür klirren ein paar Sekunden. Einen Moment lang habe ich Angst, dass sie mir hinterherläuft, und ziehe sogar unbewusst den Kopf ein wie eine Schildkröte, stelle mich darauf ein, dass mir Pantoffeln oder Brotkanten hinterhergeworfen werden. Aber nichts passiert, sie lässt es mir durchgehen. Kurz darauf höre ich, wie der Plastikvorhang der Küchentür aufgezogen wird. Eigentlich sollte ich Mitleid mit ihr haben. Ich weiß, dass sie mir leidtun müsste, aber da ist irgendetwas, das es mir unmöglich macht. Irgendetwas, das mich von den beiden entfernt, etwas, das mich wegzieht.

»Mach die Tür zu, du Spack…!«, sagt mein Bruder, der auf dem Boden sitzt, mit dem Rücken gegen mein Bett gelehnt, und ohne mich gefragt zu haben einen meiner Comics liest, wie er es immer tut, obwohl er klar und deutlich mit meinen Initialen versehen ist.

Doch er beendet den Satz nicht.

Bevor er dazu kommt, werfe ich mich auf die Knie und halte ihm ein Buttermesser, das ich vom Tisch mitgenommen habe, unters Kinn, drücke es mit Kraft aufwärts in seinen Hals. Das Messer ist stumpf und taugt nur zum Streichen, aber das ist egal. Richards Augen sehen aus, als würden sie ihm gleich aus dem Schädel flutschen, und sind von einem feinen Film wütender Tränen überzogen. Ich spüre die Spannung in seinem Hals, die Straffheit der Haut an der Stelle, an der das Messer sitzt. Irgendetwas muss er in meinem Blick gesehen haben, denn für ein paar Sekunden hält er still und macht keine Anstalten, von dem Messer loszukommen. Er öffnet die Hand, lässt den Spiderman-Comic fallen. Das Heft landet auf der gewölbten Bodenfliese und bleibt dort liegen, auf dem kleinen Hügel.

Jetzt schau dir nur mal deine Augen an, Richard! Siehst wirklich lustig aus mit diesen feucht glänzenden Riesenglubschern. Ein bisschen wie Kermit der Frosch aus der Muppet Show. Sag, soll ich dich loslassen, Brüderchen? Wenn ich es tue, wirst du mir den Schädel spalten, stimmt's?

»Eigentlich sollte ich dir das Ding ins Gesicht rammen, du Arsch«, presse ich zwischen den Zähnen hervor. »Genau genommen hätte ich's schon vor zehn Jahren machen sollen.«

Seine Unterlippe zittert. Die Augen treten noch ein Stück weiter hervor. Es sieht fantastisch aus. Vielleicht kommen sie ja am Ende ganz raus und fallen auf den Boden, sodass wir damit klickern können.

Aber der Wind dreht sich. Wie ich es erwartet habe. Richard nutzt einen kurzen Moment, in dem ich den Druck des Messers an seinem Hals verringere, packt kraftvoll mein Handgelenk und dreht es so weit nach hinten, dass ich durch den Schmerz gezwungen bin, das Messer fallen zu lassen. Als es aufschlägt, klirrt es noch eine Sekunde lang. Er spannt seine Muskeln an, greift mein anderes Handgelenk und stößt mich zu Boden. Mein Kopf schlägt mit einem hohlen Geräusch gegen die Fliesen. Es tut verdammt weh. Der Boden ist kühl, ich kann die Frische der Fliesen an meinem Rücken spüren. Richard setzt sich auf meine Brust und macht sich bereit, mir zum zigsten Mal das Gesicht blutig zu schlagen. Ohne es wirklich zu wollen, blicke ich zu dem kugelförmigen Luftentfeuchter, der in einem der Regale steht. Er ist voller Flüssigkeit, seine Granulatkügelchen haben sich alle aufgelöst.

»Na los, Hinkebein! Zeig mal, wie mutig du jetzt noch bist!«, schreit er mich an. »Kannst du mir mal verraten, was mit dir los ist? Bist du wahnsinnig geworden, oder was?«

Ich antworte nicht, sondern beiße einfach nur die Zähne zusammen und stemme mich mit aller Kraft gegen ihn. Ich stoße mit meinem Becken nach oben, sodass Richard auf und ab hüpft und seine Sioux-Mähne flattert.

»Lass mich los, du Mistkerl, dann zeig ich's dir! Ich habe euch alle so satt. Ich hab diese ganze scheiß Familie satt. Ich bring euch alle um! Ich werd euch vergiften! Ich zerschlag dir die Visage in siebentausend Stücke, und dann bringe ich deine beschissenen Kumpels vom Sport um. Ich werd eure Kadaver auf einen großen Haufen werfen und mich dabei fotografieren, wie ich auf eure toten Köpfe kacke. Und dann vergrößere ich die Abzüge und häng sie im ganzen Ort auf, um sie mir immer wieder anzuschauen und mich dabei totzulachen. Jawohl, ich werde mich darüber kaputtlachen und feiern, dass ich euch ermordet und auf eure gottverschissenen Athletenkörper gekackt habe!«

»Glaubst du denn, ich hätte den Scheiß hier nicht satt?«, erwidert Richard etwas verwirrt von meinem Wortschwall. »Glaubst du vielleicht, mir gefällt das, wie die beiden sich jeden beschissenen Abend in die Wolle kriegen?«

Ich höre auf, meinen Körper nach oben zu stemmen. Ich bin erschöpft, und er auch. Der Druck auf meine Handgelenke lässt nach, dann gibt er sie frei, bleibt aber auf meinem Bauch sitzen. Er wirkt müde, lässt den Kopf hängen, sodass seine halblangen

Haare auf beiden Seiten sein Gesicht einrahmen. Hinter ihm an der Wand hängt Rummenigge bei dem Dribbling, das wie ein Stolperer aussieht.

»Was hast du denn jetzt auf einmal?«

»Nichts«, sagt er und trocknet sich die Augen. Anschließend schiebt er sich eine seiner pechschwarzen Strähnen hinters Ohr und wischt sich mit dem Unterarm über die Nase. Aber in seinen Augen sammelt sich sofort neue Flüssigkeit, die seinen Blick glänzen lässt. Er will nicht, dass ich ihn so sehe, steht auf, dreht mir den Rücken zu und reibt sich das Gesicht. Ich richte den Oberkörper auf und bleibe auf dem Boden sitzen.

»Glaubst du, dass sie sich scheiden lassen?«, sagt er, dreht sich zu mir um und lächelt verkrampft. »Verdammte Scheiße, dann wäre ich der Einzige in meiner Klasse mit geschiedenen Eltern. Wie bei *Dallas.* Was für eine Kacke.« Er versucht zu lachen, erfolglos. »Eine Schande wäre das. Meine Kumpels werden mich fertigmachen. In der Salesianer-Schule gab es nur einen mit geschiedenen Eltern. Der war in meiner Parallelklasse und wurde ohne Erbarmen niedergemacht. Jetzt bin ich dran.«

»Keine Ahnung, ob sie's tun, aber ich hoffe es.« Auch meine Augen sind jetzt feucht. »Obwohl ich echt nicht weiß, bei wem ich dann leben würde. Schwierige Entscheidung. Ungefähr so, als wenn sie dich vor die Wahl stellen, dich von einem Mob der SA oder der SS verprügeln zu lassen. Egal was du sagst, du bist so oder so im Arsch.«

Richard lächelt durch die Tränen hindurch. Die Strähne hinter seinem Ohr löst sich wieder und hängt an der Seite seines Gesichts nach unten.

»Du musst jetzt stark sein«, sagt er und macht einen auf großer Bruder, zum ersten Mal überhaupt. Er setzt ein Knie auf den Boden auf, beugt sich zu mir runter, legt seine Hand auf meine Schulter und drückt ein bisschen zu. Dann fährt er mit derselben Hand über meinen Bizeps und betastet ihn. »Mann, du hast ja richtig Muckis gekriegt. Mit dem Messer vorhin, ich kann dir sagen, da hast du mir einen Heidenschrecken eingejagt. Hast echt zugelegt.«

Ich lächele ein wenig, sage aber nichts. Ich betrachte meinen Bizeps. Was für ein Quatsch.

»Erinnerst du dich noch an die gelbe Luftmatratze, mit der wir immer im Meer schwimmen waren?« Er steht auf und zieht mit beiden Händen sein Hemd nach unten. Den Blick hat er jetzt von mir abgewendet und richtet ihn stattdessen auf den Luftentfeuchter. Er nimmt ihn in die Hand und schüttelt die dicke Flüssigkeit im Inneren des Behälters hin und her. »Du wolltest immer der Kapitän sein, wenn wir mit Mama und Papa an der Haltestelle von Castefa am Strand waren. Aber ich hab dich nie Kapitän sein lassen. Wir waren echt ewig im Wasser und haben uns fast immer einen Sonnenbrand geholt.« Er dreht sich um. »Einmal haben wir sogar Fieber bekommen. Weißt du noch?«

»Ja. Du wolltest nie der Schiffsjunge sein.«

»Na ja, der Schiffsjunge ist eben immer der Kleinere.«

»Na hör mal. Sollte ich etwa einfach die Klappe halten, wenn ich sehe, dass der Kapitän nicht die für den Job erforderlichen Qualifikationen mitbringt?«

»*Die für den Job erforderlichen Qualifikationen*, nenenenene«, spottet er mit zwischen die Zahnreihen geschobener Zunge. »Du musst immer das letzte Wort haben, oder? Immer der Oberschlaue. Immer das Großmaul.«

»Ja, muss ich.« Ich gehe zur Wand und popele mit den Fingernägeln die Reißzwecken am Poster von Kevin Keegan ab. Erst eine, die ich dann in der geschlossenen Hand halte, anschließend noch eine. Ein bisschen Putz rieselt herunter, ein feines, fast unsichtbares Pulver, das sich auf dem Boden verteilt.

»Großmaul …«

»Richtig«, sage ich, während ich die letzte Reißzwecke aus der Wand ziehe. Ich lege die vier Mininägel, die man problemlos noch einmal verwenden kann, auf meine Seite des Schreibtischs. Aber ich sortiere sie weder in einer Reihe, noch lege ich sie zurück in den Reißzweckenbehälter. Anschließend rolle ich mit beiden Händen das Poster zusammen.

»Du kannst es nicht ertragen, nicht das letzte Wort zu haben.«

»Nein, kann ich nicht.«

Wir lachen beide ein bisschen. Mit geschlossenem Mund und nicht sehr laut. Ich lege auch das Poster auf den Schreibtisch. Da ich kein Gummiband um die Rolle gewickelt habe, öffnet sie sich ein wenig, und besonders die Seite, die mir näher ist, schwillt an.

»Bist du jetzt etwa nicht mehr für die Engländer?«, fragt Richard und nickt in Richtung des Posters.

»Mir egal.«

»Ach so.«

»Ich hab echt Schiss, Mensch.« Ich versuche, ihm in die Augen zu sehen, und stehe kurz davor, die Sache mit Luisa zu erzählen. Aber dann schweige ich doch. Irgendetwas hält mich zurück. Decke ich meinen Vater? Ich denke an San Ramón Nonato, dem die Araber mit einem glühenden Eisen die Lippen durchstießen, um ihm anschließend ein Schloss vor den Mund zu hängen. Alles nur, damit er seine große Klappe hielt und nicht mehr durch die Gegend laufen und gefährliche Sachen erzählen konnte.

»Ich hab auch manchmal Schiss, Señor Großmaul«, sagt er und wendet den Blick von mir ab. Auch ich schaue in eine andere Richtung. Ich kann hören, wie er schluckt, kann sehen, wie sich seine Halsmuskeln anspannen, damit der Speichel den Rachen passieren kann.

Draußen auf der Straße geht jemand an unserem Fenster vorbei. Die Person trägt Schuhe mit Hartledersohlen. Man hört ihre Schritte, wie sie näher kommen und sich dann wieder entfernen. Aus der Druckerei schallt der gewohnte Maschinenlärm herüber, der ein wenig wie der Rhythmus einer Eisenbahn klingt. Ein Geruch nach Waschmittel liegt in der Luft, eine Lavendelnote kriecht in unser Zimmer. Irgendjemand muss gerade einen ganzen Haufen Laken gewaschen haben. Dann ein neues Geräusch. Das Brummen der Klingel, als sich die Tür öffnet.

»Wer zum HENKER hat aller Welt erzählt, dass ich gestorben bin, verdammt? Jetzt haben mich schon sechs Leute gefragt, ob ich nicht eigentlich tot bin!«

Mein Bruder sieht mich mit forschendem Blick an. Ich lächele wie einer, der Bescheid weiß. Darauf lächelt er auch. Doch unser Lächeln ist ein trauriges. Es ist nur von kurzer Dauer, zieht durch das Zimmer wie ein Luftstrom und verschwindet dann wieder.

»Wenn ich rauskriege, wer der Witzbold war, dann …«

»Wir müssen euch etwas sagen«, meint mein Vater. Dann hüstelt er etwas gekünstelt, um seinem Satz mehr Gewicht zu verleihen und ihn so dramatisch wie in einer Seifenoper klingen zu lassen. Seine Haare sind zerrauft, und er hat Ringe unter den Augen. Meine Mutter sieht nur uns an, während er spricht. Ihr Gesicht ist weiß wie das von einem Harlekin.

»Der Generalstab informiert …«, meldet sich die Stimme eines Mannes im Fernsehen. Er hat einen argentinischen Akzent. Ich erkenne es daran, weil er wie Maradona spricht.

Wir sitzen am Tisch im Esszimmer. Meine Eltern haben sich den ganzen Nachmittag lang angeschrien. Hin und wieder war auch ein Weinen zu hören, von beiden, glaube ich. Mein Bruder und ich haben es irgendwann nicht mehr ausgehalten und sind rausgegangen, eine Runde spazieren. Als wir zurückkamen, haben die beiden immer noch geschrien und geheult, Geschirr krachte auf den Boden. Also sind wir wieder raus und den Großteil des Nachmittags durch die Gegend gestreift, bis es langsam dunkler wurde. Der Himmel färbte sich an den Rändern rosa und hatte dabei eine Struktur wie die eines feinen Seidenvorhangs. Es war wunderschön. Rote und rosafarbene Himmel fand ich schon immer toll.

Unter diesem Himmel probierten mein Bruder und ich unsere alten Gummibandflinten aus, die wir uns vor ein paar Jahren aus Stöcken, Wäscheklammern und Gummibändern selbst zusammengebaut hatten. Wir hatten die Waffen damals mit den glänzenden Farben aus den Modellbaukästen meines Vaters angemalt. Meine Flinte bekam eine silberfarbene Lackierung, die ich anschließend noch auf der Oberseite um das Schwarze Kreuz der Wehrmacht ergänzte. Das Ding machte ziemlich was her. Meinem Bruder half ich dabei, den Totenkopf des Punishers auf seine Flinte zu malen. Mittlerweile hat er keinerlei Interesse mehr an unseren selbstgebauten Waffen – kein Wunder eigentlich, denn er ist fast fünfzehn. Aber heute hat er noch mal Lust bekommen, und es war wie eine Reise in die Vergangenheit.

Wir sind auf Safari gegangen und haben uns auf ein verlassenes Grundstück ganz in der Nähe geschlichen, neben der Calle La Palla. Katzen haben wir aber nicht erwischt, denn die haben uns kommen sehen. Bis auf zwei. Sie hatten grau gestreiftes Fell, jeweils nur ein Auge und waren ziemlich hässlich, aber nicht abgemagert. Als auch die beiden verschwunden waren, ohne Schaden durch unsere Gummibandflinten zu nehmen, veranstalteten wir ein Zielschießen auf zerbeulte Bierdosen von Todo-Todo, die wir im Gebüsch gefunden hatten. Irgendwann wurde uns aber auch das zu langweilig, und wir fingen an, in dem Unrat auf der Erde herumzustochern – in der Hoffnung, eine kaputte Puppe oder ein Comicheft zu finden. Bei jedem unserer Schritte sprangen Heuschrecken in die Höhe wie Feuerwerkskörper, die am Boden explodieren und dann nach links und rechts davonfliegen. Wir trampelten auf einem Haufen bereits zertrümmerter Küchenfliesen herum, an denen hier und da noch Zementbrocken mit Rohrstücken klebten. Neben diesem Haufen lag ein alter Besen, durchgebrochen in der Mitte, aber noch von der Plastikummantelung zusammengehalten, sodass er biegsam wirkte, wie ein Ellbogengelenk. Nicht weit von dem Besen fanden wir einen verbeulten Hut, eine Melone aus Kunststoff, wie man sie zum Karneval trägt. Außerdem lagen da mehrere alte Alkalibatterien, aus denen eine rostrote Flüssigkeit austrat.

Mein Bruder fand dann eine Zeitschrift. *Macho.* Dreihundert Peseten, stand vorne drauf. Auf der Titelseite war eine Frau im Badeanzug zu sehen, der die Brüste an den Seiten des Stoffs heraushingen. Es waren sehr große Brüste, groß wie zwei Kürbisse, die mich an das Bild von Luisa im Haus der Hurtados erinnerten. Ich meinte zu meinem Bruder, dass er mich doch auch mal gucken lassen sollte – verdammt, wenigstens über seine Schulter hinweg –, aber er verpasste mir nur einen leichten Ellbogencheck in den Bauch und sagte, ich sei noch viel zu grün für solche Sachen. Dabei habe ich mir schon tausendmal die französischen Magazine von meinem Vater angesehen. *Lui* zum Beispiel und noch andere. Aber mein Bruder schnallt einfach nicht, dass ich nicht mehr so klein bin. Ich bin zwölf Jahre alt, fast dreizehn, und ich weiß, wie's läuft. Dann inspizierte Richard die Zeitschrift bis ins Kleinste, und zwar volle fünfzehn Minuten lang. Er hatte dabei einen leicht behämmerten Gesichtsausdruck drauf, schluckte immer wieder und schob seinen Hosenschlitz ein paarmal in eine andere Position. Ich übte derweil Jiu-Jitsu-Kicks und enthauptete mit meinen Tritten die Spitzen von ein paar Büschen. Die Samen blieben an meinen Strümpfen und meinen Schuhen hängen, sodass ich später eine ganze Weile brauchte, um sie mit der Hand abzuklopfen. Am Ende steckte Richard sich die Zeitschrift hinten in den Hosenbund, wo sie von seinen nackten Pobacken eingeklemmt wurde. Auf dem Rückweg machten wir ein Wettrennen, das er gewann. Zu Hause herrschte eine derartige Stille, dass wir sofort misstrauisch wurden. Dann riefen sie uns zu Tisch, und nun sitzen wir hier.

Mein Vater beginnt zu reden. Richard und ich zeigen keinerlei Interesse, schauen in der Weltgeschichte umher. Vielleicht hält er ja dann gleich wieder die Klappe.

»Momentan werden die Bedingungen für einen Waffenstillstand und einen Rückzug der Truppen verhandelt …«, sagt eine argentinische Stimme im Fernsehen.

Es muss jemand sein, der etwas zu sagen hat, denn irgendeinen Irren hätten sie bestimmt nicht ans Mikrofon gelassen. Im Hintergrund hört man weiter die Stimme des Argentiniers, aber das Gesicht auf dem Bildschirm ist das des *Telediario*-Moderators, der mit ernster Miene in die Kamera starrt.

Und dann verschwindet auch der Moderator, und auf der Mattscheibe erscheint Thatcher, mit dieser Frisur einer mies gelaunten Paukerin. Sie könnte glatt meine Englischlehrerin sein. Mein Vater spricht weiter, direkt neben mir, und macht es unmöglich, die Worte von Thatcher zu verstehen. Ein paar Fetzen, von einer Dolmetscherin, die man nicht sieht, ins Spanische übersetzt, schnappe ich trotzdem auf: »14. Juni 1982«, »General Menéndez«, »kapituliert«. Den Rest kann ich nicht hören.

Die Engländer haben gewonnen. Also den Krieg. So steht es da zumindest in der Balkengrafik: 649 tote Argentinier, 255 tote Engländer. Von den 649 Argentiniern kamen 323 beim Untergang der Belgrano ums Leben, der Rest bei den Kämpfen an Land. Der Balken der Argentinier ist sehr viel höher als der von den Engländern. Ich überschlage die Zahlen: rund neunhundert Tote insgesamt.

»Es ist zu einem Anstieg von psychischen Erkrankungen unter den an den Kampfhandlungen beteiligten Soldaten gekommen. Die Betroffenen werden wegen posttraumatischer Belastungsstörungen behandelt …«, erklärt der Moderator.

Kurz darauf folgt die Berichterstattung zur Fußball-WM. Heute war die Eröffnungsveranstaltung. Es wird eine Zusammenfassung gezeigt. Da ist ein Jugendlicher in einem weißen Trainingsanzug, der im Kreis über das Spielfeld im Camp Nou rennt, als würde ihn jemand verfolgen. Er trägt eine riesige Spanienflagge, aber eigenartigerweise pfeift ihn niemand aus.

Dann kommen immer mehr Jugendliche dazu, die auch alle einen weißen Trainingsanzug anhaben. Der Moderator erklärt, dass es sich um Schüler von Salesianer-Schulen handelt, insgesamt zweitausend. Die Jugendlichen stellen sich so auf, dass ihre Körper große Formen auf den Rasen zeichnen. Es sind einfache Motive: Kreise, sich verjüngende Spiralen, ein Viereck und eine Art S, das kurz wie ein Hakenkreuz aussieht, dann aber wieder aufgelöst wird.

»Wetten, dass sie gleich eine Friedenstaube machen?«, sagt mein Bruder.

Die Jugendlichen mit den Trainingsanzügen stellen sich zu einer riesigen Friedenstaube auf. Mein Bruder lächelt. Als Nächstes werden die Flaggen der Teilnehmerländer über den Platz gezogen und an die Taube angelegt, sodass es aussieht, als würden sie sie festhalten. Anschließend erscheinen rote und gelbe Bälle, die den gesamten Bildschirm ausfüllen, und es erklingt ein Paso Doble. Vor ein paar Pappmaschee-Riesen marschiert die Auswahl der UdSSR ins Stadion. Der König, mit geistesabwesendem Ausdruck auf dem Gesicht, wird eingeblendet. Neben ihm steht seine Frau, eine Griechin. Die beiden klatschen lustlos Beifall. Dann zeigen sie einen Jungen in meinem Alter mit einem deformierten Fußball in der Hand. Der Junge öffnet den Ball, und es kommt eine echte Taube zum Vorschein, die dann in die Luft steigt. Wahrscheinlich war sie kurz vorm Ersticken.

»Ey! Hört ihr mir überhaupt zu? Jetzt lasst mal den Fernseher und schaut mich an«, sagt mein Vater und schnippt mit den Fingern vor meiner Nase, wie es die Leute von den Musikgruppen machen, die immer »Dub-Dua-Dub-Dua« singen. Ich schaue ihn an. Er hat ein weißes Hemd an, das aussieht, als wäre es aus Papier. Es ist weit wie ein Sack und mit chinesischen Schriftzeichen bedruckt. Den Kragen hat mein Vater aufgestellt, die ohnehin schon kurzen Ärmel noch einmal zu kleinen Stoffwürsten nach oben gerollt. Auf seiner behaarten Brust baumelt das kleine goldene Kruzifix hin und her, wenn er sich nach vorn beugt, um nach der Siphonflasche zu greifen.

Ich wende mich ihm zu. Er weiß, dass ich es weiß, aber man merkt es ihm nicht an. Er lernt zu schauspielern und wird jedes Mal ein bisschen besser. Vor ein paar Tagen noch musste er fürchten, dass ich alles meiner Mutter erzählen würde, aber jetzt hat er gesehen, dass ich nichts unternehme. Dass ich derselbe Feigling bin wie immer. Der mit den zugenähten Lippen, San Ramón Nonato, der mit dem Schloss vor dem Mund. Ich werde hier bleiben, werde mit diesem Gesicht der Angst hier sitzen und sein verdammter Komplize sein, und es wird ihn nicht mal etwas kosten.

»Nein«, sage ich. »Was ist eigentlich eine posttraumatische Belastungsstörung?«

»Ich habe gesagt, dass wir es uns diesen Sommer nicht leisten können, alle gemeinsam in den Urlaub zu fahren«, erklärt er, ohne auf meine Frage einzugehen. Dass die matschige Masse auf seinem Teller kalt wird, scheint ihn nicht zu stören. »Mein Gehalt allein reicht dafür nicht. Es sieht einfach sehr schlecht aus. Und deshalb werden wir drei in die Ferien fahren, und eure Mutter wird hier bleiben und arbeiten. Sie wird sich einen Job suchen.« Er schaut sie an. »Nicht wahr?«

Ich sehe meine Mutter an. Sie hat den Kopf gesenkt und schwarze Ringe um die Augen, so schwarz, dass sie wie ein Panda aussieht. Die Hand mit dem Ehering, der einen ihrer dicken Finger zusammenquetscht, hat sie unter dem Tisch in den Schoß gelegt. Sie sagt weder Ja noch Nein. Mein Vater fährt fort und erzählt, dass er sich von einem Arbeitskollegen ein Zelt ausgeborgt hat und es eine tolle Zeit wird. Außerdem seien es eh nur vier Wochen, die »wir Jungs« auf einem Campingplatz namens Poseidón in der Nähe von Pals an der Costa Brava verbringen. Er habe schon angerufen und einen Platz für unser Zelt reserviert. Es gebe auch einen Swimmingpool.

Ich knete die Hände, denn die Wirkung des Biers ist nun endgültig verflogen. Alles, was bleibt, ist ein Brummen zwischen den Ohren und unterhalb der Stirn, ungefähr in Höhe des Nasenrückens, sowie ein leichter Brechreiz. Die Tics sind zurückgekehrt. Ich winde mich, zucke hier und da, reibe die Fingerknöchel aneinander, warte darauf, dass mein Vater mit mir schimpft, aber er tut es nicht. Ich rieche an meinen Fingern, dann an der ganzen Hand, presse mit der Handfläche Mund und Nase platt. Sie riecht nach Seife. Ich sehe zu dem Modell von C-3PO, dessen Robotergesicht jeglicher Ausdruck fehlt. Er steht einfach nur da, in diesem Regal, in der klassischen Haltung eines Roboters, direkt neben einem Schmuckkrug mit dicker Lackbeschichtung, aus dem noch nie jemand getrunken hat. In der Wohnung nebenan haben die Nachbarn wieder mal eine Platte von Nana Mouskouri aufgelegt und auf volle Lautstärke gestellt.

Meine Mutter murmelt etwas, aber es klingt so dünn, als würde sie einfach nur ausatmen.

»Was hast du gesagt, Mama?« Mit der Gabel pflüge ich durch den in Ketchup ertränkten Kartoffelbrei auf meinem Teller.

»Dass ich eine Diät machen werde«, antwortet sie und hebt dabei ein wenig ihr fleischiges Kinn in die Höhe, das Einzige, was aus ihrem Gesicht hervorsteht. Dann versucht sie zu lächeln, strengt sich wirklich an. Doch sie scheitert. »Ihr werdet schon sehen, wenn ihr wiederkommt, bin ich dünn wie eine Bohnenstange. Ich habe mir ein paar Pillen besorgt, die mir eine Bekannte empfohlen hat, die Teresina …«

Meine Mutter sieht zu meinem Vater und hofft ihrem Blick nach zu urteilen darauf, dass er mit einer kleinen Geste die Entscheidung gutheißt, aber nichts da, er ist schon nicht mehr hier. Stattdessen greift er in die geräumige Brusttasche seines Hemds, zieht eine Packung Chester heraus und zündet sich eine Zigarette an. Den Kartoffelbrei hat er nicht angerührt. Eine zarte Rauchschwade, so fein wie ein Seidenvorhang, zieht langsam zur Decke empor und dreht sich dabei um sich selbst wie eine Wendeltreppe im Turm einer mittelalterlichen Burg.

Im Fernsehen beginnt das Eröffnungsspiel der Weltmeisterschaft. Argentinien gegen Belgien. Ich bin für die Argentinier. Eigentlich hatte ich nicht vor, ihnen die Daumen zu drücken, aber sie tun mir leid. Wegen der Demütigung auf den Falklandinseln und den sehr viel höheren Todeszahlen, die sie zu verbuchen haben, insbesondere durch den Untergang der Belgrano.

»Na, was haltet ihr davon?« Mein Vater nimmt einen Zug von seiner Zigarette und denkt offensichtlich nicht daran, das Thema zu wechseln. »Das wird …« Er sucht nach einem Wort und atmet dabei eine dichte, aber formlose Rauchwolke aus. »Das wird *geilo*, wie ihr immer sagt. Ein paar tolle Wochen voller Spaß! Oder etwa nicht? Los, schlag ein, Großer!«

Er meint meinen Bruder und hält ihm die Hand zum Abklatschen hin. Doch Richard schaut sie nur an, und schnell wird klar, dass er heute nicht mit ihm abklatschen wird. Die Hand meines Vaters schwebt noch einen Moment lang in der Luft, bevor er sie gedemütigt – aber nicht traurig, sondern eher gekränkt in seinem Selbstbewusstsein, *verärgert* – sinken lässt. Er kneift die Augen zusammen und speit ein paar mit infantiler Wut aufgeladene Worte heraus. Worte, die eines Mannes Mitte dreißig unwürdig sind. Irgendetwas von wegen »Ihr seid mir vielleicht ein paar Flaschen!«, »Was für Blindgänger!« oder »Was habe ich da nur für Nietensöhne abbekommen?«.

Meine Mutter steht auf und räumt die Teller ab. Sie sieht dabei aus wie eine Marionette vom Jahrmarkt. Dieses Mal geht es relativ schnell, und sie kommt auch nicht wie sonst immer kauend aus der Küche zurück, sondern mit ein paar Bechern Naturjoghurt von Todo-Todo, einem Zuckerstreuer und einem ausdruckslosen Gesicht. Mein Vater rückt sich den Stuhl so zurecht, dass er den Fernseher besser sehen kann, und ich überlege, ob er mich im Sommerurlaub zum Schweigen bringen will, wie es in den Gruselfilmen und Gangsterstreifen immer passiert. »Du weißt zu viel, Johnny. Ich glaube, ich muss dir ein Paar Zementschuhe verpassen.«

Ich nehme den Zuckerstreuer und denke an Gift. Wasserschierling. Praktisch nicht nachweisbar. Ich sehe meinen Vater an. Er lächelt jetzt, mit dem entrückten Gesicht eines Schwachkopfs. Aber es kann nicht mit dem Programm zusammenhängen, weil gerade ein Bericht über einen siebzigjährigen Taxifahrer aus einem Ort in Navarra namens Leiza läuft, der von einer ultrarechten Gruppierung namens Triple A mit zwei Flintenschüssen ins Gesicht ermordet wurde.

Zwei Schüsse mit der Flinte ins Gesicht. Da dürfte nicht viel vom Gesicht übergeblieben sein. Nur noch ein Loch ohne Grund, eingerahmt von blutigen Fetzen.

»Mama, ich wollte dir noch sagen, dass Papa dich mit Luisa betrügt«, sage ich und stehe auf.

Nein. Das sage ich nicht.

»Willst du Zucker, Papa?«, sage ich stattdessen und schiebe ihm den Zuckerstreuer rüber.

»Neunhundert Tote, das ist kein richtiger Krieg«, sagt Priu. »Nicht mal der Zulukrieg war einer. Der Krimkrieg auch nicht. Das waren keine Kriege. Das waren maximal Manöver.«

»Zulukrieg?«, frage ich. »Krimkrieg? Wovon redest du eigentlich, Mensch?«

Wir sitzen auf einer Bank der Plaza Cap de la Vila, vor einem schwarzen Trinkwasserbrunnen und direkt neben dem Schinkenfachgeschäft. Priu ist nicht mehr sauer wegen der Sache in der Umkleide – der Beleidigung, die ich ihm vor versammelter Klasse an den Kopf geworfen habe. Aber er war es eine ganze Zeit lang … also pikiert, meine ich. Nachdem ich ihn von zu Hause abgeholt hatte, sprach er erst kein Wort, bis wir am Platz Calvo

Sotelo und später an der Poliklinik vorbeikamen. Auf der Calle Lluís Castells fing Priu schließlich mit ein paar allgemeinen Kommentaren über Dunkerque an, und jetzt, hier auf der Bank, ist alles wieder normal. Ich habe ihn nicht um Entschuldigung gebeten.

Es sind ein paar Tage vergangen, seit mein Vater den getrennten Sommerurlaub unserer Familie angekündigt hat. Die Lage zu Hause ist »beständig«, wie die Leute im Fernsehen immer sagen. Es ist ein trockener Tag, eher selten für unseren Ort, und sehr windig. Ein schlecht gelaunter Wind, unangenehm und zudringlich. Die Frauen müssen sich bei jedem Windzug die Kopftücher neu festzurren. Bei den Herren wirbeln die Aufschläge der Sakkos umher, die Krawatten klettern ihnen ins Gesicht, als wären sie lebendig, und traktieren ihre Nasen. Leere Chipstüten fliegen durch die Gegend, ebenso Blätter von Zürgel- und Maulbeerbäumen. Feine Sandkörner und der Blütenstaub der Platanen landen auf den Netzhäuten der Fußgänger. Mehrere Personen reiben sich an unterschiedlichen Ecken des Platzes die Augen.

Es sind die letzten Stunden des Vormittags. Der Himmel ist ein verkommenes Blau ohne Wolken und sieht so aus, als wäre er mit sehr feinen Wachsmalstiften gemalt und anschließend mit einem Baumwolltuch verwischt worden. Pastelltechnik, wie uns die Lehrerin im Kunstunterricht erklärt hat. Die Schule ist aus. In Mathe und Sport bin ich durchgefallen, wie immer eigentlich. Diese beiden Fächer muss ich also im September wiederholen. Obwohl ich ein »sehr gut« in Spanisch und noch eins in Englisch bekommen habe, hat meine Mutter ohne weitere Konkretisierung verlauten lassen, dass ich in den Ferien meine Nase in ein paar Übungshefte für die Wiederholungsprüfung stecken muss.

»Wie es aussieht, werden wir uns für den Urlaub trennen«, sage ich zu Priu. Ein Windstoß verpasst mir einen unangenehmen Nackenhieb. »Meine Mutter wird im Juli und im August arbeiten gehen. Wahrscheinlich in irgendeiner Fabrik im Gewerbegebiet oder vielleicht auch auf einem der Campingplätze von Castelldefels. Im Sommer stellen die immer Leute ein. Das sagt zumindest mein Vater. Mein Bruder, mein Vater und ich fahren auch auf einen Campingplatz, aber wir werden da Urlaub machen.«

Priu sagt nichts. Er fragt nicht nach Cruz; nicht, ob ich noch sein Freund bin; nicht, ob er jetzt an die zweite Position gerutscht ist; nicht, ob es eine neue Ordnung in unserer Welt gibt. Ich wüsste auch nicht, was ich ihm antworten sollte. Stattdessen hält er sich die Faust vor den Mund und hüstelt eine ganze Weile hinein, wie er es immer macht. Er mag dieses wärmende Gefühl. Abgekaute Fingernägel, ein Teppich auf dem Handrücken wie ein Schimpanse. Auf seinem T-Shirt ist ein grünes Marsmännchen mit Trompetenohren zu sehen, das gerade aus einer fliegenden Untertasse mit der Aufschrift »Jordi 2000« aussteigt. Es ist offensichtlich, dass es mal einem anderen Jungen gehörte und Priu es von irgendeiner Wohltätigkeitsorganisation der Salesianer bekommen hat.

»Das ist vielleicht eine Scheiße«, füge ich hinzu. Ich schaue auf meine Schuhe runter und beginne, mit einem Finger auf dem grünen Metall der Bank zu trommeln. Ich möchte noch etwas sagen, aber ich weiß nicht, was ich noch ergänzen könnte. Kurz denke ich darüber nach, etwas zum Eröffnungsspiel der WM zu sagen, Argentinien gegen Belgien, das die armen Argentinier verloren haben. Das Land macht gerade eine echte Pechsträhne durch. Aber dann überlege ich es mir doch anders, denn Priu interessiert sich nicht für Sport. »Ich schreibe dir«, sage ich schließlich. Ich stupse ihn am Ellbogen an. Er gibt mir den Stupser nicht zurück. »Vielleicht läuft es ja auch ganz gut. Ich habe noch nie in einem Zelt geschlafen, und auf einem Campingplatz war ich auch noch nicht.«

Priu zuckt mit den Schultern. Er antwortet nicht, dass er auch noch nie auf einem Campingplatz war, denn er weiß, dass ich weiß, dass seine Eltern noch nie in den Urlaub gefahren sind. Sie verbringen den ganzen Sommer in einem Dorf an der Grenze zu Aragonien, dem Dorf der Eltern seiner Mutter, wo es nur baufällige Häuser, sengende Hitze, verrohte Kinder und keinen Swimmingpool gibt. Weinreben und Eidechsen, wohin das Auge blickt, und ein Plumpsklo im Hof statt eines WCs im Haus.

Ich schnüffele an meinen Händen. Sie riechen nach Metall. Ein Polizist der Policía Municipal fährt auf einem Motorrad an der Bank vorbei, auf der wir sitzen. Seine Maschine macht ziemlichen Lärm, als er Gas gibt. Priu und ich verstummen, als hätten wir etwas verbrochen. Dann fährt er knatternd davon, die Calle Rutlla runter. Es ist eine gewundene Straße mit einem holprigen Granitpflaster. Die Tore der alten Garageneinfahrten stehen fast alle offen, weil es nichts gibt, das zu stehlen sich lohnen würde. Die Leute lagern ihre verdreckten Gartengeräte dort, Körbe ohne Boden, zerlöcherte Strohhüte. Graue Zementwände säumen die Straße, besprüht mit »Terra Lliure« und »Gora ETA (pm)«. Hässliche Blumen und Unkraut, grün mit gelben Blüten, kriechen zwischen den Pflasterspalten empor wie ärmliche Opfergaben.

»Hier hat sich mal einer aufgehängt«, wechselt Priu das Thema und zeigt zu dem breiten Hauseingang auf der anderen Straßenseite. Die großen Flügel der Holztür sind nach innen geöffnet und geben den Blick frei auf ein Foyer mit hoher Decke, einen mittelgroßen Kronleuchter, ausgeschaltet und mit tränenförmigen Lampen, sowie eine geflieste Stirnwand, die mit einem Bild von Jesus Christus bemalt ist. Es zeigt den Sohn Gottes bei einer Kreuzwegstation auf dem Weg nach Golgatha. Er trägt das Kreuz auf der Schulter und sinkt dabei vor Erschöpfung gerade auf die Knie. Er sieht ganz so aus, als könne er nicht mehr weiter. Keiner hilft ihm, aber am Rand des Bildes sind ein paar Schaulustige zu sehen.

»Ist Quatsch, oder?«, sage ich.

»Nein.«

»Okay, dann erzähl.«

»Ich hab's von meinem Alten. Es war wohl ein ganz normaler Kerl, zweifacher Vater, der dann aber verrückt geworden ist. Eines Morgens haben sie ihn dann hier gefunden, aufgehängt. Sein Gesicht war geschwollen und voll roter Flecken, die Zunge hing ihm aus dem Mund. Ich glaube, seine Familie hat's wohl auch gesehen. Kannst du dir das vorstellen, deinen Vater tot zu sehen?«

»Ohne Probleme«, sage ich.

»Warum hat sich der Kerl wohl aufgeknüpft?«

»Junge, schau dich doch nur mal um«, antworte ich.

Wir lachen. Der Wind wird wieder stärker und zerrt so heftig an der grünen Markise des Schinkenfachgeschäfts, dass der undurchlässige Stoff knallt, als würde jemand in die Hände klatschen. Blätter von Platanen und Maulbeerbäumen werden zusammen mit feinem Dreck und Staub von der menschenleeren Rambla die Straße hinauf in unsere Richtung gewirbelt. Ich bekomme etwas ins Auge, und es beginnt sofort zu tränen. Mein Reiben macht die Sache nur noch schlimmer.

Priu und ich versprechen uns, dass wir einander schreiben werden. Dann steht Priu auf, nimmt Haltung an und sagt irgend so etwas wie »Meine Ehre heißt Treue«. Er beginnt zu lachen, schiebt ein »Heil, Curro!« hinterher und macht sich auf den Heimweg, im Stechschritt die Calle Rutlla hinauf. Eine Passantin dreht sich nach ihm um. Auch ich lache jetzt und reibe mir das wie verrückt brennende Auge mit der ganzen Faust. In zwei Tagen ist der Juni vorbei. In drei fängt der Juli an. Und ich verschwinde.

Kapitel 15

»Señor! Hier bin ich, Señor! Können Sie mich hören? Ich bin's, Plácido!«

Mit einem zögerlichen Blinzeln öffnet Curro die Augen und merkt, dass er auf der Erde liegt. Es ist ganz angenehm dort, denn auch der glänzend dunkelblaue Boden seiner Gummizelle ist durchgehend gepolstert. Er hat beide Hände zwischen die Oberschenkel geschoben, sein zusammengekauerter Körper sieht aus wie ein auf der Erde liegendes Wollknäuel. Diese Position spricht dafür, dass er nicht ohnmächtig geworden und gestürzt ist, sondern sich bewusst hingelegt hat. Ein kleines, wenn auch unruhiges Nickerchen.

»Hallo, Plácido«, antwortet er und stützt sich auf einem Ellbogen ab, um sich aufzurichten. Als er sitzt, seufzt er. Sein Herz schlägt schnell. Er riecht an einer Hand, dann an der anderen. »Was ist passiert?«

»Sie haben geträumt, Señor«, sagt Plácido, der wieder nur als ein Mund-Nase-Augen-Gesicht ohne Stirn oder Ohren in der Luke der Tür auftaucht. »Und Sie haben geschrien. Es hörte sich an, als plage Sie ein Albtraum.«

»Der altbekannte?«

»Ich fürchte schon, Señor. Sie stöhnten und wimmerten und baten um Entschuldigung, weil Sie ›es nicht erzählt hätten‹. Sie haben sogar im Traum geweint, Señor. Ein klägliches Schluchzen, das direkt aus dem Bereich zwischen ihren Schlüsselbeinen aufzusteigen schien. Ihre Mutter, Señor?«

»Ja, Plácido«, sagt Curro. Dann stützt er sich mit den Fingern der linken Hand auf dem Boden ab, streckt das angewinkelte Knie aus und steht auf. Nachdem er sich erhoben hat, reibt er sich mit den gekrümmten Zeigefingern die Augen. »Und es war wieder mal bemerkenswert realistisch. Ganz gleich, ob ich schlafe oder wache, sie scheint immer da zu sein.«

»Sie murmelten auch etwas, das sich so anhörte wie: ›Lasst ihn zufrieden!‹ Und darauf dann: ›Ihr bringt ihn doch um!‹ Anschließend geriet Ihr Körper in Wallung, und Sie schienen um sich schlagen zu wollen, Señor. Ich hielt es für den geeigneten Zeitpunkt, Sie aufzuwecken.«

»Das war wegen meines Vaters, Plácido. Noch eine schreckliche Erinnerung. Danke fürs Aufwecken. Gut gemacht.« Curro kratzt sich an der Schädeldecke und betastet sein rechtes Ohr. »Der Traum hat mir wirklich zugesetzt. Ich fühle mich kaputt. War noch etwas?«

»Wenn Sie so fragen, Señor, ja, da war noch etwas. Sie haben von einem ›Attentat‹ geredet. Dabei schüttelten Sie den Kopf, sagten immer wieder, dass Sie es nicht tun wollen. Ich zitiere: ›Dieser Mann hat mir doch nichts getan.‹ Und Sie verlangten wiederholt, und ich zitiere noch einmal: ›Verschwindet!‹«

»Ach ja. Ich erinnere mich vage daran, etwas in der Art geträumt zu haben. Es war wegen der Stimmen, Plácido. Damals, als es mir schlecht ging, weißt du? Ich habe dir ja schon mal erklärt, was mir widerfahren ist, obwohl ich zugeben muss, dass mein Gedächtnis in Bezug auf diese Zeit etwas lückenhaft ist. Ich glaube sogar, meine Erinnerungen sind teilweise nur aus Fragmenten zusammengeflickt, die aus den Berichten von Skorzeny stammen. Der hat sich nämlich einige Zeit nach dem Ganzen mit mir hingesetzt und erklärt, was während und nach dem Schub geschah.«

»Die alte Schizophrenie, nicht wahr, Señor?«

»Ja, Plácido, die Schizophrenie. Ein wirklich elendes Thema. Wahnsinn und Paranoia. Ich hatte schon vorher paranoide Episoden durchlitten und auch mit Verfolgungswahn zu kämpfen, aber das hielt sich alles noch in Grenzen. Ich glaube sogar, dass viele Leute, oder zumindest viele Menschen eines gewissen Charaktertyps, ebenfalls zu derart abwegigen Gedanken tendieren, ohne dass diese in tätliche Angriffe auf andere Personen münden. Ich meine Gedanken wie die, dass die Leute schlecht über einen reden, dass bestimmte Personen einen hassen, dass sie einen hinter dem Rücken kritisieren …«

»Das scheint in der Tat ziemlich verbreitet zu sein, Señor.«

»Aber die Schizophrenie ist viel schlimmer, Plácido. Diese Stimmen, die man hört, sind echt und kommen *wirklich* aus dem Fernseher. Sie reden mit einem.« Curro schnaubt spöttisch. »Und wenn man dann halbwegs wieder bei Verstand ist, erscheint es einem unmöglich, dass man so etwas glauben konnte. Selbst jetzt kann ich die Stimmen noch hören, in meinen Erinnerungen, und oft frage ich mich, ob sie echt waren oder nicht. Dasselbe passiert mit den Schmierereien.«

»Schmierereien, Señor?«

»Graffiti, Plácido. Die Schmierereien an den Häuserwänden wenden sich alle mit einem Mal an dich. Das ist schon faszinierend, keine Frage. Jede Aussage, die du liest, erhält eine neue, kraftvolle Bedeutung. Sie sprechen dich an. ›Freiheit für die politischen Gefangenen!‹ oder ›Partido de la Gente del Bar‹ und selbst obszönes Gekritzel ohne direkte Aussage. Ganz gleich, was es ist, alles betrifft dich. Es sind Geheimnachrichten, verschlüsselt für den Rest der Bevölkerung, aber du kannst sie lesen. Du weißt, dass ›sie‹ diese Nachrichten für dich an den Häuserwänden hinterlassen haben und dass sie nur für dich bestimmt sind. Etwas Ähnliches passiert mit den Schlagzeilen der Presse, mit der Werbung, mit den Unterhaltungen der Fahrgäste in öffentlichen

Verkehrsmitteln. Die ganze Welt *spricht über dich und zu dir.* Skorzeny hat mir mal erklärt, wie sich dieses Phänomen nennt. *Beziehungswahn.* Dem DSM-IV zufolge, sprich dem international anerkannten Leitfaden für psychische Störungen, handelt es sich beim Beziehungswahn um die zweithäufigste Sinnestäuschung bei der Schizophrenie. Die Sache ist nicht ganz leicht zu erklären, Plácido. Denk dir einfach eine Welt, in der sich alles um dich dreht.«

»Ich glaube, ich habe eine ungefähre Vorstellung, Señor. Das klingt wie die absolute Hölle.«

»Hölle ist das richtige Wort, Plácido. Ab 1991 glaubte ich, die Polizei würde mir nachspionieren. Wegen meines Eintritts in die ETA.«

»In die ETA, Señor? Sie meinen …«

»Die terroristische Organisation, Plácido. Die ETA hatte mich rekrutiert, um Missionen in Katalonien auszuführen. Sie kommunizierten über das Fernsehen mit mir. Ich bekam meine Anweisungen mitten in diesem Programm namens … nun, ehrlich gesagt, weiß ich nicht mehr genau, welche Sendung es war. Ist ja vielleicht auch egal. Tatsache ist, dass ich der Überzeugung war, in die ETA eingetreten zu sein. Vom Tag meiner *Einberufung* an, ein besseres Wort fällt mir gerade nicht ein, war ich von der Angst erfüllt, dass die Geheimdienste mich beobachten und meine Aktivitäten überwachen würden. Aus diesem Grund musste ich auch sämtliche Elektrogeräte in meiner Wohnung auseinandernehmen. Nach meiner Einlieferung in die Nervenheilanstalt, das heißt nach dem *Angriff*, erzählte mir irgendjemand – ich glaube, es war ein Pfleger –, dass der Boden in meiner Wohnung über und über von Kabeln und Elektronikteilen bedeckt war. Ich hatte den Fernseher auseinandergeschraubt, die Mikrowelle, die Fernbedienungen. Ich war überzeugt davon, dass mich irgendjemand abhörte. Eine andere Sache war die mit den Krügen, Gläsern und Flaschen, die ich mit Klebeband in den

Regalen und Schränken fixierte. Ich dachte, andernfalls würden sie herausfallen, denn ich war überzeugt, dass das ganze Haus zur Seite kippte. Irgendwann fing ich sogar an, so zu laufen, als wäre ich auf einem Schiff, und hielt mich so, als ginge ich auf einer geneigten Oberfläche. Und am Ende kam dann die Sache mit der *Attacke*, klar. Ach, dieser arme Mann …« Curro massiert sich die Schläfen. »Aber lass uns jetzt nicht darüber sprechen. Das macht mich nur traurig. Und ich habe es satt, traurig zu sein.«

»Wenn Sie mir diese Bemerkung gestatten, Señor, Ihre Lebensgeschichte würde selbst die abgebrühtesten Zeitgenossen traurig machen.«

»Ich weiß nicht so recht, Plácido.« Curro sieht seinen Butler genau an, starrt auf dieses surrealistische Gemälde, diesen breiten, von einer Kunststoffpolsterung überzogenen Metallrahmen mit Nase, Mund und Augen in der Mitte. »Andere Personen haben ähnliche Traumata durchlitten und sind nicht zerbrochen. Sie sind anders mit diesen Schwierigkeiten umgegangen, haben aus diesen Tragödien vielleicht sogar eine Art eisernen Willen und eine neue Energie abgeleitet, einen klaren Pfad für ihr weiteres Leben. Eine fortwährende Unempfänglichkeit für Momente der Schwäche und Mutlosigkeit. Bei mir war das nicht so. Ich bin sofort zerbrochen. Vielleicht war ich ja schon vorher verrückt, vielleicht habe ich das bereits in mir getragen, verstehst du? Wegen der Sache mit meinem Opa und diesen ganzen Geschichten.«

»Verzeihen Sie mir bitte, Señor, wenn ich das jetzt so direkt sage, aber ich glaube, Sie gehen zu hart mit sich ins Gericht.«

Curro setzt sich auf den gepolsterten Stuhl. Er hat die Beine gespreizt und lässt die Hände träge zwischen den Oberschenkeln nach unten baumeln. Auch den Kopf lässt er einen Moment lang hängen, streckt ihn dann aber mit neuer Kraft wieder in die Höhe.

»Ich weiß nicht, Plácido. Tatsache ist, dass ich immer schon ein trauriges Gemüt, einen Hang zur Melancholie hatte und eine Art Neurastheniker war. Seit frühester Kindheit neige ich zu Seelenkummer, zu Unruhe und Gewissensbissen, zum Selbstmitleid. Mit acht oder neun Jahren bereits erfasste mich von Zeit zu Zeit eine überwältigende Traurigkeit, die sich mit den Jahren in eine unversöhnliche Wut verwandelt hat. Vielleicht ist es aber auch gar keine Verwandlung. Vielleicht haben sich die beiden am Ende miteinander arrangiert, der Hass und der Kummer. Wie ein altes Ehepaar, das sich gegenseitig anekelt, aber derart voneinander abhängig ist, dass eine Trennung unmöglich scheint. Keine Ahnung, wo das alles herkam. Von irgendwo tief aus meinem Inneren, schätze ich mal. Vielleicht ist es auch ungerecht, für all diese Dinge immer die Eltern verantwortlich zu machen. Es war offensichtlich, dass irgendetwas nicht mit mir stimmte.«

»Diese Meinung teile ich nicht, Señor. Ganz und gar nicht.«

»Wie bitte?« Curro ist überrascht. Noch nie hat sein Butler ihm direkt widersprochen, nicht ein einziges Mal in den ganzen zwei Jahren. Es ist ein richtiges Ereignis. Curro sieht Plácido ins Gesicht: Seine Züge sind weiterhin starr, undurchdringbar. Seine Augen, so klar wie eh und je, halten den Blickkontakt, sodass Curro nicht anders kann, als zur Wand zu schauen. Doch dort gibt es nichts, außer blauem Plastik.

»Das Glycerin, Señor, ist eine viskose Flüssigkeit ohne Farbe und Geruch, die in vielen pharmazeutischen Produkten, aber auch im Kosmetikbereich, zum Beispiel zur Herstellung von Seife, verwendet wird. Sie ist vollkommen ungefährlich …«

»Ich hoffe, dein Exkurs führt auch irgendwohin, Plácido, andernfalls muss ich nämlich davon ausgehen, dass du in eine weitere deiner depressiven Episoden abgleitest.«

»Wenn Sie mir erlauben, fahre ich gern fort, Señor.« Ein ausgestreckter Zeigefinger erscheint in der Luke. Es ist der von Plácido, natürlich. »Was ich Ihnen eigentlich erklären will, Señor:

Glycerin für sich allein genommen ist vollkommen harmlos. Eine absolut unschädliche Substanz, die nicht einmal giftig ist. Fügt man allerdings Salpeter- oder Schwefelsäure hinzu, erhält man Nitroglycerin, einen der instabilsten und gefährlichsten Sprengstoffe überhaupt. Kurz gesagt also eine Kombination, die einige Ähnlichkeit mit dem Verlauf Ihres Lebens aufweist, Señor.«

»Ich glaube, ich verstehe, Plácido«, sagt Curro jetzt etwas interessierter. »Du weißt doch, einem Fuchs wie mir entgeht nichts.« Er wedelt mit dem Zeigefinger. »Du willst damit andeuten, dass ich verrückt geworden bin, weil meine Mutter verrückt war und mich großgezogen hat?«

»Ganz genau, Señor.« Fast lächelt Plácido. »Sie waren das Glycerin. Mag sein, dass Sie deprimiert waren, vielleicht auch traurig, aber ohne destruktives Potenzial. Erst die Kombination mit Ihrem familiären Umfeld sorgte für diese fatale Entwicklung, Señor. Ihre Psyche *reagierte*, wie man es in der Chemie ausdrückt, mit der Psyche Ihrer Mutter. Da kam eins zum anderen, wie der Volksmund sagt, und bildete eine explosive Mischung. Hätte man Sie von Ihrer Mutter getrennt, wären Sie vielleicht nie krank geworden, Señor. Bei einer rechtzeitigen Flucht aus diesem Familienkontext hätten Ihre Gene möglicherweise nie die Oberhand über Ihren Verstand gewonnen. Um es mit einem militärischen Bild auszudrücken: Ohne Luftunterstützung hätten die den Angriff nicht gewagt.«

»*Luftunterstützung*. Ein brillanter Vergleich, Plácido.« Curro erhebt sich. »Wirklich erhellend und einem Geist wie deinem würdig. Ich würde dir nur zu gern applaudieren, aber ich glaube, das ist in diesen Zellen nicht erlaubt. Deine Erläuterungen werfen ein vollkommen neues Licht auf die Beziehung zwischen mir und meiner Mutter.«

»Ich denke schon ein ganze Weile darüber nach, Señor. Über Ihre Mutter, will ich sagen.«

»Wie bitte? *Du denkst schon eine ganze Weile über meine Mutter nach?*

Das finde ich reichlich unangemessen, Plácido.« Curro stemmt die Hände in die Hüfte und stellt sich breitbeinig hin. »Eigentlich empfinde ich es sogar als richtiggehend beleidigend. Ohne diese gepolsterte Stahltür zwischen uns, da kannst du sicher sein, würde ich dir jetzt das Maul stopfen!«

»Ich meine, ich denke über Ihre Erscheinungen nach, Señor.«

»Ach so.« Curro lässt die Arme sinken. Er hält sie zwar immer noch an den Seiten seines Körpers, aber die Ellbogenwinkel sind jetzt flacher, wie bei halb fertigen Strebebögen.

»Ja, Señor, und ich denke, es wird Zeit, dass Sie mit Ihrer Frau Mutter reden.«

»Mit ihr reden? Was meinst du?«

»Nun, Señor, ich bin kein Psychiater oder dergleichen. Noch nicht mal zum Heilmagnetopathen würde ich taugen. Das einzige Diplom in meinem Besitz stammt aus meiner Zeit als Faustkämpfer. An der Universität habe ich ein wenig geboxt, allerdings nach den Regeln von Broughton, nicht nach denen von Queensberry. Sei's drum. Ausgehend von Ihren Schilderungen klingt es so, als würde Ihre Frau Mutter Ihnen erscheinen, um Sie dafür zu tadeln, dass Sie etwas in Ihrer Kindheit getan oder nicht getan haben. Dass Sie ihr etwas nicht erzählt haben. Ist es so?«

»So ist es, Plácido. Es geht immer wieder um eine Geschichte, die mir in der Kindheit widerfahren ist. Es geschah an einem entsetzlichen Tag 1982, als meine Mutter mir ein paar schreckliche Dinge an den Kopf knallte, zum ersten und einzigen Mal.«

»Wenn ich recht erinnere, haben Sie an diesem Tag nicht auf ihre Anschuldigungen reagiert.«

»Nein, stimmt, das habe ich nicht. Ich hatte zu viel Angst. Stattdessen bin ich aus der Wohnung gerannt. Nach ein paar Tagen ist sie verstorben, und ich bin von zu Hause ausgerissen. Ich versteckte mich auf einem Schrottplatz, aber irgendwann hat man mich aufgegriffen.«

»Das meinte ich, Señor. Vielleicht geht es einfach nur darum … wie sagt man doch gleich? *Das Kapitel abzuschließen.*«

»Verstehe.« Curro hebt die Hand und legt einen angewinkelten Finger über seine Lippen. Es macht den Eindruck, als würde er ausprobieren, wie ihm ein Schnurrbart steht. Er hüstelt in den Finger und die dahinterliegende Hand hinein – und ahmt damit unbewusst das nachdenkliche Räuspern von einem Freund aus seiner Kindheit nach, Priu.

»Ich denke, ein Versuch lohnt sich, Señor. Sprechen Sie mit Ihrer Mutter. Erklären Sie ihr, was passiert ist. Legen Sie Ihre Beweggründe dar. Entkräften Sie ihre Vorwürfe.«

»Vielleicht tue ich das, Plácido. Warum eigentlich nicht? Was ist das Schlimmste, das mir passieren könnte? Möglicherweise ist das die einzige Chance, den Teufelskreis zu durchbrechen, in dem ich mich …«

Auf der anderen Seite der Tür erklingt eine Sirene. Curros Körper erstarrt, er reckt den Hals in die Höhe und unterbricht seinen Satz. Ohne es zu merken, dreht er den Kopf und damit das Ohr in Richtung des Tons.

»Hörst du das, Plácido?«

»Ja, Señor. Eine Alarmsirene.«

Curro seufzt und deckt mit der Hand das linke Ohr ab.

»Was für ein Schreck! Für einen Moment dachte ich schon, der Ton existiere nur in meinem Schädel.«

»Nein, Señor. Das ist die Alarmsirene des Krankenhauses. Wie es aussieht, hat Señor Roca sein Wort gehalten.«

»Wie bitte?«

»Ach, das habe ich ganz vergessen, Ihnen zu sagen, Señor. Entschuldigen Sie vielmals. Ich war so vertieft in die Erarbeitung von Bühnenbildern, dass ich nicht daran gedacht habe. Und zwar haben sich einige Patienten der Laientheatergruppe des Krankenhauses zusammengetan, um eine neue Version von *Marat/Sade* vorzubereiten. Als mir Señor Roca von seinem Vorhaben berichtete, befand ich mich gerade bei einem wichtigen Treffen der Requisitengruppe, sodass ich seinen Worten nicht das notwendige Gewicht schenkte. Er prahlte schon seit Tagen damit, dass er fliehen würde, Señor. Dass er es nicht länger ertrage. Seine genauen Einlassungen möchte ich lieber nicht wiederholen. Sagen wir der Einfachheit halber, dass sie die mangelnde Männlichkeit und das unreine Blut der in diesem Zentrum versammelten Individuen betrafen.« Plácido räuspert sich. »Ich habe nicht den geringsten Zweifel, dass sein Fluchtversuch erfolgreich war und er just in diesem Moment frei durch die Straßen des Ortes läuft, Señor. Aus diesem Grund wurde auch die Alarmsirene in Gang gesetzt, deren Klang Sie für eine Ausgeburt Ihres Gehirns hielten.«

»Spar dir weitere Ausführungen, Plácido«, sagt Curro. Er holt tief Luft, richtet die Schultern auf und schlägt dabei die Handflächen mit einem dumpfen Klatschen zusammen, um sie anschließend aneinanderzureiben. »Der Augenblick ist gekommen, um sich wieder unserem Fluchtvorhaben zu widmen. Deine Berichte bestätigen meinen Verdacht, dass wir die Angelegenheit schon viel zu lange verschoben haben. Jetzt ist der Moment gekommen. Ich glaube, dieses Mal werde ich die Sache allein angehen. Es ist offensichtlich, dass ich niemandem mehr vertrauen kann, mit Ausnahme von dir natürlich. Der Rest der Mannschaft bringt einfach zu viele Unbekannte in die Gleichung, wenn du verstehst, was ich meine. Außerdem habe ich den Verdacht, dass Doktor Skorzeny an einer Verschwörung arbeitet, um mich in ein anderes Krankenhaus zu überstellen. Genauer gesagt habe ich nicht nur den Verdacht, sondern weiß, dass es so ist. Er selbst hat es mir gesagt. Aber ohne mich, Plácido! Ich bin schon zu alt, um mich auf derartige Neuerungen einzulassen.«

»Wenn Sie mir die Bemerkung gestatten, Señor, ich denke, an dieser Stelle würde sich der Spruch ›Lieber unter bekannten Irren als Irrer unter Unbekannten‹ anbieten.«

»Sehr gute Ergänzung, Plácido. Bekannte Irre, natürlich, viel besser. Um einen weiteren Aspekt dieser Angelegenheit anzusprechen: Mein Selbstwertgefühl würde ins Bodenlose sinken, wenn ein geistiger Tiefflieger wie Roca, dem man das Gehirn mit einem Elektroschocker …« Curro lacht. »Roca, Elektroschocker … reimt sich. Witzig, oder?«

»Köstlich, Señor.«

»Nicht wahr? Aber wie ich schon sagte, würde es mich zutiefst deprimieren, wenn dieser ungebildete Nazi mit einem Gehirn, das kleiner als das der Schrumpfköpfe vom Amazonas ist, es schaffen sollte, frei und unbehelligt durch die Weltgeschichte zu marschieren, während ich hier drin verrotte. Also, Plácido, ich diktiere …«

»Sofort, Señor.« Der Kopf des Butlers verschwindet von der Luke.

»Plácido?« Curro geht zur Tür, presst beide Hände gegen die Polsterung und das Gesicht durch die Luke. »Wo bist du?«

»Hier unten, Señor. Ich habe mich nur hingehockt, um den Notizblock auf meinem Oberschenkel ablegen zu können.«

»Ah ja, gut, gut. Hervorragend mitgedacht. Unleserliche Notizen können wir in diesem Moment wirklich nicht gebrauchen. Nur ein nicht zu entzifferndes Wort, und es könnte alles vor die Hunde gehen. Trotzdem möchte ich dich bitten, mir derartige Schrecksekunden durch plötzliches Verschwinden in Zukunft zu ersparen. Mein Verstand reagiert mit Verstörung, wenn die Menschen sich vor meinen Augen plötzlich in Luft auflösen und dann wieder auftauchen. Also, Diktat: ›1. Flucht.‹ Hast du das?«

»Ja, Señor.«

»Darunter in kleiner Schrift: ›Besatzung ist entbehrlich.‹ Dieser Ausdruck hat mir schon immer gut gefallen.«

»Sehr wohl, Señor. ›Besatzung ist entbehrlich.‹ Notiert. Wünschen Sie, dass wir ein Datum für Ihren Abschied festhalten?«

»Wann komme ich aus dieser Zelle raus, Plácido?«

Der Kopf des Butlers erscheint wieder in der Luke. Es ist zwar nur das Zentrum seines Gesichts zu sehen, aber es reicht aus, um festzustellen, dass er gründlich rasiert ist.

»Morgen schon, Señor. Am 20. Oktober endet Ihre Zeit in Einzelhaft.«

»Hervorragend.« Curro hebt einen Finger. »Wie die Zeit vergeht, nicht wahr?«

»*Wie im Fluge*. Es ist so, wie der Volksmund sagt, Señor.«

»In der Tat. Sie vergeht wie im Fluge. Also, dann rechnen wir einen Monat für Beobachtungen und Erkundigungen drauf. Eine weitere Woche, um mich von den anderen Patienten zu verabschieden. Ein paar Tage für die Sabotage der Toiletten und noch ein paar für die Erledigung wichtiger botanischer Maßnahmen, um meinem Nachfolger das Leben zu erleichtern. Dann brauche ich noch einen Tag, um eine Art Abschiedslied zu komponieren. Kurz, am sechsten Dezember sollte alles bereit sein.«

»Sechster Dezember. Notiert und unterstrichen, Señor. Sollen wir dann zu den Entwürfen für einen möglichen Plan übergehen?«

»Bei einem Plan kann immer etwas schiefgehen, Plácido. Mein Plan lautet dieses Mal, keinen Plan zu haben. Das ist das Schöne daran: dass es eigentlich kein Plan ist. So etwas wird niemand erwarten. Das wird die Gegenseite komplett überraschen. Was hältst du davon?«

»Beeindruckend, Señor.«

»Na dann los und in die Hände gespuckt. So eine Flucht organisiert sich nicht von allein, Plácido.«

Kapitel 16

»Hallo, Mama! Wir sind wieder da!«, rufe ich beim Öffnen der Tür. Die Klingel brummt einmal und dann noch einmal, als ich die Tür wieder schließe.

Kakerlaken! Ich schaue auf den Boden und sehe zwei von ihnen, wie sie da reglos und mit nach oben ausgestreckten Beinen im Flur liegen. Sie sehen aus, als wären sie tot.

Die Wohnung ist dunkel und riecht komisch. Sie riecht wie meine Finger, wenn ich sie an den Zähnen reibe und etwas Zahnbelag an den Fingerspitzen hängen bleibt. Halte ich mir die Finger dann vor die Nase, ist das wie der Geruch nach Tod und verrottetem Fleisch.

Ich schiebe meine Hand unter die kurze Nylonhose und kratze an meinem Oberschenkel. Da ist eine verschorfte Stelle von einem Mückenstich, die jetzt ein bisschen blutet. Ich schaue in den Spiegel im Flur: Ich bin so braun gebrannt wie noch nie. Fast sehe ich aus wie Priu. Ich stecke die Hand in den Strumpf und kratze mich am Bein. Meine Strümpfe sind weiß mit einem roten und einem blauen Streifen am oberen Ende und stecken in grünen Turnschuhen Marke Kelme. Obwohl es kühl in der Wohnung ist und man von der Schwüle auf der Straße nichts spürt, juckt mir der ganze Körper. Es sind die Kakerlaken, ich reagiere allergisch auf die Biester. Ich brauche keinen Arzt, der mir das bestätigt, sondern wende die Selbstdiagnoseregeln meiner Mutter an. Es kann nur so sein.

Ich fasse die braune Plastikfriesleiste an. Auch sie ist kühl. Es ist der 2. August 1982, und wir sind aus den Ferien zurück. Endlich. Es war ein schrecklicher, nicht enden wollender Sommer. Mein Vater und mein Bruder sind zu dem Arbeitskollegen gefahren, um ihm das Zelt zurückzugeben, und werden anschließend noch das Auto abstellen, bevor sie nach Hause kommen. Ich musste schon vorher aussteigen und das Gepäck in die Wohnung tragen.

Ich schaue auf den Boden. Wirklich komisch. Kakerlaken. Sie haben eine dunkelrote Farbe, sehen aus wie verrostet. Und sie bewegen sich nicht. Im vergangenen Schuljahr haben wir im Biologieunterricht über die Viecher gesprochen. Da sollten wir Gruppen bilden und Insekten sammeln. Ich tat mich mit Priu zusammen, aber wir rührten keinen Finger, bis es dann so weit war und wir am nächsten Tag die Korktafel mit den aufgespießten und klassifizierten Insekten abgeben sollten. Uns blieb nur wenig Zeit, und so mussten wir zu verzweifelten Maßnahmen greifen. Anstatt in aller Ruhe zum Sant Ramon hinaufzulaufen und dort ein paar Insekten einzusammeln, sind wir in der Wohnung von Prius Familie auf die Jagd gegangen. Auf unserer Korktafel befanden sich dann eine Stubenfliege, die wir am Fenster in Prius Zimmer gefangen hatten, und zwei Kakerlaken. Eine schwarze, die wir im Waschbecken auf dem Balkon zum Hof erwischten, und eine rote aus dem Mülleimer in der Küche.

Was ich sagen will: In der Wohnung von Prius Familie ist das Überangebot an Krabbelviechern normal. Bei uns ist es das nicht. Dreck und Schmutz ekeln meine Mutter an. Sauberkeit ist für sie eine grundlegende Tugend und als solche sogar erstrebenswerter, als den Armen zu helfen oder die Kranken zu pflegen.

Ich lasse meinen blauen Rucksack, der mir mittlerweile zu klein ist, auf den Boden fallen, sodass er an der Wand im Flur lehnt. Es ist wirklich dunkel in der Wohnung. Meine Mutter muss die Vorhänge im Esszimmer zugezogen haben. Vielleicht hat sie sich zur Siesta hingelegt. Sie hat den ganzen Sommer gearbeitet. Würde mich nicht wundern, wenn sie erschöpft ist.

Ich gehe in die Hocke und neige den Kopf nach unten, ganz nah an die Fliesen im Flur. Die beiden Kakerlaken bewegen sich immer noch nicht. Sie sind von derselben Art. Periplaneta americana. Ich weiß das von unserer Biologielehrerin. Sie nahm die Tatsache, dass wir tatsächlich Küchenschaben aus Prius Wohnung mit zum Unterricht gebracht hatten, recht sportlich. Anstatt uns vor versammelter Mannschaft zu demütigen, dankte sie uns und erzählte uns ein paar faszinierende Details über die Biester. Sie meinte, dass Kakerlaken dieser Art nahezu alles überleben könnten. Sogar einen Atomkrieg.

Ich zermalme die beiden Schaben mit meinem Fuß. Ein knackendes Geräusch ist zu hören. Es klingt, als würde ein trockener Keks zerbrechen.

»Mama, bist du da?«, rufe ich.

Ich schalte das Licht an, um mir die Reste der zerquetschten Kakerlaken von der Sohle zu kratzen. Sofort kriechen unter der Flurkommode vier weitere Schaben hervor. Mit zitternden Antennen rennen sie Richtung Wohnzimmer, als würden sie Alarm schlagen wollen.

Was ist hier eigentlich los?

Und dann dieser Geruch.

9. Juli 1982

Camping Poseidón
c/Moll Grec, 32
17256 Platja de Pals,
Girona (Girona)

Heil Priu,
jetzt sind wir schon seit einigen Tagen auf dem Campingplatz Poseidón. Wie ich vermutet habe, ist es ein Rattennest. Ein Campingplatz der zweiten Klasse. Dabei muss man wissen, dass die zweite Klasse bei Campingplätzen echt mies ist, ganz und gar nicht wie in anderen Bereichen, in denen die zweite Klasse immer noch gut ist, weil es insgesamt acht Klassen oder mehr gibt. Bei Campingplätzen ist die zweite Klasse die letzte Klasse. Es gibt einen 08/15-Swimmingpool, einen Supermarkt mit zwei Gängen, zwei Tischtennisplatten und eine Bar. Alle hier kommen aus Spanien, oder schlimmer noch aus Girona. Die haben einen Akzent, bei dem ich kein Wort verstehe und immer das Gefühl habe, dass sie sich gerade in die Hose kacken.

Das Gute am Poseidón ist, dass es nebenan einen Campingplatz mit fünf Sternen gibt. Fünf Sterne sind das Maximum. Das Ding heißt Cypsela. Richard (von jetzt an: R.), der irgendwie auf alle Regeln pfeift, hat entdeckt, dass man sich ganz leicht reinschmuggeln kann. Man braucht nur so zu tun, als würde man selbst auf dem Cypsela zelten und wäre nur kurz rausgegangen. Wir gehen dauernd zum Schwimmen rüber und verbringen auch so viel Zeit auf dem Fünf-Sterne-Campingplatz, müssen dabei aber dauernd so tun, als hätten wir unendlich viel Kohle.

Ein Fünf-Sterne-Camping ist jetzt auch nicht Walhalla oder so, aber zumindest ist dort der Fernseher in der Bar gigantisch, und es gibt viele Holländer, Deutsche und Engländer und ein richtiges Schwimmbecken. Mit Wasserfall und so, ob du es glaubst oder nicht. Der Sprungturm ist neun Meter hoch. Hört sich jetzt auch nicht nach soooo viel an, ich weiß, aber als ich mit meinem Bruder oben stand und runtergeschaut hab, mussten wir kehrtmachen und die Leiter wieder runterklettern. Das war oberpeinlich. Du hättest dich wahrscheinlich totgelacht, du Mistkerl.

Mein Vater, der Verrückte, ist wirklich gesprungen. Ich schätze mal, um etwas zu beweisen oder so. Aber nicht mal er hatte den Mumm für einen Kopfsprung und hat stattdessen den Storch gemacht. Du weißt schon, ein Bein angewinkelt und die Nase mit zwei Fingern zugedrückt. R. und ich wären fast vor Scham gestorben. Als er aus dem Becken kam, haben wir so getan, als wäre er nicht unser Vater, sondern nur irgendein dahergelaufener Irrer.

Für meinen Bruder ist es der beste Sommer seines Lebens. Die ganze Scheiße bei uns zu Hause hat er längst vergessen. Die Mädchen vom Cypsela halten ihn für einen Italiener oder so was in der Art, weil er ziemlich braun gebrannt ist und lange schwarze Haare hat, die ihm jetzt schon fast bis zu den Schultern reichen. Manchmal bindet er sie mit einem Gummi nach hinten und zieht dazu ein Trägerhemd an. Dann rufen die Tourimädchen ihm Sachen zu. Die von hier machen das auch, aber auf Katalanisch, weil sie glauben, er würde das nicht verstehen. Und dann schaut er sie an, und sie schauen ihn an, und alle kichern so Marke hihihohohihi. Und ich, Priu, ich kotze. Einen Strahl so groß wie ein Triumphbogen, unter dem sie von mir aus alle durchmarschieren können. Mein Vater, noch so eine Type, rennt mit einer Mini-Badehose durch die Gegend, einem schwarzen Slip, bei dem man fast alles sieht. Und ohne Hemd natürlich, sodass er jeden Tag ein bisschen brauner wird. Seine Badehose ist *makroskopisch* kaum zu erkennen. Toll, oder? Das Wort hab ich gerade erst gelernt.

Mein Vater fläzt den ganzen Tag im Liegestuhl und sonnt sich. Er steht nur auf, um die Zeitung zu holen oder zum Schwimmbecken zu gehen. Manchmal fährt er uns mit dem Auto zum Strand, und wir verbringen den Tag in irgendeiner Bucht. Meistens haben R. und ich am Ende die Schnauze gestrichen voll, weil es nur zwei oder drei Sachen gibt, die du an einem Strand machen kannst. Irgendwann hast du einfach echt genug davon, Sandburgen zu bauen, in die Wellen zu springen und Kokosnüsse zu essen. Schmeckt sowieso ekelhaft, dieser Dreck. Wie Holz, verdammt.

Mein Vater telefoniert alle Nase lang und verbringt einen Gutteil des Tages mit dem Ohr am Hörer. Dann steht er an der Telefonzelle neben der Rezeption und wirft eine Münze nach der anderen ein, während andere Gäste Schlange stehen, weil sie auch telefonieren wollen. Er ist schon eine richtige Berühmtheit. Die Leute nennen ihn »den Kerl vom Telefon«. Wenn er über den Campingplatz Richtung Rezeption geht, kannst du beobachten, wie sie stöhnen und fluchen. Keine Ahnung, ob er meine Mutter anruft oder so. Wenn ja, dann richtet er ihre Grüße nicht aus. Ich denke, er telefoniert mit L. (du weißt schon). Manchmal pfeift er ein Liedchen, wenn er zurückkommt, und hüpft regelrecht durch die Gasse, in der unser Zelt steht. Sitze ich dann unter dem Sonnenschutz und lese Comics, streicht er mir mit der Hand übers Haar. Es kommt aber auch vor, dass er wie verstummt von der Telefonzelle zurückkommt, hin und wieder sogar mal mit schlechter Laune. Dann meckert er nur rum. Zum Beispiel, weil ich gegen eine Zeltleine trete oder das mit den Händen mache oder die Matheaufgaben nicht lösen kann, die ich sowieso nie rauskriege.

Ich schreib dir hier mal eine aus dem Übungsheft für die Mathe-Wiederholer auf:

Berechne die Innenwinkelsumme
eines regelmäßigen Vielecks mit fünfzig Seiten.

Was zum Henker soll das bedeuten, bitte schön? Ich verstehe nicht ein Wort in diesem Satz. Fünfzig Seiten! Was soll das für ein Ding sein? Der verdammte Todesstern oder was?

Klar, für dich ist das ein Klacks, aber für mich ist das wie chinesische Wasserfolter. Die anderthalb Stunden nach dem Mittag, wenn alle anderen ruhen und verdauen, muss ich mit Schulaufgaben verbringen. Kaum zu glauben, oder? Echt die schlimmste Zeit des Tages für mich.

Was sonst noch? Ach ja, wir essen hier nur Makkaroni mit Tomatensoße und Würstchen zu Mittag und zu Abend dann Kochschinken und Pan con tomate. Diesen Sonntag soll's Brathähnchen geben. Halleluja!

Das war's dann, glaube ich. Ach nein, doch nicht! Hätte ich fast vergessen: das Halbfinale der WM gestern! Hättest du sehen sollen, Mann, weil der deutsche Torhüter (Schumacher) einen französischen Stürmer (Battiston) so heftig umgenietet hat, dass der Arme Zähne gespuckt hat und mit einer »Gehirnerschütterung«, wie der Typ im Fernsehen meinte, vom Platz getragen werden musste. Ohnmächtig. Das war superkrass, weil der Schiri echt nichts gepfiffen hat. Wir haben die Partie in der Bar vom Cypsela gesehen, wo sich dann ein paar Deutsche mit ein paar Franzosen prügelten. Es war die HÄRTE! Mein Vater hat uns aus der Bar gescheucht, als die Sache gerade interessant wurde, weil einer der Froschfresser sich einen Barhocker geschnappt hatte und das Teil einem Boche in den Nacken rammen wollte. Schätze mal, das hatte auch ein bisschen was mit 1943 zu tun. Wir haben dann nicht mehr gesehen, wie die Schlägerei ausging. Es war das erste Mal, dass ich so etwas miterlebt habe. Und es hat mir ziemlich gut gefallen. Ich hoffe, dass ich in Sant Boi auch mal so was zu sehen bekomme. Das Spiel hat dann übrigens Deutschland gewonnen.

Kevin Keegan hat bei der WM fast nicht gespielt, weil ihm der Rücken wehtut oder er zu alt ist oder was weiß ich. Voll fürn Arsch. Ich bin echt froh, dass ich das Poster abgehängt habe.

Gut, Junge, schreib mal, wie es dir in Aragonien ergeht. Und wenn du einen seltenen Käfer erwischst, dann leg ihn mir in Alkohol aus dem Verbandskasten ein. Mann, ich langweile mich wirklich und hätte nicht übel Lust, *Flucht aus Colditz* zu spielen und dich dabei fertigzumachen. Es ist echt scheiße hier. Mein Bruder ist behindert und mein Vater verrückt – keine Ahnung, wie zum Henker ich in dieser Familie gelandet bin.

So, Priu, jetzt habe ich dich wirklich genug genervt. Zumindest kannst du dich nicht beschweren, dass du nichts zu lesen hättest. Vergiss nicht, Kumpel: Terror kann nur durch Terror gebrochen werden. Und schreib mir mal, okay?

Beste Grüße,
Curro Abad Colet, Gauleiter von Thüringen

12. Juli 1982

Camping Poseidón
c/Moll Grec, 32
17256 Platja de Pals
Girona (Girona)

Heil Priu,
wie geht's dir, Kumpel? Mir geht's gut, na ja, eigentlich nicht so gut, weil gestern das Ende der WM war und die vier Italiener auf unserem Campingplatz die ganze Nacht gesungen und ihren Titel gefeiert haben. Was für Nervensägen. Die ganze Sache hier ist immer noch eine riesengroße Scheiße, aber immerhin habe ich in den letzten Tagen viel Ablenkung gehabt. Es sind nämlich ein paar ziemlich komische Sachen passiert, die ich noch untersuchen muss, und so langweile ich mich nicht allzu sehr.

Mein Vater, der Spinner, ist schon so schwarz wie ein Stück Kohle. Was kein Wunder ist, wenn er den ganzen Tag nur in einer Badehose, die nicht einmal diesen Namen verdient, im Liegestuhl lümmelt, sich in der Sonne aalt und nichts weiter tut, als sich ab und an die Eier zu kratzen.

Unsere Nachbarn, ein paar alte Holländer, die andauernd irgendwas mit Butter gekocht haben, sind jetzt abgereist. Gestern sind drei Spanierinnen angekommen, die komisch sprechen. Hört sich an, als würden sie lispeln, und ich denke, es sind Andalusierinnen. Oder zumindest kommen sie von irgendwo da unten. Sie sind mit zwei Zelten unterwegs, Typ Firstzelt, eins größer, das andere kleiner. Sie haben sie selbst aufgebaut und sind auch sonst sehr geschickt. Wie alt sie sind, könnte ich dir nicht genau sagen. Vielleicht zwanzig, vielleicht ein bisschen älter, vielleicht ein bisschen jünger. Jedenfalls sind sie braun gebrannt, haben stark gelocktes Haar, fast wie Gitanas, und rennen den ganzen Tag im Bikini durch die Gegend. Müsstest mal sehen, wie mein Vater sich aufführt, seitdem die Ladys angekommen sind! Mannomann, ich sag dir, er macht sich in einer Tour lächerlich. Bisher war alles nur Probe, denn jetzt dreht er richtig auf: springt den ganzen Tag in seinem Lendenschurz über den Zeltplatz, tut mordsbeschäftigt, baut irgendwelchen Mist am Sonnendach an, strafft die Zeltleinen, versetzt die Heringe mit dem Hammer und grinst dabei die ganze Zeit die Andalusierinnen an. Scheint so, als hätte er seine Vorurteile gegen die Leute aus dem Süden erst mal beiseitegelegt. Von wegen, dass sie nicht arbeiten und was er noch alles über die sagt. Stattdessen macht er Späßchen mit den dreien. Von wegen Nachbarin hier, Nachbarin da; was für ein ruhiges Eckchen wir doch abgekriegt haben, und könnt ihr Hübschen mir mal ein Tässchen Zucker leihen und so weiter. Unfassbar, wirklich! Und als Krönung kichern die Ladys noch über seine Späßchen!!! Manchmal erzählt er auch Witze, macht einen auf hilfsbereit, spielt den Mann von Welt und bietet ihnen ein paar von seinen Chesters an. Gestern haben sie ihm ein Bier aus ihrer Kühlbox gegeben. Keine Ahnung, ob aus Mitleid oder warum sonst. Du glaubst gar nicht, wie gut gelaunt der auf einmal war. Hat sein »Oh-when-o-holem, oh-when-o-folem« gesungen und den ganzen Abend mit diesem Idiotengrinsen Richtung Horizont gestarrt. Nur dreimal hat er an diesem Tag telefoniert. Ganz so, als wäre ihm L., oder wen zum Teufel er da immer wie ein Wahnsinniger anruft, plötzlich egal.

Du würdest ihn nicht wiedererkennen, ich schwör's dir! Weißt du noch, dass er ganz dürr war und weiße Haut hatte? Jetzt sieht er aus wie verkohlt, hab ich dir ja schon geschrieben, und sein

Bauch ist wie ein Brett. Man könnte ihn glatt für Burlan Caster halten, ich schwöre zu Gott. Außerdem trägt er jetzt Schnurrbart und sieht aus wie ein Kosake.

Was meinen Bruder betrifft: Der will nur noch zum Cypsela rüber, um mit einem Mädchen aus Madrid rumzuknutschen, das er sich angelacht hat. Da will er mich nicht dabeihaben, logisch.

Hast du die Sache mit der Atombombe gesehen? Die Amerikaner haben einen neuen Test gemacht, gestern oder vorgestern. Deckname »Queso«. Das muss ein echter Stinkkäse gewesen sein, mindestens ein Cabrales oder so.

Was meinen Vater angeht, muss ich sagen, dass ich wieder einmal darüber nachdenke, ob er nicht tatsächlich verrückt geworden ist. Erinnerst du dich noch, was mit Rudolf Heß in Nürnberg passiert ist? Ich glaube, mein Vater ist entweder irre geworden wie Rudolf Heß, oder er macht eine Krise durch oder eine Episode, oder wie sich das nennt. In der einen Minute hat er eine Laune wie sieben Tage Regenwetter, und in der nächsten läuft er fröhlich pfeifend durch die Gegend. Ich hoffe bloß, dass er uns nicht umbringt, also meinen Bruder und mich, mit einer Kettensäge oder so, wie in dem Film, von dem du mir mal erzählt hast. Junge, ich schreibe das zwar aus Spaß, aber wenn ich so drüber nachdenke, bekomme ich echt Schiss.

Weißt du noch, dass mein Bruder und ich einen Waffenstillstand hatten, seitdem meine Eltern sich so heftig streiten? Damit ist's jetzt aus. Gebrochen, wie der Vertrag von Brest-Litosk (keine Ahnung, wie man das schreibt). R. hat neulich nämlich mit einer Pingpong-Kelle, die wir für 100 Peseten in der Bar des Campingplatzes ausgeliehen hatten, nach mir geworfen und mich an der Stirn getroffen. Damit sind wir keine Brüder mehr. Na ja, eigentlich schon noch, weil es ja gar nicht anders geht, aber du weißt, was ich meine. Die Wunde musste genäht werden. Drei Stiche! Mistkerl. Aber ich werde mich rächen, ich schwöre.

Jetzt habe ich dich wieder so vollgelabert. Und schau nur, wir sind gerade mal bei Tag zwölf angelangt. Mist. Ich halt das echt nicht länger aus ... Wasserfall, Schwimmbecken, Strand, Minimarkt, meine Familie. Ich bitte dich, schick mir ein paar Blätter vom Wasserschierling. Schnell. Es mag irre klingen, aber ich vermisse Sant Boi, diese Kloake. Da gibt's wenigstens keine Leute aus Girona. Solltest die mal sehen, Junge, die glauben echt, das hier wäre Jerusalem oder der Garten Eden oder so was. Aber ich sag dir was: Wäre ich hier zur Welt gekommen, ich hätte mir bei der erstbesten Gelegenheit die Kugel gegeben.

Gut, Priu, schreib mir, wie dein Sommer läuft. Gott mit uns, Kumpel!

Curro Abad Colet, Obergruppenführer und Träger des Eisernen Kreuzes 1. Klasse

19. Juli 1982

Camping Poseidón
c/Moll Grec, 32
17256 Platja de Pals
Girona (Girona)

Heil Priu,
ich habe Dinge gesehen, die würdest du nicht glauben. Ich hab zwar keine C-Beams gesehen, wie sie im Dunkeln glitzern, nahe dem Tor von Was-weiß-ich-wo, wie der Android in dem Trailer sagt, den wir gesehen haben, aber fast. Anschnallen, Junge, es geht los:

Gestern Abend gab es eine Tanzveranstaltung auf der Terrasse der Bar. Die Musik besorgte eine Gruppe alter Knacker, die sich Els Vampir's nannten und aus einem Dorf hier in der Nähe waren. Sie spielten all diese schrecklichen Songs für alte Omas wie dieses »Her name was Lola blablabla«, »Copa-copacabana«, das von Brigitte Bardot, das mit »Ay, ay, caramba« und so weiter. Eigentlich egal, sie hätten von mir aus auch das Horst-Wessel-Lied spielen können. Wichtig ist, dass mein Vater deprimiert ist oder so, und zwar richtig! Du weißt ja, dass die Leute ihn hier den »Irren vom Telefon« nennen und er dauernd an der Strippe hängt und dabei so tut, als müsste er gerade die Kubakrise lösen, sodass alle Welt vor der Kabine Schlange stehen muss. Ich sag dir, die würden ihn am liebsten lynchen. (Zweimal musste ich mitgehen und hatte alle Hände voll zu tun, den Mob zurückzuhalten.) Von seinem letzten Anruf kam er ziemlich niedergeschlagen zurück. Er lief ohne Ziel durch die Gegend und wirkte am Boden zerstört. Ich schwöre dir, ich hab ihn noch nie so am Ende gesehen. Er hat mich nicht mal ausgeschimpft oder so. Und auch als mein Bruder mir einen Punch auf die Lippe gegeben hat, dass es blutete, hat er nichts gesagt. Er hat sich nur mit glasigen Augen vor mich hingehockt, mir die Lippe mit Wasserstoffperoxid abgetupft, mir immerzu die Wange getätschelt und dabei – Achtung, jetzt kommt's, Priu! – Sachen gesagt wie: »Ach, mein armer Kleiner! Mein süßer Junge!« Das hat mir mehr Angst gemacht, als wenn er mir eine gescheuert hätte. Dann hat er meinen Bruder angesehen, aber anstatt ihm einen Liegestuhl an den Kopf zu werfen, hat er ihm so verdrehte Sprüche reingedrückt wie: »Warum müsst ihr einander nur so behandeln?« Ganz so, als wäre es unsere Schuld.

Gut, jedenfalls sind wir dann zu dem Tanz gegangen. Die Sache wurde durch die Lautsprecher durchgesagt, die hier an den Laternenmasten hängen. Mein Vater hat sich ein bisschen zusammengerissen und sich sogar eine lange Hose angezogen (Gott sei Dank!), allerdings mit Sandalen (o nein!), und dazu ein kurzärmeliges Hemd, luftig und schwarz-weiß gestreift. Als wir da angekommen sind, waren die Nachbarinnen aus Andalusien schon da. Mein Vater schob uns in ihre Richtung, sodass wir kurz darauf neben ihnen saßen. Und dann bestellt er sich irgendwas mit Cola gemixt, was ich ihn noch nie habe trinken sehen (ich glaube, weil die Ladys das auch bestellt hatten), und mein Bruder und ich bekommen eine Coca-Cola vorgesetzt. Aber meinen Bruder interessiert das nicht die Bohne, und so nimmt er sich jedes Mal, wenn mein Vater in eine andere Richtung schaut, einen Schluck von dessen Drink. Die Andalusierinnen kichern darüber und tuscheln … dass mein Bruder doch schon so gut wie erwachsen ist und dass er ihnen in drei Jahren bestimmt die Herzen bricht. Mein Vater tut so, als würde er das alles nicht mitkriegen. Als er dann aber hört, was die Ladys sagen, ist er mit einem Mal verärgert oder neidisch oder so und fängt an, mit lauter Stimme irgendwas von Duschfalttüren und Toilettenkabinen zu erzählen. Peinlicher ging's fast nicht mehr!!! Und mein Bruder, der Spinner, steht einfach auf und geht los, um sich eine Holländerin anzulachen. Von einer Sekunde auf die andere interessiert ihn das Mädchen aus Madrid, mit dem er die ganze Zeit über rumgeknutscht hat, kein bisschen mehr.

Jedenfalls sitzen wir da rum, und mein Vater bestellt sich Drinks und Bier und versucht, mit den Andalusierinnen mitzuhalten. Die sind zwar Frauen, können aber Unmengen wegbechern, weil es bei denen da unten so heiß ist und sie das Trinken gewohnt sind. Mein Vater spricht immer lauter, sein Gesicht wird immer röter, und als dann plötzlich die Musik aufhört, weil das Lied zu Ende ist, kann man ihn hören, wie er fast schon brüllend was von Wasserklosetts mit Zwei-Mengen-Spültechnik erzählt. Ein paar Leute drehen sich um und starren ihn an, und er nimmt noch einen Schluck von seinem »Rumcola«. (So hat er es zumindest bei der Bestellung genannt und dabei so getan, als würde er es als Mann von Welt jeden Tag trinken.) Dabei kippt er sich allerdings die Hälfte übers Hemd, und während ihm die Suppe vom Kinn tropft, bekommt er einen Lachanfall! Und zwar einen von denen, die einem richtig Angst einjagen. Viel mehr als nur Lachen, verstehst du? Jedenfalls kreuzen kurz darauf drei große Deutsche auf, die wie Kobolde aus den Bergen aussehen, aber sie sind blond und attraktiv und maximal arisch eben. Sie sprechen die Andalusierinnen an und führen sie zum Tanzen auf die Piste. Mein Vater macht auf einmal ein Gesicht wie einer, der sich einen Riesenschiss verkneift. Alles, was man von den Ladys noch sieht, sind ihre Hände und Köpfe, wie sie in die Luft fliegen und sich zum Rhythmus von irgendwelchen alten Liedern bewegen. Dann kommt der Kellner, weil mein Vater wieder mit einem wirklich verrückten Lachen »Garçon!« gebrüllt und sich noch einen

Rumcola bestellt hat. Und damit du dir eine Vorstellung davon machen kannst, wie fertig er in diesem Moment schon ist: Mein Bruder, der wieder zu uns an den Tisch gekommen ist, sagt »ein Belies mit Eis« zum Kellner, und anstatt R. dafür eine Schelle zu verpassen, geht mein Vater einfach so darüber hinweg und lässt ihn bestellen. Ich wusste gar nicht, was das sein soll, ein Belies, aber jetzt weiß ich es, weil mein Bruder mir einen Minischluck abgegeben hat, allerdings nur zähneknirschend, weil er ein verdammter Geizkragen ist. Jedenfalls schmeckt das Zeug wie ein Sahnebonbon, aber es brennt auf der Zunge.

Was dann? Ach ja: Mein Vater sackt Stück für Stück auf seinem Stuhl zusammen und spricht kein Wort mehr, die Andalusierinnen tanzen, und meinem Bruder fallen beinahe die Augen zu. Er ist so fertig, dass sein Gesicht immer tiefer sinkt und fast auf die Tischplatte knallt. Doch er fängt sich jedes Mal im letzten Moment mit den Händen ab. Das fällt ihm allerdings auch zunehmend schwerer, und beinahe kracht er vom Stuhl runter. Es ist wirklich zum Schieflachen, aber mein Vater zieht ein Gesicht, als hätte man ihm gerade gesagt, dass sein Wellensittich gestorben ist. Irgendwann ist er so schlapp, dass ich zur Kapelle gehe und einem der Vampir's zwischen den Songs sage, dass sie doch mal dieses Lied mit »Oh-when-o-holem, oh-when-o-folem« spielen sollen, damit mein Vater ein bisschen besser draufkommt. Der Kerl von der Band kennt das Lied aber nicht, und so spielen sie eins von Miguel Ríos, das mit »El neón de color rosa se hace cargo de las cosas«, doch das interessiert meinen Vater nicht die Bohne. Mir scheint es, dass er durch dieses Lied noch schlechter draufkommt. Dann fallen mir ein paar Typen an einem der Nachbartische auf. Vier oder fünf Spanier mit Schnauzbärten und Ringen an den Fingern, die schon die ganze Zeit laut krakeelen. Einer von denen trägt so eine Brille mit halbdunklen Gläsern, die aber keine Sonnenbrille ist. Sie haben Frauen dabei, die sehr stark geschminkt sind, ihre Haare so braun wie Holzmöbel gefärbt und ihre Lider mit einem Türkiston angepinselt haben. Na, jedenfalls gehen diese Typen dann zur Kapelle und wünschen sich was, worauf die Musiker untereinander diskutieren, als wüssten sie nicht recht, was sie tun sollen. Kurz danach fangen sie doch an zu spielen. Und zwar die Nationalhymne von Spanien, verdammt! Darauf stehen die Kerle vom Tisch auf und rufen Sachen wie »ARRIBA ESPAÑA!!!« und »VIVA FRANCO!!!«. Dabei nehmen sie richtig Haltung an, und zwei von ihnen heben sogar den rechten Arm zum römischen Gruß. Die Frauen von den Typen starren auf den Boden. Eine von ihnen versucht, ihren Ehemann zum Tisch zurückzuziehen, damit er sich wieder hinsetzt. Die Señoras konnten einem echt leidtun, sag ich dir. Aber jetzt kommt der Hammer, Priu: Und zwar steht mein Vater auf, wankt zu den Kerlen rüber und brüllt mit puterrotem Gesicht was von wegen Autonomiestatut und Republik, von wegen Macià und Prat de la Riba. Dabei weiß er selbst nicht mehr richtig, was er da überhaupt sagt. Die Leute an den Tischen erheben sich und glotzen die Kerle an, während mein Vater seine Nase immer näher an das Gesicht von dem Typen mit der verdunkelten Brille schiebt und ihn weiter anschreit. Dann tauchen irgendwoher plötzlich sechs Jugendliche auf, starke Kerle mit verwegenen Gesichtern, markanten Nasen und Koteletten, die zum Tisch der Spanier unterwegs sind. Die Schreie werden immer lauter, und einer von ihnen brüllt aus vollem Hals. Ich höre das Wort ETA, und da kapiere ich, dass die Kerle Basken sind. Sie kommen aber nicht mehr rechtzeitig, denn gerade als sie die Tanzfläche überqueren, stößt der Kerl mit den getönten Brillengläsern meinen Vater beiseite, der darauf auf dem Boden landet und bei seinem Sturz zwei Stühle umreißt!

Ich laufe zu ihm, um ihm auf die Beine zu helfen. (Mann, ich hab sogar jetzt noch einen Knoten im Hals, wenn ich nur daran denke. Brauchst gar nicht lachen!) Und während ich ihn hochziehe, geht die Prügelei richtig los. Die Basken teilen so kräftig aus, dass man fast denkt, da ist Bud Spencer am Werk. Alle schreien, und auch die Basken brüllen was von wegen »Chakurras« und »Askatu« und was weiß ich noch alles. Superheftig, Junge, ich schwöre. Sogar als die Faschos am Boden liegen, werden sie noch von den Jungs aus dem Baskenland mit Fußtritten bearbeitet. Die Schnauzbartträger sind ziemlich alte Säcke mit fetten Bäuchen und so, und sie bekommen eine richtige Packung ab. Ihre Frauen heulen wie Schlosshunde, aber gut, hätten sie eben keine Faschisten heiraten sollen. Denk nur daran, was mit Eva Braun passiert ist.

Okay, jetzt komme ich langsam zum Ende, hast wahrscheinlich eh schon die Nase voll von meinem Geseiere. Also, irgendwann sind wir dann zum Zelt zurück. Wir müssen R. regelrecht hinschleppen, denn der ist vom Belies und den anderen Drinks zusammengeklappt. Meinem Vater ist nicht viel passiert. Seine Hände sind aufgeschrammt, weil er auf der Erde gelandet ist, als sie ihn gestoßen haben, aber sonst hat er nichts abbekommen. Als wir am Zelt sind, verpasst mein Vater meinem Bruder ein paar Backpfeifen, weil der nämlich nicht mehr reagiert und wie ein Halbtoter aussieht. Dann sagt er: »Vomm Vurro, wir bring ihn jetzt su Dusche!« Als hätte er das gehört, richtet sich mein Bruder plötzlich auf und kotzt im Strahl wie das Mädchen in *Der Exorzist.* Und was macht mein Vater, als er die Kotze von meinem Bruder riecht? Richtig, er legt auch los und reihert genau neben das Zelt in eine der Furchen für das Regenwasser.

Das war also meine große Sause, mein Saturday Night Fever, Priu! Und klar, das Leben ist wunderschön, und deshalb müssen wir, wie Don Bosco sagt, stets fröhlich sein.

Mit einem lieben Gruß verabschiedet sich,

Curro Abad Colet, der junge, böse Todesgott und der Schlächter von Prag

29. Juli 1982

Camping Poseidón
c/Moll Grec, 32
17256 Platja de Pals,
Girona (Girona)

Heil Priu,
jetzt ist es endlich bald vorbei. Das hier ist der letzte Brief, den ich dir aus den Sommerferien schreibe. Morgen fahren wir wieder runter nach Sant Boi. Ich hätte nie gedacht, dass ich die alte Latrine vermissen würde. Auch mein Vater scheint die Schnauze gestrichen voll zu haben. Wenn ich eins seiner Telefongespräche richtig mitgehört habe, dann haben wir wohl keinen Duro mehr und werden uns mit Brot und Wasser durch den September kämpfen müssen. Mir war ja von Anfang an unklar, warum wir überhaupt hierhergefahren sind, aber gut.

Die Andalusierinnen sind abgereist, und ehrlich gesagt ist es mir gleich. Nach der Sache beim Tanzabend hat mein Vater nicht mehr mit ihnen gesprochen und die beleidigte Leberwurst gespielt. Am Anfang haben sie noch versucht, sich bei ihm einzuschmeicheln, aber er hat sie links liegen lassen. Er hat tatsächlich den Kopf weggedreht und so getan, als würde er sie nicht hören und sich gerade mordsmäßig für irgendetwas am anderen Ende des Zeltplatzes interessieren. Na ja, und logisch, irgendwann haben die Andalusierinnen aufgehört, sich zu bemühen, und nicht mehr mit ihm gesprochen. Die jungen Deutschen hingegen haben den ganzen Tag in den Zelten der Ladys getobt. Manchmal konnte man Schreie und Gekicher hören, auch Schnauben und Scherze und hin und wieder auch mal ein monströses Geheul. Mein Bruder und ich reden zwar nicht mehr miteinander, aber als wir die Geräusche aus den Zelten nebenan hörten, haben wir die ganze Zeit gelacht, während mein Vater von Mal zu Mal saurer wurde.

Zum Glück hat die Sache jetzt ein Ende. Vor zwei Tagen habe ich meine Mutter angerufen, weil ich Geburtstag hatte! Am Telefon war sie supernett, richtig aufgedreht, dauernd am Kichern und Kreischen, wenn ich ihr irgendwelchen belanglosen Käse erzählt habe. Das klang ganz und gar nicht nach ihr, wenn du verstehst, was ich meine. Ich weiß auch nicht, was mit ihr los ist, aber irgendwie habe ich so eine Ahnung, dass es nichts Gutes sein kann.

Was war noch? Ach ja, Priu, stell dir vor, ich hab entdeckt, dass mir das Tauchen gefällt! Es läuft so: Mein Vater fährt mit uns zu einer steinigen Bucht namens Aiguafreda, dann setzt er sich die Taucherbrille auf, schlüpft in seine Taucherflossen und geht in eine Richtung, und ich mache das Gleiche und gehe in eine andere Richtung. Nur R. geht nirgendwohin, weil er nämlich ein Null-Bock-Typ vorm Herrn ist und stattdessen lieber wie ein Vollidiot mit offenem Mund auf den Felsbrocken hockt und nur noch an Weiber, Turnschuhe und Rummenigge denkt. Der kann mich mal. Um ehrlich zu sein, krieg ich da unten im Wasser schon ein bisschen Schiss und muss die ganze Zeit an Haie denken. Aber trotz der Angst fühlt es sich fantastisch an, denn es herrscht absolute Stille. Du hörst nur noch deine eigene Atmung und die Geräusche im Inneren deines Körpers. Niemand schreit, niemand brüllt, niemand zankt sich, und es gibt außer dir keine anderen Menschen weit und breit. Es ist ein wirklich tolles Gefühl, und ich glaube, es würde dir gefallen. Weißt du, was ich mir da unten manchmal vorstelle? Dass ich der einzige Mensch auf der ganzen Welt bin. Dass alle anderen durch einen Meteoriten blind geworden sind und nur noch ich übrig bin, wie in dem Buch mit den Triffids, das ich gerade ausgelesen habe und dir demnächst mal leihen werde. Ist wirklich stark. Hätte ich doch nur schon früher mit dem Tauchen und dem Lesen angefangen, denn diese Sommerferien waren echt beschissen. Aber irgendwie hab ich nicht dran gedacht.

Hab schon ein paar Tage nicht mehr ferngesehen, sodass ich gar nicht mehr auf dem Laufenden bin, was in der Welt passiert. Ich schätze mal, du bist schon wieder zurück in der alten Latrine. Lach mich nur aus, wenn du magst, aber ich sag dir was: Ich mag unser Sant Boi. Wahrscheinlich drehe ich schon durch wie der alte Heß. Am Ende des Sommers, kurz bevor die Schule wieder losgeht, fühlt es sich immer so an, als wenn sich im nächsten Schuljahr alles zum Guten wenden könnte. Mir ist egal, dass es am Ende dann doch nie so ist. Trotz allem (ich muss bekloppt sein) habe ich große Lust, wieder heimzukommen, zur Schule zu gehen, samt Kunstunterricht und Pausenhof, und samstags mit dir *Flucht aus Colditz* zu spielen, fernzusehen, mir ein Stück Apfelkuchen nach dem nächsten reinzudrücken, auf den Sant Ramon hochzulaufen und den Festtagen entgegenzufiebern, also Purísima und Reyes. Ich hoffe, dass sich meine Eltern im nächsten Jahr wieder besser vertragen. Eine Scheiße, dass wir nicht beten, denn ich würde genau dafür beten. Na ja, vielleicht renkt sich ja alles wieder ein. Was ist denn das Schlimmste, was passieren könnte, he? Egal, sag's mir besser nicht. Ich bin erst dreizehn und hab noch das ganze Leben vor mir! Außerdem sagt Don Bosco, dass wir fröhlich sein sollen und dass er die, die es nicht sind, mit Stockhieben zu Tode prügeln wird.

Gut, ich mach besser Schluss. Mein Vater ruft. Was er wohl jetzt schon wieder will, der Irre? Mal sehen, ob dieser Brief noch bei dir ankommt, bevor wir uns wiedersehen.

Denk dran: heute Sant Boi und morgen die Welt!

Mit Dolch und Granate bewaffnet ruft Lebewohl,

Curro Abad Colet, Reichsminister für Volksaufklärung und Propaganda

»Mama?«

Ich erkenne sie nicht gleich. Sie ist es, sicher, aber sie sieht nicht so aus.

Sie steht in der Küche und schaut durch das Fliegengitter hinaus auf unseren kleinen Innenhof mit dem rissigen Zementboden und den zwei Meter hohen Mauern, in den die Sonne nur eine halbe Stunde am Tag scheint. Da stehen einige Blumentöpfe mit abgestorbenen Pflanzen, die sie irgendwann mal mit guten Vorsätzen ausgesät hatte: Geranien und Minze vor allem. Als ich noch klein war, roch der Patio immer nach Minze, jetzt riecht er nur noch nach brüchigem Zement. Von den Wänden bröckelt der Putz, sodass hier und da das bloße Mauerwerk zu sehen ist. Die fünf oder sechs Blumentöpfe sind nicht viel mehr als mit Erde, Dreck und vertrockneten Pflanzenresten gefüllte Tonkrüge. Früher haben wir mit unseren Playmo-Figuren in den Dingern gespielt, jetzt nicht mehr. Eine leere orangefarbene Butangasflasche steht da draußen, außerdem noch eine grüne Plastikgießkanne, ein paar an die Wand gelehnte Pressholzplatten und ein Besenstiel ohne Borsten.

Meine Mutter hat abgenommen. Sie hat *viel abgenommen.* Ich könnte es nicht in Zahlen ausdrücken, aber mindestens die Hälfte ihres Körpergewichts hat sie abgespeckt. Ehrlich gesagt hatte ich keine Ahnung, dass jemand so viel abnehmen kann. Sie trägt ihre alte Kittelschürze mit den blau-weißen Karos. Früher spannte das Ding so sehr, dass man Angst hatte, es könnte jeden Moment an den Nähten aufreißen, jetzt hängt es lose wie ein Sack an ihrem Körper herunter. Mein Vater meckerte oft mit ihr, weil der Kittel sehr kurz war. Wenn sie sich nach vorn beugte, um etwas aufzuheben oder im Hauseingang den Boden zu wischen, konnte man ihren Schlüpfer sehen. Jetzt reichen ihr der untere Saum bis über die Mitte des Oberschenkels und die Ärmelenden fast bis zum Ellbogen. Es ist, als hätte jemand meine Mutter zu heiß gewaschen, und sie wäre eingelaufen. Ihre Schlüsselbeine stehen etwas hervor. Nicht so wie bei den Überlebenden von Mauthausen, aber der Effekt ist ähnlich, denn ich habe schon einige Jahre keinen Knochen mehr am Körper meiner Mutter gesehen.

»Curro!«, ruft sie und kommt auf mich zu. Sie nimmt mich in die Arme, und ich erstarre zu einer Salzsäule, weil es sich wie die Umarmung eines fremden Menschen anfühlt. Ihre Arme sind zwar keine Stöcke, sondern die von einer normalen Person. Die Sache ist aber, dass ihre Arme früher nicht die von einer normalen Person waren. Sie waren wie große Schinkenkeulen, rosafarben und von Fettstreifen durchzogen. »Wie ich mich darauf gefreut habe, dich endlich wiederzusehen!«

Meine Mutter greift mein Gesicht mit beiden Händen, gibt mir einen Kuss auf den Mund und lacht aus voller Kehle. Sie riecht streng. Zigarettenqualm, Schweiß und irgendetwas, das mich an Aprikosensirup erinnert. Hinter ihrer Schulter sehe ich die mit schmutzigen Tellern und Tassen vollgestellte Arbeitsfläche der Küche. Zwischen Silberpapierfetzen mit milchigen Resten laufen zwei oder drei Kakerlaken auf dem Marmor herum. Sie sind nicht in Eile, scheinen ohne Sorge und sich wie zu Hause zu fühlen. Obwohl die Fenster offen stehen und die Bodenfliesen sich kühl unter meinen Füßen anfühlen, hängt da ein alles überlagernder Geruch in der Luft, der nicht von meiner Mutter ausgeht. Es riecht wie ein Stück Knorpel, das sich beim Essen zwischen deinen Zähnen festgesetzt hat und im Inneren deines Mundes verfault.

»Na los, erzähl, Curro! Erzähl mir alles!« Sie zieht mir einen schmutzigen Stuhl mit verrosteten Metallbeinen und einer Rückenlehne aus blauem Kunststoff heran und bleibt neben der Tür zum Innenhof stehen. Eine ihrer Hände gleitet zum übervollen Aschenbecher, die andere hält sie ausgestreckt auf ihrem Oberschenkel. Für einen Moment habe ich den Eindruck, dass sie sich die Fingernägel lackiert hat, doch als sie die Hand mit der Kippe senkt, erkenne ich, dass ihre Finger vom Nikotin gelb gefärbt sind. Sie folgt meinem Blick. »Ja, ja, ich hab wieder angefangen zu rauchen. Tut mir gut. Weiß auch nicht, warum ich überhaupt aufgehört hab. Was für ein Dummerchen ich doch war. Kaum zu glauben, aber damals hab ich tatsächlich mein Studium aufgegeben, um mich für das einzuschreiben, was dein Vater studiert hat, nämlich BWL, damit ich immer bei ihm sein konnte.« Wieder lacht sie, wieder viel zu laut. »Was für ein Dummerchen, oder? Hast du gesehen, dass ich abgenommen habe?« Sie nimmt eine Modellpose ein, beugt das eine Bein vor dem anderen und stützt es auf der Fußspitze ab. »Es wurde wirklich Zeit, dass ich wieder ich selbst bin. Ich hab mich gehen lassen. Das hat mir die Señora Remedios gesagt; dass ich mich habe gehen lassen und dass das nicht sein kann. Wie geht es dir denn, Kleiner? Siehst gut aus um die Nase rum. Ach, all die Sachen, auf die ich verzichten musste. Mein Vater hat mich ständig kontrolliert. So etwas kannst du dir gar nicht vorstellen, Curro. Ich durfte die Jungs in meinem Alter noch nicht einmal ansehen. Dafür war er den ganzen Tag mit diesen Männern vom Movimiento zusammen, die mich mit ihren Augen verschlungen und mir manchmal sogar Komplimente gemacht haben. Aber zu denen hat er nichts gesagt, denn das waren ja seine Waffenbrüder oder was weiß ich, die Kameraden von der ausstehenden Revolution. Als die dann am Abend weg waren, verpasste er mir regelmäßig Ohrfeigen, weil ich die Männer provoziert hätte. Ich! Mit gerade mal sechzehn Jahren! Wen hätte ich denn provozieren sollen, so einfältig wie ich war?«

Meine Mutter starrt in die Unendlichkeit. Ich ziehe an meinen Fingern, dass die Gelenke knacken. Sie sieht aus wie auf ihrem Hochzeitsfoto – wenn man sie am Ende der Feier beerdigt und gestern wieder ausgegraben hätte. Ihre blonden Haare sind noch matter als vor den Sommerferien und kleben ihr auf beiden Seiten am Kopf. Die Fettringe an ihren Augen sind verschwunden, aber die lila Farbe dieser Region ist intensiver und dunkler geworden. Meine Mutter greift zur Zigarettenschachtel, holt sich einen Glimmstängel raus und zündet ihn an. Als sie dann ausatmet und den Qualm hinausbläst, öffnen sich ihre Augen so weit, dass sie Autofelgen ähneln, silbern glänzend und rund. Ich betrachte ihre Füße, die in rosafarbenen Plüschpantoffeln stecken. Die Pantoffeln sind vorn offen, sodass man ihre runden Zehen und ihre unlackierten Nägel sieht. Kein Vergleich mehr mit den geschwollenen Füßen von früher, bei denen man Angst haben musste, dass die Ballerinas, die sie trug, bald explodieren würden.

Mit einem Mal tut mein Hals weh. Es ist ein heftiger Schmerz, der meinen ganzen Nacken lähmt. Ich reibe mit der Hand über die schmerzende Stelle und sage ganz schnell und ohne Pause zwischen den Wörtern: »Mamawasisthierlos?«

»Einmal hat er mir sogar einen Zahn kaputtgeschlagen«, fährt sie fort. Sie starrt in die Leere zwischen uns und dann wieder auf mich. »Mein Vater, meine ich. Er war ein jähzorniger Mensch. Irgendwer hatte ihm gesagt, dass ich mit einem Jungen zusammen war, und tatsächlich ging ich auch mit dem Sohn von Milà, aber wir hatten nur Händchen gehalten wie zwei Kinder, oben an der Kirche. Als ich dann nach Hause kam, schlug er mir ins Gesicht und beschimpfte mich als *verdorben.*« Ihre Augen werden feucht, gleichzeitig lächelt sie breit. Ihr Gesicht ist zwiegespalten, und es macht mir Angst. »Und meine Mutter, also deine Oma, hat sich erschrocken, als sie das mit dem Zahn sah, aber unternommen hat sie nichts. Er hielt sie wie ein eingeschüchtertes Vögelchen. Ich hoffe nur, dass sie jetzt glücklich ist. Ich mochte meine Mutter sehr. Jeder sollte seine Mutter lieben, weißt du? Liebst du deine Mama, Curro?« Sie geht zum Kühlschrank, zieht eine Flasche Aprikosenlikör heraus und schenkt sich etwas davon in ein Nocilla-Glas ein, das wir ausgewaschen haben, als die Schokocreme alle war, um es als Trinkglas zu benutzen. »Ach, weißt du, das Leben ist kompliziert, Curro. Du wirst es schon noch merken, wenn du größer bist. Kinder zu haben, ist nicht einfach. Dein Vater und ich haben große Opfer gebracht, und die hatten ihren Preis, natürlich auch im Bett. Jetzt machen wir keine Liebe mehr, wie wir es früher mal getan haben. Als wir noch jünger waren, hat dein Vater mich immer befriedigt, *immer*! Und er war so ein hübscher Kerl, ach, der attraktivste Mann, den ich je gesehen habe. Früher sah er aus wie Robert Wagner, jetzt nicht mehr ganz so sehr, aber egal. Und er wusste so viele Sachen, hatte Ahnung von Geschichte und Naturwissenschaften, und im Bett machte er mich wahnsinnig. Ich setzte mich immer auf ihn drauf, weil ihm das so am besten gefiel. Ach, wie ich das vermisse, diese Zärtlichkeiten. Aber klar, er hat ja recht, dass es alles meine Schuld ist, weil ich mich habe gehen lassen. Eine Frau muss auf sich achten, damit der Ehemann sie weiterhin begehrt. Andernfalls macht sich der Mann nämlich aus dem Staub. Aber bei deinem Vater wird das nicht passieren, weil er nämlich ein bisschen trottelig ist.« Sie bricht in schallendes Gelächter aus und schüttelt mit geschlossenen Augen den Kopf. »Ob auf Hochzeiten oder Feiern, die anderen Frauen haben deinen Vater immer mit Blicken ausgezogen. Aber er hat es noch nicht mal mitbekommen. Er war in diesen Sachen schon immer ein bisschen langsam. Die haben ihn förmlich auf die Tanzfläche gezerrt, ihn an sich gedrückt, und hätte ich nicht hingesehen, hätten sie ihn in den Hintern gekniffen. Ich sagte dann immer zu ihm: ›Aber hast du denn nicht gemerkt, wie dieses Miststück sich an dich rangemacht hat?‹ Und er darauf nur: ›Wer denn? Ach die … bäh.‹ Was für ein Glück, dass es mir nicht so ergangen ist wie vielen anderen verheirateten Frauen: nämlich dass der Ehemann sich mit einer Jüngeren aus dem Staub gemacht hat. Aber gut, das ist jetzt kein Thema mehr …« Sie lächelt, schließt einen Moment lang wieder die Augen und kreuzt die Hände über der Brust, als würde sie beten. »… denn Gott sei Dank habe ich diese magischen Pillen bekommen, die mich wieder so schlank wie früher gemacht haben.«

»Mama, jetzt mal ernsthaft, was ist hier los?« Ich bemühe mich, kleine Pausen zwischen den Wörtern zu lassen. Dann rieche ich an meinen Fingern. Sie stinken nach dreckigem Speichel. Nein, stimmt nicht. Das ist der Geruch, der in der Wohnung hängt. Er kommt mir irgendwie bekannt vor, aber ich kann nicht genau sagen, woher.

Meine Mutter streckt die Hand aus und greift nach einer halb vollen Dose. Sie dreht sie auf den Kopf, eine weiße Tablette fällt auf ihre Handfläche. Mit einer raschen Bewegung katapultiert sie sich die Tablette in den Mund und schluckt sie runter.

»*Essen, aber ohne Verzicht / Abnehmen mit guter Laune*«, trällert meine Mutter und hebt dabei einen Fuß. »*Da ist dein Idealgewicht / verliere Pfunde und staune.*«

Wieder lacht sie los, und es klingt wie das Quieken einer in die Falle getappten Maus. Dieses Kreischen, das nach und nach erstirbt.

Auf der Dose steht Bustaid. Meine Mutter nimmt einen kräftigen Zug von der Zigarette. Ihre Wangen wölben sich nach innen, und es sieht aus, als würde etwas in ihrem Körper sie aufsaugen. Die Zigarette knistert und ist nach dem Zug einen halben Zentimeter kürzer. An der Spitze bleibt ein fragiles Stück Asche zurück.

»Wie viele nimmst du von den Dingern, Mama?« Mit dem Kopf nicke ich in Richtung des Medikamentendöschens.

»Ach, das weiß ich gar nicht so genau.« Sie lächelt mit einer Seite ihres Mundes, legt den Kopf etwas schräg und zuckt mit einer Schulter. »Auf dem Beipackzettel steht ›eine Tablette am Morgen‹. Aber ich habe gemerkt: Wenn ich mehrere über den Tag verteilt nehme, werde ich nicht so schnell müde und habe mehr Energie und weniger Hunger. Das Dumme ist nur, manchmal bin ich dann so gut drauf, dass ich vor Freude gar nicht schlafen kann. Aber das macht nichts, weil ich dann am nächsten Morgen einfach zwei anstatt der einen Tablette nehme und mich sofort wieder frisch fühle. Ich bin eigentlich wenig zu Hause, weil ich oft Spaziergänge mache. Manchmal kommt's sogar vor, dass ich, ohne es zu merken, bis nach Viladecans laufe. Ach, ich habe so eine Lust, mich zu bewegen … ich fühle mich, als wäre ich lange Zeit in dieser Küche eingeschlossen gewesen, verstehst du? Na ja, und bei dem ganzen Spazierengehen und Arbeiten und so, da habe ich kaum noch Zeit für den Haushalt. Siehst du ja bestimmt selbst. Aber gut, jetzt seid ihr ja wieder daheim, und da werde ich mich richtig reinhängen, weil ich euch doch so sehr liebe. Ihr seid mir das Liebste auf der ganzen Welt. Und ich weiß, ich sage euch das nicht oft genug.« Sie fährt mir mit den Fingerspitzen durchs Haar, und wieder kriecht mir der Zigarettengestank in die Nase. »Ich habe es nicht so oft gesagt, weil ich mir Sorgen gemacht habe. Ich hatte Angst, dass ihr mich verlasst, dass ihr mich nicht mehr lieb haben würdet, weil ihr doch so schlau seid. Na ja, du vor allem, Kleiner. Dein Bruder hat andere Stärken, glaub mir. Dein Vater hat mich gar nicht mehr beachtet, aber das war alles meine Schuld. Das sehe ich jetzt. Ach, und was wart ihr niedlich als kleine Jungs. Du vor allem, mit diesen seltsamen Wörtern, die du dir immer ausgedacht hast.« Sie lacht und kratzt sich an der Wange. »Aber seit einem Jahr benehmt ihr euch einfach fürchterlich, Curro. Die ganze Zeit seid ihr nur am Zanken und Streiten! Das sorgt natürlich für zusätzliche Spannungen in einer Partnerschaft. Aber denk immer dran: Deine Mutter hat dich sehr lieb.« Tränen steigen ihr in die Augen, ihre Unterlippe schiebt sich nach vorn, als würde sie schmollen, und ihr Kinn beginnt zu zittern. »Ich liebe dich über alles, mein Kleiner. Und deinen Bruder und deinen Vater auch. Ach, dein Vater, weißt du, manchmal schaue ich ihn an und denke: Was für ein Glück, dass ich mir so einen hübschen Kerl geschnappt habe. Er sieht wirklich wie Robert Wagner aus. Im Vergleich dazu war ich ein hässliches Entlein. Alles machte mir Angst, und ich ekelte mich vor meinem eigenen Körper und vor meinem Busen.« Durch den Kittel hindurch greift sie sich an ihre Brüste, mit jeder Hand an eine, als würde sie ihr Gewicht schätzen wollen. »Ich dachte, dein Vater würde sie zu groß finden, aber ihm haben sie gefallen. Bevor ihr geboren wurdet, hat er den ganzen Tag an ihnen herumgespielt. Doch dann bin ich dicker geworden, und er hat mich nicht mehr angefasst. Aber keine Sorge, das wird sich ändern. Wirst schon sehen. Wenn er mich so sieht, dann trägt er mich zum Bett und wird mich …«

Mit einem Schlag kapiere ich, was in der Wohnung nicht stimmt. Diese Stille. Seit ich hereingekommen bin, ist es vollkommen ruhig.

»Mama«, sage ich und schaue mich um. »Wo ist Clochard?«

»Wer? Ach so. Na ja, das weiß ich auch nicht so genau. Ich hab ihn schon ein paar Tage lang nicht gesehen.«

Nach kurzem Suchen finde ich ihn. Er liegt hinter dem großen Sofa im Esszimmer. Das Schwanzende lugt auf der einen Seite des Möbelstücks hervor. Ein U, behaart, schwarz und reglos. Es sieht aus wie ein Monsterbuchstabe aus der Sesamstraße.

Als ich näher trete, wird der Geruch intensiver. Es ist kein Brechreiz provozierender Gestank. Wahrscheinlich ist Clochard schon eine Weile tot.

Ich hebe das Sofa mit beiden Händen an. Der Hund liegt auf der Seite, sieht aber ganz und gar nicht so aus, als würde er nur schlafen. Dafür ist er viel zu steif. Platt gedrückt, zusammengeschrumpft, als wäre ein Teil von ihm aus seinem Körper entschwunden. Ich schiebe das Sofa beiseite und drehe den Kopf weg, um ihn nicht ansehen zu müssen. Dann stoße ich ihn mit der Fußspitze an. Ohne seine Haltung zu verändern, rutscht Clochards Körper ein Stück über die Bodenfliesen. So leicht. Ich frage mich, was passieren würde, wenn ich ihn am Schwanz greife und hochhebe. Wahrscheinlich würde sein Körper kerzengerade in der Luft stehen und nach oben Richtung Himmel zeigen.

Ich stütze ein Knie auf dem Boden ab und verharre in dieser

Position. Ich weiß nicht, was ich fühle. Ich glaube, es ist Mitleid, aber ehrlich gesagt, war mir der Hund immer relativ egal.

Meine Mutter steht in der Tür des Esszimmers. Sie hat die Arme verschränkt und eine neue Zigarette in der rechten Hand. Die Kittelschürze, die sie trägt, hängt wie ein alter Poncho an ihrem Körper herunter.

»Hab mich schon gefragt, warum ich den nicht mehr gehört habe …«, sagt sie. Ihr Mund verzerrt sich zu einem zittrigen Lächeln, das eigentlich keins ist.

»Mama, er ist tot«, sage ich, immer noch mit einem Bein auf dem Boden kniend. Ich zwinkere ein paar Mal mit einem Auge, werfe den Kopf zweimal zur Seite und trommele mit den Fingern auf den Bodenfliesen.

»Ach, der Arme. Jetzt erinnere ich mich wieder daran, dass er unheimlich viel gebellt hat. Dann hab ich ihm ein paar Rohypnol gegeben, damit das Tier sich beruhigt und ein bisschen schlafen kann. Na ja, irgendeinen Makel hat ja jeder, und dieser Hund war nicht ganz richtig im Kopf, das weißt du ja selbst. Tausend Mal hab ich das deinem Vater gesagt, aber er hat nicht auf mich gehört. Wenn er einem nicht zuhören will, dann stellt er sich taub. Das kann er so gut wie sonst keiner. Hör mal, Curro, wo sind die beiden denn zum Parken hingefahren? Ich freue mich so drauf, ihn endlich wiederzusehen … den ganzen Monat über bin ich schon scharf wie sonst was, und dein Vater, der Arme, der bekommt schon seit Jahren nicht mehr das von mir, was ihm so gefällt. Wahrscheinlich sind seine Glocken mittlerweile so groß wie Pampelmusen.« Wieder lacht sie. Dann legt sie sich die Hand auf den Mund, kommt zu mir und hält mir die Ohren zu, aber ich ziehe den Kopf weg. »Ach, nun sei doch nicht so bockig, Curro. Als kleiner Junge konntest du nicht genug Schmuseeinheiten bekommen, ganz anders als dein Bruder. Der konnte es nicht ausstehen, wenn man ihn berührt hat. Aber jetzt hat sich das alles umgekehrt. Jetzt bist du derjenige, der nicht angefasst werden will. Dein Vater ganz genauso. Entweder ist es ihm zu warm, wenn ich mich an ihn schmiege, oder er ist zu erschöpft. Oder ihm tut der Kopf weh, weil er sich so viele Preise von Waschbecken und Kloschüsseln merken muss. Aber damit ist jetzt Schluss.« Sie klatscht vor dem Gesicht die Hände zusammen und wirkt auf einmal wie ein kleines Mädchen, das man zu lange alleingelassen hat. »Dank der Pillen wird ab jetzt alles wunderbar werden. Ich werde für deinen Vater da sein, ich werde mehr auf mich achten, und ich glaube, ich werde auch wieder studieren. Ich habe nie richtig studieren können, weil ich zu unreif dafür war, und dann musste ich ja arbeiten gehen und bin Sekretärin bei SUMO geworden. Suministros y Montajes, du weißt schon, diese Fabrik draußen im Industriegebiet. Ich bin jetzt wieder ein paar Mal dran vorbeigegangen. Und weißt du was? Die haben gar nicht zugemacht! Dabei war ich überzeugt davon, dass die schon vor Ewigkeiten bankrott gewesen wären und das Gebäude leer gestanden hätte. Aber nichts da! Die haben nicht zu. Ich habe sogar einige von meinen ehemaligen Arbeitskolleginnen wieder getroffen. Zehn Jahre habe ich die nicht mehr gesehen! Sie meinten, ob wir uns nicht mal wieder treffen wollen und dass sie mich nach der Hochzeit sehr vermisst hätten. Na ja, mal schauen, vielleicht rufe ich die ja wirklich mal an. Vorausgesetzt, dein Vater lässt mich überhaupt noch raus. Ich meine ja nur, kann gut sein, dass wir uns erst mal ein paar Wochen im Schlafzimmer einschließen, hahaha. Weißt du was? Der Chef von SUMO hat mir gesagt, ich sei die beste Sekretärin, die er jemals hatte. Und dass er mich vermissen würde und dass die Tür immer offen stünde, falls ich zurückkommen will. Genau das hat er gesagt: ›Unsere Tür steht Ihnen immer offen.‹ Und ganz ehrlich, das ist eine Möglichkeit, über die ich gerade nachdenke. Hat mich wirklich überrascht, den Mann wiederzusehen, weil ich eigentlich gehört hatte, dass er gestorben ist. Ich war sogar auf seiner Beerdigung, dachte ich zumindest, aber da habe ich mich wohl geirrt. Der Mann lebt nämlich und sieht noch genauso aus wie vor zehn Jahren. Die Arbeit, die ich mir für die Sommerferien gesucht habe, Büros putzen und so, das ist ein echter Sklavenjob. Es gibt immer wieder Tage, an denen ich einfach nicht hingehen kann. Ehrlich gesagt war ich jetzt schon ein paar Tage hintereinander nicht da, aber ich rufe die nachher an und gebe Bescheid. Diese Plackerei macht mich unheimlich müde. Obwohl es genau genommen keine Müdigkeit ist, denn ich mache ja auch diese langen Spaziergänge, bei denen ich plötzlich auf der Landstraße von Castelldefels laufe und in Gavà rauskomme. Sehr schöne Gegend übrigens, voller Gräser, Pfahlrohr und zwitschernder Vögelchen. Die Arbeit hingegen macht mich traurig. Ach, aber was für eine Lust ich jetzt zum Erzählen habe. Es ist, als würden die Wörter nur so aus mir heraussprudeln. Dabei war ich sonst nie so gesprächig. Wenn ich früher auf den alten Markt ging, war es mir immer zu viel, mich mit den Señoras zu unterhalten. Deshalb hab ich's auch irgendwann gelassen und bin zum Einkaufen zum Todo-Todo gefahren. Jetzt gehe ich aber fast jeden Vormittag wieder zum Markt, wie es meine Mutter auch immer gemacht hat. Ich kaufe zwar nichts, aber ich gehe hin, um mich zu unterhalten. Dann frage ich die Señoras zu ihrem Leben und ihrem Alltag. Die sind immer sehr froh, mit mir tratschen zu können, obwohl sich manchmal eine Schlange bildet, wenn sie zu lange mit mir schwatzen. Aber trotzdem, sie hören sich immer an, was ich zu sagen habe. So habe ich ihnen zum Beispiel von meiner Hochzeit erzählt, zu der mein Vater fast nur Leute vom Movimiento eingeladen hatte. Einige von denen kamen mit Jagdflinten in die Kirche, was meine Mutter sehr geärgert hat, denn ihrer Meinung nach sollte an diesem Tag die Politik außen vor bleiben. Aber sie hat sich nicht getraut, was zu sagen. Und weißt du was? Ich habe mir noch mal die Fotos von der Hochzeit angesehen, und es war ein wirklich glücklicher Tag. Wie wir dann den Hügel von der Kirche runtergekommen sind, ich am Arm deines Vaters. Ach, wie jung wir doch waren. Auf den Fotos sehe ich aus wie ein kleines Mädchen. Ich hatte ein sehr kurzes Kleid an, aber an diesem Tag konnte mein Vater nichts mehr dagegen sagen, weil ich ja schon verheiratet war. Er musste den Mund halten. Später bin ich dann mit deinem Vater hierhergezogen, und meine Güte, was war er glücklich in dieser ersten Zeit in der neuen Wohnung. Und wie hübsch er war! Ist er immer noch, sieht aus wie Robert Wagner, wirklich ganz genauso. Aber klar, ich weiß natürlich, dass andere Frauen sich nach ihm umdrehen, auch wenn er selbst das nicht mitbekommt. Da war er immer schon ein bisschen schwer von Begriff. Ich habe von Anfang an gewusst, dass wir zwei die beste Ehe im ganzen Ort führen würden. Als ich dann mit deinem Bruder schwanger wurde, dachte ich, dass ich so viel Glück eigentlich nicht verdiene. Die anderen Frauen taten mir regelrecht leid. Jawohl, leid taten sie mir! Und dann bist du gekommen. Dein Vater ist in Tränen ausgebrochen, als er es erfuhr. Er meinte oft, dass es unsere goldenen Jahre sind und dass wir sie genießen sollten, weil es glückliche Zeiten sind und es nicht immer so weitergehen würde. Du weißt ja selbst, dass er einen Hang zur Schwarzmalerei hat, aber später stellte sich heraus, dass er recht hatte. Wir sind ein bisschen vom Weg abgekommen, aber gut, in allen Ehen gibt es Gipfel und Täler. So sagt es dein Vater selbst: ›Gipfel und Täler.‹ Hahaha. Na ja, ich glaube, dass wir jetzt in einem Tal gewesen sind, in einem sehr tiefen Tal sogar, und dass ihr zwei, du und dein Bruder, euren Teil dazu beigetragen habt. Tagein, tagaus nur Zank und Streit, Curro. Ach, du weißt gar nicht, wie mich das mitnimmt. Und wenn ich dich dann so dürr und klapprig sehe, wie du von der Turnmatte fällst, dann könnte ich heulen, weil ich weiß, dass du niemals so stark wie dein Vater und dein Bruder sein wirst. Aber keine Bange, Curro, ich werde die beste Mutter der Welt sein, wenn du mir versprichst, dich gut zu betragen, hörst du? Los, versprich es mir! Aber jetzt kommt erst mal dein Vater nach Hause und wird ein Nümmerchen mit mir schieben. Wirst sehen, wie glücklich er danach ist und wie sich dann alles wieder einrenkt. Davon bin ich überzeugt, Curro. Ganz sicher. Ich habe ja jetzt die Pillen, und dann wird es auch im Bett wieder klappen. Außerdem fange ich bei SUMO an und studiere nebenbei, und wenn ihr euch dann gut benehmt, wird alles gut. Dann haben wir auch mehr Geld, um euch neue Sachen zu kaufen, damit ihr hübsch ausseht. Ja, ja, so machen wir das. Aber sag mal, warum braucht denn dein Vater so lange zum Parken? Ist er zum Bahnhof gefahren oder zum alten Fußballplatz, oder wie? Ich hoffe nur, dass er sich beeilt, weil ich nämlich ganz was Feines für ihn habe, ei, ei, purer Zucker, das sag ich dir. Ach, was wird er glücklich und zufrieden sein, wenn wir erst die Schlafzimmertür hinter uns …«

»Mama!«

»Dann geht es rund im Bett. Dein Vater ist nämlich ein ganz Ausgefuchster. Nach außen hin wirkt er wie ein Heiliger, aber im Bett ist er ein Derwisch. Er hat mich immer zufriedengestellt. Klar, so manch einer würde es gefallen, ihn zu schnappen, aber nein, nein, nein. Kommt nicht in die Tüte. Den behalte ich für mich. Wenn sie einen hübschen Kerl wollen, dann sollen sie sich selbst einen suchen. Der hier ist schon reserviert …«

»MAMA!«, schreie ich laut mit geballten Fäusten und stehe auf. Der Hund liegt neben meinen Füßen auf dem Boden. Auch ohne Präparator scheinbar für die Ewigkeit konserviert.

»Ach, was hast du denn?«, sagt sie und macht einen kleinen Satz, als würde sie mich jetzt zum ersten Mal wahrnehmen. »Was für einen Schreck du mir eingejagt hast. Was ist denn los?«

»Ich muss dir was über Papa erzählen.«

Zwischenspiel Nr. 4: Pompadour

Das, was da gerade läuft, sind die Beatles, oder? Magst du die? Verstehe. Ja, die liebt ja so ziemlich jeder, oder? Die nicht zu mögen, wäre, als würdest du sagen: Ich kann die Schwerkraft nicht leiden. Gehört also nicht viel dazu. Aber die sind schon gut, keine Frage. Tatsache ist, dass ich nicht viel Musik höre. Du? Vielleicht sollte ich mehr hören, denn eigentlich beruhigt es meine Nerven, aber irgendwie denke ich nie dran. Mein Ding sind eher die Bücher. Als Kind hab ich den ganzen Tag geschmökert, aber jetzt muss ich ein neues Medikament nehmen, das mich echt müde macht. Zwei Zeilen, und ich penne ein. Das frustet natürlich. Stimmt, eigentlich sollte ich nicht trinken, wenn ich Medikamente nehme. Das sagen die Ärzte auch dauernd. Aber keine Ahnung, Mann, es gibt zwei Gründe für meine gute Laune, und ich fänd's cool, wenn du mir jetzt nicht einen davon madig machst, okay? Oder willst du vielleicht, dass ich wie ein Vögelchen mit nassen Federn da drüben in der Ecke sitze und mir einen abklappere? Na also!

Die Beatles waren aus Liverpool, richtig? Wie die Fußballmannschaft, die Reds. Schon komisch, ich bring die beiden Sachen nie zusammen. Ist fast so, als hätten sie in zwei verschiedenen Dimensionen existiert, oder? Als Kind war ich Fan von Kevin Keegan. Erinnerst du dich noch an den? Ja, genau, lockiges Haar, eher klein und mit Federn in den Beinen. Stimmt, 82 hatte er sich am Rücken oder so verletzt. Na ja, der war auch aus Liverpool und hat fast seine ganze Laufbahn über dort gespielt.

Rechtsaußen und Mittelstürmer. 71 bis 77. Der Star der Mannschaft. Er hatte den Spitznamen »Mighty Mouse«. Schätze mal, der mochte auch die Beatles, kam ja schließlich aus derselben Stadt …

Alter, das Lied kenn ich jetzt aber! »Love Me Do«. Oder auch »Pompadour«. Was? Nein, ich lache, weil mein Opa Sebastián den Song so genannt hat … ist ’ne ziemlich lange Geschichte. Weiß nicht, ob ich dir die wirklich erzählen soll. Musst du nicht nach Hause oder so? Zu deiner Freundin oder irgendwas in der Art? Verstehe. Na ja, morgen müssen wir um sechs Uhr anfangen. Wir können hier also nicht ewig machen. Ist ja gut, ich fang schon an. Nee, kein Orujo für mich. Verschon mich damit. Macht mich aggro, das Zeug. Ja, ziemlich doll sogar. Keine Ahnung, ich glaube, das reagiert mit den Antidepressiva oder so. Wechselwirkungen. Wenn du wüsstest, Mann. Ja, nur ein Bier für mich. Danke. Nein, ich bin gut drauf. Ich werd schon niemanden abstechen, hahaha …

Also, das Ganze passierte, als mein Opa schon in der Geschlossenen saß. Er wurde eingewiesen, weil er nicht mehr wusste, wo er war. Außerdem ist er aggressiv geworden, glaubte, er wäre wieder im Krieg und dann in Afrika. Hat dauernd mit Leuten gesprochen, die gar nicht da waren. In der Birne von dem Ärmsten ging’s echt drunter und drüber. Irgendwann hatte mein Vater es satt und ließ den Alten einweisen. »Dort wird er besser versorgt als zu Hause«, sagte mein Vater. Vor ein paar Jahrzehnten noch war das an der Tagesordnung: Menschen, die ein bisschen langsam oder schräg drauf waren, steckte man direkt in die Irrenanstalt. Wohlhabende Familien schoben ihren behinderten Nachwuchs sofort ab. Mit Kindern, die besondere Pflege brauchten, lief es genauso. Die Irrenhäuser waren wie Aufbewahrungsanstalten, in denen du schräge Menschen abgeben konntest, nichts anderes. Du musstest nicht wirklich geisteskrank sein, um da zu enden. Mein Opa allerdings war nicht einfach nur sonderbar, der Kerl war vollkommen durch. Wenn es sich eine Person verdient hat, in eine Irrenanstalt eingewiesen zu werden, dann war es der Alte von meinem Alten. Das sag ich so, wie es ist.

Ich bin ihn öfter in der Psychiatrie besuchen gegangen. In erster Linie, weil meine Mutter mich dazu gezwungen hat, stimmt schon, aber auch, weil ich den Alten mochte. Er war schließlich mein Opa, verdammt, egal, wie irre er war. Hey, meine Familie ist eben ziemlich verrückt, Mann. Du weißt noch nicht mal die Hälfte! Meine Mutter musste mich immer an die Hand nehmen, weil ich mir bei den Besuchen vor Angst fast in die Hose geschissen habe. Mein Bruder ist nie mitgegangen. Ich aber musste immer mit und hatte wirklich eine Heidenangst, das gebe ich zu.

Sicher doch. Was für ein Held du bist! Ist keine Kunst, das jetzt so zu sagen, Kollege, aber ich hätte dich gern mal mit neun Jahren gesehen, mitten in einer Irrenanstalt. Die Verrückten da drinnen flößen einem wirklich Angst ein. Die machen sehr sonderbare Sachen. Zum einen hast du dauernd den Eindruck, sie würden durch dich hindurchsehen, dann haben sie immer megadeprimierte Gesichter und fies lange Fingernägel. Außerdem spucken sie ständig und riechen nach Scheiße und Zigarettenqualm. Da würde jedem Kind die Muffe gehen, auch dir, du eingebildeter Fuzzi. Du musst dir die Situation mal vorstellen: Die Pfleger haben uns das Schiebetor aufgemacht, und wir mussten dann einmal quer durchs Anstaltsgelände bis zum Pavillon H laufen, wo mein Opa war. Und die ganze Zeit kommen Horden sabbernder Irrer zu dir gerannt, fragen dich nach Geld und Zigaretten, halten dich für jemanden aus ihrer eigenen Vergangenheit, quatschen dich mit irgendwelchem unverständlichen Zeug zu, verwünschen und verfluchen dich … verstehste? Es mögen nur fünfzig Meter gewesen sein, aber mir kam es wie eine Ewigkeit vor. Ich träume jetzt noch von diesem Weg. Lange Zeit hatte ich Albträume davon. Dann passierten aber ein paar sehr viel schlimmere Dinge in meinem Leben, und diese Angst verschwand. Ja, die Scheiße mit meinem Vater und das mit meiner Mutter und andere Sachen. Aber das mit meinem Großvater war drei oder vier Jahre vorher.

Am Ende dieser fünfzig Meter wartete dann mein Opa. Immer im Morgenmantel, immer die Haare gegelt und nach Altherren-Aftershave riechend, Floïd oder so, dazu zwei echt imposante Segelohren und dieser feine Falangisten-Schnurri. Er erzählte mehr und mehr wirres Zeug. Tauchte immer weiter ab in die Tiefen seiner komplett verrückten Gedankenwelt. Unheilbar. Ein Irrer, wie er im Buche steht. Ging dir das als Kind auch mal so, dass du total durchgedrehte Leute auf der Straße gesehen hast oder Menschen, die in Hauseingängen wohnen, und dich gefragt hast, was denen wohl passiert ist, um so zu enden? Nun, ich weiß es jetzt. Die Leute denken, sie wären immun dagegen, aber manchmal zerbrichst du einfach. Irgendetwas in deinem Inneren geht krachen, die Sicherungen brennen durch. Dann fliegen die Einzelteile in deinem Oberstübchen hin und her, und es gibt keine Möglichkeit mehr, das zu reparieren. Es ist so, als würdest du ein Transistorradio aufschrauben und an den Kleinteilen rumfummeln, ohne wirklich zu wissen, was du da eigentlich machst. Am Ende kannst du das Ding wegschmeißen.

Ja, ja, die Sache mit »Pompadour«, schon klar. Ich wollte gerade damit loslegen. Narrativer Spannungsbogen und so. Narrativer … ach, vergiss es, Mann. Du bist und bleibst ein Banause. Ja, geht los. Du hast gesagt, dass du die Geschichte hören willst, also versuche ich auch, sie zu erzählen.

Es muss ungefähr am Ende des Sommers 79 gewesen sein. Genau weiß ich es nicht mehr. Die Zypressen trugen schon ein paar Blüten, daran erinnere ich mich noch, sodass es auch Anfang Herbst gewesen sein könnte. Wir saßen auf einer Bank in dem kleinen Park am Pavillon H, in der Nähe einer Trauerweide, und es roch nach einer dieser hohen Hecken, wie man sie an Swimmingpools findet. Meine Mutter war losgegangen, um sich ein

Täfelchen Schokolade aus dem Automaten im Wartesaal zu holen. Nein, damals war das noch nicht deswegen. Sie hatte einfach Lust drauf, nichts weiter. Also saßen der Alte und ich allein auf der Bank.

Und dann sagte er wie aus dem Nichts heraus: »Diese L-l-langhaarigen, diese warmen Brüder, ich w-w-w-werde sie verklagen!« Er hatte einen Morgenmantel an, darunter aber nichts, und als er sich so aufregte, lockerte sich der Knoten, sodass ich eine seiner Glocken sehen konnte. Kein Haar drauf und so riesig wie eine Kokosnuss, das Ding. Keine Ahnung, ob das ein krankhaftes Wachstum war oder alle alten Knacker solche Nüsse haben. Echt? Okay. Dein Opa also auch, was? Haha, ja. Echt ekelhaft.

Nun gut, ich fragte ihn dann, was »warme Brüder« bedeuten sollte. Ich war in der vierten Klasse, wurde von Mönchen unterrichtet und hinkte im emotionalen Bereich so um die zwei Jahre hinter den Jungs meines Alters hinterher. Ich war wirklich noch sehr kindlich. Ich glaube, ich hab noch bis dreizehn Actionfiguren gehabt und Rollenspiele gespielt. Ja klar, lach du nur. Fantastisch! Logisch, du warst da schon ein richtiger Kerl. Ich geh gleich los und hol dir ein paar Hanteln, damit du uns mal zeigen kannst, wie es um dein Testosteronlevel bestellt ist, verdammter Blödmann.

Mein Opa antwortete dann jedenfalls: »Die B-b-b-beatles!« Er schrie es richtig raus. Dann meinte er: »Diese W-w-w-wichsfrösche mit ihren Po-po-po-pottschnitten haben mir ein L-l-lied geklaut, und dafür werde ich sie v-v-v-verklagen.« Dann fügte er noch hinzu: »Hab mit meinen A-a-anwälten geredet, und die haben mir versichert, dass wir die Ki-ki-ki-kiste schon so gut wie gewonnen haben. Die dachten echt, sie müssten nur den T-t-text, die Sprache und den Ti-ti-titel ändern, und niemand würde es mitkriegen. Aber ni-ni-nichts da!« Ich schwöre dir, so hat er's gesagt.

Ich fragte ihn dann, was er damit meinte, dass er das Lied

geschrieben hätte. Ich war zwar verdutzt, aber doch bereit, ihm zu glauben. Kein Wunder, denn ich war erst neun Jahre alt und zudem noch, wie ich dir schon gesagt habe, ziemlich arglos. Keine Ahnung, Mann. Für ein neunjähriges Kind klingt so etwas schon glaubhaft.

Daraufhin stand er von der Bank auf, wobei sein Morgenmantel sich komplett öffnete, und fing an, in seine Faust zu singen, als würde er damit ein Mikrofon festhalten. Hier, so. Warte, ich steh auf und zeig's dir. Dazu muss man einfach stehen. Also, wie ging das noch mal? Ach ja:

»Pom-pompadour
Ohne Gel oder Ri-Rasur
Zottelmähne, kein Bravour
Oh, Po-o-o-oooom-pompadour.«

Danke, danke. Ja, er hat auch die Beine so hochgeschleudert wie bei einem Cancan. Als er mit den vier Strophen durch war, sagte er: »Ohne Be-be-begleitung ist die Ähnlichkeit viellei-lei-leicht nicht ganz so offen-offen-offensichtlich«. Er setzte sich wieder hin. Warte, warte …

Boah, jetzt ist wieder gut. Mann, bei dieser Stelle der Story lache ich mich jedes Mal aufs Neue kaputt. Jedenfalls meinte er dann: »Das ist mei-mei-mei-mein Lied, und alle-alle-alle Welt weiß das. Aber warte nur, dieser Jo-jo-jonny Lemon wird sich noch umgucken!« Ja, Alter. Und dann weiter im Takt mit: »Der wird seine Strafe schon bekommen, dieser verlauste Hippie!« Und so weiter und so fort. Es war der Wahnsinn, sag ich dir.

Dann hat er meine Mutter kommen sehen und mit einem Mal die Klappe gehalten. Sie hatte die Zähne voller Schokolade. Na klar, Mann, manchmal bleiben da so Sachen an den Zähnen hängen. Meine Mutter sah uns beide an und bemerkte die unbedeckten Glocken von dem Alten. Flugs griff sie die Seitensäume des

Bademantels und zog sie zu, wie andere Leute Gardinen zuziehen. Dann legte sie ihm den Gürtel um, zurrte ihn fest und schloss ihn vorn mit einem Doppelknoten. »Bei Jesus, Maria und Josef! Was machst du denn, Papi?«, sagte sie und schaute zur Seite. Manchmal nannte sie ihn so, *Papi*.

Dann war aber Schluss mit lustig. Ich will sagen, das war das letzte Mal, dass mein Opa etwas Witziges gemacht hat. Kurz darauf, also Ende 79, ist er in eine tiefe Depression abgerutscht, bei der es auch zu Gewaltausbrüchen gegen andere kam. Die Ärzte haben es dann mit Elektrokrampftherapie versucht, nachdem er »nicht auf die Medikamente ansprach«. Keine Ahnung.

Nach den Elektroschocks war mein Opa nicht mehr deprimiert oder aggressiv oder suizidal. Er war einfach gar nichts mehr. Hat einfach aufgehört, zu existieren und er selbst zu sein. Hast du schon mal einen Elektroschockpatienten erlebt? Ja, in dem Film mit Jack Nicholson. Schon klar. Aber ich meine im echten Leben. Ich hab ihn ja jeden Tag gesehen, wenn ich durch das Trockenflussbett zur Schule gegangen bin. Er grüßte von Mal zu Mal weniger enthusiastisch, dafür aber mit zunehmend verwirrtem Gesichtsausdruck. Irgendwann ahnte ich, dass er nicht mehr richtig wusste, wer ich war. Eines Tages hörte er dann komplett auf, mich zu grüßen. Nein, er ist nicht verschwunden. Er blieb da stehen, wo er immer stand, und glotzte mich an. Jeden Tag. Die Hände fest um die Gitterstäbe geschlossen.

Ich weiß noch, dass er wie ein trauriger Pelikan auf mich wirkte. Wegen des Doppelkinns und der erschlafften Visage. Ungefähr so sah das aus. Sogar seine Gesichtsmuskeln hatten kapituliert. Alles hing nach unten.

Er ist dann irgendwann gestorben. Klar. 1980. Ist schon gut. Geht gleich wieder. Nein, gib mir mal eine von den Servietten da und fertig. Scheiße, Mann, was für eine Heulerei, was? Ich musste eben an seine Venen denken. Man konnte sie auf seinem Handrücken sehen, als wären Fleisch und Haut aus Glas. Nein, der erkannte niemanden mehr. Gesprochen hat er auch nicht mehr. Der Mann der vielen Anekdoten war nicht mehr da. Ist schon hart, sich vorzustellen, dass der Mensch, der du bist, ausgelöscht werden kann. Dass alles verschwindet, was du einmal warst. Als ich ihn zum letzten Mal aus der Nähe gesehen habe, roch er nicht mehr nach Aftershave, sondern nach Frühlingszwiebeln, Urin und Klamotten, die er schon vor Ewigkeiten hätte wechseln sollen. Und er verströmte so einen sauren Gestank. Wegen der Angst, nehme ich an.

Ja, ich bin zur Beerdigung gegangen. Ach was, da habe ich nicht geweint. Ich hab die Nachricht von seinem Tod sehr gefasst aufgenommen. In Wirklichkeit war das aber weder Gefasstheit noch sonst irgendetwas. Ich hab einfach nicht kapiert, welche Größenordnung das Ganze hatte, weil ich gerade Mal zehn Jahre alt war. Ich kümmerte mich nicht weiter um den Tod meines Opas, sondern tat so, als würde er mich nicht berühren, als würde er mich nichts angehen, verstehste?

Scheiße, Mann. Wie deprimierend. Ja, gib mir noch eine Serviette bitte. Keine Ahnung, Mann, aber ich kann einfach nicht aufhören. Wenn das so weitergeht, ist bald der ganze Boden mit Papiertaschentüchern übersät. Das wird aussehen wie in einer Sexshop-Kabine, hahaha. Dann hör ich besser auf mit Erzählen, oder? Ich will nicht, dass du auch noch so deprimäßig draufkommst, Junge. Sicher? Gut, dann los, machen wir weiter.

Du wirst es nicht glauben, aber am Tag seiner Beerdigung hat es geregnet. Ich schwör's dir. Wie in billigen TV-Filmen oder schlechten Büchern. Es soll traurig sein? Dann lass es regnen. Damals hatte es schon einen Monat nicht mehr geregnet, verdammt, und dann kommt der Tag der Beisetzung, und es fängt an zu schütten. Klingt wie ein schlechter Witz, oder?

Die haben dann den Sarg über so eine Vorrichtung, einen Flaschenzug und noch so ein Ding, in das Grab runtergelassen, und ich weiß noch, wie ich mir vorgestellt hab, dass der Totengräber, der unten im Loch stand, unter den Sarg fallen und nicht wieder rauskommen würde. Wie in einer Story von Stephen King oder so. Dann wurde die Steinplatte auf das Grab gesetzt. Da war ein Kreuz eingraviert und die Worte »Familia Abad«. Meine Eltern haben sich bis über beide Ohren verschuldet, um das Ding zu kaufen. Danach zog mir meine Mutter den Kragen von meinem Anorak hoch, ein knallbuntes und hässliches Ding, das ich von irgendeinem Verwandten vererbt bekommen hatte, und sagte ein paar der für sie typischen Sätze. »Jetzt ist er besser dran.« Oder: »Nun gibt es noch einen Engel mehr im Himmel.« Oder irgendeinen ähnlichen Schwachsinn. Mein Vater? Der murrte ein bisschen, aber das war's auch. Damals hatte er sich ja noch einigermaßen im Griff. Fast machte es den Anschein, als hätte die ganze Angelegenheit nichts mit ihm zu tun – und das, obwohl es *sein* Vater gewesen war. Nach der Beisetzung gingen wir als Familie nach Hause. Unsere Wohnung war nur zehn Minuten vom Friedhof entfernt. Was ich gemacht habe? Keine Ahnung, Mann. Ich glaube, ich hab irgendein Brettspiel mit meinem Kumpel Priu gespielt oder *Es war einmal … der Mensch* im Fernsehen geschaut. Jedenfalls hab ich nicht an den Alten gedacht, verstehste? Und das quält mich mittlerweile. Vielleicht war ich kacken, vielleicht hab ich mir einen Chucho de crema reingedrückt. Weiß ich nicht mehr.

Tatsache ist, dass ich nichts gemacht habe, um meinen Opa zu ehren. Der ist einfach mit all seinen Geschichten verschwunden, ohne dass ich der Sache irgendeine Bedeutung beigemessen hätte. Klar, ich war noch ein Kind, und wahrscheinlich ist es auch so, dass die Natur dich blind für all das macht, wenn du noch so jung bist. Den Tod von Mitmenschen, die Gewalt der Erwachsenen, die fehlende Logik und das Chaos der Dinge, die dich in der Zukunft erwarten. Das beschissene Morgen. Andernfalls würdest du wahrscheinlich auch verrückt werden.

Und trotzdem macht mich das fertig. Der Gedanke daran, dass

wir nichts gemacht haben, frustet mich total. Da ist ein Leben zu Ende gegangen, verdammt! Wir hätten zumindest ein paar Worte über den Mann verlieren oder einen auf ihn trinken können. Eine Geste eben. Man muss schon ein echter Mistkerl und Egoist sein, um einem Verstorbenen nicht mal Lebewohl zu sagen. Wenn ich mal abkratze, das musst du mir versprechen, dann müsst ihr irgendetwas machen! Irgendwas, Mann! Scheißt auf alte Fotos von mir oder zählt meine schlechten Eigenschaften auf, am besten geordnet nach Schweregrad, oder macht was anderes, worauf ihr Lust habt. Aber tut nicht so, als wäre nichts passiert! Tut nicht so, als wäre es egal. Es ist nämlich nicht egal. Es ist nicht egal. Mit mir verschwindet dann nämlich mein ganzes Leben. Alles, was ich gesagt und gedacht habe. Wie kann das egal sein?

Kapitel 17

»Dieses ganze Plastik hätte man sich wirklich sparen können, weißt du?« Curro betastet die Wände, als hätten seine Fingerspitzen Saugnäpfe, und sieht zur Luke in der Tür. »Vielleicht sollte jemand mal den Verantwortlichen mitteilen, dass ich keine derartigen Neigungen habe und nicht mal daran denke, mir das Leben zu nehmen. Und selbst wenn ich es tun wollte, würde ich dazu bestimmt nicht meine Stirn gegen die Wand hämmern. Ich bin doch kein Barbar!« Er tritt von der Wand zurück und beginnt, weiterhin redend und gestikulierend, in Kreisen durch die Zelle zu laufen. »Ich hatte nie viele Selbstmordgedanken. Eigentlich komisch, findest du nicht? Das heißt: Natürlich hatte ich Selbstmordgedanken, wie alle Welt sie in scheinbar ausweglosen Situationen irgendwann mal hat, aber ich bin in dieser Hinsicht nie aktiv geworden. Als junger Kerl habe ich in meinen depressiven Phasen hin und wieder vom Balkon in die Tiefe geschaut und mir vorzustellen versucht, wie der Flug wohl wäre, der Aufprall, was wohl kaputtgehen und in welcher Position ich am Boden liegen würde. Ich habe nie das Gesicht einer derart verunfallten Person gesehen, und ich frage mich, wie es wohl um das Profil beschert wäre, wenn die dahinterliegende Knochenstruktur auf diese Weise zermalmt wird. Vielleicht wie eine dieser Karnevalsmasken aus Gummi, bevor man sie überstreift?

Ein Gesicht, aus dem alle Gesichtszüge ausradiert wurden? Ich weiß es nicht.

Nur einmal stand ich kurz davor, wirklich Selbstmord zu begehen. Das weißt du, Plácido. Vor zwei Jahren. Keine Ahnung, wie ich auf die Idee kam. Was ich gerade tat, als sie in meinen Gedanken auftauchte, diese Idee, das weiß ich noch sehr wohl. Und zwar war ich gerade pinkeln, so absurd sich das anhören mag. Da gibt es nichts zu lachen. Es war kein guter Tag. Ganz und gar nicht. Ich hatte über meine Familie nachgedacht, über die Umstände meiner Kindheit und die Situation, in der ich mich befand … und mit einem Mal sah ich all meine Melancholie und Traurigkeit in Form eines großen behaarten Viechs vor mir, das mit mir zusammen in der Toilettenkabine eingesperrt war. Eine große, schwarze, von harten Borsten überzogene Kugel, die mich an den Wänden zu zerquetschen drohte und nach Kloake roch, nach verstopften Rohrleitungen. Jedenfalls stellte sich genau dort ein *Moment der Klarheit* bei mir ein. Während ich die letzten Tropfen abschüttelte, erkannte ich die eine Möglichkeit, um all diesem Elend ein Ende zu bereiten: Ich müsste mich nur in die Tiefe stürzen. Eine in jeder Hinsicht einfache Lösung, Plácido, bei der ich mich wunderte, warum sie mir nicht schon vorher in den Sinn gekommen war. Ein Schritt nach vorn, und ich wäre das alles los: das schlechte Gewissen, die Albträume, die Halluzinationen, die Stimmen. Dieses riesige Gewicht auf meinen Schultern. Das stinkende Monster, das mich gegen die Wände drückte. Alles würde nach dem Aufprall verschwinden …

Daraufhin machte sich ein intensives Gefühl in meinem Körper breit. Genau, eines dieser Gefühle, über die ich so viel gelesen, die ich aber nie selbst in mir erfahren hatte. Das Gefühl der *Entschlossenheit.* Die leidenschaftliche Kraft eines reinen Gedankens. Plötzlich ist da eine Richtung, ein eiserner Pfad wie ein paar Schienen, und mit einem Schlag ist alles glasklar. Die Umgebung verblasst, und man sieht nur noch diesen wie glühende Lava leuchtenden Punkt. Es ist, als würdest du in düsteren Einöden umherirren und plötzlich ein beleuchtetes Fenster erblicken: Du weißt, was du tun musst. Es war ein wunderschöner Moment, Plácido. Meine Augen füllten sich mit Tränen, genau wie jetzt auch. Eine Art Leichtigkeit erfasste mich, eine sonderbare Heiterkeit. Die Gewissheit, dass all das Leiden sehr bald schon ein Ende haben würde. Eine große Erlösung. Das Ende einer schrecklichen Nacht, der dunklen Nacht der Seele, wie Johannes vom Kreuz es nannte. Es war der Moment, in dem ich verstand, was Ekstase ist. Die Visionen der Mystiker, wenn sie an diesem Punkt des Weges angelangten, müssen dem geähnelt haben, was ich bei diesem Toilettengang empfand, Plácido. Die Tränen strömten meine Wangen hinab, sammelten sich an Nase, Mund und Kinn. Ich begriff, dass ich Frieden finden würde, wenn ich nur täte, was getan werden musste. *Frieden*, Plácido! Ich habe noch nie Frieden empfunden, mein Freund, habe immer gelitten. Die Sonnenstrahlen erreichten mich nicht, denn ich wanderte stets auf finsteren Wegen …

Allzu viel Zeit verbrachte ich nicht damit, meinen Gedanken nachzuhängen. Nein, stattdessen machte ich mich eilends auf den Weg zum Pavillon B, der Akutstation für jugendliche Patienten, und lief dort die zwei Stockwerke hinauf zur Dachterrasse. Lachend und singend nahm ich die Stufen, Plácido, mit großen Schritten und zum ersten Mal seit vielen Jahren von einem Hochgefühl der Freude und der Hoffnung erfüllt. Meine Füße berührten kaum den Boden, ja ich würde sogar sagen – auch wenn ich es nicht beweisen kann –, dass ich schwebte. Die Tür zur Dachterrasse war gelb und aus Metall, schwer zu öffnen zwar, aber nicht verschlossen. Sie quietschte fürchterlich, aber in meinen Ohren klang das Geräusch der verrosteten Türangeln wie die schönste Melodie der Welt. Als die Tür offen war, schlüpfte ich hinaus. Es war ein Tag wie heute, Plácido. Ein Herbsttag, aber strahlend hell. Und als dann die Glocken läuteten, schienen sie es nur für mich zu machen, als Ansporn, das zu tun, was zu tun war. Die Luft war knackig, einfach herrlich, und knisterte fast schon vor Frische. Ich stellte sie mir wie Silberpapier vor. Von dort oben hatte man einen guten Blick auf den Glockenturm des alten Krankenhauses und dessen große Blitzableiter aus Schmiedeeisen. Bei diesem Anblick kam mir der Gedanke, dass ich gern in einer Zeit gelebt hätte, in der man noch Eisen schmiedete, in der man noch große Dinge fertigte, Plácido. Überwältigende Werften, riesige Kiele für Handelsschiffe, Schiffsschrauben so groß wie ein Mensch. Ganz anders als in dieser Zeit der kleinen Dinge, in der wir gerade leben. Nein, mein lieber Freund, ich glaube, ich bin nicht für diese Zeiten gemacht.

Ich schritt über die Dachpappebahnen, die so weich waren, dass meine Füße Abdrücke wie bei einem Mondspaziergang hinterließen. Dann trat ich an den Rand. Das intensive Gefühl, das sich meines Körpers bemächtigt hatte, erreichte seinen Höhepunkt. Es war eine Art Erregung, die schon fast etwas Begehrliches hatte, Plácido, und du weißt ja, was ich von der Begierde halte. Aber ich kann es nicht anders ausdrücken. Es war ein Rausch, der den Genitalbereich erfasste, zweifelsohne auch die Prostata, obwohl mein Glied alles andere als erigiert war. Mein Penis war zusammengefallen, hatte sich in sich selbst zurückgezogen wie eins dieser wirbellosen Meerestierchen. Ich sah zum Fluss hinüber, der zur Hälfte von den Platanen und einer altersschwachen Ulme verdeckt war, und zu den Gleisen, auf denen keine Züge fuhren. In der Ferne, in der Nähe des Friedhofs, konnte ich einen Kran ausmachen. Er sah aus wie ein großes Kreuz, das Wahrzeichen einer Maschinenreligion. Auf dem Parkplatz vor dem Eingang zur Anstalt standen zwei Autos. Menschen waren nur wenige auf der Straße zu sehen. Es war noch früh am Morgen.

Ich berührte das Metall des Geländers. Die Stange fühlte sich kalt an. Ich beugte mich nach vorn und stellte mir den Sturz nach unten vor. Zwei Stockwerke tief, aber das wusste ich bereits. Das Herz in meiner Brust hämmerte, und ich spürte das Blut mit rasender Geschwindigkeit durch meine Schläfen rauschen. Es waren nur fünfzehn Meter, aber der Schwindel beim Blick in die Tiefe sorgte dafür, dass meine Hoden und mein Penis sich noch weiter zusammenzogen, fast so, als würde sie etwas in meinen Körper hineinsaugen. Eine Art Kontraktion, die meine Erregung abermals steigerte. Ich hob einen Fuß, stellte ihn auf den Rand, packte mit der Hand zu und drückte mich nach oben. Meine Schienbeine stießen nun gegen das Geländer. Es reichte mir nicht mal bis zu den Knien.

Ich bemühte mich, in einen mystischen Gedanken einzutauchen, einen Gedanken, der den Moment mit Transzendenz und einem Gefühl der Vergänglichkeit erfüllte, aber es gelang mir nicht. Stattdessen musste ich an allerlei Albernheiten und Tratsch aus der Klinik denken. Ich erinnerte mich daran, dass ein älterer Patient aus dem Pavillon D fünf Jahre zuvor versucht hatte, sich umzubringen. Ich schätze mal, du kennst die Geschichte. Der Mann war ein verkappter Homosexueller, und wie du weißt, Plácido, ist die unterdrückte Sexualität laut Freud die Ursache aller Neurosen. Der Mann war hysterisch, ständig heiser und von einem nervösen Husten geplagt. Außerdem litt er an Erotomanie und wiederkehrenden Albträumen, in denen er sich selbst dabei zusah, wie er die Soldaten eines ganzen Pionierbataillons mit Oralsex beglückte. Aber ich dachte damals nicht an die Symptome des Alten. Ich dachte daran, wie er von der Dachterrasse, auf der ich stand, in die Tiefe gesprungen und – anstatt zwei Stockwerke tiefer auf den Boden zu klatschen – von der in den Innenhof ragenden Markise abgeprallt war. Er brach sich zwar einige Knochen, überlebte aber. Ein paar Witzbolde unter den Subakuten nahmen den fehlgeschlagenen Suizidversuch zum Anlass, dem Alten einen wirklich entsetzlichen Spitznamen zu verpassen, der heute immer noch benutzt wird.

Ich sah abermals nach unten, um mich zu vergewissern, dass die Markisen nicht ausgefahren waren. Ich hatte nicht die geringste Lust, diesen Sturz zu überleben – schon gar nicht mit einem ähnlichen Spitznamen wie der arme Alte vor mir. Aber da war keine Markise zu sehen, der Weg war frei. Ich breitete die Arme aus, weil ich es so in verschiedenen Filmen gesehen hatte, und musste an den hohen Sprungturm auf dem Campingplatz zurückdenken, auf dem ich als Kind einmal gezeltet hatte. Wäre ich doch damals, als ich die Chance dazu hatte, nur von diesem Turm gesprungen. Aber ich war seit jeher ein ängstliches und nervöses Kind gewesen.

Und genau in diesem Moment, Plácido, sah ich dich dort oben auf der anderen Seite der Dachterrasse stehen, wie immer in strammer Haltung. Du warst genauso gekleidet wie jetzt: Plastron-Krawatte, gelb-schwarz gestreifte Weste und Frack. Ich schaute dich neugierig an. Die Farben der Weste und der Schwanz des Fracks ließen dich aussehen wie einen sonderbaren Laborunfall, eine Kreuzung zwischen Hummel und Fisch. Deine Glatze funkelte sagenhaft, deine Schuhe ebenso.

Ein sanfter Schauer der Melancholie lief mir über den Rücken, denn bei deinem Anblick musste ich an ein paar Bücher denken, die mir als Jugendlicher sehr gefallen hatten. Sie handelten von einem jungen Aristokraten und seinem Butler. Der Diener war sehr viel schlauer als sein Herr und half ihm wieder und wieder aus schwierigen Situationen. Ich weiß noch, dass diese Bücher mir so etwas Ähnliches wie innere Ruhe schenkten. Es mag zwar kein Seelenfrieden gewesen sein, aber es war doch sehr nah dran, ein Mittelchen mit ähnlicher Wirkungsweise. Ich sah mich selbst als Jugendlichen, allein in einem Zimmer, wie ich nach dem Tod meiner Mutter viele bewohnt hatte, bis ich zehn Jahre später wegen des *Vorfalls* eingewiesen wurde. Ich sah mich mit von Schlafmangel, Alkohol und Wut geröteten Augen und von Faustschlägen gegen die Wand zermalmten Fingerknöcheln. Ich sah mich, wie ich ein Auge zukniff, um diese Bücher lesen zu können, da sich andernfalls die Buchstaben auf dem Papier auseinanderfalteten und über die Seiten schwirrten, als wären sie lebendig. Ich sah, wie ich versuchte, genug zu lesen, auch wenn es nur wenige Seiten waren, um mich besser zu fühlen, denn diese Bücher waren ein sicherer Ort für mich, eine Welt, in der einem nichts Schlimmes passieren konnte. Maximal handelte man sich den Ärger einer unsympathischen Frau ein, erlebte eine urkomische Verwechslung in einem Landhaus, suchte nach einer wertvollen Vase – am Ende nur ein zauberhaftes Missverständnis – und ertrug die rowdyhaften Streiche eines Neffen. Nur allzu gern wäre ich in dieser Welt gewesen. Und so vertiefte ich mich in die Lektüre und entfloh meinem eigenen Leben, um für einige Augenblicke Ruhe und Frieden zu finden, und mit Glück ein paar Stunden Schlaf.

Dann sah ich, wie du diesen Schritt machtest und auf den Rand der Dachterrasse stiegst. Du hast nicht geweint wie ich, sondern konzentriert und entschlossen gewirkt. Deine Augen jedoch waren traurig. Ja, sie waren traurig. Da lag ein Ausdruck in ihnen, den ich seither nie wieder bei dir gesehen habe. Und so standest du da, nur mit dem Hauch einer Emotion im Gesicht, dieser Mischung aus Mutlosigkeit und unheilbarer Tristesse. Ich dachte nicht daran, was als Nächstes geschehen würde, hatte keinen Plan. Ich stieg einfach von der Kante herunter und rannte zu dir. Dort angekommen, näherte ich mich in einem sicheren Winkel, denn das Letzte, was ich wollte, war, mit dir zusammen in die Tiefe zu stürzen. Und gefallen wären wir, gemeinsam und in inniger Umarmung, so viel ist sicher. Die Spitznamen, die man uns verpasst hätte, wage ich mir nicht mal vorzustellen. Dann nahm ich Maß und sprang, umschloss deinen Körper mit beiden Armen, denn du hattest die Arme an die Seiten gepresst, und ich riss dich mit mir, weg vom Rand und in Richtung Dachmitte, wo wir auf dem Boden landeten.

Weißt du noch, was du dann zu mir gesagt hast? Nein? Du bist aufgestanden und hast dir den Staub vom Frack geklopft, zuerst von einem Ärmel, danach vom anderen. Erst dann hast du gesagt: ›Ihr beherztes Einschreiten wird unser beider Schicksal verändern, Señor. Gestatten Sie, dass ich Ihnen helfe. Ich weiß auch nicht, was plötzlich in mich gefahren ist. Irgendetwas muss mir kurzzeitig den Verstand vernebelt haben, um es mal so auszudrücken. Aber jetzt fühle ich mich schon viel besser, Señor. Vielen Dank für das, was Sie gerade für mich getan haben.‹

Und ich fing an zu lachen, Plácido. Es war keine Freude, obwohl es so ausgesehen haben und eine ganz ähnliche Emotion gewesen sein mochte. Ich sagte dir, die Sache sei nicht der Rede wert, worauf du dich mir vorgestellt hast. Du sagtest, du stündest nun in meiner Schuld, und obwohl ich erwiderte, dass es keinen Grund dafür gebe, hast du darauf beharrt. Du erklärtest, dass die Mitglieder deiner Familie seit Generationen schon dem Dienerstand angehörten, dass bestimmte Bande unauflöslich und gewisse Gesetze zu befolgen seien und dass du fortan in meinen Diensten stündest. Und ich freute mich, Placido. Ich freute mich, weil ich mich bis zu diesem Tag immer sehr einsam gefühlt hatte. Du kannst dir gar nicht vorstellen, wie verloren ich mir vorkam. Ich hatte niemanden. Um mich herum herrschte Dunkelheit. Sie trennte mich von den anderen, und ich fand kein Mittel, um ihr zu entkommen und an das Licht zu gelangen. Aber vielleicht würde es mir mit der Hilfe eines Freundes gelingen, eines treuen Weggefährten. Als Kind mochte ich die Gewissheit, einen besten Freund zu haben. Alle Menschen sollten einen besten Freund haben. Ich habe dich nie nur als einen Bediensteten gesehen, Plácido, und ich denke, das weißt du. Du bist sehr viel mehr. Ein enger Vertrauter. Es macht mir nichts aus, dass du beizeiten verschwindest, Plácido, solange du nur in den entscheidenden Momenten an meiner Seite bist. Ja. Die entscheidenden Momente. Entscheidend. Heute bist du wieder mal sehr ruhig, mein Bester.

Weißt du was? Ich bin auf einmal sehr müde. Sehr, sehr müde. Bleib bei mir, während ich schlafe. Wäre das möglich? Wirklich? Danke. Du bist ein Engel, Plácido. Ich weiß nicht, was ich ohne dich tun würde. Ich weiß es wirklich nicht. Ich schätze mal, ich würde verrückt werden. Was für ein Glück, dass du da bist. Was für ein Glück ich doch habe. Ein wahnsinniges Glück.«

Kapitel 18

»Ich werde ihn Marc nennen. Gefällt dir der Name?«

Meine Mutter streichelt sich den Bauch. In Wirklichkeit hat sie gar keinen richtigen Bauch, sondern nur diese kleine Wölbung wie bei Menschen, die nichts essen. Ihre Brüste hängen schlaff nach unten, durch den Stoff ihres Kleides zeichnen sich riesige, sektkorkenförmige Brustwarzen ab. Sie zeigen Richtung Fußboden. In den vergangenen Wochen hat sie noch mal ein paar Kilo abgenommen. Ich schaue zur offenen Tür, durch die eine unbehagliche Kälte in die Wohnung zieht. Der Herbst hat seine Offensive begonnen, die Luft riecht nach Wellblech und Dachziegeln. Ich gehe zur Tür und schiebe sie zu. An der Stelle, an der das Blatt am Türsturz schabt, ist von der grünen Farbe nicht mehr viel übrig. Durch die dünne Glasscheibe in der Tür kann ich den geriffelten Betonboden des Patios sehen, der von glänzendem Nachttau überzogen ist. Es hat nicht geregnet, glaube ich zumindest, aber es sieht so aus. In der Ferne hört man das metallische Klopfen der Butaneros, die durch die Viertel fahren und mit einem Hammer gegen eine leere Gasflasche schlagen, um auf ihre Ware aufmerksam zu machen.

»Noch strampelt er nicht, aber es müsste bald so weit sein. Freust du dich auf dein Brüderchen, Curro?«

Meine Mutter ist nicht schwanger. Sie hat ein leichtes Trägerkleid an, bedruckt mit Blumen und Beeren, das jedoch fleckig und zerschlissen ist. Ihr Körper ist ausgemergelt, ihre Haut schlaff. Wie bei einem Tier, das jemand ausgenommen, aber anschließend nicht ausgestopft hat. Ihr Haar glänzt. Sie hat es sich hinter die Ohren geklemmt. Vorn hängt ihr ein Büschel in die Stirn, das von einer Plastikspange mit Minnie-Mouse-Motiv zusammengehalten wird. Ihre Arme und Schultern sind von einer Gänsehaut überzogen, aber sie scheint die Kälte nicht zu spüren. Ihr Alarmsystem für temperaturbedingtes Unbehagen scheint ausgefallen.

Seit einigen Tagen schon spricht meine Mutter davon, im sechsten Monat zu sein. Sie schläft nicht mehr. Ich weiß es, weil ich höre, wie sie nachts redet und in ihrem Zimmer auf und ab läuft, Stunde um Stunde. Manchmal geht sie runter auf die Straße und kommt erst nach einer ganzen Weile wieder – wenn die Sonne aufgeht. Es gibt Nächte, da setzt sie sich auf mein Bett, erzählt mir Sachen und fasst mich mit ihren eisigen Händen an. Oder sie legt sich zu mir, schiebt ihre kalten Füße unter die Decke und bittet mich, sie mit meinen Füßen zu reiben und zu wärmen, wobei ihre rissigen Zehennägel über meine Fußsohlen schaben. Dann erzählt sie mir allerlei Zeug, von Tejero, Jesus Christus, dem König von Spanien und vergifteten Wassertanks, von ihrem Vater, von Franco und den Bomben der ETA, von der Hölle, von Analkoitus und Fellatio. Von der Schule, auf die sie ging, wo die Nonnen aus Navarra und Galicien ihr mit einem Stahllineal auf die Fingerknöchel schlugen, wenn sie Katalanisch sprach, wieder und wieder, bis das rohe Fleisch zum Vorschein kam.

»*España se merece nuestra esperanza* …«, erklingt ein Gesang aus dem Fernseher. Meine Mutter hat den tragbaren Schwarz-Weiß-Apparat in der Küche aufgestellt. Vorher stand er im Schlafzimmer meiner Eltern. Ich schaue zum Bildschirm. Felipe González bittet um Ruhe. »Mittlerweile steht fest, dass die Sozialistische Arbeiterpartei Spaniens sich bei diesen Wahlen die

Unterstützung der Mehrheit der spanischen Bevölkerung sichern konnte«, sagt er unter dem Jubel sowie den Viva- und Hurra-Rufen des Publikums in die Mikrofone und lächelt.

Die Leute klatschen Beifall. Auf dem Bildschirm erscheint eine Karte von Spanien. Fast das ganze Land ist in einer Farbe dargestellt. Da es ein Schwarz-Weiß-Fernseher ist, lässt sich nicht sicher sagen, welche Farbe es ist, aber ich schätze mal: Rot. Das ganze Land ist rot. Gut möglich, dass meine beiden Fascho-Opas sich gerade im Grab umdrehen. Die Farbe auf der Spanienkarte ist nur im Zentrum des Landes und in Galicien anders, zwei kleine Flecken der Alianza Popular. Auch Girona und Teile des Baskenlandes sind anders gefärbt. Dort haben Convergència i Unió und die Partido Nacionalista Vasco gewonnen, wie der Sprecher gerade erklärt. Meine Mutter streckt den Arm aus – er ist so dünn, dass auf beiden Seiten des Ellbogens die Knochenenden herausstehen – und schaltet das Gerät aus. Nichts von dem, was außerhalb dieser Wohnung passiert, spielt noch eine Rolle. Diese Ereignisse sind wie die Münzen eines Landes, das es nicht mehr gibt.

Meine Mutter geht zum Kühlschrank. Sie braucht nur zwei Schritte, um die Küche zu durchqueren. Schuhe trägt sie keine. Ihre runden Zehen sind wund gekratzt, ihre großen Onkel so dick, dass sie weit hervorstehen. In den Zwischenräumen der kleinen Zehen sind dunkle Flecken zu sehen, wo sich der Dreck gesammelt hat. Die Nägel sind lang und brüchig. Früher sahen sie nie so aus.

Sie greift in den Kühlschrank, der allerdings bis auf eine Packung Milch, ein Stück ranzige Butter und ein Glas Aprikosenmarmelade komplett leer ist. Ein paar Zuckungen huschen über ihr Gesicht. Das hat sie neuerdings öfter. Dabei zwinkert eines ihrer Augen, während sich gleichzeitig die dazugehörige Hälfte ihres Gesichts verzerrt und in Falten legt, sodass auch der Mund außer Form gerät. Sie kneift das Auge zu und schließt den Kühlschrank. Anschließend öffnet sie das darüber befindliche Gefrierfach und zieht ein tiefgefrorenes Steak heraus. Sie wickelt die Folie ab und beginnt, am Steak zu lecken. Ihre Zunge ist ockerfarben. Sie streckt sie nur ein kleines Stück heraus, nur die Spitze, und manchmal bleibt sie an dem eiskalten Steak kleben. Es sieht aus wie bei einer kleinen Schildkröte.

»Kurzes Frühstück, und dann geht's los, hörst du? Die Arbeit wartet«, sagt sie. Der linke Träger ihres Kleides rutscht ihre Schulter hinunter. Eine schlaffe, streifenüberzogene Brust mit großer dunkler Warze wird sichtbar. Sie scheint es nicht zu merken und leckt stattdessen weiter an dem eiskalten Stück Fleisch. »Die Rechnungen bei SUMO schreiben sich schließlich nicht von allein, verstehst du? Mein Chef macht mir die Hölle heiß, wenn ich zu spät komme.«

»Mama, das kann man so nicht essen«, sage ich. Sie trinkt etwas Milch, isst ein paar Kekse.

»Von der Milch muss ich brechen«, sagt sie und greift sich selbstvergessen an die Brust. Mit zwei Fingern drückt sie die Brustwarze zusammen und dreht sie ein wenig. Ihr Blick fixiert einen unbestimmten Punkt im Raum. Die Brustwarze wird hart, zeigt aber weiter nach unten auf den Boden. Ich schaue wieder in den Patio hinaus, zu den Blumentöpfen. Die Pflanzen sind verkümmert, die Töpfe voller Zigarettenkippen. Ich stampfe ein paar Mal mit dem Fuß auf den Boden und lasse meine Fingerknöchel knacken, einen nach dem anderen und der Reihenfolge nach, angefangen beim kleinen Finger.

Aus dem Augenwinkel sehe ich, dass sie nicht mehr am Steak leckt, sondern sich damit über den unteren Teil ihres Bauches reibt. Sie stöhnt. Ich versuche, es zu überhören, aber es gelingt mir nicht. Es ist das Stöhnen einer Schlafenden, in dem sich Protest gegen eine im Traum erfahrene Demütigung mit einem Ausdruck des Wohlgefallens mischt. Ich höre, wie das Steak über den Stoff ihres Kleides reibt.

»Ich brauche was zum Frühstücken«, sage ich. »Was für die Schule.«

»Na klar doch! Hatte ich ganz vergessen«, erwidert sie und scheint mit einem Mal zufrieden. Sie legt das Steak auf den Resopaltisch und eilt aus der Küche.

Der Tisch ist dreckig. Ich werde später sauber machen müssen. Teller voller Zigarettenkippen stehen da und Tassen mit nicht getrunkenem Kaffee, versiegelt mit einer feinen Schicht hart gewordenem Milchschaum. Meine Mutter hat sie gemacht, dann aber nicht runterbekommen. Daneben zwei leere Flaschen Mandellikör. Sie mag Mandellikör. Ich kaufe ihr die Flaschen im Laden an der Ecke. In letzter Zeit erkundigen sich die aus dem Laden oft nach Mama und stellen mir unzählige Fragen. Das Ecklädchen ist eine der wichtigsten Informationsquellen im Viertel. Viele von den Alten gehen hin, um Neuigkeiten zu erfahren. Die Teresina, die Remedios, die Alcaldesa … ich bin mir sicher, sie alle wissen von der Sache mit meinem Vater. Auf ihre Fragen antworte ich nur, dass es Mama gut gehe und der Likör für eine Torte sei, denn ich will nicht, dass man meine Mutter abholt, so wie man meinen Opa abgeholt hat.

Der Küchenfußboden ist übersät von alten Familienfotos. Keine Ahnung, was es damit auf sich hat. Gestern waren sie noch nicht da. Es muss in der Nacht passiert sein. Ich bücke mich. Auf vielen der Fotos sind Köpfe ausgeschnitten. Da ist zum Beispiel eins mit einer Hochzeitsgesellschaft, in dessen Mitte zwei Löcher klaffen. Es sieht aus wie eine Fotowand in einem Vergnügungspark; diese Dinger, die vorn mit komischen Figuren bemalt sind und anstelle von Gesichtern Löcher haben, damit die Besucher ihre Köpfe hindurchstecken können.

Ich schaue mich um und sehe, dass die ausgeschnittenen Köpfe auf der hellblauen Tischplatte liegen: ein Häuflein ovaler Formen mit Gesichtern. Ich trete näher. Es sind die Gesichter meiner Mutter und meines Vaters. Daneben liegt eine aufgeschlagene Illustrierte, eine *Diez Minutos*. Ich trete noch ein Stück näher und sehe, dass der Kopf meiner Mutter bei einigen der Illustriertenfotos auf die dort abgelichteten Körper geklebt wurde. Ich blättere ein paar Seiten durch. Ana Obregón. Bo Derek. Rocío Jurado. Sonia Martínez von *Sabadabada*. Sie alle tragen den Kopf meiner Mutter. Sogar Grace Kelly, die Fürstin von Monaco, die vor einem Monat gestorben ist. Meine Mutter hat ihren eigenen Papierkopf, ausgeschnitten aus einem Foto von ihrer Hochzeit, dem Körper der tot im Sarg liegenden Fürstin aufgesetzt. Sind auf den Fotos dieser Reportagen die Liebhaber der Frauen zu sehen, hat sie ihnen das Gesicht meines Vaters über die Köpfe geklebt.

»Hier, nimm, Junge!«, ruft meine Mutter aufgeregt. Ich drehe mich um und sehe, wie sie den Flur entlanghüpft. »Das ist für dich, mein Schatz.« Sie hält mir ein paar Geldscheine hin. »Für einen Donut. *Dass du mir ja nicht die Donuts vergisst!*«, zitiert sie eine alte Fernsehwerbung. Dann schlägt sie sich mit der flachen Hand gegen die Stirn und lacht sehr lange.

Ich schaue runter auf meine Hand. Es sind drei Scheine, jeweils zehntausend Peseten.

»Nicht doch, Mama«, sage ich. »Siehst du denn nicht, dass das viel zu viel ist?«

»Ach ja. Na gut, wie du meinst«, antwortet sie, greift sich die Geldscheine, legt einen auf den Tisch und gibt mir zwanzigtausend Peseten wieder. »Du bestimmst. Jetzt bist du nämlich der Mann im Haus. Du verwaltest das Geld.«

»Das ist immer noch zu viel, Mama.«

»Ist doch egal, Mensch!«, schimpft sie und reißt beide Arme in die Höhe. »Geld ist zum Ausgeben da.«

Ich kann ihre Achselhöhlen sehen, sie sind dunkel, unrasiert. Der Geruch von altem Schweiß schlägt mir entgegen. Ihre Haut riecht nach Hackfleischsoße.

Dann gibt sie mir einen Kuss auf den Mund. Er schmeckt

nach Tabak und nach Zucker. Mir dreht sich fast der Magen um. Ihre Brust ist immer noch unbedeckt. Als ich aus der Küche gehe, habe ich das Gefühl, ganz dringend pinkeln zu müssen. Bevor ich mich auf den Weg mache, lege ich die beiden Geldscheine in die kleine Schachtel im Regal, in der wir Schlüssel zu verschwundenen Schlössern aufbewahren, außerdem alte Kabel, Streichholzpackungen, geschenkte Zigarren, die eh niemand raucht, Büroklammern und Reißzwecken. Jetzt habe ich zwar wieder kein Geld, aber ich werde einfach Priu oder einen der anderen bitten, mir einen Happen von ihrem Frühstück zu geben. Das mache ich schon eine ganze Weile so. Mit vier oder fünf erbettelten Bissen komme ich durch den Tag.

Mein Weg führt mich am Jagdladen vorbei. Heute bin ich anders gegangen. Ich habe keine Lust mehr, jeden Morgen am Bestattungsinstitut in der Calle Ebro vorbeizulaufen. Ich will keine Särge sehen, auch keine leeren. Priu holt mich nicht mehr ab. Der Grund ist simpel: Seit wir in der achten Klasse sind, passiert uns nicht mehr das, was uns in der siebten dauernd passiert ist, die Sache mit dem Ohnmachtsspiel zum Beispiel. Deshalb gehe ich jetzt immer allein. Wir treffen uns dann direkt vor dem Metalltor der Salesianer-Schule. Das ist auf jeden Fall langweiliger so. Es fällt mir schwer, mich daran zu gewöhnen. Ständig ändert sich was. Manchmal zum Guten, oft zum Schlechten. Ich mag keine Veränderungen.

Ich schaue mir die unterschiedlich langen Macheten an, auch die Gewehre und Pistolen und die Tarnkleidung. Mit den Händen halte ich die Schulterriemen meines Rucksacks fest. Im Schaufenster kann ich Teile meines Spiegelbildes sehen. Schwarze Cordhose, grauer Sweater, ein mehrfarbiger Anorak mit abnehmbaren Ärmeln. Die Sachen kratzen ein wenig beim Gehen. Vor ein paar Tagen habe ich nämlich versucht, meine Klamotten selbst zu waschen. Auch das macht meine Mutter nicht mehr.

Das ist aber nicht so gut gelaufen. Zu viel Waschmittel vielleicht oder zu wenig, die Temperatur zu hoch oder zu niedrig. Die Sachen waren nach dem Waschen jedenfalls noch sehr nass und voller Waschmittel. Als ich sie zum Trocknen auf die Leine hängte, wurden sie stocksteif.

Immerhin rieche ich jetzt gut. Nach Lavendel, nach Savon de Marseille, nach den Dachterrassen alter Omas.

Mein Vater ist seit anderthalb Monaten weg. Wo er steckt, weiß ich nicht. Ich habe nicht danach gefragt, und es kommt auch keiner, um es mir zu erklären. Ich möchte nicht, dass es jemand erfährt, weil sie sonst nämlich meine Mutter abholen. Ich hoffe, dass sie von selbst wieder gesund wird, dass es vorbeigeht. Dass alles wieder normal wird. Ich vertraue darauf, dass die gute alte Zeitmaschine ihre Wirkung tut: einfach immer wieder hinlegen, schlafen, aufwachen, damit die Stunden vergehen und irgendwann eine neue Zeit beginnt.

Das Gesicht meiner Mutter, als ich ihr das von Papa und Luisa erzählt habe. Es war der Tag, an dem wir aus dem Urlaub zurückgekommen sind. Dieses Gesicht bereitet mir Albträume. Sie war von der Rolle, stand neben sich, aber sie hat nicht rumgeschrien oder so. Da war nur diese mühsam beherrschte Fratze des Entsetzens. Sie war wie gelähmt, wartete darauf, dass ich sagen würde, nichts von all dem wäre wahr, alles nur ein schlechter Witz. Ein paar Sekunden lang schwebte sie zwischen zwei Welten: zwischen ihrem alten Leben und ihrem neuen. Ihrem neuen schrecklichen Leben. Irgendwann hob sie die Hände, ganz langsam, als würde jemand einen Revolver auf sie richten, und hielt sie vor ihren Mund.

Ich erzählte ihr die Einzelheiten. Also die, von denen ich wusste. Mittendrin musste ich eine Weile aufhören. Als ich ihr berichtete, was Priu und ich an jenem Tag auf dem Sant Ramon gesehen hatten, sprang sie auf und rannte ins Bad. Ich hörte, wie sie sich übergab. Dann ein ersticktes Wimmern. Sie blieb fünf oder sechs Minuten drin. Sie schrie nur einmal, aber sehr laut, so laut wie nie zuvor. Es war, als würde da etwas aus ihrem Körper entweichen. Die Nachbarn müssen es mitbekommen haben, ganz bestimmt. Als ich sie schreien hörte, hätte ich losheulen können. Mit einem Mal taten mir Arme und Beine weh, meine Innereien schienen sich zu verknoten, und ein Strom flüssiger Scheiße bahnte sich seinen Weg zum Ausgang. Ich hielt mir die Finger an die Nase. Sie rochen nach dem feuchten Putz der Wände, nach meinem Speichel, nach toter Haut. Ich zwinkerte mit beiden Augen, hundert Mal. Dann merkte ich, wie die Kacke zwischen meinen Pobacken hervorquoll. Ich versuchte, sie zurückzuhalten, aber es hatte keinen Zweck mehr.

Als meine Mutter wieder aus dem Bad kam, wirkte sie etwas ruhiger, aber ihre Augen … ihre Augen waren ohne Leben. Die Pupillen schienen nach innen gerichtet, wie die defekten Augen einer Spielzeugpuppe. Ihre Wangen waren zerkratzt, auf beiden Seiten ihres Gesichts schimmerte Blut unter der aufgerissenen Haut durch.

»Erzähl weiter«, sagte sie. Sie zog sich einen Stuhl heran und setzte sich neben den runden Esszimmertisch. Sie versuchte zu lächeln, was sie aber nur noch trauriger und verrückter aussehen ließ. Ich schaute zum Sofa, hinter dem der abgemagerte und steife Körper von Clochard lag. Sein Schwanz war nicht mehr zu sehen, er war ganz und gar versteckt, aber der Geruch war immer noch da. Dieser süßliche Geruch von Fäulnis und Verwesung, der für sich genommen gar nicht mal so unangenehm gewesen wäre, hätte er sich nicht mit dem Kotgestank vermischt, der von mir und meiner besudelten Unterhose ausging. Und so stand ich da, mit einem unangenehmen Brennen am Poloch, und erzählte meiner Mutter alles, was ich wusste. Vom Vorfall mit den Schuhen; von meinem heulenden Vater im Flur der Hurtados; von dem feuerfarbenen Ohrring in Tränenform. Ich erzählte meiner Mutter sogar von den Andalusierinnen auf dem Campingplatz, obwohl mit denen, soweit ich das wusste, gar nichts gelaufen war. Als ich einmal angefangen hatte, konnte ich nicht mehr aufhören und beförderte eine Überraschung nach der anderen aus meinem Inneren ans Tageslicht. Ich kam mir vor wie ein Magier.

An dem trockenen Flussbett muss ich stehen bleiben. Ein Hirte treibt darin gerade seine Ziegen entlang. Mit einem langen Stab dirigiert er sie in die richtige Richtung und zwitschert und pfeift dabei Anweisungen, während ein schwarzer Hund mit dichtem Fell und langen Schnurrhaaren mal hierhin, mal dorthin springt, um die Ausreißer zurück zur Herde zu bringen. Es sind dreißig, vielleicht vierzig Tiere. Sie rempeln sich an und blöken, aber keine der Ziegen hält an, um zu grasen. Im Flussbett gibt es nichts Fressbares für sie, nur Unrat und dreckige Grasbüschel, Kronkorken und leere Zementsäcke. Dann bleibt eine der Ziegen stehen und macht sich an einem auf dem Boden liegenden Pornoheft zu schaffen. Kleinformat, farbig, aufgeschlagen auf der Seite mit dem Mittelposter. Die dort abgebildete Frau hat die Beine weit gespreizt, die Muschi unter dem gekräuselten Haar ist feuerrot, und es scheint so, als würde die Ziege sie lecken. Das Tier gibt schnell auf. Die Farbe muss scheußlich schmecken. Die Herde klettert die kleine Böschung des Flussbetts hinauf und überquert dann die Straße. Ein paar Autos müssen anhalten, um sie passieren zu lassen. Die Fahrer blicken verärgert drein, aber keiner von ihnen hupt. Die Ziegen werden im Parc de la Muntanyeta weiden. Als sie davonziehen, gehe auch ich weiter Richtung Schule.

Mama musste sich noch einmal übergeben, bevor ich meine Geschichte zu Ende erzählen konnte. Danach roch sie sauer, nach Azeton – dieser Geruch von Erbrochenem, wenn man nichts im Magen hat und nur noch Verdauungssäfte und Wasser rauswürgt. Meine Mutter hat früher oft den Azetontest bei uns Kindern gemacht. Irgendwie bereitete es ihr Vergnügen zu sehen, dass es tatsächlich Azeton war.

Dann ging plötzlich die Wohnungstür auf, die Klingel meldete sich, zum zweiten Mal an diesem Tag. Dieses Brummen.

»Da sind wir wieder!«, rief mein Bruder. »Hallo?«

Später kam mir der faszinierende Gedanke, dass wir, also mein Bruder und mein Vater auf der einen, meine Mutter und ich auf der anderen Seite, ein paar Sekunden lang in zwei unterschiedlichen Welten lebten. Paralleluniversen sozusagen. Zwei Welten, die sich an der Tür des Esszimmers berührten, wie zwei Kreise ohne Schnittpunkt. Sie befanden sich noch in der normalen Welt, der Welt, die bis zum 29. Juli 1982 existierte. Wir hingegen lebten schon in der anderen Welt, der Welt, die an diesem Tag entstand, im Inneren des Hurrikans. Mein Vater und mein Bruder ahnten nichts davon. Im Flur war noch alles in Ordnung. Aber es trennte sie nur eine Tür vom Abgrund.

»Na, wie geht's meiner Familie?«, sagte mein Vater, als er durch die Esszimmertür eintrat, mit einem Lächeln auf den Lippen und ganz so, als wäre nichts gewesen. Kurz davor hatte ich seine unscharfen Umrisse durch das Milchglas der Tür ausmachen können. Dann stand er vor uns, und ich sah ihn ganz klar und deutlich: Er war braun gebrannt, unheimlich braun, und hatte einen dichten Schnurrbart. Er trug Shorts mit sehr kurzen Hosenbeinen, weiße Tennisshorts, dazu schwarze Kunststofflatschen, die mit dem Plastikstreifen zwischen dem großen und dem zweiten Zeh, und ein elektroblaues Nylonhemd. Dieses Elektroblau mochte er sehr, und auch mir gefiel es, weil ich ihm alles nachmachte. Viele Jahre lang wollte ich sein, was er war; wollte mögen, was er mochte; hassen, was er hasste; lieben, was er liebte. Die Worte, die er in der Tür sagte, dieses »Na, wie geht's meiner Familie?«, waren die letzten, die er an diesem Tag von sich gab.

Wir sind jetzt allein. Nur Mama und ich. Sie hat ihre Mutter angerufen, meine Oma Manuela, mit der sie schon seit sehr langer Zeit nicht mehr spricht. Meine Oma sollte meinen Bruder abholen und ihn mit zu sich aufs Dorf nehmen. Mein Bruder wollte nicht, aber gemeinsam haben sie ihn überzeugt, mit Schreien und Drohungen. Meine Mutter tat für die Zeit des Besuchs so, als wäre sie bei bester Gesundheit und nur etwas traurig, weil sie sich »getrennt« hatte. Meine Oma kam mit ihrem neuen Ehemann, einem sehr höflichen älteren Herrn, bei dem, durch Kinderlähmung bedingt, ein Bein kürzer war als das andere. Normalerweise hätte meine Mutter nicht mit den beiden gesprochen. An diesem Tag jedoch tat sie es, widerwillig zwar, aber ihr blieb keine andere Möglichkeit. Als sie der birnengrünen Ente meiner Oma nachstarrte, die auf der Calle Vermell davonfuhr, verzog sie den Mund in einem Versuch, beruhigend zu lächeln. Das Lächeln galt meinem Bruder. Auf der Rückbank des Wagens saß Richard und winkte uns mit einer Hand und einem verlorenen Ausdruck auf dem Gesicht durch die Heckscheibe zu. Ein paar Minuten zuvor hatten wir uns an der Autotür voneinander verabschiedet. Es war eine kurze Umarmung gewesen, der perfekte Moment, um noch etwas Nettes über uns beide zu sagen. Doch als er so vor mir gestanden und mir auf den Rücken geklopft hatte, war mir partout nichts eingefallen. Ich sagte nur, dass es Mama bald wieder besser gehen würde, aber ich merkte, dass er nicht allzu überzeugt davon war, denn er kannte sie so gut wie ich. Als ich dann sah, wie er, die Augenbrauen so tief im Gesicht wie Rudolf Heß, hinten im Auto saß und winkte, als würde er auf dem Deck eines ablegenden Schiffes stehen, konnte ich ihn nicht hassen. Er tat mir sehr leid, denn er war mein Bruder, und ich hatte ihn lieb. Meine Mutter hatte oft erzählt, dass wir als Kinder unzertrennlich gewesen waren und einander immer beigestanden hatten. Später wäre es aber von Mal zu Mal schlimmer zwischen uns geworden, und vielleicht, so hatte sie gesagt, hätten wir uns in einer normalen Familie ja besser vertragen. Schwer vorzustellen.

Meine Oma Manuela war eine etwas distanzierte Frau, die körperlichen Kontakt mit ihren Kindern und Enkeln mied, sprich keine große Freundin von Umarmungen oder Knutschereien. Sie war klein und mollig, mit O-Beinen und einer Nase wie ein Eulenschnabel. Nicht mal zu Weihnachten sah ich sie noch, denn meine Mutter weigerte sich, sie einzuladen. Während der Verabschiedung von meinem Bruder hatte sie einen wenig überzeugten Ausdruck auf dem Gesicht. Es war die Miene eines Menschen, der von anderen unter Druck gesetzt wurde, etwas zu tun, von dem er tief in seinem Inneren wusste, dass es falsch war. Falsch wie die Entscheidung, mich nicht mit sich zu nehmen. Meine Mutter lehnte das ab. Der beste Platz für mich sei an ihrer Seite. Ich sei ja noch so klein.

Meine Mutter kapitulierte nicht, nicht an diesem Tag, mochte sie auch noch so krank sein. Der Groll war ihre Religion. Und ihr Leiden sorgte nur dafür, dass sich der ihr eigene Verfolgungswahn nochmals steigerte. Sie reichte ihrem Stiefvater die Hand, fast ohne ihn anzusehen, gab ihrer Mutter einen Kuss, so vorsichtig, als könnte sie sich etwas bei ihr einfangen. Dann fuhr sie meinem Bruder durch die Haare und hielt ihm eine Sporttasche mit ein paar Sachen hin. Als meine Oma nach dem Schulwechsel fragte und wissen wollte, was ich denn ganz allein zu Hause mit meiner Mutter anstellen sollte, hörte ich schon nicht mehr zu. Die ganze Angelegenheit war für uns alle sehr unangenehm. Es gab keinen Plan, kein System in all dem. Alles schien ein einziges Provisorium, und das Motto lautete: »Rette sich, wer kann.« Als ein von Natur aus ordentlicher Mensch ahnte ich, dass in der Wohnung, in der nun nur noch meine Mutter und ich zusammen leben sollten, jegliche Ordnung verschwinden würde. Dann war mein Bruder weg, und ich biss mir so heftig auf die Nagelhaut an meinem Daumen, dass es blutete. Das Blut lief in die Rundung des Nagelbetts und bildete dort eine Art roten Halbmond, der aussah wie der von der türkischen Flagge. Ich leckte das Blut von meinem Daumen. Der Geschmack erinnerte mich an meinen Zirkel, an dem ich manchmal im Zeichenunterricht lutschte. Es schmeckte nach Eisen, nach Spielzeugroboter. Nicht nach dem Körper eines lebenden Menschen.

An der Schule angekommen, laufe ich auf dem asphaltierten Weg, der mich zwischen den von Zäunen begrenzten Fußballfeldern hindurchführt, in Richtung Pausenhof. Der Himmel verdunkelt sich immer wieder für ein paar Momente, sicher wird es bald regnen. Ich schaue zu den Knirpsen aus der ersten und zweiten Klasse. Wie winzig sie sind, wie zufrieden. Sie laufen hintereinander her, kreischen und jauchzen, tun so, als wären sie Figuren aus der Trickfilmserie *D'Artagnan und die drei MuskeTiere*. Die Kleinen tragen alle noch diese blau-weiß karierten Schulkittel mit Gummizügen in Ärmelbündchen und Kragen. Ihre Knie sind zerschrammt, ihre Handflächen schmutzig.

Ich sehe die Jungs aus meiner Klasse. Es ist die äußerste Schlange der in Reihen angetretenen Schülerschaft. Die 8B. Wir stehen am rechten Rand, neben uns gibt es nur noch die kleinen Basketballfelder. Wir sind die Großen, es ist unser letztes Jahr an dieser Schule. Priu steht bereits an seinem Platz, beim P. Die Klassen stellen sich nämlich in alphabetischer Reihenfolge auf. Es ist ein bisschen wie bei der Armee, aber mit der Zeit habe ich mich daran gewöhnt. Ich gehe zu ihm, hebe die rechte Hand und winkle den Arm nach hinten an, wie Hitler. Er macht das Gleiche, lächelt und formt mit den Lippen das Wort »Heil«. Dann schlägt er die Hacken zusammen. Ich mache es genauso. Anschließend wendet er sich wieder dem Mitschüler zu, mit dem er sich unterhalten hat, und ich gehe zum Anfang der Reihe, denn mein Platz ist beim A. Ich war schon immer der Erste in der Liste. Ein paar Tropfen landen auf meinen Haaren. Ich ziehe mir die gelbe Kapuze meines Wendeanoraks mit den abnehmbaren Ärmeln über den Kopf.

»Na los, Jungs!«, ruft der neue Lehrer, der dieses Jahr unsere Klasse übernommen hat. Er steht direkt vor mir. Würde er nicht so laut schreien, damit auch die Schüler beim U und beim Z ihn verstehen, könnte man glatt auf die Idee kommen, dass er nur mit mir spricht. »Rein mit euch, sonst saufen wir hier noch ab. Das ist ja eine richtige Sintflut!«

Sein Büro wirkt seriös, beeindruckend, mit Unmengen von Büchern und großen Fenstern über den Regalen. So fällt Licht herein, aber hinausschauen kann man nicht. Es ist ein gemütlicher Ort. Die Heizung läuft, die Sitzflächen der Sessel sind weich, alles ist sauber und an seinem Platz. Einziger Minuspunkt: die Kruzifixe mit dem blutverschmierten Jesus und die Bilder von Don Bosco, die mich immer wieder aufs Neue zusammenfahren lassen.

Ich stelle das Klopfen auf die Armlehne meines Sessels ein und beginne, am Nagel des kleinen Fingers meiner rechten Hand zu kauen. Mein Lehrer zündet sich eine Pfeife an. Das süße Aroma seines Tabaks breitet sich aus, hüllt mich ein, beruhigt mich ein wenig. Er heißt Josep Anglès, aber er meinte, dass wir ihn einfach nur »Jos« nennen sollen. Jos hat einen Bart, ein undurchdringliches Dickicht von schwarzer Farbe, das den gesamten unteren Teil seines Gesichts bedeckt. Sein Mund ist nicht viel mehr als ein Schlitz, über dem ein vom Tabak und dem Fett des Essens gegerbter Schnurrbart hängt. Er hat eine flache Mütze auf, eine Art Schiffermütze mit Schirm. Normalerweise trägt er leichte Schlupfschuhe, aber heute nicht. Unter dem Tisch lugen braune Wanderschuhe mit matschverschmierten Sohlen und der Saum einer Cordhose hervor.

Jos lutscht an seiner Pfeife, öffnet und schließt in einem fort die feinen Lippen, die sich hinter dem haarigen Gestrüpp verbergen. Ein Radio, das ich nicht sehen kann, spielt klassische Musik. Er schließt einen Moment lang die Augen. Jammernde Violinen erklingen. Seine Bewegungen und Gesten wirken präzise und bedächtig.

»Also, Curro«, sagt er, nimmt die Pfeife aus dem Mund und sieht zu, wie sie qualmt. Es ist nur sehr wenig Rauch, der zudem ein weiches, nicht im Geringsten aufdringliches Aroma hat und Knoten in der Luft bildet. »Ich wollte dir vorschlagen, beim Theater mitzumachen. Die Proben sind immer am Freitagnachmittag. Ich denke, es würde dir gefallen. Ich habe gesehen, dass du mit Priu zusammen Imitationen machst. Ihr seid gute Schauspieler. In spe.«

»Wo?«

»Spe ist kein Ort.« Er schmunzelt. »*In spe* bedeutet, dass ihr es zukünftig sein könntet oder werdet, es aber noch etwas braucht.«

»Ach so.« Mit einem Ruck reiße ich mir ein Stück Nagelhaut von meinem rechten Daumen ab und schaue es mir an. Tote Haut. Es blutet nicht.

»Was hältst du davon?«

»Theater?« Ich ziehe eine Seite meiner Oberlippe hoch. »Weiß nicht. So Marke ›Oh, Engel du der Liebe, sag …‹ und so Zeug?«

Draußen gießt es in Strömen. Ich höre, wie die Tropfen auf den Wellasbest über uns niederprasseln und auf das Plastikdach des hinteren Teils des Schulgebäudes trommeln – da, wo die Geräte und der Kalk zum Abkreiden der Spielfelder lagern, die Apparate für den Unterricht, die Netze für die Basketballkörbe, die Turnböcke, Sprungkästen und Bälle.

»Gott bewahre, nein! Nicht so antiquierte Sachen. Das hätte gerade noch gefehlt. Da würden wir ja alle schon in der ersten Probe einschlafen.« Er lacht. »*Mehr so Marke* zusammenhängende Gags, Sketche *und so Zeug*. Im Grunde also Rumblödeln, aber auf der Bühne, mit einstudierter Pointe und zusammen mit ein paar Freunden.«

»Ah, okay. Na dann schon. Ich glaube, das kriege ich hin.« Ich lächele ihn an.

»Ich würde gern mit deiner Mutter oder deinem Vater über dieses Thema sprechen.« Er legt die Pfeife in einer Art Pfeifenhalter ab. Anschließend nimmt er einen Kugelschreiber und notiert etwas auf einem kleinen, mit Logo und Namen unserer Schule bedruckten Zettel. Sie heißt Santo Domingo Savio, aber niemand benutzt diesen Namen, und so vergessen ihn alle dauernd. Als er fertig ist, faltet er das Papier einmal und reicht es mir über den Tisch. »Sie werden sich sicher freuen zu hören, dass du Talent hast. Das ist eine Gabe, die man nicht vergeuden sollte.«

Ich nehme den Zettel. Er ist sehr sorgfältig gefaltet, die Ecken liegen genau aufeinander. Diese Art Ordnung sorgt für Ruhe in meinem Kopf. Ich glaube, ich könnte gut und gerne eine ziemlich lange Zeit in diesem Büro bleiben, so lange wie notwendig. Aus dem Radio kommt nun der Klang von Flöten, deren Spiel wie das Geplätscher eines Gebirgsbachs klingt.

Ich lächele ihn an, dieses Mal bereits etwas unbehaglicher. Ich stecke den Zettel in die Gesäßtasche meiner Hose, wo meine Finger ein paar geröstete Maiskörner ertasten. Wahrscheinlich sind sie der Grund für das Piken in meinem Hintern. Das Radio spielt eine Melodie, die von Violinen und einem irgendwie gläsern klingenden Piano getragen wird. Der Rhythmus der Musik, Plink-Plink-Plink, mischt sich mit dem Getrommel des Regens.

»Verlier den Zettel nicht, hörst du?«, sagt Jos und steckt sich die Pfeife wieder in den Mund. Er reißt ein Streichholz an, hält es von oben an den Pfeifenkopf und saugt so kräftig am Mundstück, dass sich beide Wangen nach innen wölben. »Am besten, du gibst ihn deinen Eltern gleich, wenn du nach Hause kommst. Wir sehen uns nachher im Unterricht.«

»Ja, okay«, sage ich und ziehe beim Hinausgehen behutsam und lautlos die Tür hinter mir zu. Die Gänge sind leer. An den Wänden hängen von Schülern gestaltete Plakate zum Weltmissionssonntag und auch ein Poster von Don Bosco, auf dem das Gesicht des Ordensgründers aus vielen kleinen Kinderporträtfotos zusammengesetzt ist. Jacken und Anoraks säumen auf beiden Seiten den Flur. An einigen der Haken hängen die Schulkittel von Kindern, die krank geworden und heute nicht zum Unterricht gekommen sind. Es ist niemand zu sehen. Nur die Lehrer, ein jeder in seinem Klassenzimmer, sind zu hören, wie sie ihre Lektionen herunterleiern. Es sind säuselnde Stimmen, die sich vermischen und von den Wänden des leeren Flurs und den Nischen unter den Treppen zurückgeworfen werden. Sie erheben sich über das Prasseln des Regens und klingen wie das Gemurmel eines Massengebets.

»Na, was wollte Dr. Bakterius?«, fragt Priu. Er lehnt am Pfeiler des Vordachs und frühstückt: Bocata und Saft aus einem kleinen Tetrapak, immer im Wechsel. Ein Biss vom belegten Brot, ein Schluck Saft. Ein Biss, ein Schluck. Der samtartige Schatten über seinem Mund hat sich in einen dunklen Schnurrbart verwandelt, den man nicht mehr übersehen kann.

»Nichts.« Ich knülle den Zettel von Jos zusammen und ziele auf den Mülleimer, der einen halben Meter von uns entfernt steht. Mein Wurf geht daneben. Wie immer eigentlich, denn ich treffe nie irgendetwas. Und so mache ich einen Schritt nach vorn, beuge mich beschämt nach unten, um die Papierkugel aufzuheben und in den Eimer zu werfen.

»Wie jetzt, nichts?«

»Na ja, also … er wollte mir sagen, dass wir den Metabolischen Transformator jetzt gern ausprobieren können.«

Priu bricht in schallendes Lachen aus. Er hat gerade einen Schluck von seinem Ananassaft getrunken, sodass ihm nun zwei Strahlen dreckig gelber Flüssigkeit aus der Nase schießen, aus jedem Loch einer, und auf den Sägespänen landen, die im Eingangsbereich verstreut wurden, damit niemand ausrutscht. Die an Mund und Kinn hängenden Saft- und Popelreste wischt sich Priu mit dem Ärmel seines Anoraks ab, der danach an der entsprechenden Stelle glänzt. Es hat aufgehört zu regnen, aber dafür ist jetzt alles voller Pfützen. Das Schulgelände ist von Wasserflächen so groß wie Seen überzogen. Noch ziert sich die Sonne, aber wenn sie erst mal rauskommt, werden sich die Lachen in Spiegel verwandeln.

»Was gibt's da zu lachen, Mensch?«, sage ich möglichst ernst. Priu hustet und zeigt mir mit erhobener Hand an, dass ich bitte aufhören soll.

Priu ist glücklich in der 8B. Ein Grund für seine Zufriedenheit ist die Tatsache, dass Cruz, sein Erzfeind, nicht mehr an der Schule ist, da er die Klasse zum zweiten Mal hätte wiederholen müssen. Er wohnt noch im Ort, heißt es, aber wir sehen ihn nicht mehr. Das tut mir irgendwie leid, aber auch nicht übermäßig. Er hat im Viertel Marianao gewohnt. Keine Ahnung, was mit seinem Vater passiert ist; ob der noch bei der Familie wohnt und weiterhin Frau und Kinder verprügelt, ob er verhaftet wurde oder gestorben ist, oder wie oder was. Normalerweise würde ich meine Mutter fragen, aber die ist in Sachen Tratsch und Klatsch nicht mehr zu gebrauchen. Was auch immer sie sieht und denkt, landet direkt in ihrem Inneren. Und da in ihrem Inneren alles lose und durcheinander ist, kriegt sie nicht mehr mit, was außerhalb ihres Körpers oder gar im Ort passiert.

Wie ich im letzten Schuljahr schon vorhergesehen habe, sind Hasenzahn Torras und der dicke Vidal ohne Cruz vollkommen abgemeldet.

»Da, schau dir mal den Torras an, was für einen fetten Arsch der hat«, sage ich und zeige zu einem der kleinen Basketballfelder, auf dem trotz der Pfützen gerade ein Spiel läuft. »Der trifft nicht einen Korb. Hör mal, ich klau dir einen Bissen von deinem Bocata, okay?«

Priu ist einverstanden und hält mir sein belegtes Brot hin. Ich greife es mit beiden Händen und beiße einmal ab, einen Riesenhappen. Drei Fingerbreit Brot mit Belag. Ein Teil des Happens hängt aus meinem Mund heraus, sodass ich manuell nachstopfen muss. Priu sieht nicht, was ich mache. Irgendwann dreht er sich um, nimmt gelassen sein Bocata wieder in Empfang und schaut abermals zum Basketballfeld, wo ein paar Idioten gerade Torras hochleben lassen, weil er einen Hundertzehnprozentigen versemmelt hat.

Als Priu beobachtet, wie Torras bestraft und von den anderen hoch in die Luft geworfen und wieder aufgefangen wird, verändert sich sein Gesichtsausdruck. Wenn eine Gazelle sieht, wie eine Löwin stirbt, die immer wieder ihre Herde dezimiert hat, blickt sie wahrscheinlich ganz ähnlich. Ich kaue auf dem mit Mortadella belegten Brothappen herum. Mein Hunger war so groß, dass mir schon der Kiefer wehtat, wie es manchmal der Fall ist, wenn ich traurig oder nervös bin. In meinem Mund bricht eine wahre Speichelflut los.

Ein Schwarm Vögel kreuzt durch den bewölkten Himmel. Sie fliegen in Formation, es sieht aus wie eine Pfeilspitze. Einen Moment lang scheinen sie über dem Schulgebäude zu verweilen und zeichnen ein paar Korkenzieherpirouetten in die Luft. Dann verschwinden sie hinter den backsteinfarbenen Wohnblöcken in Richtung Sant Ramon, der heute nur ein dunstiger Schatten in der Ferne ist. Ein feiner Strahl Sonnenlicht, flüchtig wie ein Kamerablitz, schießt aus den Wolken hervor. Er spiegelt sich in den Pfützen, lässt den Asphalt, das Wasser und das Metall der grünen Fußballtore glänzen. Kurz ist zwischen zwei Wolkenfetzen ein Regenbogen zu sehen. Die Farben, verschwommen und breiig, sterben gleich wieder nach der Geburt.

»Was macht deine Mutter?«, fragt Priu.

»Von Tag zu Tag verrücktere Sachen«, antworte ich. Mit Priu kann ich über dieses Thema sprechen. Ich strecke die Hand nach dem Pfeiler aus, an dem Priu lehnt. Mit den Fingern fahre ich die Fugen zwischen den kleinen Quadraten des blauen Mosaiks nach und spüre dabei die runzlige Oberfläche des Zements, der sie zusammenhält. »Seit ein paar Tagen sammelt sie *Proben.*« Ich betone das Wort extra stark. »Proben von allem, was sie isst, weil es eine Verschwörung gegen sie geben könnte. Die Essensproben steckt sie dann in Briefumschläge, auf denen sie das Datum und die Herkunft der Lebensmittel notiert, um die Sache später zu ›untersuchen‹. Ich werfe die Dinger nach und nach in den Müll, aber ich muss vorsichtig sein, nicht zu viele auf einmal verschwinden zu lassen, weil sie das sonst mitbekommt. Dann wird sie nämlich fuchsteufelswild, zieht sich selbst an den Haaren, wirft mir vor, dass ich mit ›denen‹ unter einer Decke stecke, und weint eine halbe Ewigkeit.«

»Mit *denen*? Wer soll das sein?«, fragt Priu und hält mir das Bocata hin, von dem weniger als die Hälfte bleibt.

»Weiß nicht.« Ich richte meinen Blick auf sein Ohr, um ihm nicht ins Gesicht sehen zu müssen, greife das belegte Baguette und beiße einmal ab, einen kleineren Happen dieses Mal. Ich schiebe den Bissen im Mund auf eine Seite, um weitersprechen zu können. Augenkontakt vermeide ich immer noch, stattdessen betrachte ich die grün gestreifte Markise auf einem Balkon in der Ferne. Ein Wellensittich zwitschert dort. Obwohl er eingesperrt ist, klingt sein Lied fröhlich. »Die Militärs, glaube ich. Franco. Suárez. Neulich meinte sie, ›die Nonnen‹ wären ebenfalls mit dabei. Einmal hat sie auch ihren Vater erwähnt, meinen Opa. Der, der gestorben ist und ein Vollidiot war.«

Priu fixiert eins meiner Ohren. Auch ihm fällt die Sache nicht leicht.

»Heiliger Bimbam, genauso wie damals bei Heß, oder?«

»Ich weiß, Mann.«

Priu saugt geräuschvoll den Rest Saft aus dem Tetrapak. Dann knickt er es zusammen und wirft es Richtung Mülleimer. Treffer. Wenn er nur wollte, könnte er ein guter Sportler sein.

»Versenkt!«, ruft er. Dann pult er den Dreck unter einem seiner Fingernägel heraus und schiebt sich anschließend den letzten Happen des Bocatas in den Mund. Er kaut. Obwohl er dabei immer den Mund schließt, verursachen seine Kiefer beim Kauen sehr laute Geräusche. Es ist mir ein Rätsel. Ich glaube, Priu legt mehr Kraft als notwendig in die Kaubewegungen. Sogar durch das Pausengeschrei hindurch kann man die Geräusche seiner mahlenden Kiefer hören. Mpf, mmpf! Mpf, mmpf! Ich habe ihn noch nie darauf angesprochen. Möglich, dass er es in den falschen Hals bekommen würde.

Ich habe Priu nicht alles erzählt, was mit meiner Mutter los ist, weil ich Angst habe, dass er es vor seiner Mutter oder unserem Lehrer ausplaudert. Priu sagt, man müsse irgendetwas mit ihr machen, und ich weiß, dass er recht hat. Trotzdem habe ich bisher noch nichts unternommen, weil ich fürchte, sie dann nicht mehr wiederzusehen, und dass man sie irgendwohin sperrt, wo sie nie wieder rauskommt. Genau wie meinen Opa, der nach seiner Einweisung in die Irrenanstalt nur noch verrückter geworden ist. Ein kratziger Knoten sitzt in meinem Hals.

»Ich geh einen Schluck Wasser trinken«, sagt Priu, dreht sich um und läuft los. Er hat seinen Made-in-Korea-Anorak an. Der mit den aufgenähten chinesischen Schriftzeichen, dem flauschigen Rand an der Kapuze und dem glänzenden Nasenschleim am Ärmel.

»Pass auf, dass deine Lippen nicht an den Hahn kommen«, sage ich laut. Meine Mutter hat mir oft erklärt, dass man sich eine Hepatitis einfangen kann, wenn man einen dieser Hähne mit dem Mund berührt.

Es fallen ein paar Tropfen vom Himmel, und ich sehe, wie Priu sich die Kapuze über den Kopf zieht. Mit der Fellkapuze und diesem saft- und kraftlosen Gang sieht er aus wie ein sonderbares Beuteltier.

Umso weiter sich Priu entfernt, desto mehr wächst in meinem Inneren ein Schluchzen heran. Ich spüre den Schmerz in Kiefer und Armen und merke, wie mein Schlüsselbein nach oben gen Himmel gezogen wird. Meine Augen brennen. Ich reibe sie mir mit den Fingern. Mein Mund verzieht sich.

»Hey, warum weinst du?«

Ich drehe mich um, aber da ist niemand. Erst als ich nach unten schaue: ein Knirps aus der ersten Klasse mit einem blau-weiß karierten Schulkittel. Er hat blonde Haare, die ziemlich zerzaust aussehen, eine verschorfte Wunde unter dem Auge und ein Gesicht wie ein Luftballon. Er ist jedoch nicht dick, sondern hat einfach nur ein mondförmiges Gesicht.

»Bist du hingefallen?«, fragt er mich.

»Nein.«

»Hast du Haue bekommen?«

»Nein.«

»Warum weinst du dann? Haben sie dir eine Strafe aufgebrummt?« Er reibt sich mit der Rückseite der Hand die Nase.

»Nein.«

»Was dann?«

»Ich bin traurig«, sage ich.

»Weil du hingefallen bist?«

»Genau«, sage ich, ohne nachzudenken. »Ich bin hingefallen.«

»Zeig, wo hast du dir wehgetan?«, sagt er und schaut interessiert an mir hoch und runter. »Ich bin neulich mit dem Fahrrad hingefallen und habe mir das Handgelenk in der Bremse eingeklemmt. Hier, schau mal. Die Narbe kann man immer noch sehen.«

»Wow. Ich … ich bin gestolpert und habe mir beim Sturz die Hände aufgerissen, aber da sieht man jetzt nichts mehr.« Ich zeige ihm meine Hände, die Innenseiten nach oben.

»Simsalabim, alles wieder gut!«, sagt er und vollführt dabei eine kreisförmige Handbewegung, als würde er an einem Wasserhahn drehen. Anschließend schwingt er sich auf sein unsichtbares Pferd, treibt es mit Handklatschern auf seinen eigenen Hintern an und reitet davon. »*D'Artagnan, D'Artagnan – dein Stern wird hell erstrahlen. D'Artagnan, D'Artagnan – du wirst Juliet gefallen*«, singt er mit lauter Stimme.

Da stehen vier Männer vor unserer Haustür. Männer wie mein Vater, nur viel größer. Ich kenne sie, aber nicht so richtig, habe sie mal auf der Straße gesehen oder auf den Terrassen irgendwelcher Bars. Sie schleppen immer Sporttaschen mit sich herum. Es sind Rugbyspieler.

Von dort, wo ich stehen geblieben bin, an der Kreuzung der Calle Nou und meiner Straße, kann ich sie gut sehen. Sie belagern unseren Hauseingang, wirken mit ihren massiven Körpern wie eine Palisade aus Fleischpfählen, die jemand vor unserem Haus in den Boden gerammt hat. Sie sehen mich jetzt auch und stoßen einander mit den Ellbogen in die Seiten. Sie versuchen nicht mal, unauffällig zu wirken. Die letzten zehn oder zwanzig Meter bis zur Tür sind ihre Blicke fest auf mich gerichtet. Da sie in einer Linie nebeneinander stehen, konnte ich sie problemlos zählen. Ihr übermäßiges Interesse hat mir ein wenig Angst gemacht. Jetzt muss ich anhalten, um mehrere Male die Hacken meiner Schuhe zu berühren, indem ich mir selbst in den Hintern trete. Die Nerven. Dann bücke ich mich und sammle am Boden liegende Bonbonpapiere auf. So brauche ich sehr viel länger für die kurze Strecke als ein normales Kind. Ich schätze mal, das hat sie ungeduldig werden lassen. Als ich bei ihnen ankomme, wirken sie verärgert.

»Hey!«, bellt einer der Männer, reißt in meine Richtung nickend den Kopf hoch und tritt näher. Mit einem sehr dicken Daumen zeigt er über seine Schulter hinweg auf unsere Haustür, die man hinter seinem massigen Körper kaum noch sehen kann. »Bist du der Sohn von Sebas?«

Die Proportionen von Hals und Kopf sehen bei diesem Mann sehr ungewöhnlich aus. Sein Hals wirkt wie die sich verjüngende Spitze eines Bic-Kulis, sein Kopf wie die kleine runde Kugel an deren Ende. Seine Ohren sind zerdrückt. Seine Augenbrauen sind sehr groß und scheinen eher aus Knochen als aus Haaren zu bestehen. Ich muss meinen Kopf in den Nacken legen, um ihn anzusehen. Er ist sehr viel größer als mein Vater.

Ich kann ihm nicht in die Augen blicken, denn die sitzen tief in den Höhlen unter seinen Augenbrauen. Mein Blick huscht immer wieder zu seinen deformierten Ohren, aber ich habe Angst, er könnte glauben, ich würde mich lustig über sie machen, und sich deshalb ärgern. Am Ende starre ich auf das Grübchen an seinem Kinn. Das Licht der Sonne ist schon sehr schwach, aber noch bleibt etwas Zeit, bis es dunkel wird.

»Ja«, antworte ich und lasse vor seinen Füßen die Bonbonpapiere fallen, die ich in der Faust habe.

»Alter!«, sagt ein anderer aus der Gruppe, tritt vor und stößt dem Bic-Kuli-Kopf mit der Faust gegen die Brust. »Das ist ein kleiner Junge, verdammte Scheiße!« Er wendet den Blick von seinem Kollegen ab und schaut mich an. »Hallo, Kleiner. Du bist doch der Junge von Sebas, oder?« Er spricht mit sanfter Stimme und bemüht sich, nett zu sein. Aber als er daraufhin in die Knie geht, die Hände auf den Oberschenkeln aufstützt und sich mit seiner zermalmten Nase zu mir nach vorn beugt, weiche ich ungewollt ein Stück zurück, denn einen Moment lang wirkt es so, als würde er mich gleich plattwalzen. Ich habe schon einige Rugbyspiele gesehen und weiß genau, was Männer wie er da machen.

Seine Hände sind sehr groß, im Vergleich mit seinem restlichen Körper aber korrekt proportioniert. Ich betrachte seine Stirn, seinen Haaransatz.

»Ja«, sage ich. Die Männer wissen bereits, dass ich der Sohn meines Vaters bin. Lügen wäre also zwecklos.

»Weißt du vielleicht, wo er gerade ist?«, fragt der mit der zerquetschten Nase. Er verstellt sich immer noch, spricht mit honigsüßer Stimme und lächelt. Ihm fehlt ein Schneidezahn. Stattdessen trägt er einen deutlich sichtbaren Ersatz aus Silber. Sein gespieltes Lächeln macht mehr Angst, als ein aggressives Knurren es tun würde. Aus dem Kragen seines Hemds stehen beidseits des Halses zwei Knochenenden hervor. Noch nie habe ich solche Knochen bei anderen Menschen gesehen. Ich schätze mal, dass sie jeder von uns haben wird, aber bei niemandem sonst ragen sie so weit hervor wie ein an den Solarplexus geschraubter Motorradlenker.

»Hab ihn schon länger nicht mehr gesehen.«

Bei meiner Antwort stottere ich ein wenig. So klingt es wie ein Geständnis, ihn doch gesehen zu haben.

»Jetzt erzähl uns keinen Scheiß, Junge!«, schreit plötzlich ein anderer, der bisher hinter seinen Kollegen stand und sich nun nach vorn schiebt. Er ist dicker als seine Freunde. Aber er ist keiner dieser Dicken wie Vidal, die man auslacht und dann mit einem kurzen Sprint stehen lässt, weil sie einen eh nie einfangen werden. Der Kerl gehört zu einer anderen Sorte von Dicken, und sein Hals ist genauso breit wie die seiner Mannschaftskollegen. Er runzelt die Stirn, zeigt mir die Zähne und reißt einen Arm in die Höhe. Seine Hand sieht klein aus, aber nur weil sein Arm so massiv ist, dass er zwei am Hintern zusammengenähten Schweinehälften ähnelt. »Wir wissen, dass du weißt, wo er ist. Also sag uns jetzt, wo in drei Teufels Namen er sich verkrochen hat, oder du kannst was erleben, du kleine Mistkröte!«

Matschnase dreht sich zu dem Dicken um und packt ihn am Kragen seines Anoraks. Es ist ein Anorak mit dunkel- und hellblauen Farben und einem dieser Presswurst-Kragen, in denen sich eine ausziehbare Kapuze versteckt. Einen Moment lang starren Matschnase und der Dicke sich an. Ihre Gesichter sind so eng beieinander, dass sich ihre Nasen fast berühren. Ich höre die vertrauten Geräusche sich öffnender Balkontüren und hochgeleierter Rollos. Die Straße ist jetzt live dabei. Irgendwo bellt ein Pekinese, etwas weiter weg röhrt eine Vespa. Der Dicke reißt sich von den Händen der Matschnase los, indem er sie mit zwei Schlägen beiseiteschiebt. Danach verpasst er seinem Gegenüber einen Stoß, aber Matschnase weicht nur einen Schritt nach hinten, denn er hat seinen rechten Fuß auf die Pflastersteine gestemmt und seinen Körper nach vorn gebeugt, um die Kraft des Dicken zu absorbieren. Jeder andere wäre ein paar Meter nach hinten geflogen.

»Ich hab gesagt, ihr sollt nicht so mit dem Jungen reden, verdammte Scheiße nochmal! Das ist doch noch ein Kind!«, brüllt Matschnase, macht aber keine Anstalten, den Dicken ein weiteres Mal anzupacken. Stattdessen bleibt er nur nach vorn gebeugt stehen, ein Bein vor dem anderen, und sieht dabei aus wie eine Galionsfigur am Bug eines Schiffs. »Er hat doch keine Schuld daran, dass sein Vater …« Er dreht sich kurz zu mir um und vergewissert sich, dass ich nicht abgehauen bin. Ich stehe nur da, mit einem verschreckten Gesicht, beide Hände an den Schulterriemen meines Rucksacks festgeklammert, und bewege in einem fort die Lippen zu dem Lied, das ich in meinem Kopf singe: »Oh-when-o-holem, oh-when-o-folem.« Matschnase spricht leise weiter, aber ich verstehe trotzdem einwandfrei, was er zu den anderen sagt: »Er hat doch keine Schuld daran, dass sein Vater, dieser Vollidiot, Scheiße gebaut hat. Seht ihr denn nicht, dass irgendetwas mit dem Jungen nicht stimmt? Dass irgendwas mit ihm los ist?«

Mit einem Mal schauen sie mich alle an. Sie mustern mich, versuchen sich davon zu überzeugen, dass *irgendetwas* nicht mit mir stimmt.

Der vierte Mann, der bisher noch nichts gesagt hat, drängt sich nach vorn und schiebt die anderen mit den Händen auseinander, was ein wenig so aussieht, als würde er Säulen umstoßen. Im Vergleich zu seinen Kollegen ist er dürr. In jeder anderen Gruppe wäre er die Person mit dem robustesten Körperbau. Er hat einen Schnurrbart und trägt das glatte Haar an den Seiten nach hinten gekämmt, ganz ähnlich wie mein Vater. Auf der Brust seines langärmeligen weißen Polohemds prangt eine hübsche rote Rose, es ist das Polohemd der englischen Rugbynationalmannschaft.

»Er hat recht«, sagt der Dürre. »Weiß echt nicht, was zum

Teufel wir hier eigentlich machen. Im Ernst jetzt, Leute, wir suchen Sebas, verdammt, und ihr habt nichts Besseres zu tun, als diesen Jungen zu erschrecken.«

An der anderen Ecke der Straße taucht ein Auto auf. Alle fünf starren wir reglos in die Richtung des Fahrzeugs. Es ist der honigfarbene Ford Taunus der Hurtados. Hèctor sitzt hinter dem Steuer, sein Sohn Mateo auf dem Beifahrersitz. Ich sehe sie deutlich durch die offenbar kürzlich ausgetauschte Frontscheibe. Ein Hupen ist zu hören, sehr scharf und vom Klang her wie eine krächzende Trompete, während das Auto auf das Garagentor zurollt. Die Vorderräder schlagen nach rechts ein. Obwohl das Tageslicht bald verschwinden wird, sind die Scheinwerfer des Wagens noch nicht eingeschaltet. Hèctor gestikuliert aufgebracht im Auto. Dann rollt er das Seitenfenster herunter und streckt seinen Kopf und einen Teil seiner Schulter heraus.

»Was macht ihr denn da?«, brüllt er. »Seid ihr wahnsinnig geworden, oder was? Verdammte Scheiße, das haben wir so nicht abgesprochen. Macht euch vom Acker, ihr Hirnis, und lasst den Jungen zufrieden!«

Die Rugbyspieler verschwinden ohne Widerworte. Sie teilen sich auf und marschieren an beiden Seiten des Ford Taunus vorbei. Ihre Schultern hängen herunter, sie scheinen verzagt durch Hèctors Schelte, auch wenn ihre Stiernacken etwas anderes suggerieren. Als sie an der Ecke angekommen sind, verschwinden sie nach rechts.

»Hör mal, Curro«, sagt Hèctor, der plötzlich neben mir steht. Ich drehe mich zu ihm um. »Das ist alles nur zu deinem Besten. Und zum Besten von deinem Vater. Wir wollen die Sache wieder geradebiegen, damit alles so wird wie früher. Darum waren diese Freunde von mir hier und haben dich gefragt, wo dein Vater ist. Verstehst du das? Ich hoffe, sie haben dich nicht erschreckt. Die Sache ist die: Wenn er nicht bald wieder auftaucht, wird es keine

Möglichkeit mehr geben, dieses Missverständnis zu klären. Weißt du denn, wo er ist?«

Ich sehe ihn an. Er wirkt müde, seine Augen sind gerötet. Blutige Fäden durchziehen das Weiß.

Hèctor war ein ganz normaler Mann. Er mochte einen Aperitif vor dem Essen und ein Ruhepäuschen nach der Mahlzeit. Er hatte Spaß daran, seinem Sohn Madelman-Actionfiguren zu kaufen, die Formel 1 zu verfolgen, zum Rugby zu gehen und gelegentlich, das vermute ich zumindest, auch mit seiner Frau ins Bett. Jetzt hat man ihm eine dieser Sachen weggenommen, die wichtigste wahrscheinlich, und das gefällt ihm ganz und gar nicht. Er trägt ein langärmeliges Polohemd, schwarz-weiß gestreift und mit einem verschnörkelten Logo auf der Brust. Mit der Hand schiebt er die feuchten Locken seiner Dauerwelle nach hinten. Sie sind ihm ins Gesicht gefallen, als er sich nach vorn beugte, um mit mir zu reden. Mein Vater nannte Hèctor in Anspielung auf eine berühmte Marionette aus dem Fernsehen oft »Horacio Pinchadiscos« und fügte jedes Mal hinzu: »Nur in fett.«

»Nein, ich weiß nicht, wo mein Vater ist. Das hab ich denen auch schon gesagt, Hèctor.« Zwischen den Wolken explodiert irgendwo am Himmel ein Blitz. Ich nehme das Licht nur im Augenwinkel wahr, sehe den eigentlichen Blitz aber nicht. Wahrscheinlich beginnt es gleich wieder zu regnen.

Ich sehe zu Hèctors Wagen hinüber. Sein Sohn hockt noch auf dem Beifahrersitz, angeschnallt, und starrt uns an. Er bewegt sich nicht, auf seinem Gesicht ist keine Regung zu erkennen. Als Hèctor vorhin die Fahrertür öffnete, schaltete sich die Innenbeleuchtung des Wagens ein, deren Licht nun auf Mateos Kopf und Schultern fällt.

»Und das glaube ich dir auch, mein Junge«, sagt Hèctor. Es fällt ihm schwer, die Wut zurückzuhalten. Das merkt man. Auf seiner Stirn steht eine Vene hervor. Wie ein Schlauch, auf den jemand in regelmäßigen Abständen drauftritt. »Aber diese Männer sind ein wenig nervös, weißt du, denn sie sind gute Freunde von mir, alte Mannschaftskameraden eben. Und, na ja, dein Vater, dieser …« Er macht eine Pause, gerade noch rechtzeitig, um nicht irgendein schreckliches Schimpfwort auszuspeien. »Dein Vater weiß nicht, was er da gerade anstellt. Es ist böse, was er getan hat. Er hat sich respektlos verhalten und sich an den Sachen anderer vergriffen. Kann sein, dass du das jetzt noch nicht verstehst, aber wenn du älter bist, begreifst du es bestimmt, denn du bist ein schlauer Bursche.«

»Ja, sicher«, stimme ich zu. »Aber ich weiß wirklich nicht, wo er ist. Ich schwöre es beim Herrgott im Himmel.«

Mein Kiefer tut mir weh. Ich schnüffele an meinen Fingern. Keine Ahnung, warum ich auf Gott geschworen habe, diesen verfluchten Hundesohn. Gewohnheit, nehme ich an. Ein Donner durchzieht den Himmel. Es hallt lange wider und dröhnt in der Ferne. Der Abstand zum letzten Blitz war kurz. Das Unwetter kommt näher.

»Okay«, sagt er. Wieder fallen ein paar Tropfen. Einer auf meine Nase, einer auf mein Haar, einer auf meine Wange. Ich strecke die Hand aus, die Handinnenfläche geöffnet, und schaue ohne konkreten Gedanken im Kopf zu den Wolken hinauf. »Dann verrat's mir doch wenigstens um deiner Mutter willen. Die Leute sagen, es gehe ihr nicht gut, sie sei …« Er zögert einen Moment und blickt zu dem Graffito der Wehrdienstverweigerer an der Wand neben dem Tor der Druckerei. »Insubmissió. Mili KK.«, steht da. Dann fährt er fort: »*Krank*. Durcheinander. Hier, schau!« Er steckt die Hand in die Tasche seiner Bundfaltenjeans, zieht ein Bündel Geldscheine hervor und streckt es mir entgegen. »Das sind fünfzigtausend Peseten. Neulich war sie im Todo-Todo und hat damit bezahlt, verstehst du? Das ist sehr viel Geld. Alles, was sie im Korb hatte, war eine Tüte Lakritz und eine Coca-Cola, die zusammen keine hundert Peseten gekostet hätten. Sie ist aus dem Laden gelaufen, bevor man ihr das Geld zurückgeben konnte. Die Kassiererin kennt mich und hat mir gesagt, dass deine Mutter wie … wie ein kleines Mädchen gesprochen hat. Im Laden wusste niemand, ob es ein Witz sein sollte oder nicht. Außerdem war sie ohne Schuhe unterwegs. Hier, nimm und gib es ihr wieder. Sag ihr, sie soll vorsichtig sein. Eines Tages trifft sie vielleicht auf jemanden, der es ihr nicht zurückgibt. Nicht alle Menschen sind so anständig.«

Ich blicke auf seine Hand, auf die Geldscheine. Um uns herum fallen mehr und mehr Tropfen auf die Erde. Noch wirken sie aber willkürlich und ohne System. Manche Tropfen schlagen auf den Pfützen auf und reißen flüchtige Krater in die Wasseroberfläche. Ich strecke die Hand aus, nehme das Geld, schiebe es in die Tasche meines Anoraks und ziehe mir die Kapuze über den Kopf.

»Wenn ich sie sehe, geb ich's ihr«, sage ich. »Sie wird bei der Arbeit sein.«

»Gut.« Er richtet sich auf. Der Regen wird stärker. »Und sag deiner Mutter, sie soll mich anrufen, in Ordnung? Wir sind doch quasi Familie. Ich will ihr nur helfen, und ich denke, das weiß sie auch.«

Mit einem Mal taucht Mateo hinter Hèctor auf. Die Hände nach vorn gestreckt, rennt er auf mich zu und stößt mich so heftig, dass ich auf dem Boden lande. Ich strecke die Hände nach hinten, um mich abzufangen, und reiße mir dabei die Handflächen auf den nassen Pflastersteinen auf. Mateo beginnt mich zu treten. Er trifft meine Beine, den Oberschenkel und die Wade, und ein paarmal auch meine Nieren. Er trägt weiße Converse, Hightops, die echten mit dem roten Stern. Sie sind sehr schön, und ich hätte auch gern welche. Der letzte Kick tut verdammt weh. Seine Tritte haben nicht viel Kraft, aber sie schmerzen trotzdem. Ich versuche, sein Bein festzuhalten, und bekomme dann sogar beide zu fassen. Die Wange gegen seine Knie gepresst, schlinge ich die Arme um seine Waden und klammere mich an ihnen fest.

»Wo ist meine Mutter, hä?«, schreit er und versucht, sich von mir loszureißen. Aber ich habe seine Beine weiter fest umklammert, drücke sie mit beiden Armen zusammen. Er hüpft ein Stück weiter und schleppt mich dabei mit sich. Ein vorbildliches Tackling. Mein Vater wäre stolz auf mich. Ich schaue nach oben. Mateos Gesicht sieht aus wie ein Stück in der Hand zerdrücktes Silberpapier. Ich sehe den Leberfleck über seiner Lippe, die geballten Fäuste, die schief sitzende Brille, die gekräuselte Nase. »Papa, sag ihm, er soll uns unsere Mama wiedergeben! Wo haben die sie hingebracht?«

Er greift mir in die Haare. Seine Hand erwischt ein Büschel auf meiner Schädelplatte und zieht es nach oben. Mir schießen die Tränen in die Augen. Er zieht und zieht, und zwar so stark, dass ich das Gefühl habe, er würde mich skalpieren. Sein Vater könnte einschreiten, aber er tut es nicht. Hèctor steht einfach nur da, mitten im Regen, der sich zu einem richtigen Guss steigert, und schaut uns zu. Irgendwann reißt sich Mateo von mir los, befreit erst das eine, anschließend das andere Bein aus meinem Griff und versetzt mir mit der flachen Hand einen Schlag in den Nacken. Dann rennt er nach Hause. Ich höre, wie die Tür knallt.

Sein Vater verharrt einen Moment lang in seiner Haltung. Er wirkt verblüfft, seine Augen sind leer. Plötzlich reagiert er, als hätte er etwas vergessen, und geht weg. Er dreht sich einfach um, ohne etwas zu sagen. Ich bleibe mitten auf der Straße sitzen. Durchnässt und die Augen noch irritiert von den Tränen sowie dem Schmerz auf meiner Kopfhaut, hocke ich da, bis ein anderes Auto um die Ecke der Calle Nou in unsere Straße einbiegt. Der Fahrer hupt, und ich drehe mich um, in der Hoffnung, dass … keine Ahnung. Wahrscheinlich, dass es mein Vater und Luisa sind. Aber ich kenne das Auto nicht. Es ist nur irgendein Nachbar in seinem Renault 4, der vorbei möchte. Ich stehe auf und gehe rein. Die Tür steht offen. Die Rugbyspieler hätten also einfach hineinspazieren können, aber auf diese Idee sind sie nicht gekommen.

Ich lag schon ein paar Stunden im Bett, als sie plötzlich in der Tür stand. Ich hatte noch nicht geschlafen, zu Abend gegessen auch nicht. Bis neun oder zehn hatte ich ferngesehen, aber es kam nichts, was mir gefallen hätte, nur ein Programm namens *La Clave*. Dort zeigen sie zwar einen Film – nur Schwarz-Weiß- oder Stummfilme, spanische oder richtig eigenartige Streifen –, aber man muss sich vorher und nachher durch das Gequatsche von vier oder fünf bebrillten Opas quälen, die superlange Wörter sagen und so dreinschauen, als hätten sie Verstopfung.

Im Bett schaltete ich mir den Sol-Thermic ein und las Comics. Draußen auf der Straße war das ununterbrochene Prasseln des Regens zu hören. Der Herbst war gekommen und mit ihm die unangenehmen Temperaturen. Ich zog Decke und Tagesdecke bis zur Hüfte hoch und hatte mir außerdem meinen Winterschlafanzug angezogen. Dicker Stoff, mit Gummibündchen an Handgelenken und Knöcheln, damit die Kälte nicht hineinkriechen kann. Unter der Decke schob ich die Zehen so lange hin und her, bis eine Art Tipi für meine Fußspitzen entstanden war.

Ab und an zuckte das Licht eines Blitzes durch das Zimmer. Es drang durch das Rollo ein und flutete den Raum, sorgte für neue gestreifte Schatten, die nicht von der Leselampe am Kopfende meines Betts stammten. Es dauerte immer nur eine Sekunde. Anschließend zählte ich: Eins, zwei, drei, vier … bei sechs oder sieben krachte der Donner durch den Himmel, so laut und dröhnend wie eine Bombe, dass man jedes Mal hätte glauben können, der Blitz wäre in den Blitzableiter eines der alten Häuser unseres Viertels eingeschlagen.

Wenn das Dröhnen des Donners verstummte, wandte ich mich wieder meinem Comicheft zu, aber ich konnte mich nicht konzentrieren. Wieder und wieder musste ich zurückblättern und nachsehen, was Spidey denn nun eigentlich zu Black Cat gesagt hatte. Meine Gedanken waren mit anderen Dingen beschäftigt: mit der An- bzw. Abwesenheit des zweiten Bewohners dieser Behausung.

Als die Zeiger des Weckers auf halb zwei stehen, höre ich auf zu lesen. Ich lasse das Comicheft auf den Boden fallen und merke, wie etwas über mich kommt. Wie etwas, das ich die ganze Zeit unterdrückt habe, aus mir herausbricht. Ich würde am liebsten losschreien und gegen die Wände hämmern, unsere Nachbarn aufwecken, die Einrichtung kaputtschlagen. Stattdessen trete ich mit beiden Füßen gegen die obere Etage unseres Doppelstockbetts. Bei jedem Kick löst sich der Lattenrost aus dem Gestell über mir, und die Matratze fliegt hoch in die Luft. Ich trete weiter, immer weiter, brülle »Scheiße, Scheiße, Scheiße!« und »Ich bring euch alle um, ihr Schweine! Ich bring euch alle um!«. Der Lattenrost knarzt und knackt, und mein Hintern landet zwischen den Tritten nicht mehr auf der Matratze, weil ich mich mit den Armen abstütze, um meine Füße noch stärker nach oben katapultieren zu können. Mitten in der Raserei höre ich das Brummen der Klingel, erst beim Öffnen, dann beim Schließen der Wohnungstür. Kurz darauf quietscht die durch die Feuchtigkeit verzogene Tür meines Zimmers. Sie schabt über die Fliesen, und ein Stoß kalter und feuchter Luft dringt ins Zimmer. Meine Mutter steht in der Tür.

Um ihre nackten Füße herum bildet sich eine Pfütze. Das Haar klebt ihr auf beiden Seiten im Gesicht, ihre kleinen Ohren stehen darunter hervor, eine Strähne hängt ihr zwischen den Augen. Die Spange mit der Minnie-Mouse-Figur hat sie schon vor einiger Zeit verloren. Ihr Haar ist schwarz, die Spitzen sind blond. Das Färben hat sie aufgegeben. Es erinnert mich an den Schwanz eines Tieres, vielleicht den eines Dachses, oder eines Stinktiers.

Mama lächelt mich an. Ihre Zähne haben sich schwarz verfärbt. Schuld ist eines ihrer selbst verschriebenen Medikamente. Sie hält eine alte Puppe in der Hand, hat sie am Bein gegriffen. Es ist Pepa, die Puppe, die sie schon als kleines Mädchen hatte. Pepa hängt mit dem Kopf nach unten, ihre dreckigen Zöpfe baumeln in der Luft. Sie hat nichts an, also die Puppe, und so kann man ihren hautfarbenen Plastikhintern sehen.

Meine Mutter greift ihr Kleid, ihr altes Sommerkleid, das mittlerweile vollkommen zerschlissen ist, löst mit der linken Hand die Schulterträger und zieht es aus. Das Kleid fällt mit einem leisen Klatschen auf den Boden. Ich drehe das Gesicht zur Glühbirne meiner Leselampe, um sie nicht anschauen zu müssen. Das Licht verbrennt mir die Netzhaut, und so schließe ich die Augen und sehe in meinem Kopf nur noch eine blinkende weiße Sonne, die mich blendet. Inmitten der Strahlen und Glühwürmchen vor meinen Augen taucht zwischen Funken die Silhouette meiner Mutter auf. Ich sehe ihre herunterhängenden Brüste mit den dunklen Brustwarzen, dick, rund und hart, auch ihre behaarte Scham, deren gekringelte Haare in kleinen, feuchten Büscheln herabhängen, ihre dünnen Oberschenkel sowie die Knochen ihrer Hüften. Dann dreht sie das Gesicht zur Tür und erhebt die Stimme. Es klingt wie die Stimme einer fremden Person oder so, als würde die Stimme aus einem anderen Teil ihres Körpers kommen – nicht aus der Luftröhre, sondern aus ihrem Bauch oder was weiß ich woher.

»Ich gehe ja schon!«, schreit sie. Dann macht sie kehrt und verschwindet, ohne mich noch mal anzusehen oder ihr Kleid aufzuheben. Zurück bleiben drei oder vier nasse Fußspuren auf den Fliesen.

Etwas später höre ich aus der oberen Etage unserer Wohnung ein hallendes Lachen. Es ist meine Mutter, die lacht und lacht, eine Ewigkeit, und das allein und so laut, dass es wie ein Schreien klingt. Sie hört nur auf, um Luft zu holen. Mit einem Mal stirbt das Lachen ab, und sie fängt an, bitterlich zu weinen. Noch lange höre ich ihre Schluchzer und ihr Wimmern, und es kommt mir vor, als würde sie niemals damit aufhören.

Die Herbstsonne ist wieder rausgekommen, zwei Tage schon ist der Himmel klar und ohne Wolken. Die Welt scheint reingespült. Es ist Freitag, später Vormittag. Eigentlich sollte ich in der Schule sein, aber stattdessen laufe ich über eine Brachfläche. Das Feld ist relativ sauber, nur Erde und Unkraut. An den Rändern sind die Pflanzen ziemlich hoch. Zwei Gitano-Kinder aus Cinco Rosas kicken mit einem Ball herum, der zu gut und zu neu ist, als dass er wirklich ihrer sein könnte. Im Schatten eines Johannisbrotbaums sitzt ein junges Pärchen auf einer Bank und knutscht. Im Gehen schaue ich verstohlen zu ihnen rüber. Der Junge schiebt gerade die Hand unter die Trainingsjacke des Mädchens. Sie – Leggings, Zopf, große Ohrreife – öffnet die Schenkel. Dann reibt er mit einem seiner Beine an ihrem Oberschenkel hin und her, während die Lippen der beiden weiter aneinanderkleben, als wären es zwei große Saugnäpfe. Als ich an ihnen vorbei bin, gehe ich weiter zum Ende des südlichsten Barrios von Sant Boi, Casablanca, wo die Landstraße nach Castelldefels das Viertel begrenzt und unseren Ort von den Industriegebieten abtrennt.

Links von mir stehen die Hochspannungsmasten, ein Friedhof mit Stahlkreuzen. Kreuze mit drei Querbalken, wie aus einer fremden Religion, mit breitem Unterteil und einem Fundament aus Stahlbeton. Kabel, Isolatoren, Leiterseile. Ein riesiger Metallbaukasten-Turm. Er ähnelt dem Zeug, das aus einem Transistorradio quillt, wenn man es kaputtschlägt, die Leiterplatten und die Spulen. Aus dem Metallbaukasten-Turm kommen dicke Kabel, die zum nächsten vielarmigen Turm führen und von dort zum nächsten und zum nächsten, immer weiter Richtung Sant Ramon. Die Türme werden kleiner, die Kabel dünner, bis man sie irgendwann nicht mehr sieht. Wenn du nah an den Masten vorbeigehst, spürst du das Brummen. Selbst wenn du taub wärst, könntest du es noch fühlen, denn dieses Summen der Elektrizität fährt durch deinen Körper hindurch. Ein Vibrieren im Boden, der Vorbote eines Erdbebens.

Hier auf dieser Brachfläche, die heute komplett leer ist, werden irgendwann die Fahrgeschäfte und Buden für das Fest unseres Ortes aufgebaut, die Feria de la Puríssima. Alle Welt erwartet von dir, dass du Spaß auf der Feria hast und nicht etwa zu Hause hockst und Comics liest. Das ist nicht drin, denn dann stempeln sie dich als Freak ab, dann stellst du deine Familie bloß und bereitest deiner Mutter, die sich eh schon wegen allem Möglichen sorgt, nur noch mehr Kummer. Und deshalb versuchst du, niemanden zu enttäuschen, die allgemeinen Erwartungen zu erfüllen, das zu tun, was man tun soll, »normal« zu sein. Du gehst hin, mit einem falschen Lächeln im Gesicht, fährst mit dem Riesenrad (obwohl du nie verstanden hast, was daran toll sein soll; obwohl dir davon schwindelig wird), steigst in die Achterbahn, rammst andere beim Autoscooter, isst mit klebrigem Zeug überzogene Äpfel, süßes Popcorn, irgendwelches Naschzeug und Knallbrause. Du isst so viel, bis du fast kotzen musst. In Wirklichkeit aber kannst du all das nicht ausstehen und würdest am liebsten woanders sein, denn du weißt, dass du nicht in diese Welt passt und es niemals tun wirst. Du spielst den normalen Jungen, aber deine Darbietung ist ein erbärmliches Schmierentheater. Trotzdem strengst du dich an, versuchst, die Stimmung in der Familie zu verbessern, indem du immer mehr dieser »normalen« Sachen machst, um in der Masse aufzugehen. Aber es ist eine mühsame, demütigende und letztendlich vergebliche Angelegenheit. Denn jeder krumme Schritt auf deinem Weg, jeder Tic, der beim Vorbeigehen an der Nonnenschule in dich fährt, jede Hodenquetschung, die du dir bei versemmelten Sprüngen über den Bock holst, jeder Ball, der in die entgegengesetzte der von dir anvisierten Richtung fliegt – all das führt dir vor Augen, dass du nicht so bist wie die anderen und es auch niemals sein wirst. Und schlimmer noch, dass alle Welt es merkt, weil deine Lügen und deine Schauspielerei so jämmerlich sind, als würde es dir in Wirklichkeit gar nicht so wichtig sein, dass man dir glaubt. Als würde dir etwas tief in deinem Inneren sagen, dass es schon okay so ist. Dass du derjenige bist, der recht hat, und die anderen nur Schwachköpfe sind. Und du hasst sie, und doch würdest du es toll finden, wenn sie dich mögen, alles auf einmal.

Als ich aufstand, war ich allein. Halb zehn. Ich hatte nicht vor, zur Schule zu gehen, denn es gab da eine Sache, die ich erledigen musste. Meine Mutter war schon zur Arbeit gegangen, zu SUMO. Ich machte mich daran, die Spuren ihres manischen Treibens zu beseitigen: Ich ordnete die Papierschnipsel und die Umschläge mit den Proben der »vergifteten« Lebensmittel, entsorgte die Reste ihres sonderbaren Essens (Gummibärchen, kleingekaute Süßwurzeln, rohe und halb vergammelte Stückchen Hähnchenleber, Würfelzucker, kleine Salzberge).

Beim Aufräumen fand ich den granatroten Ringblock, in den sie seit einigen Tagen schreibt. Manchmal sitzt sie am runden Esszimmertisch, murmelt vor sich hin, streckt die Zungenspitze auf einer Seite ihres Mundes heraus, kichert und lacht, heult auch mal und kritzelt in einem fort in dieses Heft, füllt es Seite um Seite.

Ich schlug es irgendwo in der Mitte auf. Das Blatt quoll über vor Buchstaben, geschrieben mit der geschwungenen Handschrift meiner Mutter, aber gedrängter und sparsamer als früher. Einige Zeilen strebten diagonal nach unten, andere nach oben, sie hatte fast keinen Rand gelassen. Manche Buchstaben liefen seitlich über das Blatt hinaus, als würden sie in eine Schlucht stürzen. Alles in Rot. Ich las ein paar Zeilen, aber nichts von dem Geschriebenen ergab irgendeinen Sinn. Die Sätze selbst waren korrekt formuliert, folgten den grammatikalischen und semantischen Regeln, erfüllten aber keine kommunikative Funktion. Sie schrieb vom Vatikan und der Massenvergiftung durch verunreinigtes Rapsöl, vom Tabak und von Reagan. Sie beschwerte sich über die Stimme aus dem Fernsehen, das Bündnis zwischen Jordi Pujol und Blas Piñar, die Generäle Armada und Milans del Bosch, den Skiurlaub des Königs von Spanien in Baqueira, die Vorgänge im Regierungspalast La Moncloa, Prinz Felipe und das Attentat der ETA in Leiza wenige Tage zuvor, von dem sie in dem Notizbuch behauptete, es vorhergesehen zu haben. Sie hätte zur Kaserne der Guardia Civil gehen und die Toten verhindern können, stand da.

Nach einer halben Seite hörte ich auf und klappte das Notizheft zu. Ich ging unter die Dusche und putzte mir die Zähne. Es war nur noch sehr wenig Zahnpasta da, denn meine Mutter hatte angefangen, sie zu essen. Ein paar Tage zuvor hatte ich gesehen, wie sie an der Tube lutschte, als wäre es eine Dose süße Kondensmilch. Anschließend hatte ihr Mund wunderbar nach Minze gerochen, ein paar Stunden lang.

Einen Tag später kam ich dazu, als sie Aspirintabletten aß. Sie drückte eine Pille aus dem Aluminiumblister, warf sie sich in den Mund, kaute eine Weile darauf herum und wiederholte den Vorgang. Dabei sprach sie die ganze Zeit über die Freimaurer, die Xuetas, Terra Lliure und die Operación Galaxia. Irgendwie gab es für sie eine Verbindung zwischen diesen vier Dingen, die ich aber nicht verstand. Am Ende hatte sie dreißig Tabletten gegessen. Es waren die weißen, nicht die für Kinder mit Geschmack nach saurer Erdbeere. Ich hatte sie immer wieder gebeten, es nicht zu tun, aber sie hörte nicht auf mich.

Als ich sah, wie meine Mutter dreißig Aspirintabletten aß, entschied ich, mit jemandem über die Sache zu sprechen, um Schlimmeres zu verhindern. Ich wollte weder mit meinem Lehrer noch mit einem unserer Nachbarn darüber reden, sondern mit einer

Person, die eine größere Distanz zu unserer Familie hatte und aus diesem Grund vielleicht nicht gleich die ganz drastischen Maßnahmen einleiten würde. Ich entschied mich, zu der Fabrik zu gehen, in der meine Mutter arbeitete.

Nach den Sommerferien hatte sie mir von ihrem alten Chef erzählt. Der Chef, der am Ende doch noch nicht gestorben war, der sie stets gut behandelt hatte, der sie so sehr vermisst hatte und was weiß ich noch alles.

Mein Plan: Ich werde hingehen und mit ihm sprechen. Ich werde ihm sagen, dass es meiner Mutter nicht gut geht, dass ihr Verhalten – vielleicht ist ihm das ja selbst schon aufgefallen – etwas *eigenartig* ist, dass jemand mal mit ihr reden muss. Und ich hoffe, dass es hilft, wenn ein Erwachsener, ein Vorgesetzter, ihr mal die Leviten liest und sagt, dass es so ja wohl nicht weitergehen kann. Ich hoffe, dass meine Mutter sich dann von all dem erholt, dass sie ihr Verhalten ändert und wieder mehr oder weniger die Alte wird. Dass wir meinen Bruder anrufen und ihn endlich wieder zu uns holen können. Kann sein, dass wir uns nicht vertragen haben, aber ich mag es nicht, allein zu sein. Und ich mag nicht, dass es so ist wie jetzt.

Die Landstraße nach Viladecans brauche ich eigentlich nicht mehr zu überqueren. Ich sehe auch von hier aus, was los ist. Wie konnte ich nur so dämlich sein?

Ich stehe neben einer Ampel am Rand von Casablanca, ganz in der Nähe des alten Eckkiosks mit den weißen Gittern und den Aufklebern von Camy und Frigo, und sehe zum Industriegebiet hinüber. Auf der Landstraße sind ziemlich viele Autos unterwegs. Gerade kommt ein gelber Bus, der in Richtung Viladecans/Gavà/Castelldefels Playa fährt. Im Sommer sind die Busse dieser Linie zum Bersten gefüllt mit kompletten Familien und Horden von Jugendlichen, die alle zum Strand von Castelldefels wollen, die alle schreien und singen, die alle nach Kokosaroma, Schweiß und Sonnencreme riechen und die alle mit Sonnenschirmen, großen Taschen, Picknicktischen und Plastikbehältern bewaffnet sind, um es sich am Strand oder im Schatten einer Kiefer bequem zu machen. Aber heute nicht. Der Bus ist nur halb voll, denn es ist Oktober, mitten am Vormittag, und wer arbeitet, hat damit schon angefangen. Der Bus stoppt an der Haltestelle der Linie L81, die sich unter einer sehr krummen Kiefer befindet. Einige Äste des Baums schaben über das Dach und die Fenster des Fahrzeugs. Die Türen öffnen sich mit einem Zischen, das sich anhört, als würde man eine Seltersflasche aufdrehen, aber es steigt niemand aus und niemand ein. Der gelbe Bus setzt sich wieder in Bewegung und fährt Richtung Viladecans davon, auf der links und rechts von ausgedörrten Palmen mit zerzausten Kronen, hohen Straßenlaternen und Fabrikgebäuden gesäumten Straße. Man sieht hier viel Himmel und viel Erde. Die Gegend ist wie ein freies Feld, schutzlos der Sonne ausgeliefert, bis man zu den Kieferwäldchen kommt.

Der Bus wird kleiner. Ich vergesse ihn und lasse meinen Blick wieder über das Industriegebiet vor mir schweifen. SUMO befindet sich neben einer Fabrik mit Wellasbestdach, in der Marmorplatten hergestellt werden. Noch bin ich hundert Meter vom SUMO-Gebäude entfernt, aber ich kann jetzt schon sehen, dass dort schon lange niemand mehr arbeitet. In der Marmorfabrik ist viel Betrieb, mit Paletten beladene Gabelstapler fahren auf das Gelände, weißer Rauch steigt aus den Schornsteinen. Das benachbarte SUMO-Gebäude hingegen ist tot. Und wie es aussieht, wurde es nicht erst gestern geräumt. Es gibt keine Spur mehr von dem, was einst die Luft der Umgebung erfüllte, als die Fabrik noch produzierte. Ich sehe die Buchstaben SUMO an der Fassade, von denen das M bereits zur Seite gekippt ist, darunter die Glasfront des Empfangsbereichs hinter den Säulen und im Inneren: nichts. Das Gebäude ist eine leere Hülle.

Auf dem Fußweg und der Straße liegen überall Blätter von Maulbeerbäumen und Platanen, braun oder gelb verfärbt und vertrocknet, aber von einem feuchten Film überzogen. Sie bleiben an meinen Schuhsohlen kleben, sodass ich ein wenig auf dem Boden rutsche. Ich schüttele das Bein, um eins der Blätter loszuwerden, das an meinem linken Fuß hängen geblieben ist. Als die Ampel auf Grün springt, überquere ich die Straße. Ich trete nur auf die weißen Balken des Zebrastreifens. Ein paar Autos müssen anhalten.

Ich gehe zum Eingang der Fabrik und bleibe unter dem Vordach stehen. Der Boden ist aus rauem Zement und an einigen Stellen geteert. An den Seiten ist eine Art Zaun, der aus sich berührenden Stahlreifen besteht. Der Parkplatz auf dem Innenhof ist leer. Ich zwinkere mit beiden Augen, aber es dauert nicht lange, und der Tic ist verschwunden. Das ganze Gebäude scheint nur aus grauem Zement und dickem Glas zu bestehen. Nirgends Mauersteine oder Fliesen, geschweige denn dekorative Elemente. Auf der Innenseite der Glasscheibe vor mir klebt das Plakat eines Immobilienunternehmens, das Wohnungen und Gewerberäume vermietet. Telefonnummer und Adresse sind auch aufgelistet. Mehrere Bereiche der von Säulen unterbrochenen Glasfront sind mit weißen Klebebandstreifen überzogen. Sie sollen die durch Fußbälle oder Steine zu Bruch gegangenen Scheiben zusammenhalten. Wer auch immer versucht hat, die Fensterfront auf diese Weise intakt zu halten, hat seine Bemühungen irgendwann eingestellt und sich dem Unvermeidlichen ergeben. Überall gibt es geborstene Scheiben, Löcher im Glas mit zackigen Rändern.

Ich drücke das Gesicht an das Fensterglas. Meine Nase biegt sich ein wenig zur Seite. Im Inneren ist nur noch der Empfang auszumachen, ein hoher Tresen in abgerundeter L-Form aus weißem Resopal. Bis auf den herumliegenden Müll – verstreute Dokumente, Verpackungsreste, Zigarettenkippen, platt getretene Bierdosen von Estrella (rot) oder Voll-Damm (grün) – ist das Gebäude komplett verwaist. An der Wand hinter dem Empfang hat sich jemand mit einem obszönen Graffito verewigt und mit schwarzen Linien eine prähistorische Venus gezeichnet: pralle Brüste, die beidseitig über den Oberkörper hinausragen, eine gigantische und stark behaarte Scheide, die wie eine Spinne zwischen den Beinen sitzt. Neben der Zeichnung steht eine Telefonnummer.

Und dann taucht sie auf, tritt aus einer Tür, die nicht viel mehr als ein rechteckiges Loch in einer Wand mit bröckelndem Putz ist. Meine Mutter. Ihre Haare sind zerzaust, voller Strohhalme und verfilzter Knoten. Sie trägt ein gelbes Kleid mit feinen weißen Streifen, das ich noch nie an ihr gesehen habe, dazu Ballerinas. Ihre Füße sind so dünn, dass die Schlupfschuhe nicht an ihren Hacken halten und es bei jedem Schritt so aussieht, als würden sie am Boden kleben bleiben. Ihre Oberschenkel sind von Schrammen und Matsch, hier und da auch von getrocknetem Blut überzogen. Das Gleiche im Gesicht. Und dann ihre Augen. Sie scheinen wie aus Schnee gemacht, so weiß und so offen sind sie. Ihr Blick ist auf etwas gerichtet, das sich jenseits ihrer Umgebung befindet. Er durchdringt die Wände, sieht kilometerweit in die Ferne und auch über die Bergketten hinweg, die das Delta begrenzen.

Meine Mutter redet aufgebracht vor sich hin, gestikuliert und dreht sich immer wieder zu einer Seite. Knurrend presst sie Wörter hervor und schüttelt den Kopf, dann scheint es, als würde sie lauter werden, und ihr Gesicht verzerrt sich zu einer schrecklichen Fratze. Sie ist allein. Außer ihr ist niemand da. Ich verspüre den Impuls, mich zu verstecken, aber dann mache ich es doch nicht. Irgendetwas sagt mir, dass sie mich nicht sehen wird, dass sie nichts sehen kann, dass das, was mal meine Mutter war, verschwunden ist.

Sie verlässt die Schatten und geht durch einen sonnenüberfluteten Bereich. Ihr Körper erstrahlt. Ich stelle mir ihre Gänsehaut vor, wie sie jetzt von der Sonne liebkost wird. Ich kann ihre leichten Schritte hören und auch ihre Stimme. Die Geräusche dringen durch die Löcher in den Glasscheiben bis zu mir vor. Es ist ein unverständlicher, aber hastiger Wortschwall, der klingt, als wollte sie sich umfassend erklären, sehr viel in sehr kurzer Zeit sagen, all das aussprechen, was sie immer verschwiegen und in sich hineingefressen hat. Ihr Mund bewegt sich in einem fort, doch dann scheint sie sich kurz zu beruhigen, als würde ihr Gesprächspartner ihr recht geben. Sie stellt sich vor den Empfang und stützt sich auf der Oberfläche des Tresens ab, allerdings nur mit den Fingern, nicht mit der ganzen Hand, als würde sie Distanz wahren wollen, aus Etikette und Professionalität. Kurz darauf scheint sie ihre Meinung geändert zu haben und geht, als wäre ihr gerade etwas eingefallen, zur anderen Seite der Rezeption. Sie hört auf zu murren und lächelt auf eine unheimlich traurige, herzzerreißende Art und Weise. Einen Moment lang verharrt sie so: Den Kopf zur Seite geneigt, die Augen weit geöffnet und ein Lächeln auf den zitternden Lippen, starrt sie ins Leere.

Ich trete von der Glasscheibe zurück, Schritt für Schritt, drehe mich um, überquere die Landstraße und begebe mich auf den Heimweg. Der Wind wirbelt einige Blätter auf, und vor mir steigt eine Plastiktüte vom Carrefour in die Höhe wie ein von einer Böe getriebener Luftballon. Ich lasse die Hochspannungsmasten von Cinco Rosas hinter mir. Das Brummen der Leitungen verschwindet nach und nach, wie ein abklingendes Gewitter, bis nur noch die Illusion des Tons zurückbleibt.

Kapitel 19

»Viel Glück, Señor«, sagt Plácido. Er bleibt am Friedhofstor stehen und hält Curro mit feierlich anmutender Geste die Hand hin. Sein Arm ist gerade und in spitzem Winkel vom Körper abgestreckt, seine Haltung aufrecht und stolz. Sein Schatten würde wie eine perfekte Eins aussehen.

Curro bleibt unter dem weiß verputzten Torbogen stehen, seufzt und dreht sich nach links. Er streckt den Arm aus, ergreift die Hand seines Butlers, umschließt sie mit den Fingern, drückt sie, schüttelt sie ein paar Mal hoch und runter. Er versucht, seinem Bediensteten in die Augen zu sehen, schafft es aber nicht. Nach einer Reihe von Zuckungen an Hals und Augenbrauen verharrt sein Blick auf der Stirn seines Gegenübers – dort, wo sich eigentlich der Haaransatz befände, aber nur glänzende sonnengebräunte Gesichtshaut zu sehen ist. Ein leichter Sprühregen hat Plácidos Stirn und nahezu dessen gesamten Schädel mit einem Netz perlenförmiger Tropfen überzogen.

»Danke, Plácido«, sagt Curro und starrt dabei weiter auf die Stirn seines Butlers, als würde dort ein drittes Auge sitzen, das sich jeden Moment – ganz so, wie es in dem alten Buch von Lobsang Rampa beschrieben ist – mit einem Quietschen öffnen könnte. »Ohne dich hätte ich das nicht geschafft.« Er seufzt noch einmal tief und dreht sich wieder zur Mauer auf der gegenüberliegenden Straßenseite um. »Jetzt kommt die letzte Prüfung. Ich muss zugeben, dass ich nicht gerade darauf brenne, sie abzulegen, mein alter Freund.«

»Ich habe volles Vertrauen, dass Sie erreichen werden, was Sie sich vorgenommen haben, Señor«, sagt Plácido und schaut ebenfalls zur Mauer hinüber. »Kann ich davon ausgehen, dass sie momentan dort steht, Señor? Ich meine … das Gespenst Ihrer Mutter?«

»Ja, Plácido.«

»Und dennoch sind Sie nicht ohnmächtig geworden, Señor!«

»Nein, Plácido, bin ich nicht.« Curro blickt an sich herunter. »Ich bin selbst etwas überrascht. Vielleicht habe ich etwas von dieser legendären Willensstärke der Briten abbekommen, von der du immer sprichst, Plácido.«

»Gut möglich, Señor, dass die von mir oft zitierte Standhaftigkeit der Engländer gegen den *Blitz* auf Ihren Charakter abgefärbt hat, durch Osmose gewissermaßen.«

»Ja, ja, richtig. Du hast den Nagel auf den Kopf getroffen, Plácido, wie immer. Durch Osmose, obwohl ich nicht mal ansatzweise weiß, was das bedeuten soll.«

»Die Osmose ist ein physikalisches Phänomen, bei dem es zu einer spontanen Passage eines Lösungsmittels durch eine semipermeable Membran kommt, Señor. Dabei wird die besagte Membran auf natürliche Weise und ohne großen energetischen Aufwand von einem Stoff durchdrungen. Auf die gleiche Weise, und das ist das Bild, das ich Ihnen zu vermitteln versuchte, könnten auch die Worte von Winston Churchill und Benjamin Disraeli nach und nach Ihre Hirnrinde durchdrungen haben, Señor.«

»Natürlich. Genau so wird es gewesen sein. Disraeli und die Rinden in meinem Gehirn. Jetzt ist aber Schluss mit der Plauscherei. Höchste Zeit. Also los, auf geht's!« Curro klatscht in die Hände.

An der Wand auf der anderen Straßenseite lehnt seine Mutter.

Barfuß und in ihrem Hochzeitskleid, mit den vertrauten schlammfarbenen Blutflecken, den Schrammen und der einen oder anderen Kakerlake, die auf oder unter dem Stoff des Kleides über ihren Oberkörper kriecht. Sie steht vor der Wand der stillgelegten Waschküche der psychiatrischen Klinik, die an den Friedhof grenzt. Es ist ein Gebäude aus dem letzten Jahrhundert mit Mauern aus roten Backsteinen, die weiter oben horizontal vermauert und mit Lücken verbaut wurden, sodass sich viele kleine Fensterchen ergeben. Seine Mutter lächelt ihn an. Er kann ihre Zähne erkennen, schmutzig und braun gefärbt, und auch ihre dunkellilafarbenen Augenringe. Sie bewegt sich nicht von der Stelle, aber es scheint, als würde sich ihr Körper winden und langsame Bewegungen vollführen, als würden ihr Krämpfe durch Kiefer und Beine fahren.

»Seien Sie vorsichtig, Señor.«

»Das werde ich, Plácido.«

»Halluzinationen und Wahn sollte niemand auf die leichte Schulter nehmen. Denken Sie nur daran, was Señora Rosana widerfahren ist.«

»Ja, Plácido, vollkommen richtig«, antwortet Curro mit einem gewissen Widerwillen. Eigentlich hat er keine Lust darauf, sich eine weitere Anekdote über einen grotesken Todesfall mit Geisteskranken anzuhören. Aber dann sagt er sich, dass er es schon noch einmal ertragen wird und es außerdem eine Frage von Dankbarkeit und grundlegender Höflichkeit gegenüber seinem Butler ist. »Erzähl, Plácido, was genau ist da passiert? Tu mir den Gefallen und hilf mir auf die Sprünge.«

»Nun, Señora Rosana war überzeugt davon, dass ihr Ehemann Félix von Mickey Mouse besessen war, und hat ihn deshalb in der Garageneinfahrt ihres Hauses mit dem Auto überfahren. Erst mit dem Rückwärtsgang, dann mit dem Vorwärtsgang, ein paar Mal hin und her. Ein Nachbar sagte später aus, der Schädel des Mannes sei beim vierten Zurücksetzen des Wagens explodiert wie eine überreife Frucht, auf die jemand mit einem Knüppel einschlägt. Jetzt, da ich genauer darüber nachdenke, fällt mir ein, dass er auch das Wort ›Kinderüberraschung‹ benutzte. Die Schädelknochen des Mannes zerbarsten wie das in der Hand zerdrückte Schokoladenei einer Kinderüberraschung …«

»Verstehe, Plácido.« Curro hebt die Hand. »Danke.«

»Keine Ursache, Señor. Mickey Mouse, Señor. Die Maus von Disney. Vielleicht können Ihnen meine Worte etwas Trost in dieser Situation spenden, in der Ihr Verstand und Ihr Mut die vielleicht schwersten Proben überhaupt bestehen müssen.«

»Ja, vielleicht.«

Curro überquert die Straße nach Colonia Güell mit ein paar großen Schritten und stellt sich vor sie.

»Soldevila ist zurückgekehrt, Señor.«

»Ja, sieht ganz so aus, Plácido.«

Zwei Stunden vor dem Zusammentreffen von Mutter und Sohn befanden sich Curro und Plácido in der Trauerhalle des Friedhofs, der an das psychiatrische Krankenhaus Santa Dympna angrenzt. Herr und Butler standen an einer Wand des Saals, reglos und so unauffällig wie möglich. Die Räumlichkeiten wurden von schwachem Kerzenlicht erhellt, das dafür sorgte, dass die Anwesenden dem Tod näher schienen, als sie es eigentlich waren. Die Decke über ihren Köpfen war nicht echt, sondern abgehängt. Weiße Gipskartonplatten, die mit krakeligen Linien überzogen wie orografische Karten aussahen.

Die Dekoration bestand aus nicht sonderlich realistisch wirkenden Plastikblumen (Blätter aus grünem Buntpapier, Stängel aus Kupferdraht, trockener Kies statt Erde als Untergrund) und mehreren Gemälden, die abstrakte Klecksmotive mit aufgeklebten Bindfadenkonstruktionen, Sand und Muscheln kombinierten. In einer Ecke des Saals stand ein Tisch mit zwei Thermoskannen, gefüllt mit Kaffee und heißem Wasser, dazu ein Teller mit Teebeuteln, Instantkaffee, Würfelzucker und Süßungsmittel. Auf einem ornamentverzierten Serviertablett aus Aluminium war eine bescheidene Auswahl an Backwaren ausgelegt, industriell hergestellt und mit extra hohem Fettgehalt. Napolitanas, Croissants, Schweineohren sowie ein in sich verknotetes Etwas, überzogen von Rosinen, die wie Warzen aussahen.

Soldevila, der zurückgekehrte Ausreißer, stand an dem Tisch. Er war stumm. Doch selbst wenn er hätte sprechen können, wäre es ihm in diesem Moment unmöglich gewesen, da er sich gerade ein für die Öffnung zwischen seinen Kiefern viel zu großes süßes Brötchen in den Mund geschoben hatte und nun damit beschäftigt war, es konzentriert zusammenzuquetschen und durch energisches Nachschieben mit dem Finger in Richtung Speiseröhre zu befördern. Kaum dass das Brötchen seine Lippen passiert hatte und de facto seine gesamte Mundhöhle ausfüllte, machte er sich schon daran, die Operation mit einem weiteren Gebäckstück zu wiederholen. In seinem Gesicht klebten ein paar Heftpflaster, seine verdrehten Augen blickten in unterschiedliche Richtungen, und seine Haare sahen aus, als hätte er versucht, sie sich selbst zu schneiden, mit einem genauso vorhersehbaren wie komischen Ergebnis.

»Der Mann sieht wirklich von oben bis unten wie ein Irrer aus, Plácido. Wundert mich überhaupt nicht, dass er geschnappt wurde. Eigentlich fehlt ihm nur noch der Trichter auf dem Kopf.«

»Das stimmt, Señor«, sagte Plácido, der die Hände unterhalb der Hüfte verschränkt hielt. »Seine Tischmanieren sprechen Bände.«

»Warum werden die Verrückten eigentlich immer mit einem Trichter auf dem Kopf dargestellt, Plácido? Seit ich ein Kind war, wollte ich das schon wissen, aber es konnte mir nie jemand erklären. Kennst du vielleicht die Antwort?«

»Sie haben Glück, Señor, ich kenne sie tatsächlich.« Curro sah aus dem Augenwinkel zu seinem Butler und glaubte, auf dessen

Gesicht einen Hauch von Stolz zu erkennen. »Die Verwendung des Trichters als Symbol für den Wahnsinn hat, wie es scheint, ihren Ursprung im Mittelalter, Señor. So taucht dieses Element auch auf einem Bild von Hieronymus Bosch mit dem Titel *Das Steinschneiden* auf. Ausgeführt um 1500, Öl auf Eichenholz. Eichenholz von den Balten, Señor. In besagtem Werk ist ein falscher Arzt zu sehen, möglicherweise ein Quacksalber, der versucht, einem Geisteskranken den ›Stein des Wahnsinns‹ aus dem Kopf zu schneiden. Der Trichter allerdings, das Symbol von Dummheit und Unsinn und vielleicht auch Betrug, sitzt auf dem Kopf des Arztes.«

»Sehr interessant, Plácido, sehr interessant. Sieh nur da«, sagte Curro. Ohne sich von der Wand zu lösen, wies er mit dem Kinn in Richtung des Tisches. »Wenn mich nicht alles täuscht, versucht unser Freund jetzt, sich das dritte Gebäckstück in den Mund zu stopfen. Sehr unwahrscheinlich, dass es gelingen wird, findest du nicht? Was ich sagen will: In seinem Mund scheint mir zu wenig Platz für all dieses Gebäck zu sein. Ich begreife nicht, wie er selbst das nicht erkennen kann. Er müsste einen Teil der Masse in seinem Mund beseitigen, damit ein drittes Gebäckstück hineinpasst. Durch Herausreißen der Zunge zum Beispiel.«

»Der Mann ist verrückt, Señor«, erwiderte Plácido. »Sein momentanes Verhalten weist ihn als Geisteskranken par excellence aus. Sein Verhalten und die Tatsache, dass er, wie Sie jetzt beobachten können, nicht in der Lage ist zu unterscheiden, was witzig und was nicht witzig ist.« Soldevila, der immer noch allein neben dem Tisch mit dem Gebäck stand, verfiel in schallendes Gelächter. Aus seinem Mund schossen halb zerkaute und von Speichel überzogene Brocken, die nach einem kurzen Flug auf die unmittelbare Umgebung niedergingen.

»Meine Güte, war das jetzt wirklich nötig? Ausgerechnet an diesem Ort und in unmittelbarer Nähe des Verstorbenen?«

Hinter Soldevila, in einem Bereich, der nur durch eine ausfahrbare Trennwand aus Holz vom Rest der Halle separiert war, stand der Sarg. Der offene Sarg. Darin lag Angus, geschützt hinter einer Glasscheibe, wie sie in Museen benutzt wird. Der Bestatter hatte ihm die Brille abgenommen und die Haare mit reichlich Gel nach hinten gekämmt, sodass der Leichnam keinerlei Ähnlichkeit mehr mit dem lebenden Angus besaß. Sein Gesicht hatte die Farbe einer Eierschale, die Haut wirkte wie eine Holzschnitzerei, steif und ohne Leben. Der Anblick ähnelte den Jesusfiguren auf romanischen Kruzifixen. Nicht sonderlich realistisch. Die Augen waren geschlossen, als würde er lediglich schlafen, doch er schlief nicht. Er war tot, und Curro wusste, dass man ihm, einer weitverbreiteten Praxis folgend, die Augenlider zugetackert hatte.

Das gerahmte Foto vom jungen Angus, das in einem Ständer leicht nach hinten geneigt auf dem Sarg stand, erinnerte die Anwesenden an den Fluss der Jahre und das allmähliche Welken der Kräfte der Jugend. Auf dem Bild sah man Angus, vielleicht zwanzig Jahre jung, mit einer Pilzkopffrisur, einer Brille mit Gläsern so dick wie Aschenbecher und einem purpurfarbenen Hemd mit Amöbenmuster. Über dem Hemd trug er, warum auch immer, eine Kette mit kleinen Plastikknochen. Auf seinem Mund lag ein breites Lächeln, seine Augen hingegen waren klein wie Grießkörner. In einer tiefer liegenden Ebene seines Gesichts versteckte sich ein dunkler Ausdruck voll des Kummers, der an die Oberfläche strebte, der sich nicht verdecken ließ, der wie ein übermaltes Motiv an der Wand war, dessen Umrisse noch hervorschimmern.

Der Großteil der Patienten von Pavillon H wartete draußen, im zentralen Innenhof der Trauerhalle. An der frischen Luft. Das Wetter war für einen Dezembertag wunderschön, mit einer prächtigen, kraftvollen Sonne. An den Rändern des Himmels tummelten sich ein paar dicke, weiße Wolken in Schwammform, die allerdings weit entfernt waren und noch keine Schatten warfen. Der rechteckige Patio der Trauerhalle war von den Buntglasfenstern des Gebäudes gesäumt und zur Straße hin durch hohe und dichte Hecken begrenzt. Das enge Geflecht aus Zweigen und Blättern war für Blicke von außen ebenso wie von innen undurchdringlich. Die Rückseite der Trauerhalle grenzte an ein Industriegebiet, von dem permanent die entsprechenden Geräusche – der Lärm von Autos und schweren Lastern, gelegentlich wütende Hupорgien, Radiosender mit lateinamerikanischer Musik – zu den Beerdigungsgästen drangen. Keiner der Patienten aus dem Pavillon H ging zum Sarg, um den Toten zu sehen, nicht einmal Plácido.

Nur Curro. Er hatte im Laufe seines Lebens schon viele Tote gesehen. Auf einen mehr oder weniger kam es da nicht an. Er trat an den Sarg heran, betrachtete den Leichnam und wusste nicht recht, was er empfinden sollte. Das, was da im Sarg lag, hatte keinerlei Ähnlichkeit mit dem lebenden Angus. Je mehr man versucht, einer Leiche ein lebendiges Aussehen zu geben, desto mehr stellt man die Tatsache heraus, dass der betreffende Mensch tot ist. Die Wangen des Verstorbenen waren mit einer Art Rouge bedeckt, das Curro regelrecht obszön fand: Man hatte Angus angepinselt wie eine alte Prostituierte. Sämtliche Gesichtspartien hatten sich dem Gesetz der Schwerkraft ergeben, das vor sich hin rottende Fleisch strebte ohne Ausnahme gen Boden. Daran konnten auch die Klammern, Klebstoffe und Nadeln nichts ändern, mit denen die Bestatter gearbeitet hatten.

Curro wartete ein bisschen, aber es stellte sich kein Gefühl ein. Er zwang sich, daran zu denken, wie man den Berichten der anderen zufolge den Toten vorgefunden hatte, und versuchte, die Szene zu visualisieren. Es war neben der östlichen Begrenzung des Anstaltsgeländes passiert, dem alten, schwarz gestrichenen Metallzaun mit den nach innen gebogenen Spitzen. An einer dieser Spitzen hatte Angus sich mit einem Gürtel erhängt, den er sich irgendwoher beschafft haben musste. Der Gürtel hatte dem Gewicht jedoch nicht standhalten können und war kurz nach dem Genickbruch gerissen. Angus' Körper hatte dann auf dem Boden gelegen wie ein Haufen schmutziger Wäsche im Zimmer eines Teenagers. Wie etwas Vergessenes. Ein Bein unter dem Gesäß, das andere seitlich abgespreizt, der Kopf auf dem Asphalt. Wäre der Hals nicht in einem unnatürlichen Winkel abgeknickt gewesen, hätte es so ausgesehen, als wäre Angus im Sitzen ohnmächtig geworden. Wirklich erschüttern konnte dieses Bild Curro nicht. Es waren die praktischen Aspekte des Moments, die ihn umtrieben. Schritt für Schritt stellte er sich vor, wie Angus die Sache angegangen war, welche Handlungen dem eigentlichen Erhängen vorangegangen waren: erst den Gürtel vorbereiten, ihn dann um den Hals legen, anschließend auf eine Erhöhung steigen, von der man sich problemlos fallen lassen konnte. Aber was dann? Bis drei zählen? Ein paar letzte Worte sagen? Noch einmal an die Kinder denken? Es waren diese Momente, die Curro bewegten; die auf erschreckende Weise praktische, fast schon bürokratische Seite des Selbstmords. Die Tatsache zum Beispiel, dass Angus sich vor dem Sprung die Brille abgenommen hatte (sie steckte in seiner Hosentasche). Ganz so, als hätte er zu Bett gehen wollen. Diese schreckliche Normalität erstaunte Curro dann doch.

Deprimiert ließ er davon ab, sich die letzten Minuten von Angus vorzustellen, und kehrte in den Innenhof zurück. Die Geisteskranken rauchten ohne Ausnahme, fast niemand unterhielt sich. Die meisten trugen Sportkleidung: weiße Stoffschuhe, fleckig von Staub und Gras, ausgebeulte Hosen und viel zu große Anoraks. Der Priester, der die Totenmesse abhalten sollte, ging zwischen den Irren umher. Er hatte eine gewisse Ähnlichkeit mit diesem englischen Schauspieler, der sich oft als Pakistaner verkleidete. Er trug ein weißes Kollar, ein schwarzes Hemd ohne Kragen und schwarze, sehr bequem aussehende Mokassins mit Gummisohle. Er versuchte den im Innenhof versammelten Patienten ein paar trostspendende Worte zu sagen, aber dann stürzte sich einer von ihnen auf den Priester und versuchte ihn zu küssen. Nachdem der Priester sich aus der Umarmung des Verrückten befreit hatte, flüchtete er strauchelnd mit knallroten Wangen und Entschuldigungen murmelnd aus dem Innenhof.

Bei seiner Flucht rannte der Geistliche fast die Frau von Angus über den Haufen, die zusammen mit ihren zwei Kindern und weiteren Familienangehörigen neben einer Zypresse am anderen Ende des Innenhofs stand. Die Gesichter der Kleinen versetzten Curro ein zweites Mal in Unruhe: Er bekam große Lust, zu schreien, sich selbst ins Gesicht zu schlagen, Stühle durch die Gegend zu schleudern, zu lachen. Diese Gesichter, so verwirrt und ernst. Wie sie sich zusammennahmen, wie sie über der Katastrophe zu stehen versuchten. Bewundernswert. Der Junge und das Mädchen wirkten beide müde und verängstigt, aber sie bewahrten die Fassung. Sie stellten sich der Situation, waren freundlich zu den Verwandten und den Älteren, die sie zum Großteil nur flüchtig kannten, von unendlich langen Besuchen in den neuen Wohnorten der Angehörigen – Dörfern weiter im Landesinneren wie Sant Just, Esplugues oder Rubí. Gelegentlich warfen sie sich vertrauliche Blicke zu, und ein paarmal lächelten sie einander sogar an, wofür sie sich jedoch sofort schämten. Sie unterdrückten dieses Lächeln, aber kleine Spuren davon blieben trotzdem an ihren Mundwinkeln hängen.

Curro hätte vor Freude losheulen können. Der Junge hatte das Mädchen zum Lachen gebracht. Für eine Sekunde hatte er sie aus dieser Situation herausgerissen. Er hatte sie wissen lassen, dass das nicht alles war, dass es mehr da draußen gab. Einen Weg, der nicht in einem derartigen Tod enden musste, so früh, nach einem so schweren Leben. Und um ihr das mitzuteilen, hatte er sich des einzigen Werkzeugs bedient, das ihm zur Verfügung stand: Er hatte ihr irgendeinen lustigen Quatsch erzählt, vielleicht sogar eine Schweinerei. Curro hätte den Jungen gern umarmt und ihm dafür gedankt, dass er so ein toller Bursche war und sich um seine jüngere Schwester kümmerte. Dafür, dass er sich mit ihr zusammengeschlossen hatte. Curro wusste, dass es die einzige Möglichkeit war, um gegen die Erwachsenen zu bestehen. Man musste an einem Strang ziehen.

»Die Angelegenheit deprimiert mich, Plácido«, flüsterte Curro nach einer halben Stunde und hielt sich dabei den Handrücken vor den Mund, damit niemand sonst seine Worte hören konnte. Dann gähnte er ungewollt. Die beiden verließen den Innenhof, um kurz andere Luft zu schnuppern.

»Ich denke, das ist die naheliegendste Reaktion, Señor«, antwortete Plácido, ebenfalls flüsternd und ohne den Mund zu bewegen oder den anderen anzuschauen. Er hielt beide Hände vor dem Körper, eine über die andere gelegt, in der klassischen Ruhestellung der Dienerschaft. Entspannt, aber jederzeit bereit, die Kelle zu greifen und den Gästen am Tisch das Erbsenpüree auf die Teller zu schaufeln. Er trug die komplette Butler-Uniform, samt gelb-schwarz gestreifter Weste, Plastron-Krawatte, Galafrack, Schnürschuhen und Qualitätsstrumpfware, und war so perfekt rasiert, dass seine Gesichtshaut glänzte. »Ein Anlass zur Sorge wäre eher, wenn Sie singend und tanzend durch den Innenhof der Trauerhalle wirbelten, Señor, und dabei Hochrufe schmetterten.«

»Natürlich, da hast du recht«, antwortete Curro nickend. »Ich verstehe trotzdem nicht, warum man diese Orte immer derart traurig gestalten muss.«

»Darauf möchte ich erneut erwidern, dass es genau diese Reaktion ist, die durch die Dekoration und die architektonische Ausgestaltung dieser Stätten in uns hervorgerufen werden soll, Señor. Es geht um Würde und Feierlichkeit, gern auch mit überwältigendem Charakter, die den Besucher mit Gedanken über die kurze Dauer unseres Weges durch dieses Tal der Tränen erfüllen soll. Ein Effekt, der sich sicherlich nicht einstellen würde, Señor, wenn man in den Trauerhallen Tanzflächen mit Discokugeln an den Decken einrichtete. Oder Ballerinas auftreten ließe, die in feine Miederwaren gekleidet von den Säulen heruntterglitten. Oder eine Gruppe russischer Hocktänzer, einen dressierten Bären. Wenn man Feuerwerke veranstaltete oder Schwertschlucker einlüde, nackte Zwerge, die …«

»Schon gut, ich verstehe, was du sagen willst, Plácido«, unterbrach ihn Curro und befühlte mit zwei Fingern ein paar Plastikblumen. »Ich schlage ja nicht vor, dass es eine Trauerhalle mit einer kompletten Eisrevue sein muss. Es geht mir nur um etwas …« Er kräuselte die Nase. »Um etwas Wärme vielleicht.«

Eine Angestellte der Trauerhalle unterbrach die beiden in ihrer Unterhaltung und bat sie und alle anderen Anwesenden, sich in die Kapelle des Gebäudes zu begeben. Die Frau sprach laut und deutlich, mit einer gewissen Autorität, aber trotzdem freundlich. Sie trug einen dunkelblauen, fast schwarzen Hosenanzug und ein weißes Hemd. In Brusthöhe steckte ein vergoldetes Namensschildchen an ihrer Kleidung. Ihre Frisur erinnerte an die eines der Mädchen von *Scooby-Doo*, die Rothaarige. Ihre Nase war klein, ihre Hände übermäßig manikürt, mit diesem künstlichen weißen Streifen an den Rändern der Fingernägel. Sie sah aus wie eine Stewardess. Die Familienangehörigen folgten ihr, zwar nicht als Gruppe, aber doch mit einem gemeinsamen Ziel. Auch die Verrückten warfen ihre halb gerauchten Zigaretten auf den Boden, traten sie gedankenversunken aus und setzten sich in Bewegung. Plácido ging noch vor seinem Herrn los, um, so sagte er, beiden einen guten Platz für die Trauerzeremonie zu reservieren.

Als sie den kleinen rechteckigen Innenhof durchquerten, trat Soldevila an Curro heran. Seine Turnschuhe Marke Joma machten bei jedem Schritt auf dem Feinkies ein knirschendes Geräusch, das so klang, als würde jemand mit einem Messer die schwarze Schicht von einem verbrannten Toast abkratzen. Er blieb vor Curro stehen, musste aber zu diesem aufsehen, denn er war trotz des großen Kopfes eher klein gewachsen. Ein Meter fünfundfünfzig vielleicht, nur fünf Zentimeter größer als Roca. Curro senkte ein wenig den Blick. Soldevila streckte beide Arme seitlich aus und wiegte seinen Körper leicht hin und her, als würde er fliegen. Danach zeigte er auf die Angestellte der Trauerhalle, die bereits auf dem Weg ins Innere des Gebäudes war.

»Nein, Soldevila, nein«, antwortete ihm Curro, denn er hatte den Grund für die Gesten seines Gegenübers erkannt. »Das ist eine Angestellte der Trauerhalle, eine Trauerbegleiterin, keine Flugbegleiterin.«

Soldevila starrte ihn an. Dann streckte er beide Zeigefinger nach vorn und zeichnete ein Viereck in die Luft, indem er die Finger oben seitlich auseinanderführte, dann senkrecht nach unten zog und wieder zusammenbrachte. Anschließend wies er auf sich selbst und führte abermals die Flugzeuggeste durch.

»Das ist kein Flugzeug. Verstehst du? Das ist eine Trau-er-ha-lle.«

Soldevila zog ein mürrisches Gesicht und blickte zu Boden. Anschließend zeichnete er wieder das Viereck in die Luft, dieses Mal jedoch, ohne Curro anzusehen.

»Wie du meinst. Dann nimm einen Fensterplatz. Mir egal.«

Ein paar Minuten später waren sie in der Kapelle. Es war ein großer und mit hellem Holz ausgekleideter Raum. Modern. Hässlich. Es war schwierig, die eigentliche Grundform auszumachen, denn in der Kapelle gab es viele – und scheinbar unnötige – Ecken und Ausbuchtungen. Curro überlegte, ob der Grundriss aus der Luft betrachtet eine bestimmte Form aufweisen könnte, so wie die Stadt Badia del Vallès zum Beispiel. Das Jerusalemkreuz vielleicht. Oder das Fischsymbol der Christen. Er stellte sich vor, wie er die Kapelle überflog, konnte aber kein Resultat aus dieser Übung ableiten, sondern verspürte lediglich einen leichten Schwindel und den dringenden Wunsch, schnell wieder zu landen.

Als sein Geist von dem Ausflug zurückkehrte und Curro sich auf einem Klappstuhl aus Metall und Plastik neben Plácido wiederfand, begann der Priester – der jetzt ein dunkelviolettes Messgewand sowie eine mit goldenen Stickereien verzierte und fast bis zu den Knien reichende Stola angelegt hatte – gerade mit der Zeremonie.

Curro drehte sich um und sah zum hinteren Teil der Kapelle. In der letzten Stuhlreihe saßen mehrere Anstaltspatienten und Pfleger. Ihre Gesichter waren ausdruckslos und erinnerten an die Sammelbilder von Fußballmannschaften. Ernste Mienen und stramme Haltung, ohne sonderlich viel Emotion. Weder Doktor Skorzeny noch Schwester Lourdes waren bislang erschienen.

»Jesus lehrte uns, dass das in die Erde eingepflanzte Weizenkorn sterben muss, um sich in eine Getreidepflanze zu verwandeln«, begann der Priester. Curro blickte wieder nach vorn. Die Augenbrauen des Geistlichen hinter dem Mikrofon hatten eine eigenartige Stellung eingenommen. Curro vermutete, dass er damit einen Ausdruck der Unschuld und des Mitgefühls erzeugen wollte. Der Mann sprach mit Pausen zwischen den Worten, irgendwie gekünstelt, ohne viel Überzeugung und mit monotoner Stimme. »Er lehrte uns auch, dass ein ergiebiger Baum beschnitten werden muss, damit er noch bessere Früchte hervorbringt. Er nutzte dieses Bild, um zu erklären, wie sein Leben sein würde und wie das unsere sein sollte: sich selbst entsagen, damit ein neues Leben erblühen kann.«

Der Priester sprach noch, als irgendwo hinter Curro und Plácido jemand aufschrie und ein Stuhl scheppernd zu Boden fiel. Alle Anwesenden drehten sich um. Es war Soldevila. Er hatte zwei Sitzreihen hinter ihnen gesessen. Nun war er aufgesprungen und führte abermals seinen Ritualtanz auf: Die Arme seitlich ausgestreckt, die Finger abgespreizt, wiegte er sich ein paar Mal nach links und rechts, als würde er fliegen. Dann krümmte er den Zeigefinger der einen Hand zu einem Haken und schlug mit diesem zweimal auf die flache Innenfläche der anderen Hand. Eine Angestellte der Trauerhalle trat sofort an ihn heran, hielt aber, wie man es ihr im Vorfeld der Beisetzung erklärt hatte, einen gewissen Abstand. Anteilnahme zeigen und reagieren, aber ohne körperlichen oder emotionalen Kontakt. Nah und doch distanziert.

»Entschuldigen Sie, bitte?«, sagte sie. »Kann ich Ihnen helfen?«

Soldevila stieß einen Grunzlaut aus, energisch und ungeduldig, und schüttelte den großen Kopf. Anschließend führte er abermals seine in drei Gebärden unterteilte Erklärung auf und fügte am Ende noch einige andere Gesten hinzu, die von Mal zu Mal konfuser und schwerer zu deuten waren.

»Er sagt, er habe für einen Fensterplatz bezahlt, und nun wolle er auch einen Fensterplatz haben.« Curro lehnte sich ein Stück zu Plácido hinüber, als er diesem die Gesten übersetzte. »Er meint, er könne von seinem momentanen Sitzplatz aus nichts sehen. Eine Frechheit sei das, und er werde nie wieder mit dieser Gesellschaft fliegen.«

»Mit dieser Trauermesse wollen wir unseres Bruders Angustias Martí gedenken«, fuhr der Priester von seiner Kanzel aus fort und versuchte, mit gesteigerter Lautstärke die Kontrolle über die Zeremonie zurückzugewinnen. »Und dabei gedenken wir auch des Todes und der Auferstehung Jesu Christi.«

Soldevila blickte nach vorn und schrie, lautlos zwar, aber mit aller Kraft. Der Schrei galt dem Priester. Es folgten Gesten, die nichts mehr mit Flugzeugen und Sitzplätzen zu tun hatten. Er hielt eine Faust nach oben vor seinen Körper, als würde er fliegen.

»Beruhigen Sie sich doch bitte«, sagte die Mitarbeiterin der Trauerhalle. Mit einem Blick zur Tür und einem Fingerwink, ausgeführt mit Zeige- und Mittelfinger, als würde sie jemandem die Prostata abtasten wollen, rief sie zwei am Ausgang postierte Kollegen zu Hilfe.

»Ich glaube, er denkt, der Priester wäre ein Superheld«, flüsterte Curro. »Er ist einigermaßen verwirrt über die Identität dieses Mannes, und ehrlich gesagt wundert mich das überhaupt nicht. Ein Geistlicher im Messgewand ist immer eine äußerst extravagante Erscheinung.«

»Und jetzt …«, sprach der Priester weiter, »… wollen wir ergründen, was das für uns bedeutet. Für einen jeden von uns gilt es irgendwann, diese Prüfung zu bestehen. Es ist die schwierigste von allen, aber auch die unausweichlichste. Die Prüfung, die uns Hoffnung auf ein Leben nach dem Ende des Lebens schenkt.«

Soldevila reagierte mit einer neuen Geste auf die Worte.

»Ich glaube, jetzt hat er gesagt, dass …«, begann Curro.

»Ich weiß, was er gesagt hat, Señor. Vielen Dank. Mit der Bedeutung dieser weitverbreiteten Geste bin ich bestens vertraut, wenn Sie mir diese Bemerkung erlauben. Digitus impudicus: Mittelfinger ausgestreckt, Faust geschlossen. Sie stammt aus dem antiken Griechenland, Señor, und taucht sogar in der *Göttlichen Komödie* auf. In dieser Ausführung handelt es sich um die europäische, will sagen griechisch-römische Variante der Schmähgeste, die sich von der spanischen Version unterscheidet. Bei uns legt man für gewöhnlich den Daumen zwischen Zeige- und Mittelfinger. Das sieht dann in etwa so aus, Señor …«

»Lasset uns beten! Heilige Dymphna, Jungfrau und Märtyrerin, bitte für uns!«, schrie der Priester nun in Richtung des Unruhestifters und spuckte dabei ins Mikrofon. Er wusste sich nicht anders zu helfen, als ein ums andere Mal lauter zu werden und die Zeremonie einfach fortzuführen. Auch Plácidos kleiner Diskurs wurde durch die donnernden Worte von der Kanzel beendet. »Heilige Dymphna, Schutzpatronin der PSYCHISCH KRANKEN, bitte für uns!«

Die Angestellte der Trauerhalle und ihre Kollegen baten Soldevila, die Kapelle zu verlassen. Doch der kleine Mann mit dem riesigen Kopf dachte nicht daran, der Einladung zu folgen, und schien Wurzeln geschlagen zu haben. Selbst als sie ihn an beiden Armen von seinem Platz zu ziehen versuchten, bewegte er sich kein Stück. Wieder fielen Stühle um. Die Gäste in unmittelbarer Nähe des Tumults wichen ein paar Schritte zurück, als sie sahen, dass sie in die Auseinandersetzung hineingezogen werden könnten. Das Zurückweichen der einen bedingte das Zurücktreten der anderen, und es kam zu einem Dominoeffekt unter den Trauergästen.

Zwei Pfleger aus dem Pavillon H gingen mit entschlossenen Mienen auf Soldevila zu, worauf eine Handvoll Schwachsinniger und Schizophrener in Aufregung geriet und loszuheulen begann. Zwei von ihnen stürmten zur Tür der Kapelle, wobei sie noch mehr Stühle umwarfen und einige der Angehörigen des Verstorbenen zur Seite stießen. In wenigen Sekunden war ein beachtliches Chaos im Saal entstanden: Schreie, Flüche, metallisch klingende Schläge, flüchtende Menschen, herausgeschriene Gebetsfetzen. Soldevila rang mit den Trauerbegleitern, die Pfleger versuchten die Patienten zusammenzutreiben.

»Zeit für den Abflug, Señor«, sagte Plácido und stieß seinem Herrn den Ellbogen in den Bauch. Eigentlich eine etwas respektlose und so gar nicht zu Plácido passende Geste, für die Curro die Leidenschaft des Augenblicks verantwortlich machte.

»Du jetzt auch noch, Plácido?«, erwiderte er und drehte dabei den Kopf, um seinen Butler anzusehen. »Ich hab's diesem Irren da schon erklärt, und ich werd's auch dir gern noch einmal auseinandersetzen: Das hier ist kein Flugzeug! Ich weiß wirklich nicht, warum es heute alle mit diesem Thema haben.«

»Das war nur eine Redewendung, Señor«, erwiderte Plácido mit neutralem Gesichtsausdruck und ohne den Blick von der Kanzel zu wenden. »Ich wollte sagen, dass es vielleicht der richtige Moment wäre, um die Beine in die Hand zu nehmen, Señor, wenn Sie mir noch ein geflügeltes Wort erlauben. Vielleicht sehen Sie es anders, aber ich wage zu behaupten, dass im Augenblick niemand auf Sie achtet. Die Anwesenden sind momentan mit wichtigeren Angelegenheiten beschäftigt, wenn ich das so ausdrücken darf. Zudem sind Doktor Skorzeny und Schwester Lourdes immer noch nicht anwesend, was aber nur eine Frage der Zeit sein dürfte, sodass wir jetzt freie Bahn hätten.« Plácido hob die rechte Hand, die eben noch auf seinem Oberschenkel ruhte, und wies mit dem Zeigefinger auf die näher gelegene der beiden Kapellentüren. »Sehen Sie besser nicht so auffällig hin, Señor.«

»Natürlich«, sagte Curro. Er folgte dem Hinweis seines Butlers und schaute nicht zur Tür. »Entschuldige bitte, aber ich hatte dich nicht gleich verstanden. Ich dachte schon, bei dir wäre eine Sicherung durchgebrannt.«

»Kein Problem, Señor. Ein nur allzu verständlicher Fehler.«

»Könntest du jetzt bitte deinen Finger runternehmen? Das macht mich ganz nervös, ihn da so steif und ausgestreckt zu sehen. Eine richtige Phobie beschwört das in mir herauf. Auf einmal habe ich Angst, dass er versuchen könnte, mir wehzutun. Dass er sich durch eine meiner Körperöffnungen in mein Inneres drängt, wenn du verstehst, was ich meine.«

»Natürlich, Señor, sofort.« Plácido senkte den Finger.

»Dann los, auf geht's!«

Es war so einfach. Sie mussten nur die Kapelle verlassen und durch das Foyer gehen, in dem sich die Angehörigen anderer Verstorbener vor den Türen der für sie reservierten Säle versammelten. Es waren viele alte Leute, aber auch deren Kinder und Enkel. Jugendliche mit Hahnenkammfrisuren, die an Mohikaner erinnerten, und spitzen Koteletten. Curro fiel auf, dass sie alle Schmuck in den Gesichtern und Ohren trugen: Anhänger, Ringe, Stecker. Dazu stark zerknitterte Hosen, graue Jacken mit unzähligen Gürteln und Schnallen sowie Turnschuhe in allen erdenklichen Farben. Wie es aussah, hatte sich die Mode im Laufe der letzten Jahre nicht zum Besseren verändert. Curro hatte große Lust, diese Menschen anzusprechen und sie zu fragen, was es mit ihren Aufzügen auf sich hatte, aber Plácido zog ihn am Ärmel mit sich.

Schnellen Schrittes passieren Curro und Plácido die Vitrine mit den Trauergestecken am Eingang des Gebäudes. Sie bleiben nicht stehen, um ihr Spiegelbild anzusehen. Andernfalls würde sie ein ihnen nur allzu vertrautes Bild erwarten: das Bild eines Irren und seines Kammerdieners. Curro steckt in seinem alten Seersucker-Anzug: Hose mit Schlag, Jackett mit nur einem Knopf. Das Tuch um seinen Hals ist ein Fetzen aus einem rauen Vorhang, die Schuhe halten nur dank Isolierband an seinen Füßen. Plácido trägt das komplette Butler-Outfit, makellos wie immer. Auch in puncto Körperhaltung gibt es große Unterschiede: Curro geht gekrümmt, Plácido so aufrecht, dass sein Körper mit dem vorgeschobenen Becken und dem geraden Nacken fast wie eine sich öffnende Klammer aussieht.

Die Automatiktür, zwei große Schiebeelemente aus dickem Glas, bedruckt mit dem Logo des Bestattungsinstituts, öffnet sich, als der Sensor sie wahrnimmt, und die beiden verlassen die erst vor Kurzem gebaute Trauerhalle. Anschließend überqueren sie einen Parkplatz voller riesiger Autos, alles neue Modelle, hoch und geräumig, mit Platz für kleine Heerscharen, und gehen über den alten Friedhof.

Curro hat das Gefühl, dass jemand die Zeit zurückgedreht hat, denn der Friedhof sieht genauso aus, wie er ihn aus seiner Kindheit erinnert. Die kalkverputzten und stellenweise etwas mitgenommenen Mauern, der hellblaue Anstrich einiger Holzflächen, der so heiter wirkt, so typisch für die Costa Brava, die Dachziegel und die Kiefern, der Nadelteppich auf dem Boden. Der koloniale Stil mit den kleinen Verzierungen. Wäre diese Stätte in seinem Gehirn nicht unauslöschlich als archetypischer Friedhof abgespeichert, würde Curro ihn glatt für den Teil eines Sommerurlaubsortes halten.

Aber das ist er nicht. In den rechteckigen Hohlräumen dieser Mauern liegen Hunderte von Toten – über Toten und noch mehr Toten. Ein Salat aus den Gebeinen mehrerer Generationen. Früher wurden die Verrückten, die keine Familienangehörigen hatten, in Massengräbern beigesetzt, hier auf diesem Friedhof und vor gar nicht allzu langer Zeit. Doch mittlerweile wird das anders gehandhabt. Jeder hat ein Recht auf eine Grabnische, wenigstens das. Auf den Frontseiten der Nischen sind ovale Rahmen mit sepiafarbenen Bildern der dort Ruhenden angebracht. Alte Herren mit Baskenmützen, mies gelaunten Gesichtern und O-Beinen. Señoras mit arthritischen Händen, Sardinengeruch und riesigen Rezeptsammlungen in den Köpfen. Die Gräber sind mit Blumen in unterschiedlichen Stadien des Verwelkens geschmückt, darunter ein paar mehr oder weniger frische Nelken und eine Handvoll Rosen.

Curro denkt an seinen letzten Besuch an diesem Ort zurück. Es war die Beisetzung seiner Mutter, ein paar Tage nachdem man ihn ausgehungert und verwirrt in seinem Versteck auf einem Schrottplatz gefunden hatte. Er erinnert sich noch gut an das Gefühl dieser Tage damals, das Gefühl zu fallen. Manchmal, wenn er heute von einer Apokalypse mit in sich zusammensackenden Gebäuden träumt, sitzt beim Aufwachen ein Gefühl schwindelerregender Schwerelosigkeit in seiner Brust. Es ist dasselbe Gefühl, das er in jenen Tagen empfand, als seine Mutter starb. Nichts zu haben, an dem man sich festhalten kann. Schwere Gegenstände, ganze Kriegsschiffe, die durch die Luft fliegen. Nichts hält mehr. Der Wind reißt alles mit sich, und übrig bleiben nur noch Trümmer.

Es geschah um die gleiche Zeit herum. Kaum zu glauben, aber Curro bemerkt diesen erstaunlichen Zufall erst in dem Moment, in dem er mit seinem Butler über den Friedhof geht. Es stimmt: Es passierte zur Zeit der Feria de la Puríssima, in der sein Heimatort, anders als überall sonst und mitten im Dezember, einen Karneval feiert.

Plácido geht mit festem Schritt voran, hält dann aber inne, als er merkt, dass Curro auf dem Nadelteppich stehen geblieben ist. Er dreht sich um und sieht seinen Herrn wie versteinert vor einer Grabnische. Er läuft die paar Schritte zurück und stellt sich zu ihm.

»Wenigstens haben sie ein schönes Foto genommen«, sagt Curro, zeigt aber nicht auf das Bild. Hinter der Vitrine, mit der die marmorne Frontplatte der Grabnische abgedeckt ist, befindet sich ein Foto seiner Mutter als junge Frau. Auf dem Bild hatte sie schon Kinder. Ihr Haar ist lockiger, hat die Form einer Inkapyramide und eine Farbe, die nicht die ihre ist. Ein Kastanienton, das glänzende Braun der Schalen von Trockenfrüchten. Sie trägt eine Bluse im Hippiestil mit sehr weiten Ärmeln. Und sie lächelt. »Sie ist hübsch auf dem Foto.«

»Das ist sie, Señor.«

Curro wirft einen letzten Blick auf die Grabnische, seufzt und macht sich bereit aufzubrechen. »Also gut, dann schauen wir mal, ob ich sie überzeugen kann, sich zur ewigen Ruhe zu legen.«

»Das wäre großartig, Señor.«

Kapitel 20

Luisa ist zurück. Ohne meinen Vater. Niemand weiß, wo er ist, aber immerhin ist jetzt klar, dass er keine Begleitung mehr hat. Nachher werde ich meinen Bruder anrufen und ihn fragen, ob er Neuigkeiten hat, aber ich hege wenig Hoffnung, dass er irgendetwas weiß. Dann werde ich ihm seine Fragen beantworten, werde ihm sagen, dass es Mama gut geht, dass bei uns alles läuft wie geschmiert, dass er sich keine Sorgen zu machen braucht, dass uns niemand besuchen kommen soll, dass früher oder später all das Schlechte in der Luft verpuffen wird, dass es wieder so wie vor einigen Jahren wird, als wir auf den Sant Ramon wanderten, um Moos zu holen, und im Aquarium meines Vaters noch alles in Ordnung war.

Es ist Samstag. Ende November. Ich glaube, meine Mutter schläft noch. Ich habe schon eine Weile kein Lachen, Weinen oder Schreien mehr aus ihrem Zimmer gehört. Auch keinen Husten. Sie hustet jetzt schon ein paar Tage lang. Es sind lange und erschöpfende Attacken, die mich beunruhigen, aber sie weigert sich, eins der Medikamente aus unserer vollgestopften Hausapotheke zu nehmen. Ihr früheres Ich hat sich bei jeder Lappalie ein Mittelchen verschrieben. Eine Aphte im Mund, ein Juckreiz am Unterarm.

Es ist sehr kalt. Der Himmel ist verhangen. Keine Ahnung, ob es den ganzen Tag so bleibt oder nur am frühen Morgen liegt. Ein feuchter Nebel deckt alles ein. Ein weißer und nasser Schleier, der an ein Püree erinnert. Ich bin auf der Dachterrasse. Der Wellasbest scheint feucht, das Moos auf dem Zement der Rohre und Wassertanks glänzt. Die Luft, die ich durch die Nase einatme, ist hart und kalt; ich spüre sie bis in meinen Rachen hinein. Hoffentlich schneit es noch. Ich glaube nicht richtig daran, denn in Sant Boi schneit es eigentlich nie. Kälte ja, die Schönheit des Winters nein.

Ich habe mir einen braunen Rollkragenpullover angezogen, darüber noch einen mit V-Ausschnitt. Schicht über Schicht. Dazu dunkelbraune Wollhandschuhe, die mir ein bisschen zu groß sind (an den Fingerspitzen ist noch gut Luft), weil sie meinem Vater gehören, und eine gelbe Schlupfmütze, die ich aber aus Scham nie auf der Straße oder auf dem Weg zur Schule tragen würde. Sie bedeckt meinen ganzen Kopf und hat nur vorn eine große Öffnung für das Gesicht. Es ist die Mütze, die ich in der dritten oder vierten Klasse für mein Entchenkostüm anhatte. Über den Augen trug ich einen schwarzen Schirm, der den Schnabel darstellen sollte. Ich weiß noch, wie meine Mutter den Schnabel nähte und mir das Konstrukt über den Schädel stülpte, wie sie lächelte und mir mit beiden Händen zärtlich in die Wangen kniff, als das Kostüm fertig war. Diese Hände, die damals anzuschwellen begannen und sich nach und nach in Fettkissen verwandelten. Manchmal gab sie mir die Schuld für ihr Gewicht. Sie meinte, das käme alles von der Schwangerschaft. Sie wäre die Kilos einfach nicht wieder losgeworden, alles wegen mir.

Ich bin sehr früh aufgestanden, nach meiner Uhr schon um acht, und dann hier hochgekommen, um die Wäsche abzuhängen. Langsam habe ich den Dreh mit dem Waschen raus. Ich halte die Nase an das Laken, das ich gestern gewaschen habe. Es riecht »natürlich frisch«, nach einem Waschmittel namens Lagarto extra, und fühlt sich auch ziemlich geschmeidig an, weil ich diese andere Flüssigkeit reingeschüttet habe, »Weichspüler« Marke Norit. Um mich herum hängen noch weitere Laken und Bettbezüge auf den Leinen. Sie sind lang, reichen fast bis zum Boden und hüllen mich ein. Ich nehme einen Bezug ab, auf dem Asterix und Obelix abgebildet sind. Mein Bruder und ich haben diese Bettwäsche schon seit Ewigkeiten. Ich bin sehr vorsichtig, damit der Stoff nicht den feuchten Terrassenboden berührt, und behalte die beiden Holzwäscheklammern in meiner rechten Faust, eingeschlossen vom Wollhandschuh. Als der Bezug von der Leine gleitet, habe ich mit einem Mal freie Sicht. Und dann sehe ich sie.

Sie nimmt auch gerade Wäsche ab, steht auf der Dachterrasse ihres Hauses, direkt über dem Patio mit den Palmen, einen Steinwurf von mir entfernt. Rechts von ihr befindet sich der überdachte Wohnungseingang, bei dessen Anblick ich immer an den Kreuzgang eines Klosters denken muss. Sie steht in dem nicht überdachten Bereich der Terrasse, unter den Wäscheleinen. Über ihr hängt ein bunter Mix. Ich sehe Slips, Strümpfe, Pullover, Hemden und noch vieles mehr. Viele Farben, viele Stoffe. Tergal, Polyester, Nylon, was man sich eben so vorstellen kann. Als ich sie erblicke, ist sie gerade mit einem roten Pullover beschäftigt. Mit beiden Händen nimmt sie das Kleidungsstück, faltet es routiniert vor dem Bauch und legt es auf dem Tisch ab, auf einem Stapel bereits abgehängter Wäsche, die anschließend gebügelt oder im Schrank verstaut werden kann.

Luisas Haar ist jetzt länger. Ein wenig nur, vor allem der Pony, dessen seitliche Strähnen sie hinter die Ohren geklemmt hat. Sie trägt keine Ohrringe, auch kein Make-up. Sie wirkt sehr ernst, wie beim Gottesdienst. Konzentriert. Wie klein ihre Nase ist. Sie ist so still und in sich gekehrt, dass ich beinahe ihre Gedanken spüren kann; ein Brummen wie das unter den Strommasten in Cinco Rosas, wenn die Kabel singen. Ihre Beine kann ich nicht sehen, sie sind von einer niedrigen Mauer am Terrassenrand verdeckt.

Wir sind die einzigen Personen weit und breit, nichts sonst bewegt sich. Da sind noch andere Terrassen und Balkone, aber Menschen sind keine zu sehen, nicht einmal hinter den Fenstern, bei der Hausarbeit oder so. Der Bezug mit den Galliern ist jetzt ein rundes Knäuel, die Wäscheklammern halte ich immer noch in der Hand. Ich bewege mich nicht, nur mein linkes Auge zuckt und zwinkert, als würde es einen Morsecode versenden. Als Luisa das nächste Wäschestück von der Leine abnehmen will, sieht sie mich. Sie schaut mich an. Ihre Mundwinkel sinken nach unten. Ich glaube, zwei Falten in ihrem Gesicht ausmachen zu können, auf jeder ihrer schmalen Wangen eine, aber ich bin nicht sicher. Sie ist zu weit weg.

Ich hebe die rechte Hand. Die Wäscheklammern fallen aus dem Wollhandschuh auf die ziegelroten Terrassenfliesen, erst die eine, dann die andere, und springen noch einmal hoch, um dann neben einem schweren Kübel liegen zu bleiben, der schon länger unbenutzt auf dem Kopf steht und von Flechten überzogen ist.

Meine Finger sind nach oben ausgestreckt, alle Glieder. Sie sieht mich immer noch an, dann verzieht sie ein bisschen das Gesicht. Sie schaut auf ihre Füße, als würde sie nachdenken, als würde sie beten. Sie trägt einen grauen Pullover aus dicker Wolle, in ihrem Nackenbereich stehen einige Strähnen der nun längeren Haare ab. Sie hebt das Gesicht und sieht mich wieder an. Es ist nur ein Augenblick, dann wendet sie sich ab, dreht sich einmal um die eigene Achse und geht die neun oder zehn Schritte unter dem Dach des Laubengangs bis zu der mit Fliegengitter geschützten Wohnungstür. Mit dem gesenkten Kopf und dem festen Schritt ähnelt sie einer Nonne in Klausur. Sie erreicht das Fliegengitter, öffnet es, öffnet die Tür und schlüpft in die Wohnung. Die Finger meiner grüßenden Hand fallen währenddessen nach und nach zusammen. Ähnlich wie eine dieser im Zeitraffer welkenden Blumen aus einer Naturdoku sacken sie langsam nach unten. Als Luisa die Terrasse verlassen hat, sind meine Finger komplett gebeugt, ineinander gefaltet, als würde ich gleich die Faust ballen.

Ich lasse den Arm sinken, sodass er an der Seite meines Körpers anliegt. Mit der Linken reiße ich mir die Schlupfmütze vom Kopf. Der Gummizug ratscht über mein Ohr. In der Bewegung senke ich den Blick und sehe etwas. Ein Tier, da unten, im Patio der Hurtados. Juanita, die Schildkröte, ist unter einer Pflanze mit großen grünen Blättern hervorgekommen und kriecht nun – erst den einen Fuß, dann den anderen, anschließend dasselbe mit den Hinterbeinen – langsam vorwärts, um sich unter einer ganz ähnlichen, zwei Meter von ihr entfernten Pflanze zu verstecken. Ihr Weg führt sie von einem Beet zum nächsten und über die kleinen runden Steine eines grauen Feinkiesstreifens. Fast kann ich die kratzenden Geräusche ihrer Füße auf den zermahlenen Steinen hören. Sie braucht sehr lange für die Strecke. Ich sehe ihren dunkelgrünen Panzer, dieses Muster aus konzentrischen Vielecken, das sich hervorragend dafür eignet, irgendwelche anderen Dinge in ihm zu sehen. Ich höre ein Husten aus dem Zimmer meiner Mutter. Wahrscheinlich ist sie gerade aufgewacht.

Ich mache etwas ganz Einfaches: Rührei. Die Eier dafür habe ich selbst im Laden gekauft. Dazu Orangensaft und ein paar von diesen Gebäckteilchen aus der Tüte, beides vom Todo-Todo-Supermarkt. Eigentlich wollte ich auch einen Kaffee machen, aber ich weiß nicht so richtig, wie das geht. Ich habe die Espressokanne genommen und das Pulver direkt in das Wasser gelöffelt. Was dann mit dem Dampf in den oberen Teil der Kanne stieg, war nicht viel mehr als eine dreckige Brühe mit Kaffeekrümeln. In der Tasse sah das Zeug aus wie Pfützenwasser. Ich hab's weggekippt, der Saft muss reichen.

Die Wohnung ist kalt, durchdrungen von einem toten Licht.

Das Stillleben an der Wand im Esszimmer hat nie einen besonders erbaulichen Anblick geboten. Jetzt wirkt es deprimierender als je zuvor. Die Feigen sind noch trockener, der Weidenkorb ist noch löchriger, das Licht noch trüber. Ich habe den Gasheizstrahler im Esszimmer eingeschaltet, musste dabei aber eine ganze Weile den Knopf drücken, bis die ersten Flammen endlich am Gitter hinaufzüngelten. Obwohl das Gas voll aufgedreht war, blieben die Bodenfliesen noch lange eiskalt. Man konnte sich eigentlich nur auf dem Teppich am Fenster zum Patio aufhalten, dem Teppich, den meine Eltern mal im Großmarkt gekauft hatten. Ich blieb einen Moment lang dort stehen und schaute in den dunklen und tristen Innenhof hinaus. Die abgestorbenen Pflanzen, die Sperrholzplatten, die grüne Gießkanne. Ich presste die Wange gegen die Scheibe und sah nach oben zum Himmel. Ich hatte keine Ahnung, wie spät es war. Hätten Terroristen mich entführt und betäubt, und ich wäre in diesem Augenblick wieder zu mir gekommen, ich hätte nicht gewusst, ob es morgens oder abends war.

Es ist morgens.

Gestern habe ich das Aquarium von meinem Vater geleert. Ich konnte nicht mehr mitansehen, wie der darin umherschwimmende Mist sich immer weiter vermehrte. Das Ding war so schwer, dass ich es erst mal mit einer Waschschüssel ausschöpfen musste. Insgesamt waren es zwei oder drei Touren: Schüssel ins Aquarium eintauchen, mit Wasser füllen, ausschütten gehen. Im Wohnzimmer ist mir ein bisschen was auf den Boden geschwappt. Das Wasser roch nach vergammeltem Fisch und nach abgestorbenen Wasserpflanzen. Tote Algen, verfaulte Muscheln. Auf dem Weg versuchte ich, nicht in die Schüssel zu schauen. Aber wenn ich das Fliegengitter aufschob und rausging, um die Brühe in den vergitterten Abfluss zu kippen, der in den rissigen Zementboden unseres kleinen Innenhofs eingelassen ist, sah ich fischförmige Dinge nach unten flutschen. Ein paar lebten noch, ein paar waren lange tot. Ihre Körper hatten matte Farben, ihre Augen waren milchig. Ich dachte an die Straßenkehrer, daran, wo sie wohl landen würden. Es sind sehr robuste Tiere. Vielleicht überleben sie sogar das. Als das Aquarium fast leer war, hievte ich es hoch, bugsierte es vorsichtig durch den Flur – natürlich nicht, ohne mir bei jedem Schritt die Ellbogen an dem Zierfries der Wand aufzuschrammen – und entleerte es draußen über dem Abfluss. Anschließend riss ich mit den Händen die Dekoration ab, die mein Vater bei Mis Canarios gekauft und mit viel Hingabe auf dem Boden des Beckens angebracht hatte. Die Schatztruhe, das Schiffswrack, den Taucher – ich warf alles in den Müll. Ich fühlte nichts bei all dem. Es machte mir weder Spaß, noch war es unangenehm. Da war nur kurz ein Bild in meinem Kopf: mein Vater vor dem Aquarium, als alles noch in Ordnung war. Aber das Bild war sehr unscharf, fast verblichen, und verschwand sofort wieder. Ich glaube, er lächelte. Kein Seeigelstachel im Hals, kein Schmerz in Armen oder Kiefer. Ich spürte nichts. Mit der Fußspitze schob ich einen noch lebenden Straßenkehrer zum Abfluss. Er wand sich auf dem nassen Boden, öffnete und schloss das Maul, bewegte seine Schnurrhaare. Dann war er verschwunden. Jetzt ist das Aquarium nur noch ein verdreckter, leerer Glaskasten im Wohnzimmer, an dessen Wänden hier und da noch das Grün der Algen und Reste von Wasserpflanzen kleben.

In Pantoffeln steige ich die Treppenstufen aus roten Fliesen und abgewetztem Holz hinauf in das obere Stockwerk. Ich habe die Hände voll, sodass ich mich nicht an dem Geländer festhalten kann, das meine Finger immer nach altem Eisen riechen lässt. Vorsichtig setze ich einen Fuß nach dem anderen auf die Stufen. Das Tablett wackelt bei jedem meiner Schritte, der Orangensaft schwappt im Glas hin und her. Als ich am Telefon vorbeikomme, das am Anfang der Treppe an der Wand montiert ist, werfe ich einen kurzen Blick auf den Apparat. Es kann nicht mehr klingeln, ich habe vor ein paar Tagen das Kabel herausgerissen.

Davor hat es ständig geläutet, denn es riefen alle möglichen Leute an: mein Lehrer, der Sozialdienst und andere. Alle wollten sie ihre Nase in Angelegenheiten stecken, die sie nichts angehen. Am Ende hatte ich auch davon genug, vom Lügen und Heucheln. Ich bin ohnehin schon immer ein mieser Lügner gewesen. Meine Eltern sind mir immer auf die Schliche gekommen.

Oben an der Treppe stoße ich die Tür mit dem Fuß auf, biege nach links ab und wiederhole das Manöver, um die schwere weiße Holztür zum Schlafzimmer meiner Eltern zu öffnen.

»Mama, ich hab dir Frühstück gemacht.« Die Tür schwingt durch ihr Gewicht wie von allein auf, und ich weiß, dass der Knauf gleich gegen die Wand krachen und das dort vorhandene Loch noch ein bisschen größer machen wird. Schimpfwort um Schimpfwort, Streit um Streit, Türknallen um Türknallen – an diesem Loch wurde lange gearbeitet. Im Schlafzimmer meiner Eltern ist es sehr dunkel, ich kann nur Schemen erkennen. Es riecht schlecht. Nach Fisch, Urin, nassen Kippen und Fußschweiß. Eine Mischung, wie man sie in einer Mülltonne ganz unten finden würde. Ich tippe mit dem Ellbogen gegen den weißen Lichtschalter neben mir. Eine matte Glühbirne erhellt das Zimmer. Meine Mutter sitzt halb aufgerichtet im Bett.

Das Tablett beginnt zu zittern. Es sind meine Hände. Irgendetwas läuft hier schief.

Meine Mutter trägt ihr Hochzeitskleid. Es ist weiß, aber von Flecken getrockneten Bluts übersät, das seine natürliche Intensität verloren und dafür die Farbe von Ton angenommen hat. Da ist Blut an dem Bauchstoff und auch an dem sehr kurzen Rock. Es ist nicht wirklich viel, es sind eher kleine Flecken, wie sie beim Versuch entstehen, eine oberflächliche Wunde zu reinigen. Ich sehe den haarigen Schatten zwischen ihren halb gespreizten Beinen. Die Unterseiten ihrer nackten Füße sind komplett schwarz und sehen aus wie Ledersohlen. Wie beiläufig wackelt sie mit den Zehen. Ihre Hände ruhen im Schoß, ihre Arme sind nackt. Ich konzentriere mich auf all diese Details, um ihr nicht ins Gesicht sehen zu müssen, doch am Ende habe ich keine andere Wahl. Denn sie spricht mich an.

»Warum hast du es mir nicht schon früher erzählt, Curro?«, fragt sie.

Sie hat sich geschminkt. Die Augen sind sehr blau geworden, eine Art Türkisblau, wie auf den Farbfotos von ihrer Hochzeit. Auf den Wimpern liegt Mascara. Das Ganze ist nicht gut aufgetragen und eigentlich viel zu viel. An ihren Wangen prangen schwarze Flecken. Sie hat geweint und das verlaufene Mascara anschließend mit dem Handrücken abgetupft. Ihre Augenhöhlen sind unheimlich dunkel, gesäumt von Krähenfüßen, die früher nicht da waren. Wie bei ihrer Hochzeit trägt sie auch jetzt keinen Lippenstift – oder aber einen so feinen, dass man ihn nicht bemerkt. Ihr Mund glänzt etwas, aber das kann auch Speichel oder Nasensekret sein. Ihre Haut ist mattgrau, ohne Leben, und scheint ihre Farbe zu verlieren wie sehr schmutzige Wäsche. Ihr Mund lächelt nicht. Sie ist sehr ernst und macht mir Angst. Ihr Blick ist eiskalt, unergründlich und leer. Ein Geruch nach Exkrementen scheint in der Luft zu kleben. Am Rand meines Sichtfelds, nahe der Glühbirne, nehme ich Bewegungen wahr. Auf dem Nachttisch krabbeln Insekten. Mit ihren geschäftigen Füßchen verursachen sie dieses fast unhörbare Knistern auf dem Holz. Andere fliegen, ungelenk, stoßen ein ums andere Mal gegen die Lichtquelle. Ich spüre sie an meinen Beinen; kleinere Exemplare landen in meinem Gesicht. Ich muss sie wegpusten, die Nase hochziehen, den Kopf schütteln.

»Mama«, sage ich nur. Ich sage es, um meine Stimme zu hören. Es ist wie auf einem dunklen Flur, wenn man sich eigentlich selbst Mut zusprechen will, aber die eigene Stimme so zittrig klingt, dass sie einem noch mehr Angst macht, als man ohnehin schon hat, und man darauf mit großen Schritten in Richtung Licht stürmt.

»Du hast es gewusst und mir nichts erzählt«, sagt sie mit rauer

Stimme, einem kehligen Röhren, das wie das Quaken einer Kröte klingt. »Du bist ein Lügner. Du hast mich angelogen. Deine eigene Mutter. Du bist schuld an dem, was passiert, Curro. Du hättest das alles verhindern können.«

Das Tablett in meinen Händen zittert so stark, dass etwas Saft über den Glasrand fließt und das Rührei vom Teller gleitet. Es landet jedoch nicht auf dem Boden, denn im letzten Moment schaffe ich es, das Tablett wieder waagerecht zu halten.

Auf dem rechten Bein meiner Mutter bewegt sich etwas. Eine Kakerlake. Sie klettert über den nackten, von Schrammen überzogenen Oberschenkel. Ihre Antennen zittern wie Wünschelruten. Sie sucht etwas. Vor einem Jahr noch wäre meine Mutter entsetzt aufgesprungen, wäre buchstäblich vor Ekel die Wände hochgegangen, aber jetzt zeigt sie keinerlei Reaktion. Ihr Körper spannt sich nicht mal an. Immerhin nimmt sie die Schabe wahr. Weiß, dass sie da ist. Sie richtet ihre Augen auf das Insekt und beobachtet es neugierig. Die Schabe scheint den Blick meiner Mutter zu spüren. Ganz so, wie die Mädchen aus der Nonnenschule auf irgendwie übernatürliche Weise mitkriegen, wenn man sie anstarrt. Die Kakerlake stellt sich tot. Sie legt sich auf den Rücken, streckt ihre dürren Beine in die Höhe und bewegt sich nicht mehr, nicht mal die Antennen.

Meine Mutter greift sich das Insekt mit drei Fingern. Daumen, Zeige- und Mittelfinger. Sie hat sich die Nägel lackiert, gelb wie Luisa. Die Kakerlake fängt jetzt doch an zu zappeln. Sie mag eine Überlebenskünstlerin sein, aber stark genug, um in dieser Situation die Nerven zu behalten, ist sie nicht. Die Antennen nehmen ihre fiebrigen Bewegungen wieder auf, prüfen von Angst getrieben die Lage.

»Du hättest mir Bescheid sagen sollen, Curro«, sagt meine Mutter.

Ihre Worte sind ein kratziges Wispern. Ohne Intonation. Als wäre alles schon egal.

Mit Daumen und Zeigefinger der freien Hand zerquetscht meine Mutter den Kopf der Schabe. Es ist eine so einfache und routinierte Bewegung, dass man meinen könnte, sie würde sich die Fingernägel schneiden. Eine braune Flüssigkeit läuft auf ihre schlecht lackierten Nägel und auch über ihre Finger. Dann zeigt sie mir die Zähne, presst die Kiefer aufeinander, dass auf beiden Seiten des Gesichts die Muskeln hervortreten, und beginnt zu weinen wie jemand, der nicht mehr aufhören wird. Die Kakerlake bewegt sich nicht mehr.

Es folgen drei Geräusche, die man in einem schallisolierten Aufnahmestudio aufsplitten und analysieren müsste, um genau zu verstehen, woher welches von ihnen kommt. Sie beginnen nämlich fast gleichzeitig, und es gibt einen Augenblick, in dem sie sich überlagern.

Den Mund geöffnet, sodass ich ihre graue Zunge sehen kann, bricht meine Mutter in schallendes Gelächter aus, während vom Mascara schwarz gefärbte Tränen dunkle Linien in ihr Gesicht ziehen. Ich beginne zu schreien. Es ist das zweite Geräusch, ein schneidendes Heulen, kürzer als das von meiner Mutter. Gleichzeitig kracht das Tablett auf den Boden, das dritte Geräusch, und alles explodiert: Duralex-Glas, falsches Porzellan, das Plastiktablett, Flüssigkeit und breiförmige Materie.

Zwei der Geräusche sterben ab, eins verwandelt sich. Ich höre auf zu schreien, drehe mich um und renne los. Aus der Tür raus, die Treppe runter. Auch das Scheppern des heruntergefallenen Frühstücks verstummt. Es bleibt das schreiende Gelächter meiner Mutter. Als ich auf den unteren Stufen ankomme, lacht sie immer noch. Der Klang ihres Lachens mutiert, verwandelt sich in ein Schluchzen, danach wieder in ein keifendes Geheul, das die gesamte Wohnung erfüllt und durch die Fenster nach draußen schießt. An der Tür bleibe ich stehen. Ein Fuß draußen, ein Fuß drinnen. Das Heulen von oben bleibt einen Augenblick auf einem hohen Ton stehen und verwandelt sich dann ein weiteres

Mal. Denn meine Mutter bricht in einen heftigen Husten aus. Es ist ein verzweifeltes Bellen, das klingt, als würde hohles Holz zerbrechen. Anschließend geht es in die abgedämpften Laute eines Menschen über, der verzweifelt versucht, Luft zu holen. Es klingt wie ein Röcheln, ganz ähnlich wie in den Kriegsfilmen, wenn ein verletzter Soldat sterbend in den Armen des guten Leutnants liegt und sein Atemtrakt sich ein letztes Mal aufbäumt.

Schreiend trete ich aus der Tür und stehe mit einem Mal mitten auf der Straße. Ich klopfe und klingele überall – bei der Druckerei, der Alcaldesa, der Remedios, sogar bei den Hurtados. Es gibt keinen Plan, keine Reihenfolge, kein System. Ich habe nicht überlegt, wer überhaupt helfen könnte, wen ich leiden kann und wen nicht, wer zu Hause und wer unterwegs ist. Da bin nur ich. Schreiend und heulend renne ich von einem Eingang zum nächsten und hämmere mit den Fäusten gegen die Türen.

Das Ding sieht aus wie ein gepopptes Maiskorn, ist aber tödlich. Es heißt Streptococcus pneumoniae. In der Enzyklopädie von Prius Eltern steht einfach alles. Da findet man ein ganzes Universum, katalogisiert und alphabetisch geordnet, und darin die Welt der Mikroorganismen und Bakterien, zu der auch dasjenige gehört, das den Atemtrakt meiner Mutter infiziert hat.

Der Arzt erklärte uns, dass die Streptokokken sich wahrscheinlich in einer jener eiskalten Nächte, in denen sie bis zum Morgengrauen durch den Ort spaziert ist, im Hals meiner Mutter angesiedelt haben. Die Bakterien hätten ihr geschwächtes Immunsystem ausgenutzt, und deshalb ginge es ihr jetzt so schlecht.

Ich sitze am Esszimmertisch von Prius Familie, die Nase dicht über der schweren Enzyklopädie, die in der Mitte, beim Buchstaben P wie Pneumonie, aufgeschlagen ist. Es ist einer dieser ausziehbaren Tische, mit Beinen in Form umgedrehter Kegel und von schlechter Qualität. Auf der Resopalfläche sind blaue Kugelschreiberflecken zu sehen, hier und da ein splittriger Riss, tränenförmige Lachen gehärteten Ketchups. Auf der anderen Seite des Tisches, mir gegenüber, sitzt Priu.

»Hier steht, dass im neunzehnten Jahrhundert die Leute massenweise daran gestorben sind«, sage ich und hebe den Kopf. »Und an *Influenza*.«

Priu hat das Kinn auf einer Handfläche aufgestützt und sieht mich an. Die Fingernägel abgekaut, die Nase porös mit schwarzen Pünktchen, das Haar fettig glänzend mit ein paar kleinen Flöckchen darin. Dazu ein leichter Geruch nach Fuchsbau.

»Wir sind aber nicht mehr im neunzehnten Jahrhundert«, sagt Priu. Mit der freien Hand ordnet er die schwarzen Spielsteine von *Flucht aus Colditz*. Sie sehen aus wie kleine Kegel. Er hat die Deutschen und stellt sie auf die Wachposten. Ein paar kommen ins Schilderhaus, ein paar stehen bereit, um direkt in Aktion zu treten und eine mögliche Flucht zu vereiteln. Ich habe keine große Lust auf das Brettspiel, aber Priu besteht darauf. Er meint, das würde mich ablenken.

»Das stimmt«, sagt Angi. »Die Wissenschaft hat große Fortschritte gemacht.«

Es klingt, als hätte sie das in irgendeinem pseudowissenschaftlichen Schundmagazin gelesen, das beim Friseur auslag. Sie sitzt auf dem ausgeleierten Sofa, direkt neben dem Fenster, durch das man auf die Calle Victoria schauen kann. Sie trägt eine graue Pyjamahose, superdicke weiße Sportsocken – aber keine Schuhe – und ein viel zu großes schwarzes T-Shirt, auf dem »Monsters of Rock« steht. Wenn sie den Arm hebt, kann ich durch die weiten Ärmel jedes Mal das Weiß ihres BHs und ein bisschen von ihrem noch kurzen geringelten Achselhaar sehen. Sie hat ihre schwarzen Haare nach hinten zu einem sehr langen Pferdeschwanz zusammengebunden, an den Seiten ihres Ponys hängen zwei breite Strähnen nach unten und rahmen ihr Gesicht ein.

»Glaubst du?«

»Na klar«, antwortet sie. »Heutzutage wird doch schon fast

alles geheilt«, fügt sie hinzu. Dann schlingt sie die Arme um die nach oben angezogenen Beine und führt vorn ihre Hände zusammen. Ihre Nägel sind schwarz lackiert. Als sie vorhin an mir vorbeiging, roch sie nach Arztpraxis. Kurz zuvor hatte sie hochprozentigen Alkohol auf die Pickel an ihrem Kinn getupft. Jetzt sind rot glühende Flecken daraus geworden. Angi schaut aus dem Fenster. Auf der Straße ist schon ein Teil der Festbeleuchtung für Weihnachten zu sehen. Sie wirkt etwas billig, ganz anders als die auf der Rambla oder in der Altstadt. Es sind weiße Glühbirnen, angeordnet in Form einer Glocke, und dazu ein paar farbige, die eine Schlaufe darstellen sollen.

Der Papierkalender an der Wand markiert den vierten Dezember. Es ist ein Werbegeschenk von der Metallwerkstatt im Erdgeschoss, dessen Bild die Silhouette unseres Ortes samt Kirche, Fluss und Zugstrecke zeigt – im Hintergrund ist der Sant Ramon zu sehen, ganz vorn posiert eine liegende Frau im Bikini. Es ist Samstag. Die Eltern von Priu sind zum Carrefour gefahren. Lebensmittel kaufen, das Auto waschen. Sie haben Prius kleinen Bruder mitgenommen – den, der immer halb zurückgeblieben wirkt. In der Wohnung riecht es muffig, nach von dunklem Schweiß getränkten Laken und Kippen, nach faulenden Orangenschalen. Gelüftet wird hier nie. Wenn ich könnte, würde ich mich sofort daranmachen, die Wohnung auf Vordermann zu bringen. Ich würde die Fenster aufreißen, damit frische Luft reinkommt, würde ein bisschen fegen, die Aschenbecher leeren, die Flusen am unteren Rand der Vorhänge beseitigen. Aber ich will nicht unhöflich sein.

Ich bin schon ein paar Tage hier, als Gast. Sie sind alle sehr nett zu mir. Sogar Prius Vater, der Glatzkopf, der uns ständig angeschrien hat, der immer so ungeduldig und unsympathisch gewesen ist – selbst der hat versucht, mir öfter mal ein Lächeln zu schenken, und bis jetzt nicht einmal mit mir geschimpft. Auch als ich dreißig Mal hintereinander den Lichtschalter im Bad drücken musste, hat er nichts gesagt. Er hat mich sogar das Fernsehprogramm aussuchen lassen, obwohl er eigentlich Basketball gucken wollte. Wir haben dann *Es war einmal … der Mensch* geschaut, eine Sendung, die Priu und ich immer noch sehr mögen, wenn auch etwas weniger als vor zwei Jahren. Na ja, wir sind eben schon etwas älter.

»Wirst schon sehen, bald geht es ihr wieder gut«, sagt Angi, die weiter aus dem Fenster schaut. Auf ihrer Stirn sehe ich die Lichter der schlecht gemachten Weihnachtsglocke glitzern, den Widerschein der kraftlosen Glühbirnen, die draußen in der Straße hängen.

Ich sehe sie an.

»Angi hat recht«, sagt Priu. Er schlägt einen Kartenstapel mit der Unterkante auf den Tisch, damit die Spielkarten bündig übereinanderliegen, und legt ihn dann an seinen Platz auf dem Spielbrett. Die Geschwister streiten sich nicht mehr, wollen die Lage nicht zusätzlich komplizieren. Wenn ich dabei bin, geben sie einander jetzt dauernd recht. »Sie wird ganz bestimmt wieder gesund.«

Der Fernseher dröhnt. In der Wohnung von Prius Familie läuft er von früh bis spät. Er ist wie ein weiteres Fenster. Es läuft eine neue Sendung namens *Pista Libre*, die Priu und ich eigentlich hassen, weil da keine Trickfilme oder sonst irgendetwas Interessantes gezeigt werden. Es geht zwar die ganze Zeit um »die Jugend«, aber dann setzen sich die Leute da einfach nur hin und diskutieren über das Thema. Angi, die immer noch auf dem Sofa lümmelt, beugt sich nach vorn und schaltet den Apparat aus.

Anschließend setzt sie sich wieder. Dieses Mal zieht sie ein Bein hoch auf das Polster und lässt das andere herunterbaumeln, sodass ihr Fuß wie ein Pendel, ticktack, ticktack, hin- und herschwingt. Der Bildschirm wird langsam dunkler, und keiner von uns weiß, was er als Nächstes sagen soll. »Ein Engel ist durchs Zimmer geflogen«, würde meine Mutter jetzt sagen. Mir geht ein

Gebet durch den Kopf, das sie uns vor dem Schlafengehen aufsagen ließ, damit wir nachts keine Angst hatten: *Heiliger Schutzengel mein, lass mich Dir empfohlen sein. In allen Nöten steh mir bei, und halte mich von Sünden frei. Bei Tag und Nacht, ich bitte Dich, beschütze und bewahre mich. Hilf mir leben recht und fromm, da ich sonst vom Weg abkomm.* Ich wiederhole es ein paar Mal in meinem Kopf. *Beschütze und bewahre mich. Beschütze und bewahre mich … da ich sonst vom Weg abkomm.* Ein Betrunkener lärmt auf der Straße. Er will, dass man ihn wieder in die Bar Provi reinlässt, und verspricht, keinen Ärger mehr zu machen. Er habe doch das Geld, verdammt nochmal, niemand brauche seine Drinks zu bezahlen, das werde er schon selbst machen.

In der Wohnung nebenan schreit ein Nachbar seine Kinder und seine Frau an. Er sagt: »Verdammte Scheiße!«, ziemlich laut. Und danach: »Ich versuche hier gerade, diese Sendung zu sehen!« Dann hört man einen heftigen Schlag. Auf unserer Seite wackelt ein gerahmtes Foto an der Wand hin und her und bleibt dann schief an seinem Nagel hängen. Es ist ein Bild von Prius Onkel, das ihn bei der Verabschiedung aus dem Militärdienst zeigt. Ein Kerl mit riesigen Ohren und dem Barett der Landstreitkräfte auf dem Kopf. Nebenan zerspringt ein Glas in Stücke. Die Wände sind wie aus Papier. Wir stecken gemeinsam in dieser Scheiße und sind doch isoliert. Auf der Straße fährt eine Vespa vorbei. Ihr Geknatter, eigentlich nur von einer Kreuzung bis zur nächsten, dauert Jahre.

Meine Mutter wurde ins Krankenhaus von Bellvitge gebracht. Dort landen die schweren Fälle der gesamten Comarca. Ein Rettungswagen holte sie ab. Weiß und gelb war er. Vorne drauf stand AICNALUBMA – für die Idioten, die nicht wissen, dass die Wörter im Spiegel verkehrt herum erscheinen. Nachdem die Sirenen verstummt waren, drehten sich die Rundumleuchten noch weiter und warfen bunte Discolichter an die weiße Hauswand.

In unsere Straße ist noch nie ein Rettungswagen gekommen. Zumindest nicht, dass ich wüsste. Ganz bestimmt nicht mit so viel Radau: Sirene, Vollbremsung und so weiter. Wie im Film. Alle Nachbarn versammelten sich auf der Straße, sogar die aus der Calle Nou und der Calle Compte Borrell und auch die Arbeiter aus der Druckerei mit ihren Blaumännern, den an Ketten am Hals herunterbaumelnden Brillen, den Farbflecken an Fingern und Schürzen. Ich würde schätzen, dass es insgesamt mindestens sechzig oder siebzig Menschen waren, ein richtiger Auflauf. Wahrscheinlich haben wir damit Geschichte geschrieben: Eines Tages werden die Leute von dieser Sache reden wie von dem Mann, der sich auf dem Platz mit den Trinkwasserbrunnen erhängt hat, gegenüber vom Schinkenfachgeschäft.

Als man sie auf der Bahre rausbrachte, also meine Mutter, stand ich vor der Alcaldesa. Sie war keine echte Freundin meiner Mutter, auch wenn die beiden immer so taten. Sie stand hinter mir, hatte ihre Hände mit den gold- und silberberingten Fingern, den langen und rot lackierten Nägeln auf meine leicht zitternden Schultern gelegt, und jedes Mal, wenn ein neuer Schauder mich durchzuckte, zitterten auch ihre Finger kurz. Ihr Mann stand neben uns, rauchte und murmelte gelegentlich irgendwelche pseudomedizinischen Phrasen. Niemand sagte ein Wort. Man konnte die Geräusche der Sanitäter in der Wohnung hören, die Räder auf dem Boden, abgedämpfte Stimmen. Dann brachten sie sie raus.

Sie sah aus wie tot. Eine Steppdecke, dick und dunkelgrau, bedeckte bis zum Hals hinauf ihren Körper, sodass man weder das Hochzeitskleid noch die Flecken, das Blut oder die zerquetschten Kakerlaken sehen konnte, als sie auf der Rollbahre liegend auf die Straße geschoben wurde. Ich blickte zu den Sanitätern. Ihre Mienen waren neutral. Von meiner Mutter war nur das Gesicht zu sehen, blau gefärbt und unter einer Sauerstoffmaske versteckt. Ihre starren Augen, die dunklen Mascaraflecken, das Vogelnest auf ihrem Kopf. Sie atmete schwer.

Auf halber Strecke zum Krankenhaus fiel sie ins Koma. So erzählte man es mir danach. Bei der Ankunft in Bellvitge seien kaum noch Vitalzeichen feststellbar gewesen. Man habe es geschafft, sie am Leben zu erhalten, aber auf äußere Reize reagiere sie momentan nicht. In ihrem Gehirn sind die Lichter ausgegangen.

Das Zimmer meiner Mutter liegt in der zwölften Etage des Krankenhausgebäudes. Sehr weit oben. Je höher, desto schlimmer? Ich weiß es nicht. Von so weit oben sieht man fast das gesamte Delta, genauso wie vom Aussichtspunkt auf dem Sant Ramon eigentlich, nur aus einer anderen Perspektive. Von hier bemerkt man Einzelheiten, die einem wenig vertraut vorkommen. Alles scheint etwas näher zu sein. Die größere Distanz der Kapelle auf dem Sant Ramon macht nachsichtig: Von dort wirkt alles ein bisschen hübscher oder zumindest ganz akzeptabel. Von hier aus nicht. Kleine Privatgärten und industriell bewirtschaftete Gemüsefelder mit Tomaten und Artischocken und Olivenbäumen, alle in deprimierendem Zustand. Die Autobahn, voll in beiden Richtungen, sowohl nach Castelldefels und Sitges als auch nach Barcelona. Lkw und Pkw, ab und an mal ein Mofa, viele Lieferwagen, unterwegs mit achtzig Sachen pro Stunde. Zement und Hochspannungsmasten, Stromkabel im Himmel, von einem Ort zum nächsten. Sehr hohe Schornsteine, jeweils zwei oder drei pro Fabrik. Alte Masías mit hohen Palmen und Gebäuden, hübsch anzusehen, aber zum Großteil nicht mehr bewirtschaftet, wie von der Industrie geschluckt. Ihre Anwesenheit bereitet Unbehagen wie eine Gruppe Ureinwohner mit Lendenschurz, die sich weigert, das Gelände eines luxuriösen Einkaufszentrums zu verlassen.

Im Hintergrund ist das Meer, gut zu sehen von meiner Position aus. Eigentlich ist es ja blau, aber durch die Luftverschmutzung, die die Atmosphäre trübt, wirkt es eher perlgrau. Auf seiner

Oberfläche, weit vor der Küste, kann man ein paar riesige Handelsschiffe ausmachen, die ganz sicher gerade durchs Meer pflügen, von hier aus aber so aussehen, als würden sie stillstehen und nahe dem Horizont im Wasser schaukeln. Schweres Metall voller Nieten, voller Rost, das unerklärlicherweise schwimmt.

Ich stehe vor dem Fenster im Wartebereich. Hinter mir: Automaten mit Kaffee und Erfrischungsgetränken, ein Trinkbrunnen mit von Kondenswasser überzogenen Metallflächen, ein paar Plastiksitze, aufgeschraubt auf einem Stahlgestell.

Die Stirn gegen die Glasscheibe gepresst, versuche ich, das Viertel Bellvitge zu sehen, das von hier oben wie eine Konstruktion aus Dominosteinen aussehen müsste, doch es gelingt mir nicht. Ich glaube, es befindet sich hinter mir, nicht zu sehen von diesem Fenster aus. Genauso wie Barcelona und Collserola.

Ich bin aus dem Zimmer meiner Mutter gegangen, aber gleich sehe ich wieder nach ihr. Alles riecht hier nach Alkohol, ein Geruch, der mich nicht gerade begeistert. Er sorgt für eine Art Anspannung in mir. Ich war nie gern beim Arzt oder beim Heilpraktiker.

Ich bin allein. Meine Oma Manuela ist in die Cafeteria des Krankenhauses gegangen, ein Bocadillo holen oder so. Ehrlich gesagt habe ich nicht zugehört, als sie es erklärt hat. Ich wusste noch nie, worüber ich mich mit dieser Frau unterhalten soll. Meine Eltern hatten eine eigenartige Beziehung zu ihren Eltern, ein schwieriges Verhältnis, das man uns in die Wiege gelegt hat wie große Ohren oder schief stehende Zähne. Familienerbe. Meine Oma verhält sich, als hätten alle Kinder eine Seuche. Sie hat mich noch nie umarmt. Dafür sitzt das Kleingeld bei ihr locker. Seit ich denken kann, hat sie mir Münzen für *Clever & Smart*-Hefte oder Süßigkeiten zugesteckt. Ihr Herz ist allerdings in einem Tresor eingeschlossen. Ich weiß auch nicht, ob sie schon so geboren wurde oder ob die Verbitterung erst durch die Ehe mit einem schlechten Menschen, meinem Opa, kam. Ich weiß überhaupt nicht viele Dinge über sie, denn man hat uns nichts erzählt. Die Geschichte meiner Familie, die Zeit vor meiner Geburt, besteht aus einer Handvoll offiziell bestätigter Ereignisse und hektarweise unerforschtem Terrain. Niemandsland. Weder meine Eltern noch meine Großeltern sind Menschen, die sonderlich viel erklären. Alle fressen sie die Dinge in sich hinein. Ihr Umgang mit Problemen: Sie schlucken sie herunter, schieben sie in irgendeiner dunklen Ecke ihres Inneren hinter ein Organ und hoffen dann darauf, dass sich die Sache mit der Zeit von selbst erledigt.

Ich gehe wieder ins Zimmer. Dort sehe ich etwas, das mir vorher noch nicht aufgefallen ist: Meine Oma hat auf dem Nachttisch am Bett meiner Mutter eine Heiligenfigur aufgestellt. Es ist die Schwarze Madonna, Unsere Liebe Frau von Montserrat. Ich glaube, sie ist aus Plastik und innen hohl, also sehr leicht. Die Farben Rosa und Hellblau dominieren, das Gesicht ist sehr dunkel, ihr Ausdruck streng. Es ist eine Figur vom Fließband, mit schlecht aufgetragenen Farben, keine Handarbeit. Die Farbtupfer der Augen sind verrutscht, sitzen fast auf der Schläfe wie bei einer Seezunge. Mein Bruder hat mir am Telefon erzählt, dass im Haus meiner Oma, draußen auf dem Land, viele Fotos vom Papst an den Wänden hängen. In der Küche, in den Fluren, sie sind überall und besetzen die Stellen, an denen man normalerweise Fotos von Familienangehörigen erwarten würde.

Ich finde es ganz gut, dass meine Oma gerade nicht hier ist, denn wenn wir beide im Zimmer sind, weiß ich nicht, was ich zu ihr sagen soll. Ihr geht es genauso. Ich hoffe, sie lässt sich Zeit bei dem, was sie gerade auf den Krankenhausfluren zu erledigen hat. Ich kriege schlechter Luft, wenn sie auftaucht. Die Zuckungen nehmen zu, und es fühlt sich an, als könnte ich einen Anfall bekommen. Umgekehrt machen die Dinge, die von ihrer Anwesenheit in meinem Körper ausgelöst werden, die Situation für sie noch unangenehmer, als sie ohnehin schon ist. Keine Ahnung, ob alle Großeltern so sind, ich schätze nicht. Es muss auch Großeltern geben, die so sind wie in den Liedern: Opas und Omas, die dich auf den Schoß nehmen, dir fesselnde Märchen vorlesen, dir beibringen, wie man Frankenstein-Monster malt, und dir Geschichten von früher erzählen. Großeltern, die dich verwöhnen und dich mit klebrigen Küssen überhäufen. Die Großeltern, die meine Familie abbekommen hat, sind anders.

»Ich weiß noch nicht so richtig, ob wir uns dieses Jahr verkleiden, Mama«, sage ich zu meiner Mutter, die steif und starr im Bett liegt.

Die Schwestern haben ihr die Haare nach hinten gekämmt. Anscheinend wurde sie auch gewaschen, denn das Vogelnest auf dem Kopf ist verschwunden. Ihre Haut hat immer noch diese bläuliche Farbe. Sie ist an Leitungen und Schläuche angeschlossen, hat die ganze Zeit eine Sauerstoffmaske über Mund und Nase gestülpt. Mit den Augen suche ich das piepsende Gerät aus den Filmen. Das mit der Linie, die immer auf und ab geht und dann ganz gerade ist, wenn du stirbst. Aber ich kann kein Gerät dieser Art entdecken.

Die Augen meiner Mutter hat man offen gelassen. Der Anblick macht einem ein bisschen Angst, aber sie sieht eh nichts. Sie merkt nicht, dass ich da bin. Uns wurde zwar gesagt, dass es ihr besser geht, dass Gehirnaktivitäten zu verzeichnen sind, dass sie aus dem Koma erwacht ist und momentan noch starke Beruhigungsmittel bekommt. Aber auch, dass wir uns keinen Illusionen hingeben sollen. Ich erkenne keinen wirklichen Unterschied, aber gut, ich bin ja auch kein Arzt. Auf mich macht sie sogar einen schlechteren Eindruck als vorher. Im Koma sah ihr Gesicht besser aus. Es ist eigentlich nicht bläulich, sondern eher mattgrau wie das Innere von manchen Pilzen.

Heute ist der fünfte Dezember. Morgen beginnt die Fiesta unseres Ortes. Die Feria de la Puríssima aus Anlass der unbefleckten Empfängnis der Jungfrau Maria. Niemand wird in diesen drei oder vier Tagen arbeiten. Die Straßen füllen sich mit Menschen, überall stehen Händler mit ihren Ständen, verkaufen Modeschmuck, selbstgemachte Seifen, T-Shirts mit Bob Marley drauf und diese Halbmond-Anstecker mit Gesicht. Es gibt Zuckerwatte, Süßigkeiten, Weihrauch und regionaltypische Spezialitäten wie die Blutwurst Bull Negro. Der normale Alltag wird außer Kraft gesetzt, und von A nach B zu kommen, ist schwierig bis unmöglich. Es finden Paraden statt: Traktoren, Autos, Wagen lokaler Geschäfte. Bei den von den Kindern am sehnsüchtigsten erwarteten Umzügen paradieren Hühner, Schweine, Esel und Pferde. Am Stand der Unión Extremeña werden Sevillanas gespielt, an dem der Rugbymannschaft läuft Kenny Rogers. Die Leute sind glücklich: Weihnachten steht vor der Tür. Alle sind auf der Straße, eine riesige Masse, wie eine durch ein lohnendes Ziel geeinte Gemeinschaft.

In diesen Tagen findet in unserem Ort auch ein Karneval statt. Ein Karneval außerhalb der Saison. Wegen all dem war der sechste Dezember bisher immer mein Lieblingstag im Jahr. Ich verabredete mich mit Priu für zehn Uhr vormittags, und dann zogen wir den ganzen Tag durch den Ort. Es gab keinen Zapfenstreich, zu Hause erwartete man uns nur für einen schnellen Imbiss. Den Joghurt noch rasch im Stehen und dann wieder los. Raus auf die Straße. Wir streiften durch die Gegend. Drängelten uns durch die Massen, stopften uns mit Süßigkeiten voll, sahen uns die Aussteller an, bewunderten die Pferde und Kühe und sogen den deftigen Gestank von deren Hinterlassenschaften ein, von ihrem Streu und dem Futter. Wir trafen diesen und jenen, hofften, aus der Ferne das eine oder andere Mädchen aus der Nonnenschule zu erblicken.

»Aber Lust auf den Karneval der Puríssima habe ich eigentlich schon.« Es fühlt sich komisch an, das zu sagen, denn es ist offensichtlich, dass sie mich nicht hört. Einer der Ärzte, ein Argentinier und der Spezialist für die schweren Pneumonien, hat mir empfohlen, das zu tun. Mit der Kranken zu sprechen, sei gut, hat er gesagt, aber keinerlei wissenschaftliche Erklärung dafür abgegeben. Vielleicht trage ich auf diese Weise ja zu einer höheren Sauerstoffkonzentration im Zimmer bei oder so. Keine Ahnung. Mir brennen die Augen, meine Kiefermuskeln sind angespannt, ich spüre jeden einzelnen Backenzahn. Ich reibe an meinen Lippen und Nasenflügeln und beschnüffle dann meine Fingerspitzen.

»Weißt du was? Priu will, dass wir uns als Göring und Himmler verkleiden«, sage ich zu meiner Mutter. Da es keinen piepsenden Apparat gibt, sind nur ein paar gedämpfte Stimmen vom Flur zu hören, die Räder eines Krankenbetts, die Geräusche der flachen und schnellen Atmung meiner Mutter. Niemand antwortet. Draußen ist es bewölkt, das fahle Licht im Zimmer stammt von Leuchtstoffröhren. »Na ja, also anfangs wollte er nicht so richtig. In Wirklichkeit war es seine Schwester, Angi, die uns überzeugt hat. Irgendwann hat Priu gesagt: ›In Ordnung, wir machen das und verkleiden uns.‹ Aber es musste etwas sein, das ihn wirklich interessiert. Irgendeinen Mist, wie es alle Welt tut, wollte er sich auf keinen Fall anziehen. Angi schlug dann vor, wir sollten als zwei Typen von *Die knallharten Fünf* gehen, aber Priu hat sich am Ende für zwei Mitglieder der Führungsriege des Dritten Reichs entschieden.« Ich versuche zu lachen, schnaube durch die Nase, damit meine Mutter sieht, dass die Sache lustig ist, dass alles super läuft, dass alles in Ordnung kommt. »Wir haben ein paar Jacken von der Franco-Armee, die Priu seinem Opa aus Aragonien abgeluchst hat, glaube ich zumindest. Dazu noch zwei Schirmmützen für Postbeamte, die mir dieser Briefträger geliehen hat. Du weißt schon … der, der in unserer Straße die Post austrägt und so nett ist. Und dann arbeitet Priu gerade an zwei Armbinden aus Stoff, auf die er Hakenkreuze malt, schwarz auf weiß und rot. Hahaha. Unglaublich, oder? Dazu wollen wir schwarze

Gummistiefel anziehen. Angi meint, ich muss wieder besser draufkommen. Und dass wir uns morgen beim Karneval spitzenmäßig amüsieren werden.«

Morgen. Abends wird es ein Feuerwerk geben, in den Himmel geschossen vom alten Fußballplatz aus. Von unserer Dachterrasse hat man eine phänomenale Sicht. Ich weiß noch, wie wir immer alle zusammen hochgegangen sind. Manchmal waren wir auch auf dem Dach der Hurtados, von wo man noch besser sehen kann, weil es etwas höher liegt. Richard, Mateo und ich spielten oft Fangen im Laubengang der Terrasse, während unsere Eltern anstießen, lachten, sich umarmten und der Himmel von explodierenden Farben bedeckt wurde. Nach dem Feuerwerk findet im Festsaal des Kulturvereins immer der große Kostümwettbewerb mit einer individuellen und einer Gruppenkategorie statt. Da gehen echt alle hin. Es wird so eng werden, dass keine Stecknadel mehr in den Saal passt, und wir werden unheimlich viel Spaß haben.

Meine Mutter sagt noch immer nichts. Da kommt nur dieses gedämpfte Zischen aus ihrem Mund, das wie ein kleines Gasleck klingt. Ich weiß nicht mehr, was ich noch erzählen soll. Ich versuche, nicht zu dem abgemagerten Körper unter der Decke hinüberzusehen. Es sind fast keine Formen zu erkennen. Unter dem Bauchnabel stehen die Beckenknochen hervor. Weiter oben zeichnen sich ihre Brüste ab. Vor einem Jahr standen sie wie zwei prall gefüllte Stiefel unter ihrer Kleidung hervor, jetzt sind es nur noch leere Hautsäcke, die auf beiden Seiten des Oberkörpers nach unten hängen. Ich schaue zum Fenster hinaus. Ein Flugzeug beginnt seinen Anflug auf El Prat. Es ist so nah, dass ich das Fahrwerk und die Räder erkennen kann, wie sie ausgefahren werden. Die Maschine fliegt über die Schnellstraße, danach über die Autobahn, die Landstraßen und den Camí Real. Der Brustkorb meiner Mutter hebt sich ein wenig, danach wird er wieder kleiner. Es ist kaum zu erkennen. Dazu das gurgelnde Geräusch eines Abflusses. Luft und Wasser, gemeinsam.

»Gut möglich, dass Himmler und Göring vielleicht zu viel des Guten für die Karnevalsjury sind«, sage ich zu dem leblosen Körper im Bett vor mir. Ich versuche zu lächeln, wobei sich meine Wangenmuskeln verziehen. Dann sehe ich zu dem mit Mull umwickelten Katheter, der in ihrem Unterarm steckt. »Kann sein, oder? Priu sagt, dass wir das ja nur aus Jux machen, wie in diesem Film *Sein oder Nichtsein*. Er meint, es sei eine ›Parodie‹. Die Leute wüssten schon, dass wir keine Nazis sind. Ich habe ihm gesagt, dass wir vielleicht eine Abreibung für diese ›Parodie‹ kassieren und die Sache deshalb besser verdammt Spaß machen sollte.« Ich lache verkrampft. »Oder, Mama? Priu sagt auch, dass seine Schwester recht hat, von wegen ich soll bessere Laune bekommen und Mut fassen. Alle Welt will, dass ich wieder Mut fasse, Mama. Da ist eine endlose Schlange von Leuten, die versuchen, mich abzulenken. Ich weiß schon gar nicht mehr, was ich noch machen soll, damit sie mich zufriedenlassen.«

Der letzte Satz ist mir nicht besonders deutlich über die Lippen gekommen. Mein Hals hat sich plötzlich zugezogen und meine Stimmbänder eingeklemmt. Mein Kinn hat auch heftig gezittert.

Ich blicke sie an. Und ich denke an uns beide zurück, als noch nichts von alledem passiert war. Es gibt ein Foto, auf dem meine Mutter zu sehen ist, wie sie mich in den Armen hält. Es hängt bei uns zu Hause im Flur. Mein Bruder hat das Bild immer gehasst, weil nur ich darauf zu sehen bin. Die Glasscheibe des Rahmens hat einen Riss, weil Richard »unabsichtlich« einen Ball dagegen geschossen hat. Das Foto wurde zu Ostern gemacht. Ich halte darauf eine gelbe Hand, die zur Seite gedreht ist, habe sie mit beiden Händchen gegriffen. Wir sind vor einer Kirche, kommen gerade heraus oder wollen hinein. Ich bin drei Jahre alt und trage eine Art Dufflecoat mit Knebelknöpfen und leichte Stiefelchen. Mein Pony ist sehr lang und fließt über eine Seite meines Gesichts wie eine ondulierte Welle. Meine Mutter, die mich in den Armen hält, sieht mich konzentriert an, die Augen fest auf mich gerichtet und voller Liebe. Auch sie hat einen Dufflecoat an, der so wie meiner aussieht, als wären wir ein Popduo. Auf diesem Bild hat meine Mutter nur Augen für mich. Selbst wenn im Hintergrund eine riesenhafte Monsterechse die Straßenzüge in Schutt und Asche legen würde, meine Mutter würde mich trotzdem noch so ansehen.

Ich werde traurig. Das Schlimmste, was du tun kannst, ist, an die Dinge und die Zeit vor dem großen Knall zu denken. Dich nicht an die neue Situation anzupassen.

Mit einem schabenden Geräusch öffnet sich die Tür. Der Plastikstreifen unter dem Türblatt, der verhindert, dass es zieht, reibt über den Boden. Luft vom Flur strömt in das Zimmer. Es riecht nach Verdauungsgasen. Es wird viel getan, um diesen Geruch zu übertünchen: Kiefernaroma, Lavendelduft und so weiter. Aber es ist zwecklos. Die Scheiße setzt sich durch. Das verrottende Fleisch und die blockierten Darmtrakte. Der Geruch, den die Lebenden verströmen, wenn ihre Kräfte versagen und die Organe nicht mehr so funktionieren, wie sie sollen.

Meine Oma kommt ins Zimmer, in der Hand einen Plastikbecher und einen kleinen Löffel. Sie rührt die heiße Schokolade aus dem Automaten um. Sie versucht zu lächeln. Ich tue es ihr gleich. Sie ist bekümmert, man sieht es ihr an. Ihre einzige Tochter ist sehr krank, stirbt vielleicht sogar. In den vergangenen Jahren haben die beiden sich nicht gut verstanden. Das macht die Sache aber auch nicht leichter, vermute ich. Auch sie wird so ein Foto haben wie das, was bei uns im Flur hängt, das von meiner Mutter und mir an Ostern vor der Kirche. Ein Foto aus einer Zeit, in der sie einander sehr lieb hatten, damals, als noch alles im Gleichgewicht war. Eine perfekte Vergangenheit, wie eingelegt in Formalin, die zu nichts mehr nutze ist, außer sich daran zu erinnern, was nicht mehr ist.

»Hat sie etwas gesagt?«, fragt sie mich. Dabei weiß sie die Antwort.

»Nein.« Meine Stimme klingt dünn, stockend.

»Ach«, erwidert sie.

Ich kratze mir den Hintern. Sie nimmt auf dem mit Kunstleder bezogenen Sessel Platz, dessen Federn unter ihrem Gewicht stöhnen. Dann greift sie ein Magazin, *Lecturas*, setzt sich die Lesebrille aus der Apotheke auf die Nasenspitze und blättert die Illustrierte durch. Es ist eine Sonderausgabe. Zweihundert Fotos aus dem Leben von Grace Kelly, so steht es auf der Titelseite. Ebenfalls auf dem Cover zu sehen sind Fürst Rainier III. und dessen Familienangehörige neben dem Sarg der Toten. Meine Oma bewegt die Lippen beim Lesen. Dieser Eulenschnabel. Ich weiß, dass sie niedergeschlagen und überfordert ist. Dass ich auf sie zugehen sollte, mit einer mitfühlenden Geste oder so, aber ich schaffe es nicht. Ich habe ihr nichts zu sagen. Ich weiß nicht, wer sie ist.

Das Geräusch beim Öffnen meiner Bierdose hört sich an wie das Schnauben, das manchmal einem schallenden Gelächter vorausgeht. Ein freudiges Geräusch. Ich nehme einen kleinen Schluck, probiere, und muss husten. Es schmeckt immer noch ekelhaft. Ich dachte, ich würde mich daran gewöhnen und meinen Geschmack ändern. So heißt es ja immer: Wenn du dabeibleibst, gewöhnst du dich irgendwann daran.

Es ist das zweite Mal in meinem Leben, dass ich Bier trinke. Es schmeckt widerlich, aber es bekommt mir gut. Heute ist es schon meine zweite Dose. Ich merke, wie sich ein seidener Schleier über meinen Blick legt und alles trübe macht. Auf meinem Kopf scheint ein gläserner Helm zu sitzen, der nur noch gedämpfte Klänge an meine Ohren lässt. Ich spüre ein leichtes, angenehmes Schwindelgefühl. Es trennt dich von einigen Dingen, dämpft ihre Spitzen und Kanten ab, andere bringt es dir näher. Die Menschen.

»Schmeckt echt scheiße«, sagt Priu, der immer meine Gedanken zu lesen scheint, und verzieht das Gesicht. »Aber ist geil.«

Ich wende mich ihm zu. Er lümmelt ausgestreckt auf einer Metallbank am Bahnsteig, einen Fuß auf dem Oberschenkel des anderen Beins abgelegt. Er sitzt wie ein Erwachsener. Weder baumeln seine Füße in der Luft, noch hockt er im Schneidersitz auf der Bank. An seinem linken Oberarm prangt gut sichtbar das Hakenkreuz. Anfänglich hat er sich gegen eine Verkleidung gesträubt, später aber die Idee mit sehr großem Enthusiasmus verfolgt. Er hat sich ein Kissen unter seine Jacke geschoben, eine Armeejacke der Franco-Truppen, um so dick auszusehen wie Hermann Göring, Reichsmarschall und Oberbefehlshaber der Luftwaffe. Mit Pomade von seinem Vater wollte er sich die Haare eigentlich nach hinten kämmen, was jedoch nicht klappte. Die Haare sträubten sich mit aller Kraft gegen die ihnen aufgezwungene Richtung und klebten ihm anschließend zur Stirn zeigend am Schädel. Ist eigentlich aber egal, da man sie sowieso nicht sieht. Priu trägt nämlich eine der Mützen von dem Briefträger aus unserer Straße und hat sie sich sehr tief ins Gesicht gezogen. Sie bedeckt sogar seine Augenbrauen.

Ich trage meine Schirmmütze ebenso tief und muss das Kinn heben, um alles gut sehen zu können. Zusätzlich habe ich mir eine Brille mit rundem Gestell im John-Lennon-Stil aufgesetzt. Die dunklen Gläser haben wir herausgenommen. Es ist Angis Brille. Sie hat sich sehr aufgeregt deswegen und meinte, dass wir behindert seien. Dann hat sie sich aber schnell wieder beruhigt. Ich habe mir noch mit dem Lidschatten von Angi einen feinen Schnurrbart angemalt, sehe aber trotzdem nicht wirklich aus wie Heinrich Himmler, Chef des Reichsministeriums des Innern.

Priu hat den linken Daumen in seine Armeekoppel gesteckt. Ich kenne die Pose von Fotos. Das i-Tüpfelchen seines Aufzugs ist das Eiserne Kreuz, das anstelle einer Krawatte an seinem Hals baumelt. Es ist nachgemacht, sieht aber ziemlich echt aus. Ich trage auch eins. Die Dinger sind aus angepinseltem Blech. Wir haben sie aus einem Tinnef-Laden, in dem es Hippieschmuck gibt und Poster mit Sprüchen wie »Gesucht: Jesus von Nazareth. Belohnung: Ewiges Leben«. Neuerdings verkaufen die da auch Nietenarmbänder wie das von Angi und Aufnäher mit satanischen Symbolen.

»Gut, gut«, sagt Priu nach einem weiteren Schluck aus der Dose. Die Wörter rollen von Atemwölkchen begleitet aus seinem Mund.

Eine Lautsprecherstimme kündigt die Einfahrt eines Zuges aus Barcelona mit Ziel Martorell Central an. Der Bahnhof ist nicht überdacht. Nur die Bahnsteige und der Wartebereich sind geschützt. Hinter dem gegenüberliegenden Bahnsteig sind die pulsierenden Lichter von Barcelona zu sehen, der Torre de Collserola, eine Seite des Tibidabo. Es sieht aus, als würde der Berg blinzeln, als wäre er lebendig. Scheinwerferkegel flitzen über die Wand hinter dem Bahnhof und verschwinden sofort wieder, wenn die bergauf fahrenden Autos in die nächste Kurve biegen. Es geht zwar kein Wind, aber es ist kalt. Mehrere Fledermäuse flattern in scharfem Zickzack um die hohen Straßenlaternen herum. Es sind Explosionen und bewundernde Rufe zu hören, als der schwarze Himmel vom Feuerwerk erhellt wird. Die Lichter sind weit von uns entfernt und zudem noch hinter uns. Hin und wieder drehen wir uns um und betrachten die fontänenartigen Figuren, die in den Himmel gemalten Igel- und Medusenformen, die in Rot, Blau, Grün und Weiß explodieren und sich auflösen und verschwinden, wenn eine neue Breitseite mit einem weit entfernten Pfeifen in den Himmel katapultiert wird.

Wir sitzen zwar auf dem Bahnsteig Richtung Barcelona, aber wir werden nirgendwohin fahren. Wir haben an einem Stand auf dem Rathausplatz vier Dosen Bier gekauft – für unsere Väter, haben wir gesagt, die würden ganz in der Nähe tanzen –, und einer von uns hat dann vorgeschlagen, dass wir uns am Bahnhof hinsetzen. Wir mussten nicht großartig darüber nachdenken, sondern wussten gleich, dass es eine gute Idee war.

»Auf Gleis 1 fährt ein der Zug mit Ziel Martorell Central. Er hält an allen Bahnhöfen«, dröhnt es noch einmal auf Katalanisch aus einem grauen Lautsprecher, der an einer nahe stehenden Säule hängt.

Und es stimmt. Es war eine hervorragende Idee. Das mit der Verkleidung auch. Die Leute hatten recht, endlich mal. Ich bin besser drauf, habe Mut geschöpft. Seit einer Weile schon tun meine Kiefer nicht mehr weh, und die Knoten in meinem Darmtrakt scheinen ebenfalls verschwunden. Es ist ein kalter Dezemberabend, aber wir merken es nicht wirklich. Wir haben Bier im Blut, tragen schwarze Handschuhe aus billiger Wolle und Unterhemden. Prius Mutter hat darauf bestanden und mir ein Hemd geliehen.

Ich versuche, an nichts zu denken, nicht einmal an meine Mutter. Der argentinische Arzt meinte, dass es ihr »etwas besser« gehe. Er klang immer noch kein bisschen wissenschaftlich, machte keine genaueren Angaben, nannte keine Zahlen, führte keine Statistiken an. *Etwas besser.* Ich habe ihm trotzdem geglaubt, habe sein Worte für bare Münze genommen. Einfach weil ich es tun musste.

Der apfelgrüne Zug verlangsamt das Tempo, als er aus der letzten Kurve kommt, und bremst mit einem Geräusch, das sich so anhört wie beim Öffnen meiner Bierdose. Die Leute drängen sich an den Türen. Wir können sie durch die Fenster der Waggons sehen. Mit einem weiteren Zischen öffnen sich die Türen, und die Fahrgäste steigen aus. Ein Wirrwarr von Geräuschen erfüllt die Luft: Man hört Gelächter und Freudengeschrei, Gespräche, Stimmen von Menschen, die viel zu laut reden, ohne es selbst zu merken, einen brasilianischen Gesang. Karneval, Karneval. Die furzenden Töne einer Rolltröte zischen durch die Luft, ein paarmal hintereinander. Der Zug pfeift und fährt an. Die Räder setzen sich auf den Schienen in Gang, Eisen auf Eisen. Der Takt wird schneller, der Zug rollt in die Kurve vor der Nervenklinik und verschwindet zwischen dem Pfahlrohr wie eine in den Mund gesogene Spaghetti.

Auf dem Bahnsteig gegenüber gehen ein paar Menschen Richtung Ausgang. Als Gruppe sehen sie aus wie der zerknitterte Mittelteil eines Akkordeons: vier Draculas, zwei Figuren von *Scooby-Doo,* aber ohne Hund, ein paar schwarz gekleidete Hexen mit spitzen Hüten, ein kleiner Kerl im Outfit der argentinischen Fußballnationalmannschaft mit Lockenperücke auf dem Kopf und Champagnerflasche in der Hand.

»Maradona«, sage ich.

»Was?«, erwidert Priu.

»Der argentinische Fußballstar. Der jetzt bei Barça spielt.« Ich zeige auf den untersetzten Kerl, der sich gerade einen großen Schluck aus der Flasche gönnt und sich dabei die Hälfte übers Trikot kippt.

»Hab ich schon gesehen«, antwortet Priu, aber ich weiß, dass das nicht stimmt. Priu hat keine Ahnung, wer Maradona überhaupt ist. Nicht mal der Name sagt ihm etwas. Priu ist ein Genie. Alles, was nicht *elementar* ist, hat keine Bedeutung für ihn. So gelingt es ihm, sich von irrelevanten Dingen fernzuhalten. Wenn er später mal bei der NASA arbeitet, werde ich ihn da besuchen. Dann zeigt er mir seine Erfindungen, und vielleicht probieren wir die eine oder andere gemeinsam aus.

Am Ende der zum Ausgang drängenden Menschenschlange gibt es noch viele andere Verkleidungen: leicht bekleidete Krankenschwestern, Green Berets, einen Ritter ohne Pferd und einen Typ, der sich als Dusche verkleidet hat. Über ihm hängt der Duschkopf, aus dem Silberpapierstreifen auf ihn herunterprasseln, um ihn herum der Vorhang.

Drei oder vier Nazarenos, bekleidet mit Spitzhauben und ausladenden weißen Roben, sehen zu uns rüber und beklatschen unsere Verkleidung. Sie stoßen einander mit den Ellbogen an und zeigen mit den Fingern auf uns, ohne sich um die Etikette zu scheren. Einer reckt die golden glitzernde Champagnerflasche in seiner Faust in die Höhe, als würde er uns zuprosten. Dann schiebt er seine Spitzhaube etwas hoch, um die Flasche ansetzen zu können. Er findet den Mund und nimmt einen Schluck. Die Flasche glänzt wie flüssiges Gold, hat aber an den Seiten grüne Streifen. Nachdem er getrunken hat, stößt er einen lauten Rülpser aus. Seine drei Kollegen lachen. Priu und ich heben die rechte Hand, die Innenflächen nach oben, die Ellbogen angewinkelt, und bedeuten den vieren dann mit ernster Miene und leichten Winkbewegungen, dass es nichts mehr zu gaffen gibt und die Parade doch bitte weiterziehen soll. Die Verkleidung hat uns ein neues Selbstbewusstsein geschenkt. Es fühlt sich an, als wäre man ein anderer Mensch. Schade, dass das nicht immer so sein kann.

»Was soll das heißen, ›hübsches Kostüm‹? In meinem ganzen Leben bin ich noch nicht derart beleidigt worden! Das hier ist kein Kostüm, mein Freund!«, herrsche ich den Türsteher am Eingang zum Tanzsaal an und zupfe mir die heruntergerutschte Hakenkreuz-Armbinde zurecht. »Das hier ist meine Ausgehuniform, merken Sie sich das, Mann!«

Priu explodiert, schnaubt aber dieses Mal nur trockene Luft statt mit Rotz vermischte Flüssigkeit aus beiden Nasenlöchern, denn er hat nichts getrunken. Wir haben das vierte Bier geleert und sind ziemlich besoffen. Ich glaube, wir müssen jetzt die Finger vom Alkohol lassen. Es ist aber nur eine Vermutung, denn ich habe nicht besonders viel Erfahrung.

Ich sehe Priu an. Die Schirmmütze sitzt etwas schief auf seinem Kopf, ganz ähnlich wie bei dieser Porzellanfigur in der Wohnung von Torras' Familie, ein Betrunkener, der an einem Laternenmast lehnt. Seine Nase glänzt ungefähr so wie das Eiserne Kreuz, das an seinem Hals baumelt. Das Foyer des Festsaals ist mit Holz verkleidet, die Ankündigungstafeln für die bevorstehenden Aufführungen und Veranstaltungen sind in golden lackierte Rahmen mit allerlei Verzierungen eingefasst, wie man sie von alten Zirkuszelten kennt. Alles hier wirkt wie aus angepinseltem Pappmaschee. Der Raum ist sehr hoch und voller Menschen; Erwachsene, Kinder und Rentner. In der Luft hängt eine Mischung aus süßem Damenparfüm, Rasierlotion und verschüttetem Likör. Ein paar Frauen sind ohne Kostüm gekommen, eine Handvoll Jubilare mit Weste und Schiebermütze ebenfalls, aber die meisten Leute haben sich verkleidet.

Meerjungfrauen, deren Beine so eng zusammengeschnürt sind, dass sie wie Pinguine watscheln; falsche Vagabunden, mit alten Flicken auf neuen Kleidungsstücken, Bündeln an langen Stöcken und mit Filzstift ins Gesicht gemalten Bärten; eine Clique betrunkener Burschen mit Melonen, Baseballschlägern, weißen Klamotten, Hosenträgern und jeweils einem geschminkten Auge; ein Kerl im Alter meines Vaters mit Nuckel und Lätzchen, der sich als Baby verkleidet hat. Er bettelt die Frauen um Küsse an und brabbelt die ganze Zeit »Na-na-gu-gu-di-di«. Dann zieht er den Nuckel raus und formt einen Kussmund. Eine Frau küsst ihn tatsächlich, aber auf die Wange, worauf der als Baby verkleidete Mann einen Wutanfall vorspielt, das Gesicht auf übertriebene Weise verzieht und sich anschließend wieder den Nuckel zwischen die Lippen schiebt.

In dem Geschrei sind einzelne Stimmen nicht auszumachen. Vielmehr ist es wie ein massiver Block von Stimmen in unterschiedlichen Tonhöhen. Ab und an hört man, wie das schallende Gelächter einer Frau oder eines Mannes das Stimmengewirr durchschneidet, aber das war's dann auch.

»Schau nur: Keine Nazis da!«, sage ich, nachdem ich Priu mit dem Ellbogen angestoßen habe. »Wir haben die originellsten Kostüme.«

Er nickt. Dann stampft er mit seinen schwarzen Gummistiefeln auf den Boden und sagt etwas, das ich nicht verstehe. Die meisten Leute, die uns sehen, lächeln und ahmen unseren Gruß nach. Auch das eine oder andere »Heil!« ist zu hören, gefolgt von Gelächter.

Der Kartenabreißer am Eingang zum großen Saal nimmt unsere Tickets. Er ist als Irrer verkleidet und hat einen Trichter auf der Rübe, der mit einem Gummiband unter seinem Kinn befestigt ist. Er trägt eine Zwangsjacke mit geöffneten Armschlaufen, die von seinen Unterarmen herunterbaumeln, und schielt alle paar Sekunden. Zudem hat er das fettige Haar zur Seite gekämmt, weiße Schuppen im Scheitel und schmutzige Zähne mit dunklen Löchern. Ich schiele ihn auch an. Mimikry, ein Tic, bei dem ich mein Gegenüber nachahme. Der Kerl fragt mich, ob ich vielleicht auch irre sei. Ich antworte ihm, man müsse nicht irre sein, um hier zu arbeiten, aber es würde ganz sicher helfen. Er lacht, und er lacht richtig viel und lange, aber er ist auch nicht mehr ganz nüchtern. Dann reißt er unsere Karten durch, streckt die Zunge raus, als wäre er nicht ganz richtig im Oberstübchen, und wendet sich den Leuten hinter uns zu.

»Der Nächste, bitte. Blabla. Blubblub.«

Wir gehen in den Saal. Er liegt im Halbdunkel und ist voller Rauch, als wäre gerade eine Bombe explodiert. Es ist ein alter und sehr hübscher Saal. Er hat eine kreisrunde Tanzfläche, so groß wie ein kleines Basketballfeld, die von zwei Stockwerken voller Tische, Stühle, Sitznischen und zwei langen Theken gesäumt ist. Das obere Stockwerk wird von einer Reihe verzierter Säulen abgestützt und ist über zwei Treppen zugänglich, die an den Enden des Saals liegen. Das Ganze erinnert irgendwie an einen Saloon. Das glänzende Holz, in einem dunklen Granatrot gestrichen und lackiert, lässt alles lebendig und heiter wirken. Der Boden ist von Konfetti und breit getretenen Luftschlangen übersät, zerknüllte Papiertrompeten, zermalmte Plastikbecher und zerrissene Pappmasken liegen herum.

Der Saal ist bis unters Dach gefüllt. Lediglich in der Nähe der

Trennwände einiger Sitznischen, hinten bei den Toiletten, sind noch ein paar Bereiche mit etwas Platz auszumachen. Der Rest ist voller Menschen. Ein Meer von Köpfen, Körpern, Kostümen. Federn und aufgestellten Haaren. Es läuft Tanzmusik. Sehr laut, das Schlagzeug weit nach vorn gemischt. Hin und wieder verzerren die Lautsprecher. Viele der Gesichter kommen mir bekannt vor, einige kenne ich sogar vom Sehen: aus der Schule und den Läden, von der Straße.

»Warum tragen die Leute, die als Geisteskranke gehen, eigentlich einen Trichter auf dem Kopf?«, frage ich Priu schreiend und zeige auf einen taumelnden Mann, dessen Verkleidung aus einer Zwangsjacke besteht. »In der Irrenanstalt sieht keiner so aus wie der da.«

Es beginnt ein Song der Beatles, wieder sehr laut. *Get back to* was weiß ich. Ich habe das Lied öfter auf der Greatest-Hits-Kassette meines Vaters gehört. Prius Antwort kann ich nicht verstehen. Ich merke nur, wie er beim Reden in mein Ohr spuckt. Ich wische mir den Speichel mit der Innenseite meines Ärmels ab. Dann rücke ich mir die Himmlerbrille zurecht, schiebe sie mit beiden Händen an ihre Position zurück, sodass sie an den Schläfen sitzt.

Priu beginnt zu tanzen. Ich glaube, er macht es zum ersten Mal. Es sieht nicht so wirklich wie ein Tanz aus, eher wie ein epileptischer Anfall. Er bewegt alle Extremitäten gleichzeitig, ohne erkennbaren Rhythmus, er klatscht an Stellen in die Hände, an denen gar kein Schlagzeug zu hören ist. Wie ein vom Teufel Besessener aus dem Mittelalter springt er auf und ab, wirft Konfetti in alle Richtungen. Dann fällt ihm die Mütze runter. Als wir uns gleichzeitig nach vorn beugen, um sie aufzuheben, knallen wir mit der Stirn zusammen, allerdings nicht sonderlich stark. Wir richten uns wieder auf und müssen lachen. Ich habe die Brille verloren, merke es aber nicht mal. Priu setzt sich die Mütze wieder auf, mit dem Schirm nach hinten. Er sieht immer weniger wie Göring aus, aber er ist glücklich. Da steht er, mit seiner Auberginennase und diesem Gesicht, aus dem die Angst des letzten Schuljahres verschwunden scheint. Das Bauchkissen ist ihm eine Etage höher gerutscht, seit er es das letzte Mal zurechtgerückt hat. Jetzt sieht es so aus, als hätte er einen Riesenbusen. Mit beiden Händen begrabsche ich seine falschen Brüste, und wir beide wiehern los. Unser Gelächter ist jedoch nicht zu hören, weil schon wieder ein neues Lied anfängt.

»Bei dem Song muss ich echt kotzen«, rufe ich Priu zu.

Er lacht.

»Ich auch …« Mit einem Schlag verändert sich sein Gesicht, und er läuft gelb an. Er presst die Hand auf den Mund. Dann zuckt ein heftiger Krampf durch seinen Körper, seine Schultern zittern. Er dreht sich um und rennt zu der Tür, an der ein Schild mit der Aufschrift WC und der Silhouette eines Mannes mit Anzug, schmalkrempigem Hut und breiten Schultern hängt. Ich renne ihm lachend hinterher.

Er braucht zehn Minuten, um alles herauszuwürgen. Beide Hände auf den Knien aufgestützt, hängt er über der Kloschüssel und sieht ziemlich professionell dafür aus, dass es die erste durch Alkohol bedingte Kotzattacke seines Lebens ist. Ich sehe nur seinen Hintern, einen Teil seines Rückens, die Hälfte der Hakenkreuz-Binde an seinem Arm. Aber ich höre das Würgen, rieche den beißenden Gestank nach halb verdauter Tomate und saurem Bier. Ich muss an meine Mutter denken, wie sie sich übergeben hat, als ich ihr die Sache von meinem Vater erzählt habe. Doch ich blockiere die Erinnerung, lasse nicht zu, dass sie sich entfaltet. Priu richtet sich wieder auf. Sein Gesicht ist nun beigefarben. Er wischt sich mit dem Handrücken über den Mund, beugt sich unter den Hahn des Waschbeckens und beginnt zu trinken. Und er trinkt lange – so lange, wie die Pferde es machen, und mit vielen Geräuschen. Als er fertig ist, stößt er ein »Ah« der Erleichterung aus. Ich reiche ihm die Klopapierrolle für Hände und Mund. Er trocknet sich ab und wirft das feuchte Papier auf den Boden.

Als wir aus der Toilette kommen, laufen wir den Saal ab und bewundern die Kostüme. Wir tanzen auf der Treppe, die in den ersten Stock führt. Es vergeht eine ganze Weile. Eine Stunde vielleicht, aber ich habe den Sinn für die Zeit verloren. Ich finde gerade alle Leute irgendwie nett. Wir gehen hoch in den ersten Stock. Priu versucht sich an etwas, das einen Twist darstellen soll. Es sieht aus, als wäre sein Hintern in einem Brunnen festgeklemmt, aus dem er sich nun erfolglos zu befreien versucht. Wir erkämpfen uns einen Platz an der Balustrade, der gerade von einer als Kleopatra verkleideten Dame geräumt wurde. Von dort aus können wir die gesamte Tanzfläche und das Meer der wippenden Köpfe überblicken. Die Leute haben Spaß. Von der Decke baumelt eine Discokugel herunter, die sich dreht und dreht und Lichtstrahlen in Gold und Silber verschießt.

Bald schon haben wir genug von der Gafferei. Wir räumen unseren Platz und tauchen wieder in den Fluss der Menschen im Obergeschoss ein. Himmler und Göring, aber niemand achtet auf uns. Es ist der perfekte Ort, um unbemerkt in der Masse aufzugehen. Der beste Ort von allen. Wir verbergen uns zwischen den Menschen. Sogar meine Tics sind verschwunden. Ich bin so wie die anderen.

Dann greift eine Hand von hinten meine linke Schulter und drückt zu. Ey! Ich drehe mich um, denke, dass es Priu ist, der keine Lust mehr auf die Veranstaltung hat und woanders hingehen will. Aber es ist nicht Priu. Es ist mein Vater.

Er hat kein Kostüm an. Er sieht aus, wie er immer aussieht. Er trägt das dünne Hemd mit den vertikalen Streifen in Schwarz und Weiß, die Bundfaltenhose mit den weiten Taschen, einen elektroblauen Pullover mit Zopfmuster und Rundkragen. Er schwitzt.

Seine Augen sind gereizt, aber ich weiß nicht, ob es vom Rauch im Tanzsaal kommt oder weil er geweint hat. Zwischen seinen Lippen hängt eine Chester, die er mit steifen Fingern herausnimmt, um mich zu umarmen. Er drückt mich fest an sich, aber ich halte mich zurück, klopfe ihm nur mit der flachen Hand auf das Schulterblatt, damit er nicht denkt, es wäre mir egal. Seine Bartstoppeln kratzen mich an Ohr und Hals. Er riecht nach Aqua Velva, nach Zigaretten und Alkohol. Ich merke, wie er sich in meinen Armen windet. Er lässt die halb gerauchte Zigarette fallen. Als sie neben meinen Füßen aufkommt, verschießt sie ein paar Funken und sengt die Konfettischnipsel an, aber nur ein bisschen, ohne sie in Brand zu setzen.

Es läuft gerade »Me estoy volviendo loco«, das Lied, das im Sommer die Erkennungsmelodie der Spanienrundfahrt war. Durch die Musik hindurch kann ich sein zerrissenes Schluchzen hören, Hickser, die teilweise in Geheul münden. Hin und wieder presst mein Vater ein »Es tut mir leid« hervor und wiederholt es wie in einer Litanei. Er drückt mich noch fester an sich. Mein Kinn wird gegen seine Schulter gepresst, ich klopfe ihm weiter auf den Rücken. Ich blicke zu Priu, der nicht weiß, was er machen soll. Er schaut weg. Erst auf seine Füße, dann auf die Leute.

»Me estoy volviendo loco, poco a poco, poco a poco«, heißt es in dem Lied. Mehr Text gibt es nicht. Mein Vater lässt mich los und beugt sich etwas vor, um auf Augenhöhe mit mir zu sein. Ich sehe ihn an.

Seine Mundwinkel zeigen nach unten, an seiner Nase hängt Schleim. Seine Augen sind von kleinen Blutgefäßen durchzogen, Tränen laufen auf seinen Wangen herunter zu den Lippenrändern. Er zieht ein Stofftaschentuch hervor und schnaubt. Ich höre es aber nicht, die Musik ist immer noch sehr laut. Dann trocknet er sich die Augen, erst das eine, dann das andere. Eine Stimme meldet sich über die Lautsprecher und informiert, dass gleich der mit Spannung erwartete Kostümwettbewerb beginnt.

»Es geht los mit den Gruppen« … rausch, knister, knister … »die ersten Teilnehmer« … fiep … »Biene Maja und ihre Freunde!«

Es folgt eine Melodie, die sich wie das Brummen einer Fliege anhört. Die Leute drängen zur Balustrade. Mit einem Mal ist da etwas mehr Platz um uns herum. Mein Vater schiebt sich das zerknüllte Stofftuch in die Hosentasche. Es sieht aus, als hätte er eine Beule an der Hüfte.

»Ich hab's versaut, Curro!« Er schiebt sein Gesicht nah an mein rechtes Ohr und legt die Hand auf meine linke Schulter. Ich höre ihn gut, weil einen Moment lang die Lautsprecher ausfallen. »Mein Gott, ich habe echt alles versaut, mein Junge! Was soll ich nur machen? Sag's mir, was soll ich nur machen?«

Ich sehe ihn an. Keine Ahnung, ob er eine Antwort von mir erwartet.

»Grundgütiger, das ist alles ein großer Albtraum«, fügt er hinzu und blickt zur Decke hoch, demütig, als würde er auf diese Weise mit einem wortkargen und sarkastischen Gott in Verbindung treten wollen. »Ich weiß auch nicht, was in mich gefahren ist, Curro. Am liebsten würde ich alles ungeschehen machen.« Dann sagt er etwas, das ich nicht verstehe, weil ich, ohne es zu wollen, das Ohr von seinem Gesicht abwende und wieder laute Musik durch die Boxen dröhnt. »… deine Mutter. Wie geht es ihr?«

»Nicht so gut«, sage ich.

»Was?«, ruft er.

Ich schiebe meinen Mund zu seinem Ohr und lege eine Hand auf seine linke Schulter.

»Es geht ihr nicht gut!«, brülle ich. »Sie ist sehr krank und lag sogar im Koma, Papa!«

Er weicht von mir zurück und sagt etwas, das ich nicht verstehe. Dann hebt er die Hände und begräbt sein Gesicht in ihnen. Meine Augen werden feucht, und mein Kinn beginnt zu zittern. Ich merke, wie Tränen die Ränder meiner Lippen erreichen und sich dort sammeln. Er nimmt die Hände wieder von Mund und

Augen und sagt etwas. Immer noch leicht nach vorn gebeugt und auf Augenhöhe mit mir, schlägt er sich ins Gesicht, verpasst sich selbst heftige Ohrfeigen auf die linke Seite. Sein Hals ist jetzt von vielen Venen überzogen und sieht aus wie ein alter Baumstamm. Heulend stößt er etwas hervor, doch ich verstehe ihn einfach nicht. Anschließend schlägt er sich weiter so heftig ins Gesicht, dass ich das Klatschen der Hiebe sogar durch den Krach im Saal hindurch höre. Nach ein paar Ohrfeigen schließt er die Hand zur Faust und rammt sie sich vier, fünf Mal ins Gesicht. Ich werfe mich auf ihn, versuche ihn zurückzuhalten, aber er stößt mich weg, sodass ich fast auf dem Boden lande. Meine Mütze fällt runter, und ich sehe, wie Priu sie mit angsterfüllten Augen aufhebt. Mein Vater schlägt sich noch zwei Mal mit der Faust gegen die Schläfe, und fast wirkt es so, als würde ihm die Wucht der Treffer den Kopf vom Körper reißen. Obwohl mehrere Leute an uns vorbeigehen, greift niemand ein. Sie glotzen ihn nur an und gehen dann weiter, drehen sich vielleicht noch ein paar Mal um und tuscheln miteinander, bevor sie über die Treppen nach unten verschwinden.

Das Klatschen der letzten beiden Fausthiebe ist einwandfrei zu hören, denn das Lied ist zu Ende, und es dauert ein paar Sekunden, bis die Leute applaudieren. Die Schläge gegen seinen Kopf klingen hohl, nach Holz, ähnlich wie die Stockhiebe gegen den Tió de Nadal zu Weihnachten. Knochen auf Knochen. Mein Vater bleibt reglos stehen, den Kopf gesenkt, das Kinn auf der Brust, während der ganze Saal den Kostümen auf der Tanzfläche applaudiert.

Der Beifall scheint ihn aus seiner Umnachtung herauszureißen, und er hebt den Kopf. Seine Haare sind auf beiden Seiten zerzaust, ein paar schweißnasse Strähnen kleben ihm an den Wangen und der Stirn. Die Augenbraue und die Schläfe schwellen rasch an. Hautfarbene Beulen, bestimmt schon etwas taub, aber noch nicht violett oder braun verfärbt.

Ich kneife die Augen zusammen, sodass meine Wimpern sich

ineinanderschieben und die Dinge in meiner Umgebung einen Moment lang verschwinden.

Als ich die Augen wieder öffne, sehe ich Priu. Er steht immer noch an derselben Stelle, aber der Ausdruck auf seinem Gesicht hat sich verändert. Seine Augen sind weit aufgerissen, und sein Mund steht ein bisschen offen. Ich habe ihm schon oft gesagt, dass er den Mund nicht so offen stehen lassen soll, weil er dadurch wie ein Idiot aussieht. Er blickt mich an, aber auch durch mich hindurch, als würde er in Wirklichkeit einen Punkt hinter meinem Rücken fixieren. Dann bemerke ich, dass mein Vater den gleichen erschrockenen Ausdruck auf dem Gesicht hat wie Priu – jedoch nicht lange, denn plötzlich wirbelt er herum und rennt weg. Ich drehe mich um, will wissen, was ihn so erschreckt hat.

Hèctor und einer der Rugbyspieler kommen die Treppe hoch. Es ist der Dicke, der neulich auch vor unserer Wohnung stand.

Fast schüttele ich den Kopf, als ich die beiden sehe, denn sie sind als Badedamen verkleidet, alte Badedamen. Sie tragen Zweiteiler mit horizontalen Streifen in knalligem Orange und weißen Rüschen im Ausschnitt und an den Bündchen. Die Pumphosen reichen den Männern bis zu den Knien. Auf dem Kopf tragen sie Badekappen, ebenfalls mit Rüschen am Rand. Stirn und Haare sind verdeckt, denn sie haben die Kappen bis zu den Ohren heruntergezogen.

In den Badeanzügen wirken die Männer noch massiver. Hèctor hat einen zu seinem Outfit passenden Schwimmring in Orange dabei und sieht ziemlich komisch aus. Ein paar feuchte Locken stehen unter dem Gummirand seiner Badekappe hervor. Der Dicke trägt einen kleinen Sonnenschirm, der mit dem gleichen weiß-orange gestreiften Stoff wie der Badeanzug bespannt und am Rand ebenfalls mit weißen Rüschen besetzt ist. Aus seinem Ausschnitt ragen drei dicke Büschel Brusthaar heraus. Sie gehen mit schnellen Schritten, holen weit mit den Ellbogen aus. Hèctor lässt den Schwimmring fallen, der Dicke hält seinen Sonnenschirm fest.

Ich drehe Kopf und Körper wieder in die Ausgangsposition zurück, in Richtung meines Vaters, und sehe, dass er nicht mehr läuft. Er ist abrupt stehen geblieben, hatte keine Zeit mehr, die andere Treppe zu erreichen. Er weicht zurück, schaut perplex von einer Richtung in die andere. Wie ein Zackenbarsch öffnet und schließt er langsam den Mund. Vor ihm stehen die drei anderen Rugbyspieler. Der Dünne und Matschnase gehen voran, Bic-Kuli-Kopf folgt ihnen nach. Auch sie sind als Badedamen verkleidet. Die Lautsprecher feuern eine neue Salve von Störgeräuschen zerrissener Worte ab. Knack … »neue Teilnehmer« … fiep, fiep, fiep … »die Altherrenmannschaft der« … knack, knack … »wie man sie noch nie gesehen hat.« Dann fallen die Boxen komplett aus, und man hört nur noch das Murmeln der Gäste. »Einen kräftigen Applaus bitte für die Rugby-Badedamen!« Die Leute klatschen und pfeifen.

Danach geht alles sehr schnell. Die Männer umzingeln meinen Vater, der weiter auf sie einredet. Für einen Augenblick sehe ich sein Gesicht. Er versucht zu lächeln. Dann dreht er sich um, sieht Hèctor, der direkt vor seiner Nase steht, und mit einem Mal verschwindet wie durch Magie das Lächeln aus seinem Gesicht. Hèctor sagt etwas zu ihm, aber nur ein paar Worte. Ich schätze mal, es gibt nicht mehr viel zu erklären, zwischen meinem Vater und ihm ist alles gesagt. Beide wissen, was los ist und was passieren wird, mich aber trifft es wie ein Schlag.

Als Erstes kommt eine Faust von oben, von ganz oben, als würde sie aus dem Himmel herunterdonnern. Sie gehört zu Matschnase und landet mitten im Gesicht meines Vaters, der sofort nach hinten fällt und in den Armen des Dicken landet. In einem Western würde der Dicke meinen Vater jetzt herumwirbeln und ihm dann selbst einen Schlag verpassen, aber das passiert nicht. Stattdessen stößt der Dicke meinen Vater einfach wieder zurück zu Matschnase, der seine Faust abermals ins Gesicht meines Vaters bohrt. Speichel fliegt von seinen Lippen und auch Blut. Dann sehe ich ihn nicht mehr. Ich heule los, dieses Mal richtig. Mein Vater geht zwischen den Männern zu Boden. Als sie sich zu ihm runterbeugen und ihn mit Faustschlägen eindecken, laufe ich hin. Die Arme sausen auf und nieder. Auch der Sonnenschirm in der Hand des Dicken rast ein paar Mal auf meinen Vater herunter, bis der Schirm schließlich entzweibricht und die obere Hälfte über die Köpfe der Männer hinwegfliegt. Die Arme rotieren weiter. Ellbogen werden angewinkelt, Ellbogen werden durchgestreckt. Der Dünne nimmt Maß wie vor einem Straftritt und rammt seinen Fuß in das Häufchen auf dem Boden. Anschließend tritt er noch ein paar Mal mit Wucht in das Fleischbündel vor ihm, meinen Vater. Zum Glück hat er nur Ballerinas an. Ein paar Männer versuchen, die Rugbyspieler von meinem Vater wegzuziehen, aber es ist aussichtslos. Als würden sie gegen ein fahrendes Karussell rennen, werden sie zurückgeschleudert.

Die Stimme aus dem Lautsprecher ruft: »Das Team der Rugby-Badedamen bitte sofort« … knack, knarz, fiep … »Tanzfläche.« Ich schaffe es nicht, bis zu den Männern vorzudringen. Hèctor, der einen Schritt zurückgetreten ist und nicht mit den anderen auf meinen Vater einprügelt, hält mich fest und drückt mich an seine Brust. Ich winde mich, versuche von ihm loszukommen, stoße mit dem Kopf nach ihm, aber er ist stärker als ich. Die Rüschen seiner Badekappe kratzen über meine Nase. Er hebt mich ein Stück in die Luft, und ich schreie los, so laut es geht, aber man hört nichts. Dann läuft ein Lied an, die Lautstärke voll aufgedreht: »No ve d'un pam, no ve d'un pam.« Die Musik übertönt meine Schreie. »Hört auf! Ihr bringt ihn ja um! Das ist mein Vater! Papa!« Es dauert noch eine Weile, bis sie von ihm ablassen und keuchend zurücktreten. Das Ding auf dem Boden bewegt sich noch, aber nur ein bisschen.

Seine Nase ist gebrochen. Irgendjemand hat meinem Vater Toilettenpapier gegeben, jetzt hat er sich zwei Papierwürste in die blutenden Löcher gestopft. Die Nase ist zur Seite geknickt und wegen all dem Papier unheimlich breit. Er sitzt auf dem Boden, die Beine ausgestreckt und eine Hand am Brustkorb. Er klagt über Schmerzen. Ich glaube, er sagt, dass seine Rippe gebrochen ist. Man versteht ihn nicht so gut, weil seine Lippen stark geschwollen sind und bluten. Eine Frau legt ihm ein Tuch auf den Mund. Erst halte ich sie für eine Polizistin, dann sehe ich, dass es nur ein Kostüm ist. Es soll eine amerikanische Uniform sein, mit flacher Schirmmütze aus schwarz glänzendem Plastik. Der Ausschnitt des Oberteils ist allerdings nicht so wie bei den richtigen Uniformen, sondern sehr tief, sodass man den oberen Busen und den Spalt zwischen ihren Brüsten sehen kann. Mein Vater achtet nicht auf den Busen der Frau. Er nimmt sich das Tuch von den Lippen und murmelt, dass seine Zähne alle noch ganz sind. Dann fängt er wieder an zu weinen. Viele Leute stehen um uns herum. Ich würde am liebsten im Boden versinken.

Dann tut Priu etwas, das mich überrascht. Er nimmt meine Hand. Es ist wie damals beim Schulausflug mit der zweiten Klasse, als wir auf unseren Nebenmann achtgeben sollten. Ich glaube, er ist sich nicht mal bewusst, was er macht. Seine verschwitzte Hand bleibt einfach an der meinen kleben. Ich schaue ihn nicht an.

Mein Vater versucht vom Boden aus, meine freie Hand zu greifen, aber ich ziehe sie weg. Ich sehe in eine andere Richtung. Mein Gesicht brennt, meine Backenzähne knirschen. Ich lasse Prius Hand los und verdrehe die Finger, bis es wehtut. Einen Augenblick lang wünsche ich mir, dass mein Vater tot wäre. Nein, ich wünsche mir, dass er niemals geboren worden wäre, damit nicht mal seine Erinnerung mich plagen könnte.

Die Badedamen sind verschwunden. Sie haben ihr Ulkballett auf der Tanzfläche aufgeführt – keine Ahnung, ob gut oder schlecht, ob zufrieden oder verwirrt wegen dem, was kurz vorher geschehen ist. Als das Lied mit dem »No ve d'un pam, no ve d'un pam« zu Ende war, klatschten die Leute jedenfalls Beifall. Ich spüre eine Hand auf meiner Schulter, die mich sanft zur Seite schiebt. Ich achte nicht auf sie, nehme sie am Anfang nicht mal richtig wahr. Dann drehe ich meinen Kopf ein Stückchen und erwarte zum zweiten Mal, gleich die Wildschweinborsten auf Prius Handrücken zu sehen.

Stattdessen registriere ich ein paar gelb lackierte Fingernägel. Ich drehe meinen Kopf noch weiter. Luisa. In einem karierten Kleid. Sie hat eine Perücke mit roten Wollzöpfen auf, dazu mit breitem Filzstift aufgemalte Sommersprossen im Gesicht. Unter einem Arm trägt sie einen Korb, unter dem anderen ein Plastikschwein. Ich denke mal, sie hat sich als Bäuerin verkleidet. Ihre Augen sind traurig. Sie sieht mich an, und ich bemerke mit einem Schlag, dass da ein Ausdruck der Einfalt auf ihrem Gesicht liegt. Es ist das gleiche Gesicht, wie es auch ein paar Jungs aus meiner Klasse haben. Die verblüffte Miene eines Naivlings. Vielleicht ist es auch etwas anderes. Zu verstehen, was in den Köpfen der Erwachsenen vorgeht, ist manchmal einfach unmöglich. Ich achte kaum auf Luisa. Sie will mir etwas sagen, aber ich schaue wieder zu meinem Vater. Er sieht sie an, ebenfalls mit vertrotteltem Gesicht, und versucht zu lächeln. Seine Augen glänzen und werden wieder feucht.

Plötzlich stoppt die Musik, und das Stimmenwirrwarr der Gäste schwillt an.

»Dann ist es zu Ende?«, sagt mein Vater, ohne Scham, ohne mich wahrzunehmen, und laut genug, damit sie es hört. Die Leute, die um uns herum standen, sind größtenteils gegangen. Wo Priu ist, weiß ich nicht.

Sie antwortet nicht.

»Aber warum?«, will er wissen.

»Wir haben uns geirrt, Sebas«, antwortet sie mit dünner Stimme. »Sieh doch nur, was passiert ist.«

»Was denn?«, sagt mein Vater, als wüsste er nicht, wovon die Rede ist. In einer anderen Situation mit anderer Betonung würde es vielleicht als Scherz durchgehen. Er betastet einen der Papierstöpsel in seiner Nase.

»Unsere Familien …«, sagt sie. »Die Kinder. Wir haben so viel kaputtgemacht.«

»Aber was ist mit uns?«, erwidert er.

Ich stehe immer noch da, zwischen ihnen. Ihre Worte gehen hin und her, fließen durch mich hindurch, als wäre ich nichts weiter als eine Art Leiter, ein Stück Kupferdraht.

»Das ist aus. Wir hätten es gar nicht erst anfangen sollen«, sagt sie. »Sieh doch nur, welchen Schaden wir angerichtet haben. Und wofür?«

»Aber du wirst eine Lüge leben!«, sagt mein Vater. Er ruft es richtig heraus, ohne einen Hauch von Scham. Es klingt wie aus einer Seifenoper. Ich bin nicht ganz sicher, wo ich den Satz schon einmal gehört habe.

Seine Augenbrauen verziehen sich. Frustriert und gekränkt. Die Nase zu Brei geschlagen, die Lippen groß wie Autoreifen, sitzt er auf dem Boden. Das Blut läuft ihm aus dem Mund. Ob es vom Zahnfleisch oder den Lippen selbst kommt, lässt sich nicht sagen. Vorsichtig, um das Blut nicht zu verschmieren, tastet er seinen Mund ab. Dann versucht er aufzustehen. Er stützt die Hand mit dem Tuch, an dem sofort Dreck, Kippen und Konfettischnipsel kleben, auf dem Boden auf. Doch auf halbem Weg verkrampft sein Körper, als wäre ein Stich in ihn gefahren, und er setzt sich wieder. Er presst die Hand mit dem Tuch auf die linken Rippen und kneift von Schmerzen gepeinigt die Augen zusammen. Dann nimmt er all seine Kräfte zusammen, versucht es noch einmal und schafft es schließlich aufzustehen. Er tritt an Luisa heran. Sie hat den Korb und das Plastikschwein unter den

Armen, aber ihre Hände sind frei. Mein Vater versucht, sie zu greifen, aber Luisa zieht sie weg. Dann dreht sie sich um und geht, lässt meinen Vater einfach stehen. Das Elektroblau seines Pullovers ist von Blutflecken übersät, der Kragen ausgerissen, das Hemd darunter steht offen, die oberen Knöpfe fehlen. Er schaut ihr hinterher.

Als würde sie aus den Wolken auf uns niederfahren, meldet sich plötzlich die Lautsprecherstimme. Es ist, als spräche Gott persönlich: sehr laut, jedoch nicht klar verortbar, mit Autorität und Dringlichkeit. Dieses Mal versteht man sie gut. Wahrscheinlich haben die Leute am Mischpult den Mikrofonanschluss überprüft, der vorher die Störgeräusche verursachte.

»Achtung, Achtung! Das ist eine Durchsage für Mitglieder der Familie Abad. Finden Sie sich bitte am Eingang zum Saal ein. Es ist dringend. Ich wiederhole, es ist dringend!«

Manchmal siehst du eine Sache so oft in Filmen, dass du glaubst, du würdest selbst in einem mitspielen, wenn sie dir eines Tages widerfährt. Meine Mutter liegt in ihrem Krankenbett. Man hat ihr die Sauerstoffmaske abgenommen. Sie sieht unfassbar dünn aus. Ein weißes Nachthemd mit Lilienmotiven, sauber und glatt, bedeckt ihren Körper. Wahrscheinlich haben die Schwestern, wissend, was geschehen wird, es ihr eben erst angezogen. Keine Ahnung, woher sie den Zeitpunkt so genau kennen, aber sie kennen ihn. Nachdem wir zum Zimmer gerufen wurden, hat es uns der argentinische Arzt an der Tür gesagt. »Es wird gleich so weit sein. Wenn Sie sich verabschieden möchten, gehen Sie jetzt bitte zu ihr.«

Meine Mutter scheint eine andere. Die Haut in ihrem Gesicht ist vollständig nach unten gesackt. Ich habe früher schon Fotos von Toten gesehen. Meine Oma Manuela, die sich gerade möglichst lautlos die Nase schnäuzt, hatte ein Buch mit berühmten Fotografien zu Hause, in dem auch eine Menge Leichen zu sehen waren. Stromschlag, Enthauptung, Feuertod, sogar eine Hinrichtung durch Kopfschuss in Vietnam. Mein Bruder und ich konnten nicht von dem Buch lassen, haben es uns immer wieder angeschaut, obwohl es uns dabei gruselte. Es war wie bei einer verschorften Wunde, an der man immer wieder herumpult, auch wenn es wehtut. Das Gesicht meiner Mutter sieht aus wie das der Leichen aus dem Buch. Fleisch ohne Leben. Ein Gesicht, das eigentlich keins mehr ist, da es keinerlei Ausdruck besitzt.

Richard ist auch da. Er steht mir gegenüber, auf der anderen Seite des Betts. Er weint und hält die rechte Hand meiner Mutter. Eigentlich ist es eine Hamsterpfote, nur noch Knochen und Krallen, überzogen von den blauen Flecken der Venenkatheter.

Richard hat sich die langen Haare hinter die Ohren geklemmt und sieht dadurch ein bisschen aus wie Conan aus den Comics. Er hat einen grauen Kapuzenpullover an und schluchzt laut. Er versucht nicht, es zurückzuhalten. Dicke Tränen rollen auf seinen Wangen herunter. Zum letzten Mal habe ich ihn weinen sehen, als er noch sehr klein war.

Hinter ihm, ein Stückchen weiter links, steht Papa. Sein Gesicht ist das eines Menschen bei einem anaphylaktischen Schock. Er weint, aber seine Augen sind rund wie Flugzeugturbinen. Er hat meine Mutter schon dünn gesehen, als wir aus dem Urlaub zurückkamen und sie ihn rausgeschmissen hat, aber dieser Anblick, diese Art des Verfalls, ist eine vollkommen neue Erfahrung für ihn. Die Arme an den Seiten, steht er da. Die Ärzte haben ihm die Nase gerichtet, doch sie ist immer noch geschwollen, von den Schlägen und den sauberen Baumwolltupfern, die sie ihm in die Nasenlöcher geschoben haben. Auch seine Lippen wurden genäht, und wahrscheinlich werden seine Rippen eingegipst. Die Ärzte sagen, er habe zwei Brüche. Vorerst trägt er eine Art elastisches Korsett. Er klagt, es tue sehr weh. Oder vielmehr, er hat geklagt. Jetzt ist sein Gesicht von Überraschung und Grauen erfüllt, und er sagt nichts mehr. Der Fernseher auf dem Regal hinter ihm ist ausgeschaltet. Auf dem Tisch stehen leere Wasserflaschen, daneben liegen zwei Magazine, *Diez Minutos* und *TP*, außerdem ein großes Damenportemonnaie und eine Lesebrille aus der Apotheke.

Außer uns ist niemand da. Die Patientin, die im zweiten Bett lag, wurde in ein anderes Zimmer gebracht. Über dem Schluchzen von Richard und meiner Oma und dem Flennen meines Vaters ist nur noch der Wind zu hören. Draußen wütet ein Vendaval, ein stürmischer Südwestwind, der gegen die Fenster des zwölften Stockwerks anläuft. Es ist, als würde er sie eindrücken wollen, es aber nicht schaffen, sodass er sich zurückzieht, um vor Ohnmacht zu heulen. Er klingt wie ein Wikingerhorn, dieser Wind, der durch die Ecken und Winkel des Gebäudes rast. Immer wieder lässt er die Fensterscheiben erzittern. Auf der anderen Seite des Glases flimmern die Lichter der Autobahn und der Gebäude von El Prat, die rot blinkenden Signalleuchten eines Flugzeugs am Himmel. Der Flieger selbst ist nicht zu sehen, die Nacht hat ihn verschluckt.

Ich höre diesen Wind, aber ich weine nicht. Ich bin zu beschäftigt damit, es zu *versuchen*. Es ist so wie beim Pinkeln, wenn jemand neben dir steht und du nicht kannst. Alles macht zu.

Ich weiß nicht, warum ich nicht weine. Ich fühle nicht viel in meinem Inneren. Habe ich den Punkt erreicht, an dem der Behälter überläuft? Keine Ahnung. *Na los, weine, du Mistkerl! Heul endlich! Ich flehe dich an, Curro, du verdammtes Arschloch!* Ein paar Sekunden zuvor ist ein flüchtiger Gedanke durch meinen Kopf gerast, den ich sofort beschämt, aber energisch beiseitegeschoben habe. Ich verspürte ein Gefühl der *Erleichterung*. Bin ich ein Monster, oder was ist mit mir? *Na los, mach schon, weine, weine, du Schwein! Jetzt vergieße endlich eine Träne. Kannst du nicht weinen, oder wie? Was ist los mit dir, Mensch? Bist du krank in der Birne oder so was? Das ist deine Mutter, Mann! In ein paar Sekunden ist sie tot, du Abschaum. Jetzt zeig gefälligst etwas Mitgefühl. Etwas Liebe. Ist doch egal, was sie dir angetan haben. Du bist nicht wie sie. Du bist nicht wie die anderen. Der Groll ist nicht heilig, du Schwachkopf. Das war gelogen. Du solltest weinen, literweise Tränen vergießen, Mensch. Es ist doch deine Mutter.*

Meine Mutter versucht, meine Hand zu drücken, so leicht, dass ich es kaum spüre. Ich blicke sie fest an. O mein Gott. Sie hat das Bewusstsein wiedererlangt. Ihre Augen füllen sich mit Leben, fixieren einen ungewissen Punkt zwischen uns, aber sie haben ihre Farbe verloren. Sie sind fahl, erinnern an das Fleisch, das in den Eintopf geworfen wird und verblasst. Ich sehe ihr Gesicht auf dem sauberen, glatten Kopfkissen, und es ist, als hätte jemand einen Schalter umgelegt. Sie dreht es in meine Richtung. Ihre Nase wirkt größer, ihre Lippen sind blau gefärbt. Ihr Mund ist geöffnet. Das Kinn scheint geschrumpft oder ist einfach nur in ihren Hals eingesunken. Fast sieht es so aus, als gäbe es dort, am Kinn, gar keine Knochen. Und dann spricht sie. Es ist nur ein Säuseln.

»Es ist vorbei, Curro«, sagt sie.

Mit einem leichten Röcheln holt sie Luft. Und verschwindet. Es gibt keinen dieser piepsenden Apparate, und so geschieht es ohne Vorankündigung. Ich beginne zu weinen, jetzt ja. Ich heule heftig, aber nicht so sehr wie mein Vater. Der schreit, schlägt seinen Kopf gegen die Schränke, wirft Vasen und Gläser auf den Boden und jault: »Nein, geh nicht, meine Liebe!« und »Verzeih mir, mein Schatz!«. Drei Krankenpfleger müssen kommen und nehmen ihn mit. Fast schleifen sie ihn aus dem Zimmer, denn er wehrt sich, windet sich, tritt mit den Füßen. Es bleiben nur Richard und ich übrig, und wir weinen auf diese Art, dass es wie Lautmalerei klingt. Fast schon ein Blöken, sehr traurig und derart in die Länge gezogen, als würde es ewig anhalten. Meine Oma, beherrscht und ernst, steht am Bettende und weint ebenfalls, während draußen der Wind rast und wütet, als wolle er das Krankenhausgebäude dem Erdboden gleichmachen.

Ich hebe kurz den Kopf und sehe, ohne es zu wollen, mein

Spiegelbild im Fenster hinter dem zweiten Krankenbett. Ich sehe meinen Kopf mit dem zur Hälfte verwischten Himmler-Schnurrbart über meinem Mund, das Eiserne Kreuz, die bis zum Ellbogen runtergerutschte Hakenkreuz-Armbinde, meine Tränen und mein Gesicht. Ich wende den Blick sofort wieder ab, aber es ist bereits zu spät, und ich weiß es. Ich weiß, dass dieses Bild nun fest in meinem Kopf gespeichert ist, und ich fürchte, dass es für mich zur dominanten Erinnerung an diesen Moment werden wird. Ich, nicht meine Mutter, im Zentrum des Ganzen.

Ich trete mit aller Kraft in die Pedale. *Bitte, hau ab. Hau ab, Curro. Hol mich hier raus. Rette mich vor dem hier, vor den anderen, vor dieser Nacht, vor diesem unendlichen Jahr. Bring mich so weit weg wie möglich, auf die andere Seite der Serpentinen von Sitges, auf die andere Seite des Meeres oder der Welt oder auf die andere Seite von was auch immer dann noch kommt. Mir ist alles recht, solange es nicht das hier ist.*

Das Rabasa Panther besitzt ein ziemliches Gewicht. Es ist tarngrün, hat Stoßdämpfer, die aber nichts bringen, und einen Sattel wie ein Choppersitz, auf dem auch ein massiger Hintern Platz hätte. Aber ich sitze nicht. Ich stehe, und mit jedem Tritt in die Pedale schwingen meine Pobacken durch die Luft. Die Kette ächzt und stöhnt ohne Unterlass, Metall greift in Metall. Schweiß tropft mir von der Nasenspitze, fließt über meine Lippen, und ich lecke die Tropfen mit der Zunge auf. Sie schmecken wie Tränen, doch ich weine nicht.

Das Fahrrad ist von Mateo. Die Hurtados haben das Garagentor aufgelassen, das Rad stand direkt neben dem honigfarbenen Ford Taunus. Ich entdeckte es, als mein Bruder und ich vom Krankenhaus zurückkamen. Es war auf dem Seitenständer abgestellt, leicht geneigt, und machte den Eindruck, als würde es sich schlafen legen wollen. Ich schätze, ich habe den Entschluss gefasst, als ich das Rad sah. Geplant hatte ich es nicht. Ein Taxi brachte uns nach Hause, Richard und mich. Mein Vater war nicht mitgekommen. Er müsse noch eine Reihe von Dingen regeln, hatte er uns gesagt. Er wirkte sehr viel ruhiger. Ich glaube, die im Krankenhaus haben ihm ein Beruhigungsmittel gespritzt. Als wir aus dem Zimmer meiner Mutter kamen, saß er schon da, an der Rezeption des zwölften Stocks, und drückte sich mit der flachen Hand einen alkoholgetränkten Wattetupfer in die Ellbogenbeuge. Sein Blick war leer, seine Augenlider standen etwas tiefer. Sein Mund war ohne Ausdruck, eine gerade Linie.

Im Bett wartete ich eine Weile, bis mein Bruder eingeschlafen war. Wir sprachen nicht. Es gab nicht viel zu sagen. Er zog sich einen Pyjama an – den aus diesem Glow-in-the-Dark-Stoff, der im Dunkeln leuchtet. Ich blieb so, behielt mein Himmlerkostüm an und deckte mich einfach zu. Sogar die Stiefel ließ ich an, die Mütze hatte ich irgendwo verloren. Wo, wusste ich nicht mehr. Ich starrte nach oben auf die Unterseite von Richards Koje, zu den Streben und Kreuzen des Bettrahmens, die ich schon lange auswendig kannte, und versuchte, in den Eisenstrukturen Gesichter zu entdecken und Bilder zu formen. Ab und an blickte ich zu der leeren Stelle an der Wand, an der mal das Poster von Kevin Keegan gehangen hatte. Nach einer Weile hörte ich, wie Richards Atmung zunehmend gleichmäßiger klang und nur noch gelegentlich von einem unruhigen Schnarcher unterbrochen wurde. Beim dritten Schnarchgeräusch stand ich auf. Ich ging aus der Wohnung. Die Klingel brummte, aber Richard rührte sich nicht. Ich schlich in die Garage unserer Nachbarn, klappte mit einem Kick den Seitenständer des Rabasa Panther hoch und trat in die Pedale. Mit Energie. Was ich gemacht hätte, wenn das Garagentor verschlossen gewesen wäre? Keine Ahnung. Ich hatte keinen Plan B.

Es muss gegen fünf Uhr morgens sein. Alles ist wunderschön. Ich habe diese Zeit des Tages schon immer gemocht, weil sie mich daran denken lässt, wie es wohl war, als der Mensch noch nicht die Erde beherrschte. Es sind fast keine Zweibeiner zu sehen. Röhricht, Platanen, mehr und mehr verdorrte Kiefern, hier und da eine Palme mit vertrocknetem Bart, kahle Dattelbäume. Die Straßenlaternen sind noch eingeschaltet, aber der Tag kommt und wird langsam heller. Die ersten Vögel melden sich. Sittiche, Stieglitze, Sperlinge und was weiß ich noch alles. Ab und an überholt mich ein Auto, fährt links auf der Gegenfahrbahn an mir vorbei und schert dann vor mir wieder ein. Sie hupen nicht. Ich behalte den Rhythmus bei, obwohl ich langsam die Erschöpfung spüre. Viladecans und Gavà habe ich hinter mir gelassen. Die Wohnsiedlungen, den Bahnhof. Mir sind ein paar Busse entgegengekommen. Sie fuhren sehr schnell. Es sind die Busse, die die Arbeiter in die Autofabriken bringen. Ich weiß das, weil sie auch auf dem Rathausplatz in unserem Ort halten. Fast alle von denen fahren zum Seat-Werk in Zona Franca. Durch die Fenster habe ich gesehen, dass das Gros der Männer schlief, den Mund geöffnet, die Stirn gegen die Scheibe gepresst. Viele wirkten schon etwas älter, zu alt eigentlich, um noch zu arbeiten. Ein paar haben sich angeregt unterhalten, die Jüngeren vor allem, obwohl es noch fast mitten in der Nacht ist.

Zwischen Gavà und Castelldefels biege ich auf einen der Feldwege ab, die ins Delta und später auf den Camí Ral führen, den alten, mittlerweile immer weniger genutzten Pfad der Bauern durchs Delta. Das Fahrrad schleppt eine kleine Staubwolke hinter sich her, das Geräusch der Reifen ändert sich. Es klingt, als würde jemand ungekochte Kichererbsen kauen.

Hin und wieder höre ich kurz auf zu treten, bleibe aufrecht auf den Pedalen stehen, während das Fahrrad weiterrollt, etwas an Geschwindigkeit verliert und leichte Schlängellinien fährt. Den Lenker fest gegriffen, reite ich dann oben auf dem Rad vorwärts, wie General Montgomery einst in seinem Panzer auf El Alamein zuraste, den Kopf aufrecht, die Brust rausgestreckt. Ich kann nicht über das Röhricht und die von Staub überzogenen Maispflanzen links und rechts des Weges hinwegsehen. Die vielen Kiefern in der Ferne erkenne ich jedoch sehr wohl. Ihre Kronen vereinen sich zu einer kompakten Masse, die wie ein Wald aus Brokkoli aussieht. Es riecht nach dem Salz des Meeres und nach stehendem, fauligem Wasser. Als ich merke, dass das Fahrrad gleich stehen bleibt, trete ich mit neuer Kraft in die Pedale und mache ein paar große Schlenker von einer Seite des Weges zur anderen.

Hau ab, Curro! Na los, hau schon ab! Ein Licht fließt über den Himmel. Es ist schwach, aber neu. Voller Mut, und es erleuchtet alles. Es gibt keinen Grund zur Eile. So viele Stunden kommen noch. So viele Jahre. *Das Schlimmste hast du schon hinter dir, Currito.* Meine Mutter nannte mich manchmal so: Currito de la Cruz. Ein Teil des Himmels strahlt wie ein Stück Eisen, das gerade geschmiedet wird, feuerrot mit gelben Rändern, und taucht die umliegenden Wolken in seine Farbe. Ich höre ein paar Möwen, kann sie aber nicht sehen. Sie schreien. Trockenes Gras, grüner Fenchel. Ein umgekipptes Überholverbotsschild, das Betonfundament aus dem Boden gerissen. Hohe Binsen. Strom- und Telefonmasten aus Baumstämmen, die nahezu unbearbeitet scheinen. Als hätte man nur die Krone abgesägt und die Leitungen angehängt. Gestrüpp, zermalmte Dosen, ein vom Wind getriebener Zementsack, der jetzt zur Ruhe gekommen ist. Eine leichte Brise streicht mir übers Gesicht und hebt meinen Pony an, wenn ich beschleunige. Dieser schreckliche Wind hörte genau in dem Moment auf, in dem meine Mutter starb. Manchmal geschehen Dinge ... da weiß ich einfach nicht, verdammt, da weiß ich echt nicht.

Der Untergrund ändert sich ein weiteres Mal, von Erde zu Asphalt. Das Fahrrad hüpft hin und wieder in die Höhe, denn der Belag ist an vielen Stellen von nach oben drängenden Kiefernwurzeln aufgerissen. Die Räder poltern durch die Löcher. Ich fahre an einem Parkplatz für Lkws vorbei. Da stehen ein paar alte Traktoren mitten in den Binsen. Ohne Räder oder Fenster, nur noch rostiges Metall, sehen sie aus wie die Skelette riesiger Tiere. Es folgt eine große Werkstatthalle, deren Tor unten von Disteln und noch mehr Binsen überwuchert ist. Gelegentlich gehen kleinere Wege, die mit rostigen Ketten gesichert sind, von der Straße in Richtung der Felder ab. Kiesberge links und rechts. In einiger Entfernung ragt ein zylinderförmiger Aluminiumtank in die Höhe.

Ich fahre an einem Schrottplatz vorbei. Das Gelände ist von einem altersschwachen Zaun gesäumt, hinter dem sich Aberdutzende von Autos in wackligen Türmen übereinanderstapeln. Ein granatroter Seat 850, ein Pegaso-Kleintransporter, ein Citroën Tiburón in Grün-Metallic, ein silberfarbener Seat 600, ein Dreirad-Lieferwagen mit offener Ladefläche, ein 124er wie der unsere, aber in schlechterem Zustand. Überall fehlen Teile. Türen, Scheinwerfer, Motorhauben. Kein einziges Rad sitzt noch an der Achse, an die es gehört. Im nicht besetzten Bungalow am Eingang läuft ein Radio. Es spielt ein Lied, das meine Mutter sehr mochte. »Pregherò« von Adriano Celentano. Ein Bild taucht in meinem Kopf auf: Sie sitzt im Auto, freudig und glücklich, lächelt meinen Vater an und singt dieses Lied. Wir sind auf der Landstraße nach Gavà unterwegs, alle vier, wollen in ein Restaurant namens La Pava, um uns Spaghetti Bolognese und Pizza Atómica zu gönnen. Die Sonne strahlt ihr ins Gesicht, der durchs offene Fenster ziehende Wind wirbelt ihr Haar durcheinander, und sie schaut uns an und singt dabei »Pregherò, per te«.

Ein hässlicher Köter, ein rasseloser Abkömmling eines Deutschen Schäferhundes, bellt mich an, als ich am Tor des Schrottplatzes vorbeifahre. Mit gebleckten Zähnen stürzt er auf den Weg zu, als würde er mich angreifen wollen. Sein lautes Bellen klingt dumpf und wie eine in zwei Teile gehackte Beleidigung: *Kack-er*, *Kack-er*. Ich erschrecke mich dermaßen, dass ich sofort das Lenkrad herumreißen will und dabei fast vom Rad falle. Doch dann strafft sich mit einem Knall die Kette an seinem Halsband, und der Hund bleibt einen Moment lang aufgerichtet auf den Hinterbeinen stehen. Durch den Zug der Kette ist sein Hals derart verdreht, dass es aussieht, als würde er gleich ersticken. Trotzdem bellt er wie wild weiter. Selbst als ich mein Gleichgewicht wiedergefunden und das Tor hinter mir gelassen habe, höre ich noch das wütende Kläffen. *Strample, Curro, strample! Hau ab!*

Aus meinem Mund steigen Atemwölkchen. Das Meer kommt immer näher, man merkt es an der Luft und auch am Geruch nach leeren Muscheln und Benzin, der sich über den Qualm verbrannter Unkrauthaufen legt. Über mir rauscht ein Flugzeug durch den Himmel. Es macht sehr viel Krach. Es ist vom Flughafen El Prat gestartet, fliegt vielleicht über den Atlantik, vielleicht nur über das Mittelmeer, vielleicht über die Pyrenäen, vielleicht nach London oder Italien. Jede dieser Optionen klingt wunderbar für mich. Die pumpenden Geräusche meiner Atmung, das Knirschen der Räder auf dem Kies, das metallische Mahlen von Ritzel und Kette, das Schmatzen meiner schwitzenden Füße in den Gummistiefeln der Uniform – ich höre nichts mehr von alledem. Für einen Moment ist da nur noch der gewaltige Lärm der Turbinen dieses Düsenflugzeugs, das die Luft zerreißt, das rücksichtslos durch den Himmel pflügt und sich von nichts und niemandem aufhalten lässt.

El Periódico, *12. Juli 1993*

POLIZIST STOPPT PSYCHISCH KRANKEN BEI ANGRIFF AUF IMBISSBESUCHER

Am Sonntag attackierte ein psychisch kranker Mann mehrere Gäste eines gut besuchten Imbisses in Sant Boi de Llobregat.

Der Vorfall ereignete sich gestern Mittag in einem Hähnchengrill in der Calle La Plana. Wie mehrere Augenzeugen übereinstimmend berichten, griff ein mit einem Küchenmesser bewaffneter junger Mann eine auf Brathähnchen und Pommes frites wartende Personengruppe an. Bei dem Täter handelt es sich um den 23-jährigen Curro A. C., der seit 1982 wegen diverser psychischer Störungen in Behandlung ist und aufgrund schizophrener Krankheitsschübe bereits mehrfach in geschlossenen Einrichtungen untergebracht war. Der zum Tatort gerufene Arzt gab an, der Täter sei überzeugt, Teil eines Terrorkommandos zu sein.

Der Angreifer verletzte zwei Gäste und einen Polizisten der Guardia Urbana, der sich zur Tatzeit in der Nähe befand und den Opfern zu Hilfe eilte. Nachdem der Polizist vom Täter mit einem Messer in den Oberschenkel gestochen wurde, machte der Beamte von seiner Dienstwaffe Gebrauch. Der Schuss traf Curro A.C. ins rechte Bein und warf ihn zu Boden. Anschließend wurde der Mann von dem Polizisten und mehreren Gästen überwältigt und entwaffnet. Drei der Opfer mussten mit teils schweren

Stichwunden ins örtliche Krankenhaus eingeliefert werden, sind mittlerweile aber außer Lebensgefahr. Der Täter verlor kurzzeitig das Bewusstsein und wird vorläufig im Maßregelvollzug untergebracht, wo er auf seinen Prozess wartet.

Kapitel 21

»Warum hast du es mir nicht schon früher erzählt, Curro?«

Curro blickt zu seiner Mutter, diesem Gespenst, dieser Erscheinung, oder was auch immer es sein soll. Ihre Beine bewegen sich, biegen sich mal zur einen, mal zur anderen Seite, wie bei einer Person, die dringend auf Toilette muss. Oder wie bei einem Menschen, dessen Beine den eigenen Körper nicht tragen können. Sie hat das kurze Hochzeitskleid an, ist barfuß, hat die Zehennägel gelb lackiert, die Farbe von Luisa.

Curro wird nicht ohnmächtig. Im ersten Moment hat es ihn überrascht, jetzt gewöhnt er sich langsam daran. Ihm wird klar, dass er dieses Mal nicht umkippen wird. Dass sich nicht alles rot färben und er niemanden mit einem verdammten Küchenmesser angreifen wird wie damals in diesem Imbiss.

»Ich habe dir nichts erzählt, Mama«, beginnt Curro, »weil ich gerade erst dreizehn Jahre alt war. Weil ich nicht wusste, was da überhaupt passierte. Weil ihr die Erwachsenen wart. Weil, keine Ahnung, weil ich dachte, dass es dir so weniger wehtut, dass ich dir so vielleicht das Leid ersparen könnte. Es gab viele Gründe. Verstehst du? Es ist nicht meine Schuld. Es tut mir sehr leid, aber es ist nicht meine Schuld. Kinder, die gerade mal dreizehn sind, können an so etwas keine Schuld haben.«

Seine Mutter sieht ihn mit einem Ausdruck bestürzten Erstaunens an, der aber sofort in eine Art Argwohn zu kippen scheint. Curro kennt dieses Gesicht. Es ist die Miene, die sie auflegte, wenn ihr nicht gefiel, was sie hörte, und sie einen Gegenangriff plante. Eine Mischung aus Überraschung, Angst und Verachtung, mit der sie sich in Fahrt brachte, was fast immer darin mündete, dass sie einmal mehr das Opfer spielte und mit passiv-aggressivem Verhalten reagierte.

»Du hast es gewusst und mir nichts erzählt«, beharrt Curros Mutter, oder zumindest deren Erscheinung, und folgt damit dem vom Wahn geschriebenen Drehbuch. »Du bist ein Lügner. Du hast mich angelogen. Deine eigene Mutter. Du bist schuld an dem, was passiert, Curro. Du hättest das alles verhindern können.«

»Nein, Mutter. Du hättest es verhindern können«, antwortet Curro ungeduldig und entschlossen. »Oder natürlich auch Papa. Ich gebe zu, dass ich ihm eine Zeit lang keine Schuld an der ganzen Sache geben wollte, aber ich habe meine Meinung vor langer Zeit geändert. Ihr beide hättet es verhindern können, gemeinsam, und uns allen damit viel Leid erspart. Mein Gott, ihr hättet euch doch einfach scheiden lassen können. Wenn mein Vater dich schlecht behandelt hat, was zweifellos der Fall gewesen ist, hättest du ihn einfach verlassen sollen. Das wäre das Beste gewesen. Ich weiß ja, dass du dann krank geworden bist. Dass du ›durcheinander‹ und ›nervös‹ warst. Was soll man machen? Wirklich großes Pech, eine echte Katastrophe, aber was soll man da machen? Ich gebe dir keine Schuld. Oder besser gesagt, ich gebe dir Schuld an den Sachen, für die du tatsächlich etwas konntest, als du noch gesund warst. Alles, was später kam, war eh schon egal. Da warst du nicht mehr du selbst, das ist mir klar. Wie soll ich dir die Schuld für etwas geben, was eine andere Person getan hat, auch wenn sie in deinem Körper gewesen sein mag? Glaub mir, ich weiß, wie sich das anfühlt. Ein anderer Mensch zu sein. Seinen Körper einem anderen überlassen zu müssen. Ich weiß nicht, ob du es mitbekommen hast, dort, wo du jetzt bist, aber mir ist genau das Gleiche widerfahren.« Curro macht eine kurze Pause und holt Luft. »Ich habe einen Mann mit einem Messer angegriffen, Mama. Eine Stimme aus dem Fernseher hat es mir befohlen. Ein Beamter der Guardia Urbana hat mir eine Kugel verpasst. Hier!« Traurig zeigt er auf seinen Oberschenkel. »Ich sitze seit über zwanzig Jahren in einer Irrenanstalt fest, Mama. Aber das weißt du ja selbst, denn du suchst mich ja alle Nase lang in der Klinik heim.«

Curros Mutter sagt nichts. Sie hat sich verändert. Die Kakerlaken sind verschwunden, ihr Kleid scheint sauber. Ihr Haar ist frisiert, genau wie auf dem Hochzeitsfoto. Ihre Beine sind nackt oder stecken in sehr feinen Strumpfhosen, an den Füßen trägt sie weiße Schuhe mit Karree-Spitze und einer rechteckigen Schnalle auf dem Spann. In den Händen hält sie einen Blumenstrauß, einen Brautstrauß, der zu ihrem Kleid passt. Ihre Mundwinkel zeigen nicht mehr nach unten. Ihre Lippen sind gerade wie ein Gedankenstrich, der einen Sprecherwechsel ankündigt. Da ist keine Verachtung mehr in ihrem Gesicht. Nur noch Frieden und Zuversicht.

»Es ist wie ein Domino, Mama. Die Gene oder was weiß ich. Dein gewalttätiger Vater hat es auf dich übertragen, der verrückte Opa Sebas auf Papa, du und Papa auf uns zwei. Ich glaube allerdings, dass zumindest Richard den Teufelskreis durchbrechen konnte. Ich glaube, er ist ein guter Mensch. Ein guter Vater, dessen Kinder … zu ausgeglichenen Personen heranwachsen werden. Menschen mit einer inneren Stabilität. Da bin ich optimistisch. Und was mich angeht … nun, das ist auch schon ein bisschen egal. Ich habe keine großen Erwartungen mehr in Bezug auf das, was jetzt noch kommt. Aber ich beklage mich nicht.« Er versucht zu lächeln. »Ich lebe.«

Curros Augen werden ein wenig feucht. Er blickt auf die andere Straßenseite, wo in seiner Kindheit mal eine Brachfläche war, die seine damals schon schwergewichtige Mutter und er manchmal überquerten, um das Grab des Opas zu besuchen. Heute stehen dort Wohnblöcke mit fünf oder sechs Stockwerken. Die Wände bestehen aus roten Mauersteinen, grüne Markisen hängen über den mit Wäscheständern und dreckigen Fahrrädern zugestellten Balkons. Im Erdgeschoss befinden sich Läden, über deren Eingängen Namen in Arabisch und Chinesisch zu lesen sind. Es gibt auch Schilder, deren Schrift er zwar entziffern kann, aber nicht versteht: Vitaldent, GAES, Frescuore, Sushi, Orange, Movistar, Cazcarra Image School, Total Tattoo. Robuste Motorräder, so groß wie kleine Raumschiffe, stehen quer zur Fahrtrichtung auf dem Gehweg geparkt. Eine Masse an Fußgängern strömt beidseitig an ihnen vorbei. Alle sind in dieselbe Richtung unterwegs, zum Zentrum des Ortes. Zur Fiesta. Man hört das für öffentliche Veranstaltungen typische Stimmenwirrwarr großer Menschenmengen: freudige Rufe, Unterhaltungen, Gelächter, schreiende Kinder.

Noch hat sich niemand verkleidet. Die Feria de la Puríssima hat gerade erst begonnen, der große Tag steht noch bevor. Der Tag der Feuerwerke, der Umzüge, der Tanzveranstaltung. Das alles kommt erst noch. *Schau nur! Schau nur da, Curro!* Er sieht einen Jungen mit aufgestellten Haaren, die stark gegelt sind und fast wie ein Irokesenschnitt aussehen, obwohl der Kleine nicht als Indianer verkleidet ist. Der Junge sitzt auf den Schultern seines Vaters und schlägt seinem alten Herrn mit einem Luftballon wieder und wieder auf die Nase. Aber der Mann lacht nur laut und scheint vollkommen gelassen. Er schiebt sich den Luftballon aus dem Gesicht, als wäre es eine Fliege, und unterhält sich weiter mit dem Mann, der neben ihm steht. Die beiden Erwachsenen sind um die dreißig, ein jeder mit einem Plastikbecher Bier in der Hand. Sie tragen orange leuchtende T-Shirts mit der Aufschrift »Sant Boi. Boig per tu«. Sie scheinen sich gut zu kennen. Zwei gute Freunde. Es ist wichtig, Freunde zu haben. Und die Geduld, die dieser Vater mit seinem Jungen hat … sein eigener Vater,

Sebas, hätte ihn angeschrien, hätte die Nerven verloren, hätte ihm den Luftballon weggenommen. Jemand hätte für das Ärgernis bezahlen müssen. Curro, Richard oder seine Mutter. Curro freut sich sehr, als er sieht, dass dieser Mann nicht so reagiert. Vielleicht werden die Menschen doch von Mal zu Mal besser. Vielleicht ist diese Zeit, ganz allgemein, besser als die Zeit seiner Kindheit.

Er sieht eine Gruppe junger Mütter, alle in Parkas mit dickem Fellbesatz an den Kapuzen, die lachen, reden und gestikulieren, während sie ihre Kinderwagen vor sich herschieben. In einigen der Buggys sitzen Kinder, andere sind leer. Leere Kinderwagen beunruhigen Curro, das war schon immer so. Bei ihrem Anblick kann er nicht anders, als sich vorzustellen, dass man das Baby möglicherweise auf dem Weg entsorgt und in einen Müllcontainer gestopft hat. Er hatte stets großes Mitgefühl mit den Kindern, die er vom Klinikzaun aus auf der Straße sah. Er konnte nicht anders. Jetzt beschließt er, dass die Kinder aus den leeren Buggys irgendwo anders sind, in Sicherheit, wahrscheinlich in den Armen ihrer Väter, ein Stück die Straße rauf. Der Gedanke beruhigt ihn sofort.

»Was geschehen ist, ist geschehen, Mama«, sagt Curro schließlich, ohne sich umzudrehen, und sieht eine Elster mit schwarzweißem Federkleid, die gerade aus dem Friedhof geflogen kommt. Er blickt seine Mutter immer noch nicht an. »Es bringt nichts, immer noch Tränen wegen dieser Sache zu vergießen. Ich verzeihe dir. So. Ging es dir darum? Du hast es nicht besonders gut gemacht, aber andererseits war auch niemand da, der es dir gezeigt hat. Du warst selbst noch ein Mädchen, und all die Dinge, die dich deine Eltern über Zuneigung und Gefühle, Respekt und die Welt im Allgemeinen gelehrt haben, waren falsch. Die Wahrheit war genau das Gegenteil von dem, was sie dir eingetrichtert haben. Die Erwachsenen haben dich belogen. Was hättest du also anderes tun können, als auch uns zu belügen? Ich wünschte, das hätte ich dir schon sagen können, als ich noch ein Junge war, aber klar, damals hatte ich keine Ahnung, wie man das macht. Ich hatte keine Ahnung, was überhaupt los war. Ich habe einfach nur versucht, die Katastrophe einzudämmen und die Scherben festzuhalten, damit sie nicht noch mehr zerbrechen, aber ich wusste nicht, wie ich sie wieder zusammenfügen sollte. Anders kann ich es nicht beschreiben. Ich wusste nicht, wie ich die Dinge festhalten sollte, damit sie nicht komplett auseinanderfliegen … ich wusste nicht …«

Dann ist er still. Er merkt, dass er dem nichts mehr hinzuzufügen hat. Dass alles gesagt ist. Dass er all diesen Ballast loslassen muss, um vorwärtsgehen zu können. So ist sein Leben eben nun mal, aber das heißt nicht, dass er für immer und ewig trauern und verrückt sein muss. Wie sagte Prius Schwester doch gleich? Nicht jeder kann ein Waisenkind sein. Bei der Erinnerung an Angi lächelt er.

Dann sieht Curro plötzlich Priu auf sich zulaufen. Er kommt aus Richtung Cope, auf dem alten Weg nach Colonia Güell, den Curro noch als unbefestigte Piste voller Schlaglöcher, Gesteinsbrocken und Matschpfützen kennt. Er trägt den Anorak aus Korea mit den asiatischen Schriftzeichen, die Schlaghose aus Cordstoff, die Tórtolas. Er geht mit großen Schritten, den Kopf nach vorn gestreckt, die langen Arme baumelnd an den Seiten des Körpers. Er lächelt – in etwa so, wie er lächelte, wenn er eine witzige Anekdote über die Nazis zum Besten gegeben hatte. Curro schüttelt den Kopf, denn er fürchtet, eine Halluzination zu haben. Dann richtet er den Blick wieder auf seinen alten Freund, der immer noch wie ein Junge aussieht und nicht gewachsen ist, als wäre es noch 1982. Die Person kommt näher, geht dicht an Curro vorbei, ohne ihn zu beachten, und läuft weiter die Straße entlang. Es ist nicht Priu, natürlich nicht. Er sieht ihm noch nicht mal ähnlich. Nur ein Chinese ohne Namen. Aber das ist Curro egal. Diese Person hat einen Geist in seinem Inneren erweckt, etwas, das nun durch seine Eingeweide schwirrt. Als wäre die Vergangenheit durch seinen Körper gefahren und hätte dabei ein paar Spuren zurückgelassen – Spinnweben, die sich im Wind bewegen.

Als er wieder aufblickt und zur Wand schaut, ist seine Mutter verschwunden. Sie hat sich in Luft aufgelöst. Vor ihm ist nur noch eine Mauer, unter deren Zementputz hier und da die Ziegelsteine hervorlugen. Es ist die Wand der alten Waschküche, die aussieht, als wäre sie aus dem Unkraut und dem Gras emporgewachsen. Curro wartet einen Moment, aber seine Mutter taucht nicht wieder auf. Er steckt die Hände in die Hosentaschen, dreht sich um und blickt zu Plácido, der am Friedhofstor steht. Curro will losgehen, doch dann hält er inne. Plácido formt mit Daumen und Zeigefinger ein O und spreizt die anderen drei Finger nach oben ab. Das Handzeichen sieht aus wie ein Hahn. Curro weiß seit Kurzem, was es bedeutet. *Okay. Alles in Ordnung.* Oder: *Alles in Ordnung, Señor?*

Curro schaut Plácido an und zieht die Hand aus der Hosentasche. Er hält sie in die Luft, den Arm angewinkelt, und ahmt das Handzeichen seines Butlers nach. Anschließend löst er den Hahnenkopf auf und streckt die Finger nach oben aus. Er hebt die Hand ein Stück höher, winkelt den Ellbogen so, dass sein Arm ein L bildet, und grüßt seinen Freund. Es wirkt wie ein Spiel, denn Plácido tut es ihm gleich. Er streckt ebenfalls die Finger aus, winkelt den Ellbogen an und grüßt mit hoch gehaltener, offener Hand. Plácidos Augen füllen sich nach und nach mit Kummer, wie Curro es erst einmal zuvor bei ihm erlebt hat. Damals, auf der Dachterrasse von Pavillon B, als er ihm das Leben rettete.

Einen Moment lang stehen sie so da, grüßen einander mit flacher Hand, die Ellbogen im rechten Winkel, die Finger abgespreizt. Beide lächeln. Es ist ein sehr leichtes, ruhiges Lächeln.

»Viel Glück, Señor«, sagt Plácido. Curro kann es auf den Lippen seines Butlers lesen, aber der Klang der Worte schafft es nicht bis zu ihm.

»Danke, Plácido«, sagt Curro, eher zu sich selbst. Dann schließt er die Augen. Atmet einmal durch. Es dauert nicht mal eine Sekunde. Als er die Augen wieder öffnet, ist Plácido nicht mehr da.

Es gibt nichts mehr zu sagen, und so dreht sich Curro um, überquert die Calle Pablo Picasso, geht zwanzig Meter und mischt sich auf dem Fußweg vor dem nächsten Häuserblock unter die Menschen. Er landet mitten in einer Traube von jungen Frauen, die Jacken mit fuchsfarbenen Fellkapuzen tragen und gerade aus einer Einrichtung namens Cazcarra Image School kommen. Mit den rotgelben Kapuzenfellrändern der Jacken und den daraus emporsteigenden blassen Hälsen sehen die Teenager aus wie eine Schar Kondore. Curro taucht in die Unterhaltung der Mädchen ein, so elektrisierend und knisternd, lässt zu, dass sie über ihn hinwegspült. Sie macht ihn schwindelig, ganz ähnlich wie das erste Bier, das er als kleiner Junge trank. Und mit einem Mal ist da dieses fast greifbare Gefühl, nicht allein zu sein, Teil von etwas zu sein, wie die anderen zu sein. Es ist das, was er schon immer wollte. Wie die anderen sein. Das abwerfen, was ihn isolierte: die Membran, das Schneckenhaus, oder wie auch immer man es nennen mag. Normal sein, wie er es damals schon versucht hatte, indem er auf die Ferias und in die Vergnügungsparks ging und dabei diesen Knoten in den Eingeweiden hatte, den er nicht verstand; diese Sache mit sich rumschleppte, deren Ursache er nicht kannte; bereits von Wut und Angst erfüllt, obwohl ihm noch nichts widerfahren war.

Die Mädchen aus der Cazcarra Image School schubsen einander, zünden Zigaretten an, die sie selbst gedreht und zum Verschließen an den Rändern mit den Zungen angeleckt haben. Sie drücken mit den Daumen auf den Bildschirmen großer Telefone herum, hören zu zweit Musik, indem sie sich die Ohrstöpsel ihrer Kopfhörer teilen, sprechen von Fernan und Nico und Kilian und

Iker und Izan, von Events und Happenings, Trolls, Polyamorie, Selfies und Tweets. Sie sagen Dinge wie »Boom!«, »Sweetie« und »Babe«. Oder: »Du bist ja so was von lit, Süße!« – »Willst du mich rollen, Bitch?« – »Die hat ja nicht mehr alle Latten am Zaun, Hübsche!« – »Hier, schaut mal meine Schwanz-Collection!« – »Was für ein Mongo, der Kerl!«. Curro kann gar nicht genug davon kriegen, möchte am liebsten in die Sätze dieser Mädchen hineinspringen und in ihnen baden. Sie wirken so frei, so lebendig. *War ich auch einmal so? Gab es mal eine Zeit, in der ich so entschlossen und furchtlos durchs Leben ging? Ich muss mal so gewesen sein, irgendwann muss ich mal so gewesen sein,* sagt sich Curro, *vor dem Moment, an dem es anfing, an dem ich mich in etwas anderes verwandelte.*

Vielleicht aber auch nicht. Vielleicht war ich nie so.

Die Mädchen gehen vorbei, laufen so schnell, dass sie ihn fast nicht wahrnehmen. Weder seine groteske Kleidung noch seinen nach innen gerichteten Blick oder sein schwarzes Loch, die losen Schrauben, die in seinem Inneren herumpoltern, die feuchten Augen. Für sie hat Curro niemals existiert. Für sie ist er nicht mal der Schatten einer Erinnerung. Die Illusion, so zu sein wie sie, verpufft. Es ist, als würde er aus einem Nebel treten und wieder klarer sehen, nach und nach die Umrisse seiner Umgebung erkennen. Aber Curro macht das nichts aus. Es macht ihm nichts, dass sie weiterziehen, dass sie ihren Weg gehen. Er wünscht ihnen viel Glück, und dass ihnen alles gelinge. Ganz so, als würde er sie schon seit Ewigkeiten kennen und mögen.

Sirenen sind zu hören. Sie kommen näher und näher und vermischen sich mit dem Gelächter der sich entfernenden Teenager, einem freudigen Quietschen, dem Aufschrei einer Frauenstimme (»Na hör mal, Schneckchen!«), dem Wirrwarr der Gespräche, einige arabisch, andere in fernöstlichen Sprachen, viele auf Katalanisch und Spanisch, dem Rhythmus eines auf einem Telefon abgespielten Liedes, in dem jemand darum bittet, etwas langsam und sanft anzugehen. *Despacito, pasito a pasito, suave, suavecito.*

Curro dreht sich kurz um, nur eine Sekunde lang, und sieht unter dem weiß verputzten Bogen am Friedhofstor Doktor Skorzeny. Er gestikuliert und zeigt dorthin, wo Curro steht, bewegt in einem fort den Mund, öffnet und schließt die Augen, als würde er Morsezeichen versenden, rauft sich die Haare, stampft mit beiden Füßen auf den Boden. Neben ihm steht Schwester Lourdes und klopft ihm in regelmäßigen Abständen auf die linke Schulter. Drei Pfleger, gerade eingetroffen, treten zu dem Doktor, ebenso ein Polizist, der trotz der Tropfen, die vom wolkenbedeckten Himmel gefallen sind, eine verspiegelte Brille trägt. Auf einmal kommt die Sonne hervor. Sie muss sich durch ein paar Wolken hindurchkämpfen, aber die Wirkung setzt fast augenblicklich ein. Die gesamte Straße wird von Licht geflutet, Curro spürt die Wärme auf seiner Haut. Er bemerkt eine Art Summen, fast so wie das unter den Hochspannungsmasten in Cinco Rosas, einen wohltuenden Strom, der durch seinen Oberkörper und seine Extremitäten fließt, bis hinauf in Hals und Kopf. Curro weiß nicht genau, wieso – aber mit einem Mal hat er gute Laune.

Literatur

Copa del Mundo de Fútbol España 1982 (Dt.: *Fußball-WM 1982 in Spanien*), Juan José Castillo und José María Casanovas, Cedag, 1982.

DSM-IV. Manual diagnóstico y estadístico de los trastornos mentales, (Dt.: *Diagnostischer und statistischer Leitfaden psychischer Störungen*), American Psychiatric Association (Amerikanische Psychiatrische Gesellschaft).

Sobre la locura (Dt.: *Über den Wahnsinn*), Fernando Colina, Cuatro Ediciones, 2013.

Hitler, Ian Kershaw, Península, 2000.

The Face of The Third Reich (deutscher Titel: *Das Gesicht des Dritten Reiches: Profile einer totalitären Herrschaft*), Joachim C. Fest, IB Tauris, 1970.

The Fortean Times Book of Strange Deaths (Dt.: *Fortean Times: Das Buch der ungewöhnlichen Todesfälle*), Herausgeber: Steve Moore, John Brown Publishing, 1994.

El pirata (deutscher Titel: *Der Pirat*), Harold Robbins, Planeta de Libros, 1974.

Nam, Mark Baker, Abacus, 1982.

Hallucinations (deutscher Titel: *Drachen, Doppelgänger und Dämonen: Über Menschen mit Halluzinationen*), Oliver Sacks, Picador, 2012.

Danksagung

Ich danke meiner Frau Eugènia Broggi für ihre Hinweise, ihre Korrekturen und ihren Glauben.

Ich danke meiner Schwester Maria Amat für den Samen zu dieser Idee.

Ich danke meiner Agentin Mónica Carmona für ihr Vertrauen in das Buch und ihren Enthusiasmus.

Ich danke meinem Verlag Anagrama und meiner Lektorin Silvia Sesé für den Anschub und dafür, dass sie aus einer Geschichte ein echtes Buch gemacht haben.

Des Weiteren danke ich Martin Newell und The Cleaners From Venus, Gustavo Perona, Santiago Lorenzo, Carlos Zanón, Mark Kozelek, meinem Vater Sisco Amat, Philipp Engel, *Blackadder*, Emmanuel Carrère, *Black Books*, Powell & Pressburger, Cicatriz, P. G. Wodehouse, »Shoulder to the Wheel«.

Danksagung

Anmerkung des Autors

Die Darstellung von Sant Boi, dem in der Comarca Baix Llobregat gelegenen Ort der Handlung dieses Romans, entspricht im Großen und Ganzen der Wirklichkeit – sowohl dessen Beschreibung im Jahr 1982 als auch die in 2017. Lediglich was die Geografie und die Termine der Feierlichkeiten des Ortes angeht, habe ich mir ein paar Freiheiten erlaubt, die voll und ganz auf mein Konto gehen.

Die Nervenklinik Santa Dympna ist eine rein fiktive Einrichtung, die nur einige architektonische und geografische Details mit der Klinik Benito Menni, dem tatsächlich in Sant Boi de Llobregat befindlichen psychiatrischen Krankenhaus, gemeinsam hat. Es soll nicht der Eindruck erweckt werden, ich würde mit diesem Buch die realen Zustände in diesem oder irgendeinem anderen psychiatrischen Krankenhaus beschreiben.

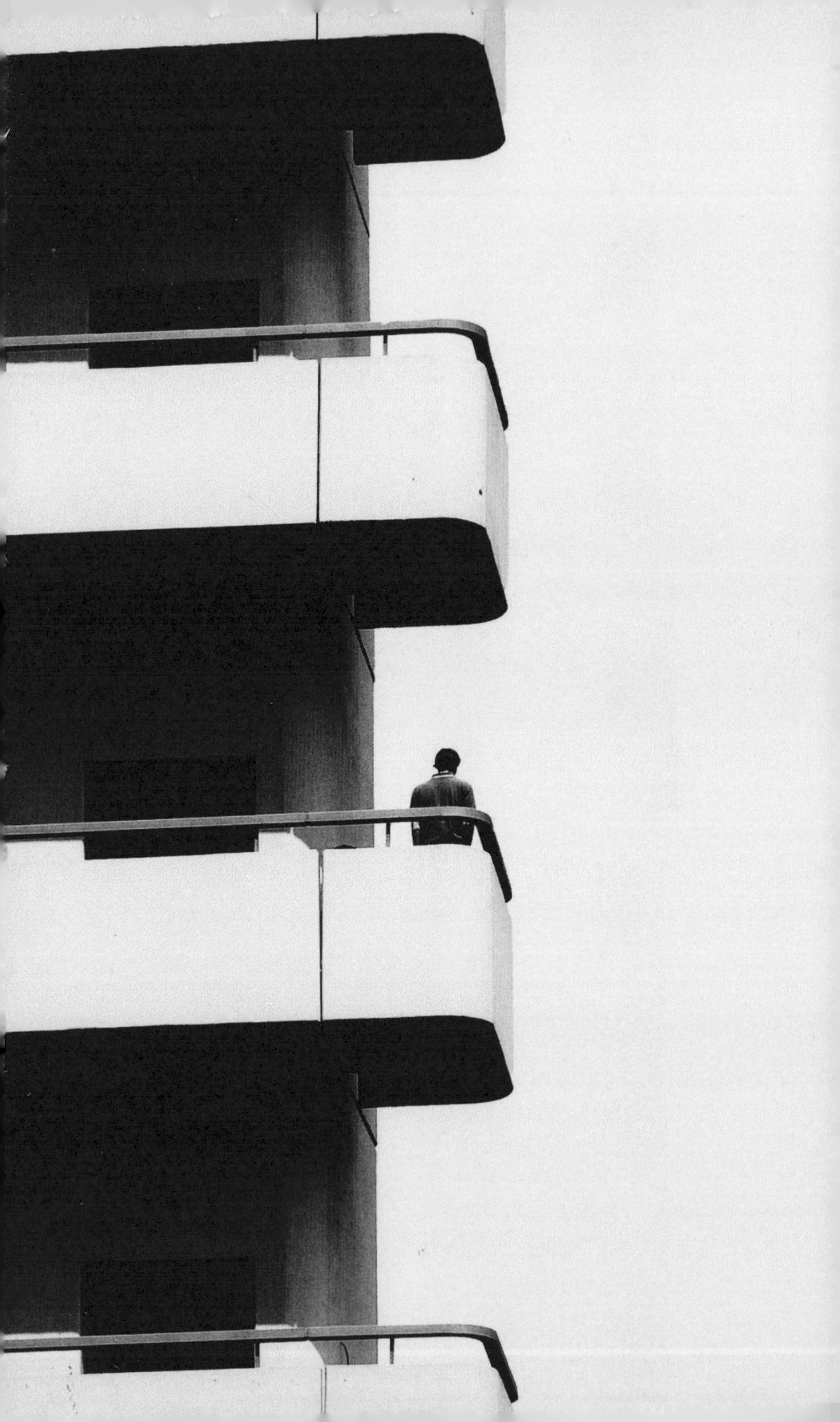